国家卫生健康委员会"十四五"规划教材

全国中等卫生职业教育教材

供医学检验技术专业用

卫生学与卫生理化检验技术

第2版

主　编　陈海玲　李永华

副主编　王治国　段春燕　保琦蓓

编　者（按姓氏笔画排序）

王治国（龙岩市卫生健康监督所）　　　张海云（山西卫生健康职业学院）

朱丹丹（泉州医学高等专科学校）　　　陈海玲（泉州医学高等专科学校）

闫晓华（山东医学高等专科学校）　　　孟丹丹（信阳职业技术学院）

杜　珍（济宁医学院）　　　　　　　　段春燕（重庆医药高等专科学校）

李永华（济宁医学院）　　　　　　　　保琦蓓（宁波卫生职业技术学院）

杨　颖（商丘医学高等专科学校）　　　梁　樑（铁岭卫生职业学院）

人民卫生出版社

·北　京·

图书在版编目（CIP）数据

卫生学与卫生理化检验技术 / 陈海玲，李永华主编
. —2 版 . —北京：人民卫生出版社，2023.2
ISBN 978-7-117-34442-5

Ⅰ. ①卫… Ⅱ. ①陈… ②李… Ⅲ. ①卫生学 - 中等专业
学校 - 教材 ②卫生检验 - 中等专业学校 - 教材 Ⅳ. ①R1

中国国家版本馆 CIP 数据核字（2023）第 022731 号

人卫智网	www.ipmph.com	医学教育、学术、考试、健康，
		购书智慧智能综合服务平台
人卫官网	www.pmph.com	人卫官方资讯发布平台

卫生学与卫生理化检验技术
Weishengxue yu Weisheng Lihua Jianyan Jishu
第 2 版

主　　编：陈海玲　李永华
出版发行：人民卫生出版社（中继线 010-59780011）
地　　址：北京市朝阳区潘家园南里 19 号
邮　　编：100021
E - mail：pmph @ pmph.com
购书热线：010-59787592　010-59787584　010-65264830
印　　刷：北京顶佳世纪印刷有限公司
经　　销：新华书店
开　　本：850×1168　1/16　　印张：26
字　　数：553 千字
版　　次：2017 年 8 月第 1 版　　2023 年 2 月第 2 版
印　　次：2023 年 3 月第 1 次印刷
标准书号：ISBN 978-7-117-34442-5
定　　价：85.00 元

打击盗版举报电话：010-59787491　E-mail：WQ @ pmph.com
质量问题联系电话：010-59787234　E-mail：zhiliang @ pmph.com
数字融合服务电话：4001118166　E-mail：zengzhi @ pmph.com

修订说明

为服务卫生健康事业高质量发展，满足高素质技术技能人才的培养需求，人民卫生出版社在教育部、国家卫生健康委员会的领导和支持下，按照新修订的《中华人民共和国职业教育法》实施要求，紧紧围绕落实立德树人根本任务，依据最新版《职业教育专业目录》和《中等职业学校专业教学标准》，由全国卫生健康职业教育教学指导委员会指导，经过广泛的调研论证，启动了全国中等卫生职业教育护理、医学检验技术、医学影像技术、康复技术等专业第四轮规划教材修订工作。

第四轮修订坚持以习近平新时代中国特色社会主义思想为指导，全面落实《习近平新时代中国特色社会主义思想进课程教材指南》《"党的领导"相关内容进大中小学课程教材指南》等要求，突出育人宗旨、就业导向，强调德技并修、知行合一，注重中高衔接、立体建设。坚持一体化设计，提升信息化水平，精选教材内容，反映课程思政实践成果，落实岗课赛证融通综合育人，体现新知识、新技术、新工艺和新方法。

第四轮教材按照《儿童青少年学习用品近视防控卫生要求》（GB 40070—2021）进行整体设计，纸张、印刷质量以及正文用字、行空等均达到要求，更有利于学生用眼卫生和健康学习。

第四轮教材修订编写工作于 2021 年正式启动，将于 2022 年 8 月开始陆续出版，供全国各中等卫生职业学校选用。

2022 年 7 月

3

前　言

　　《卫生学与卫生理化检验技术》是按照教育部《中等职业学校医学检验技术专业教学标准》和中等卫生职业教育"十四五"规划教材编写指导思想编写的，教材贯彻"三基"（基本理论、基本知识、基本技能），体现"五性"（思想性、科学性、先进性、启发性、适用性），注重突出基本理论、基本技能、继续学习和综合职业能力培养，融入新知识、新技术，力求做到教材知识与职业岗位能力要求零距离，在深度和广度上集中体现中职医学检验技术专业特色，以优化教学资源，更好地服务教学。

　　本教材分上、下两篇共 14 章，上篇是卫生学基础，主要内容包括绪论、人与环境、生活环境与健康、食物与健康、职业环境与健康、社会心理行为因素与健康、预防保健策略及社区预防保健服务，重点介绍各因素对健康的影响及其预防措施；下篇是卫生理化检验技术，主要内容包括卫生理化检验概述、食品理化检验、水质理化检验、空气理化检验、土壤检验、职业卫生检验和生物材料检验，重点介绍各类样品采集与处理、检验原理与方法、操作步骤、注意事项等。并选取反映领域新进展、行业企业典型岗位任务作为实训项目。

　　本教材在编写形式上，正文设计"学习目标""课堂活动""案例导入""拓展知识"等，以利于教学互动，促进学生积极思考，主动学习，扩大知识面，激发学习兴趣。每章后设立"本章小结"和"思考与练习"，正文后编入实训指导、附表和教学大纲等，并配有数字资源，可供学生练习、巩固和自我检验学习效果，也可供学生课外自学和教师参考。

　　本教材在编写过程中得到了编者所在院校的大力支持。编写中参考了相关图书资料，在此表示衷心的感谢！

　　由于编者水平和能力所限，加之时间仓促，书中难免存在疏漏和错误，希望各位专家、读者斧正。

陈海玲　李永华

2022 年 10 月

目　录

上篇　卫生学基础

第一章　绪论　1

一、卫生学的研究对象与任务　3

二、卫生学的发展简史　4

三、卫生学的主要内容　7

四、我国的卫生工作方针　7

五、我国卫生工作的主要成就　8

第二章　人与环境　11

第一节　人类的环境　12

一、环境及其构成　12

二、生态系统与生态平衡　15

三、人类与环境的关系　18

第二节　环境污染及对健康的影响　20

一、环境污染的概念及特点　21

二、环境污染物及其来源　21

三、环境污染物的迁移　23

四、环境污染对健康的影响　25

五、环境污染对健康损害的影响因素　28

第三节　环境污染的综合防治　29

一、环境污染的综合防治措施　29

二、绿色发展与绿色技术　31

第三章　生活环境与健康　36

第一节　空气　36

一、空气的物理化学性状与卫生学
意义　36

二、大气污染与健康　38

三、室内空气污染与健康　40

四、室内空气污染的防治措施　41

第二节　水　42

一、水源的种类及卫生学特征　42

二、生活饮用水卫生标准　44

三、水体污染与健康　46

四、改良饮用水水质的卫生对策　49

第三节　土壤地质环境与健康　53

一、土壤环境与健康　53

二、地质环境与健康　56

第四章　食物与健康　63

第一节　人体需要的营养素　64

一、营养素　64

二、膳食营养素参考摄入量　64

三、人体需要的主要营养素　65

第二节　合理膳食　75

一、合理膳食的概念与基本要求　76

二、食物的营养价值　77

三、膳食模式　81

四、中国居民膳食指南与平衡膳食
　　宝塔　84

五、营养调查与评价　87

第三节　营养与疾病　89

一、蛋白质 - 能量营养不良　89

二、营养与代谢性疾病　91

三、营养与心血管疾病　97

四、营养与癌症　99

第四节　食品安全　100

一、食品污染　100

二、食品添加剂与安全性　106

三、转基因食品与安全性　108

四、保健食品与安全性　109

第五节　食源性疾病及预防　109

一、食源性疾病概述　110

二、食物过敏　111

三、食物中毒　112

第五章　职业环境与健康　126

**第一节　职业性有害因素与职业性
　　损害　127**

一、职业性有害因素　127

二、职业性损害　129

第二节　生产性毒物与职业中毒　133

一、生产性毒物的来源与存在形态　134

二、生产性毒物在体内的过程和对人体
　　的危害　134

三、影响生产性毒物作用的因素　136

四、生产性毒物危害的控制原则　137

五、常见职业中毒的诊断、治疗与
　　预防　138

第三节　生产性粉尘与尘肺病　141

一、生产性粉尘的来源与分类　141

二、生产性粉尘的理化性质与卫生学
　　意义　142

三、生产性粉尘在体内的过程和对
　　人体的影响　143

四、尘肺病的诊断、治疗与预防　144

第四节　物理因素与危害　147

一、常见的物理性有害因素　147

二、高温作业与中暑　147

第六章　社会心理行为因素与健康　151

第一节　社会因素与健康　152

一、概述　152

二、经济发展与健康　154

三、社会文化因素与健康　159

四、人口发展与健康　160

五、社会关系与健康　161

六、卫生服务因素与健康　163

第二节　心理行为因素与健康　164

一、心理因素与健康　164

二、行为因素与健康　167

**第七章　预防保健策略及社区预防
　　保健服务　174**

**第一节　我国公共卫生服务体系和医疗
　　保障体系　174**

一、我国的公共卫生服务体系　175

二、我国的医疗保障体系　178

第二节　预防保健策略　182

一、三级预防策略　182

二、初级卫生保健及全球卫生策略 183

第三节　社区预防保健服务 185

一、社区预防保健服务特点及基本
内容 185

二、社区诊断 187

三、社区健康教育与健康促进 187

四、社区健康管理 188

**第四节　社区常见慢性非传染性疾病
管理** 190

一、高血压及心脑血管疾病的预防与
控制 190

二、糖尿病的预防与控制 192

三、恶性肿瘤的预防与控制 192

下篇　卫生理化检验技术

第八章　卫生理化检验概述 195

第一节　卫生理化检验的内容与意义 195

一、卫生理化检验的分类 196

二、卫生理化检验的一般程序 197

第二节　样品的采集 197

一、采集原则 197

二、采集过程和注意事项 198

第三节　样品预处理 199

一、有机质破坏法 200

二、溶剂提取法 202

三、蒸馏法 203

四、浓缩法 204

五、分离法 205

第四节　常用分析方法与检验报告 206

一、常用分析方法 206

二、检验结果的报告 208

第五节　检验工作的质量保证 213

一、有关概念 213

二、检验工作的质量控制 214

第九章　食品理化检验 221

第一节　食品理化检验概述 221

一、食品理化检验的内容和方法 221

二、食品样品的采集 223

三、食品样品的制备 225

四、食品样品的保存 226

第二节　食品营养成分检验 227

一、水分检验 227

二、灰分检验 230

三、宏量营养素检验 232

四、微量营养素检验 238

第三节　食品添加剂检验 242

一、防腐剂检验 242

二、甜味剂检验 243

三、合成着色剂检验 243

四、抗氧化剂检验 245

五、漂白剂检验 246

六、护色剂检验 247

第四节　食品中有害污染物的检验 249

一、农药残留量检验 249

二、兽药残留量检验 250

三、黄曲霉毒素检验 251

四、重金属检验 252

第五节　食品掺伪检验 254

一、概述 254

二、常见食品掺伪成分检验 255

第六节　常见食品的卫生质量检验　257

一、酱油　257

二、食用植物油　259

三、乳及乳制品　261

第七节　常见化学性食物中毒的快速鉴定　264

一、果蔬中农药残留量的快速鉴定　264

二、砷、汞的快速鉴定　266

三、氰化物的快速鉴定　267

第十章　水质理化检验　270

第一节　水样的采集和保存　271

一、水样的采集　271

二、水样的保存　277

三、检验项目的测定顺序　277

第二节　水的物理性状和 pH 检验　278

一、水温检验　278

二、水中臭和味检验　279

三、水中色度检验　280

四、水的浑浊度检验　281

五、水的 pH 测定　282

第三节　水的化学指标检验　283

一、有机成分检验　283

二、无机成分检验　288

第十一章　空气理化检验　291

第一节　空气理化检验概述　291

一、空气中有害物质的存在状态　291

二、采样原则　293

三、采样方法　295

四、采样仪器　297

五、采样体积的换算与有害物质浓度的表示方法　302

第二节　空气中粉尘检验　303

一、粉尘浓度的检验　303

二、粉尘中游离二氧化硅检验　304

三、粉尘分散度检验　305

第三节　空气中无机污染物检验　307

一、二氧化硫检验　307

二、氮氧化合物检验　308

第四节　空气中有机污染物检验　308

一、甲醛检验　309

二、苯、甲苯、二甲苯检验　310

第十二章　土壤检验　313

第一节　概述　313

一、土壤环境背景值与土壤环境容量　314

二、土壤检验的采样准备　317

第二节　样品的采集和制备　318

一、不同类型土壤样品的采集　318

二、土壤样品的处理与保存　319

第三节　土壤常规物理性质检验　321

一、土壤干物质和水分的检验　321

二、土壤 pH 检验　322

三、土壤有机质检验　323

第四节　土壤中无机污染物测定　324

一、土壤中铅、镉、铬测定　325

二、土壤中汞的测定　327

三、土壤中砷的测定　328

第五节　土壤半挥发性有机污染物测定　330

一、土壤中多环芳烃残留量测定　330

二、土壤中六六六、滴滴涕残留量
　　测定 331

第十三章　职业卫生检验　334

第一节　职业卫生检验概述　334
一、基本概念　334
二、物理因素的特点　336
第二节　工作场所物理因素检验　336
一、噪声检验　336
二、高温检验　338
三、高频电磁场检验　341

第十四章　生物材料检验　343

第一节　生物材料检验概述　343
一、基本概念　343
二、样品的采集和保存　345
第二节　常见项目的检验　348
一、血铅检验　348
二、尿汞检验　350

附录　352

实训指导　352
实训一　空气污染案例讨论　352
实训二　饮用水的消毒　353

实训三　食物中毒案例讨论　356
实训四　营养调查与评价　358
实训五　职业中毒案例讨论　361
实训六　不良行为和生活方式对健康
　　　　影响的案例讨论　364
实训七　食品样品的制备和保存　365
实训八　食品中水分的测定　366
实训九　食品中还原糖的测定　370
实训十　食品中亚硝酸盐与硝酸盐的
　　　　测定　374
实训十一　水中高锰酸盐指数的
　　　　　测定　376
实训十二　饮用水中六价铬的测定——
　　　　　二苯碳酰二肼分光光度
　　　　　法　378
实训十三　空气中氮氧化物含量的
　　　　　测定　379
实训十四　血中铅的测定　381
附表　383
附表Ⅰ　生活饮用水卫生标准
　　　　（GB 5749—2022）（摘录）　383
附表Ⅱ　中国居民膳食营养素参考摄入量
　　　　（2013版）　388
附表Ⅲ　水样采集与保存　393
教学大纲（参考）　396
参考文献　406

上篇 | 卫生学基础

第一章 | 绪 论

01章 数字资源

  "健康中国"是当代中国的重大发展战略，旨在全面提高国民的健康水平。2016年8月全国卫生与健康大会强调，要把人民健康放在优先发展的战略地位；树立大卫生、大健康的观念；把以治病为中心转变为以人民健康为中心；将健康融入所有政策，人民共建共享。同年10月中共中央、国务院印发《"健康中国2030"规划纲要》，指出"健康是促进人的全面发展的必然要求，是经济社会发展的基础条件"。2017年10月党的十九大作出"实施健康中国战略"的重大决策部署。2019年7月国务院印发《国务院关于实施健康中国行动的意见》，指出"人民健康是民族昌盛和国家富强的重要标志，预防是最经济最有效的健康策略"。2021年把"倡导建设人类卫生健康共同体"写入政府工作报告，把"全面推进健康中国建设"、人均预期寿命再提高1岁写入"十四五"规划。2022年国务院办公厅印发《"十四五"国民健康规划》，指出要坚持以习近平新时代中国特色社会主义思想为指导，把人民群众生命安全和身体健康放在第一位，全面推进健康中国建设，加快实施健康中国行动，深化医药卫生体制改革，持续推动发展方式从以治病为中心转变为以人民健康为中心，为群众提供全方位全周期的健康服务，不断提高人民健康水平。明确"十四五"时期卫生健康七项工作任务：①织牢公共卫生防护网；②全方位干预健康问题和影响因素；③全周期保障人群健康；④提高医疗卫生服务质量；⑤促进中医药传承创新发展；⑥做优做强健康产业；⑦强化国民健康支撑与保障。

推进"健康中国"建设，把保障人民健康放在优先发展的战略位置，是全面建成小康社会、基本实现社会主义现代化的重要基础；是全面提升中华民族健康素质、实现人民健康与经济社会协调发展的国家战略；是积极参与全球健康治理、履行2030年可持续发展议程国际承诺的重大举措。

 拓展知识

"健康中国"提出的背景

新中国成立后特别是改革开放以来，我国卫生健康事业获得了长足发展，居民主要健康指标总体优于中高收入国家平均水平。但随着工业化、城镇化、人口老龄化发展和生态环境、生活行为方式的变化，心脑血管疾病、恶性肿瘤等慢性非传染性疾病已成为居民的主要死亡原因和疾病负担。居民健康知识知晓率偏低，吸烟、过量饮酒、缺乏锻炼、不合理膳食等不健康生活方式普遍存在，由此引起的健康问题日益突出。肝炎、结核病、艾滋病等重大传染病防控形势严峻，精神卫生、职业健康、地方病等方面问题不容忽视。

为坚持预防为主，把预防摆在更加突出的位置，积极有效应对当前突出健康问题，采取有效干预措施，细化落实普及健康生活、优化健康服务、建设健康环境等部署，实施疾病预防和健康促进的中长期行动，努力使群众不生病、少生病，提高生活质量，国家提出了"健康中国"发展战略。

进入21世纪以来，人类在与影响健康和生命的各种因素的斗争中，逐渐认识到健康不仅是医学问题，更重要的是社会问题。医学从以疾病为中心、治病为目的发展到以人民健康为中心、保护和促进人民健康为目的；从以患者为服务对象发展到以人群为服务对象；从被动接受治疗发展到积极参与、主动提高自我保健意识；从有病治病、无病防病发展到健康长寿、提高生活质量的医学服务新趋势。人类在不断认识和掌握防治疾病、促进健康的知识和技能基础上，吸收社会发展和科技进步成果形成了现代医学。

一、卫生学的研究对象与任务

卫生学（hygiene）作为现代医学的重要组成部分，是人类在生存和发展的历史过程中，在与各种危害人类健康因素的斗争中逐步形成和发展起来的学科。它与基础医学、临床医学、康复医学等相互渗透、相互协作、共同提高，在防病治病、保护健康、促进康复的实践中，不断推动着医学科学向纵深发展。在新的历史时期，对健康的追求业已成为人民日益增长的美好生活需要的重要组成部分，也给卫生学赋予了更深、更丰富的内涵。

（一）卫生学的概念及研究对象

卫生学以"预防为主"为基本观点，以"环境与人群健康"为主线，运用基础医学、临床医学、环境医学和社会医学的理论和方法，研究环境因素与人群健康的关系，阐明有益健康的环境因素和有害环境因素对健康的影响，以及与环境因素相关疾病的发生、发展和流行规律，以达到改善环境、预防疾病、促进健康、延长寿命和提高生命质量的目的。

从卫生学的概念不难看出，卫生学的研究对象主要包括两个方面：一是环境；二是人群健康。

狭义的"环境"是指围绕人类生活的自然环境，而广义的"环境"是指自然环境和社会环境的总和。自然环境按其属性可分为环境介质和环境因素两类；环境介质是指大气及室内空气、水体、土壤、食物以及包括人体在内的一切生物体；环境因素是指环境介质中的被转运物或环境介质中存在的各种有机和无机的成分。按环境因素的属性，可将环境因素划分为化学因素、物理因素和生物因素等。环境因素附载在不同环境介质中，不同环境介质中的环境因素可以互相转化或互相迁移。社会环境主要包括社会政治、经济、文化、行为及生活方式等。

长期以来，人们认为健康就是无伤无病，一个人只要没有疾病就是健康，这就是单维健康的观点。1948年世界卫生组织（World Health Organization，WHO）首次提出三维健康的概念，即健康是一种生理、心理和社会的完美状态，而不仅仅是没有疾病或虚弱。1990年WHO又提出四维健康的新概念，即健康是生理、心理、社会适应和道德完善的良好状态。1992年WHO提出合理膳食、适量运动、戒烟限酒和心理平衡是健康的四大基石。在健康长寿的影响因素中，WHO认为遗传占15%、社会因素占10%、医疗条件占8%、气候因素占7%、生活方式和行为占60%。

随着医学模式的转变，社会环境因素对健康的影响越来越受到重视，卫生学的研究对象已拓展到影响健康的所有物质环境和包括社会、心理、生活行为在内的其他环境，以及这些环境因素与遗传因素的交互作用。

健康是一个动态的过程，从健康到疾病是一个连续谱，影响此连续谱的因素主要有：①环境因素；②心理、行为以及生活方式因素；③包括卫生服务水平在内的社会发展因素；④生物遗传因素等。在上述诸多因素中，环境、心理及行为因素起着非常重要的作用。

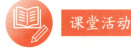 课堂活动

卫生学研究自然环境与健康。

A. 正确　　　　　　B. 错误

（二）卫生学的任务

卫生学以环境-人群-健康为模式,其主要任务是:①研究环境因素与人群健康之间的关系;②揭示环境因素对人群健康影响的作用机制和规律;③提出改善和利用环境因素,防治疾病和促进健康的对策;④采取医学和社会卫生措施,控制和消除环境中的不利因素,最终达到预防疾病、健康生活、防治伤残和夭折。

 拓展知识

卫生学的特点

①面向整个人群,以群体和个体为工作对象,主要着眼于健康者和亚健康者;②研究重点是人群健康、疾病与自然环境、社会环境的关系;③运用基础医学、临床医学、环境医学和社会医学的理论和方法,在研究工作中更注重微观与宏观相结合;④采取的对策更具积极的预防作用,有更大的人群健康效益。

二、卫生学的发展简史

为了生存,人类在与环境和疾病斗争的过程中逐渐认识到人类健康或疾病与环境之间关系密切,并在实践中创造出许多防病养生之道,在卫生学的形成与发展中发挥着极为重要的作用。卫生学的发展大致经历以下三个阶段:

（一）个体摄生阶段——18世纪中期以前

卫生学的思想在古代中外医学史中早有记载。公元前4世纪,古希腊医学家就曾提出"医生不仅要治疗疾病,还要注意研究气候、空气、土壤、水质及居住条件等环境因素对健康的影响"。我国在公元前就有了预防的思想,如《易经》中提出"君子以思患而豫（同预）防之";古代医学专著《黄帝内经》中有"人与天地相参也,与日月相应也"的记载和"圣人不治已病治未病"的论述:"夫病已成而药之,乱已成而治之,譬如临渴而掘井,斗而铸锥,不亦晚乎"。又如《千金要方》中提出"上医治未病之病,中医治欲病之病,下医治已病之病"。可见,"防患于未然"的预防思想在古代就已形成,这与现代医学对疾病过程的认识以及三级预防的观点十分相似。

三 级 预 防

①一级预防：指在疾病前期或无病期，针对病因或危险因素采取综合性预防措施，目标是防止或减少疾病的发生；②二级预防：指在疾病早期做好早期发现、早期诊断和早期治疗，目标是防止或减缓疾病的发展；③三级预防：在临床期或康复期采取积极的治疗和康复措施，目标是防止伤残，促进功能恢复，提高生命质量，延长寿命。

在早期卫生学思想的指导下，古代医学家提出了许多摄（"摄"即"养"）生之道和强身方法，认为摄生可以延年益寿、防病治病。同时，也积累了一些针对群体预防疾病、促进健康的经验。如公元前2世纪就有凿井而饮、泡茶喝开水的习惯；唐代对麻风病人设置"疠人坊"（专门收容、隔离麻风病人的医院）；明代已修建"大明濠"（排水沟渠）、"翻车渴乌"（洒水工具）、公共厕所等公共卫生设施，并注意饭前便后洗手、吃饭时不对着他人说话、沸水沏茶等卫生习惯，形成了预防为主的思想，也初步认识到了疾病与环境的关系。然而，由于受到生产力发展水平的限制，卫生服务多偏重以个体，防病措施主要以个体"摄生"为特征。

（二）群体疾病防治阶段——18世纪中期至20世纪中期

18世纪中期开始于英国的工业革命，推动了自然科学的发展，以进化论、细胞理论、能量守恒定律为代表的科学重大发现，为病理学、生理学、微生物学等基础医学的形成和发展提供了理论基础和实验手段。同时，随着资本主义大工业的形成，随之而来的城市人口集中、生活环境和生产环境恶化，造成了传染病、寄生虫病、营养不良性疾病和职业病的流行。在此背景下，掀起了以防治传染病和寄生虫病为主要目标的第一次卫生革命。许多科学家采用基础医学的理论与技术，研究当时的流行疾病，以病原生物学和细胞病理学研究、认识疾病，提出人类历史上应对传染病的"三大法宝"（即控制传染源、预防接种和改善环境）等措施控制传染病的流行，促进了生物医学的形成与发展，也推动了临床医学和卫生学的发展。

20世纪以来，人类在同天花、霍乱、鼠疫等烈性传染病不断斗争的过程中，逐步认识到个体预防收效甚微，必须以群体为对象，除采取个人强身摄生方法外，还需采用改善环境、杀虫灭菌、预防接种及卫生法规等公共卫生措施，使群体疾病得到有效的防治，不仅对维护社会稳定、推动生产力进一步提升发挥了巨大作用，也使卫生学由个体摄生阶段进入了群体疾病防治的新阶段。

（三）综合预防保健阶段——20世纪中期至今

20世纪中期以来，病原生物对人群健康的威胁得到了有效控制。而随着工业化、城镇化的推进，以及人口老龄化的提速，化学性和物理性因素所造成的环境污染，以及人们生活方式等社会环境的巨大变化，给人类健康带来新的威胁，心脑血管疾病、恶性肿瘤等慢性非传染性疾病的发病率和病死率增高，防治重点也从传染病转向慢性非传染性疾病，被称为卫生学史上的第二次卫生革命，详见表1-1。

表1-1　历史上两次卫生革命对比

对比内容	第一次卫生革命	第二次卫生革命
对象	传染病、寄生虫、地方病	慢性非传染性疾病（心脑血管疾病、高血压、糖尿病、恶性肿瘤等）
卫生策略	抗生素、疫苗，推行免疫接种计划，推行消毒、杀虫、灭鼠等	早期发现、早期诊断、早期治疗，加强疾病监测；提倡建立健康的生活行为方式，不吸烟、不酗酒、不吸毒；提出合理营养与体育锻炼等
医学模式	生物医学模式	生物-心理-社会医学模式
思维方式	直线式、单因单果论（还原论）	立体式、多因多果论（系统论）
采取手段	特异性诊断、治疗	以非特异性诊治为主
着眼点	预防和治疗疾病	健康促进
服务对象	患者	健康人、患者和家庭
工作方式	个体为主	团队合作
工作地点	医院为主	社区为主
医生角色	治病救人	保护和促进健康的朋友
人力需求	专科为主	全科、专科并重
成果	急、慢性传染病的发病率和病死率大幅度下降，平均期望寿命显著延长	慢性非传染性疾病在发达国家和一些发展中国家得到了有效控制，平均期望寿命延长

人类社会疾病谱的改变、医学模式和健康观的重大变革，使人们认识到对人类健康构成危险的因素，不仅包括机体自身因素以及外部环境因素，还包括社会、心理、行为和生活方式、卫生服务等因素。要控制上述危险因素，单靠卫生部门已难以胜任，必须依靠全社会共同参与，将健康融入所有政策，实现"共建共享，全民健康"的综合预防保健。尤其是随着人类社会的进步、经济和生活水平的提高，人们的健康意识也越来越强，保健需

求也越来越高。WHO 提出"21 世纪人人享有卫生保健"的全球卫生战略,将预防医学提高到社区预防阶段,又称为第三次卫生革命。第三次卫生革命以提高生命质量,促进全人类健康长寿和实现人人健康为奋斗目标;树立健康新观念和大卫生观念、加强健康促进和健康教育、坚持可持续发展策略、保护环境;推行自我保健、家庭保健和发展社区卫生服务;医学目标开始了从以疾病为中心向以健康为中心的转变,医学目的也从对抗疾病和死亡逐渐转变为对抗早死、维护和促进健康、提高生命质量。

 课堂活动

第一次卫生革命的主要目标是防治传染病,第二次卫生革命主要是慢性非传染性疾病。

A. 正确　　　　B. 错误

三、卫生学的主要内容

(一)环境与健康

环境与健康主要阐述生活环境、食物、职业环境以及社会、行为、心理等因素对健康的影响,利用有益环境因素和控制有害环境因素的卫生要求、预防措施的理论依据及实施原则。

(二)预防保健策略与措施

预防保健策略与措施重点阐述在国家卫生工作方针指导下,贯彻三级预防策略,加强卫生立法与执法。通过建立公共卫生服务体系,促进公共卫生服务均等化,实现人人享有基本医疗卫生服务的战略目标,以及其他预防疾病、促进健康的策略与措施。

(三)卫生理化检验

卫生理化检验主要阐述卫生理化检验的内容与意义、样品的采集与处理、常用的分析方法及检验的质量控制、影响健康的各类有益有害因素的检测及分析等,从实验的角度分析影响人类健康的各种环境因素,为制定相关卫生政策提供具体的理论指导。

四、我国的卫生工作方针

卫生工作方针是党和国家在一定历史阶段提出的卫生工作发展总方向,我国的卫生工作方针是以党和国家的路线、方针、政策为依据,针对不同历史阶段现状制定的。

新中国成立初期就确立了"面向工农兵、预防为主、团结中西医、卫生工作与群众运动相结合"的四大方针,大力开展群众性的爱国卫生运动,采取一系列重大政策措施,坚决贯彻预防为主,防治结合,发挥中医药作用,创建农村三级医疗预防保健网,培训各级各类卫生工作人员,依法开展城乡规划和建筑设计的卫生监督、食品药品监督和环境卫生监测,农村饮水工程改造、改厕和粪便、垃圾卫生管理大力推进,使卫生工作逐步走上正轨并取得长足进步。

1997年初,中共中央、国务院提出"以农村为重点,预防为主,中西医并重,依靠科技与教育,动员全社会参与,为人民健康服务,为社会主义现代化建设服务"的卫生工作总方针。2016年8月全国卫生与健康大会上,习近平指出要坚持"以基层为重点,以改革创新为动力,预防为主,中西医并重,将健康融入所有政策,人民共建共享"的卫生与健康工作方针。这既是对过去优良做法的传承,同时也反映出新时期卫生事业发展新规律和新认识。这个方针的创新点有三个方面:一是提出"以改革创新为动力"的重要论断,将医改和健康工作相结合;二是"将健康融入所有政策",在未来实践健康中国国策过程中,所有工作都要和健康相适应,健康成为一条"金标准";三是"人民共建共享",既符合新时期执政理念,也触及健康的本质,和健康规律完全一致。

《"健康中国2030"规划纲要》总体战略指导思想是:坚持正确的卫生与健康工作方针,以提高人民健康水平为核心,以体制机制改革创新为动力,以普及健康生活、优化健康服务、完善健康保障、建设健康环境、发展健康产业为重点,把健康融入所有政策,加快转变健康领域发展方式,全方位、全周期维护和保障人民健康,大幅提高健康水平,显著改善健康公平,为全面建成社会主义现代化强国、实现第二个百年奋斗目标,以中国式现代化全面推进中华民族伟大复兴提供坚实的健康基础。

 课堂活动

现阶段我国卫生工作指导方针的核心是为人民健康服务。

A. 正确　　　　　B. 错误

五、我国卫生工作的主要成就

党和国家历来高度重视人民健康。新中国成立以来特别是改革开放以来,我国卫生健康领域改革发展取得显著成就,城乡环境面貌明显改善,全民健身运动蓬勃发展,医疗卫生服务体系日益健全,人民健康水平和身体素质持续提高,居民主要健康指标总体优于中高收入国家平均水平。

(一)构建城乡医疗卫生服务体系,显著提高人民群众健康水平(1949—1978年)

新中国成立初期,疾疫丛生,各种急慢性传染病、寄生虫病和地方病严重威胁着人民群众的身体健康。中国共产党高度重视人民健康福祉，1950 年召开第一届全国卫生工作会议、1955 年全国掀起农业合作化高潮，合作医疗制度得以快速推广；1965 年"把医疗卫生工作的重点放到农村去""赤脚医生"制度得以快速推广。经过多年努力，城乡居民健康和医疗卫生服务水平大幅提高。

（二）探索中国特色社会主义卫生健康事业发展道路，为人民健康和现代化建设服务（1978—2012 年）

1978 年党的十一届三中全会确立了改革开放的重大战略决策，我国的卫生健康事业也迎来新的发展机遇，卫生健康事业发生了深刻变革，逐步形成了以公有制为主体，多种形式、多种渠道办医为补充的格局。1998 年建立起全国城镇职工基本医疗保险制度；2003 年抗击"非典"疫情取得胜利，并建成了覆盖城乡、功能较为完善的疾病预防控制和应急医疗救治体系；2009 提出人人享有基本医疗卫生服务的伟大战略目标，确保全体人民共享改革成果。

（三）把人民健康放在优先发展战略地位，指引新时代卫生健康事业取得更大成就（2012 年至今）

随着工业化、城镇化、人口老龄化进程加快，疾病谱、生态环境、生活方式不断变化，我国面临多重疾病威胁并存、多种健康影响因素交织的复杂局面。党的十八大以来，深化医药卫生体制改革取得重大成果，公立医院改革稳步推进，政府责任得以强化，财政投入机制更加健全；实行 60 多年的以药补医政策成为历史，新的运行机制逐步建立；医疗费用上涨过快的势头得到有效遏制，居民个人卫生支出占卫生总费用的比重明显下降；国家制定实施艾滋病、结核病、职业病、慢性病等疾病防治规划；基本医疗保险参保人数超过 13.6 亿，织起了全世界最大的全民基本医疗保障网，堪称世界医疗保障史上的奇迹；人均基本公共卫生服务经费达 79 元（2021 年），服务项目增至 14 类 50 余项，惠及千万家庭。

在卫生健康国际合作领域，致力于全面落实联合国 2030 年可持续发展议程中的健康领域可持续发展目标，积极开展对外医疗援助和应急救治，勇于承担国际人道主义责任；实现与世界卫生组织的深度合作，签署《中华人民共和国政府和世界卫生组织关于"一带一路"卫生领域合作的谅解备忘录》。

党的十八大以来，我国卫生健康事业投入力度大、发展速度快、人民群众获得实惠多、国内外影响力空前提升，特别是党中央、国务院立足国情，放眼世界，积极开展了卓有成效的理论创新、制度创新和道路创新，初步搭建起保障人人享有基本医疗卫生服务的制度框架，基本构建起与经济社会发展水平相适应的卫生健康事业发展政策体系，居民主要健康指标总体优于中高收入国家平均水平，生态环境状况实现了历史性转折，雾霾天气和黑臭水体越来越少，蓝天白云、绿水青山越来越多，为推进健康中国建设、全面推进中华民族伟大复兴打下坚实基础。

　　本章学习重点是卫生学的概念、研究对象和任务,我国的卫生工作方针。学习难点是健康中国战略、卫生学的发展简史和我国卫生工作的主要成就。通过本章的学习要树立大卫生、大健康的理念,具备分析和解决影响健康实际问题的能力。

（李永华）

 思考与练习

一、名词解释

1. 卫生学　　2. 健康

二、填空题

1.《国务院关于实施健康中国行动的意见》指出"_____是民族昌盛和国家富强的重要标志,预防是最经济最有效的健康策略"。

2. 卫生学的基本观点是_____为主。

3. 卫生学的研究对象主要有两个,一是_____,二是人群健康。

4. 1992 年 WHO 提出_____、_____、戒烟限酒和心理平衡是健康的四大基石。

三、判断题

1. 身体没有疾病就是健康。

　　A. 正确　　　　　　B. 错误

2. 研究环境因素与人群健康之间的关系是卫生学的任务之一。

　　A. 正确　　　　　　B. 错误

3. 卫生学是现代医学的重要组成部分。

　　A. 正确　　　　　　B. 错误

四、简答题

卫生学的主要任务是什么?

第二章 | 人 与 环 境

02章 数字资源

学习目标

1. **知识目标** 掌握环境、生态平衡、环境污染的基本概念；熟悉环境污染物的种类与来源、环境对健康的影响；了解环境污染的综合防治措施。
2. **能力目标** 能分析环境污染的类型及其对人体健康的危害。
3. **素质目标** 具有一定的自主学习能力和综合分析问题的能力；了解经济发展和环境保护的辩证统一关系、正确认识生态文明建设、理解绿色发展的意义和实现途径。

案例导入

中华人民共和国生态环境部统计数据显示，2017—2021年，我国地级及以上城市细颗粒物浓度下降25%、优良天数比例上升4.9个百分点，重污染天数下降近四成，蓝天白云、繁星闪烁已经成为常态。全国达到或好于Ⅲ类水体比例上升至84.9%，劣Ⅴ类水体比例下降至1.2%，清水绿岸、鱼翔浅底景象明显增多。土壤安全利用水平稳定提升，持续开展大规模国土绿化行动，森林覆盖率达到23.04%。据美国NASA观测的数据，2000年以来全球新增的绿化面积约25%来自中国，生态系统格局与生物多样性保护整体稳定，给老百姓留住了更多的鸟语花香、田园风光。老百姓对蓝天碧水的幸福感和认可度大幅上升，创造了最大发展中国家在经济社会快速发展的同时有效保护环境的成功实践。

问题与思考：

1. 工业发展会给环境带来污染，应如何做到工业发展与环境保护的协调共进？
2. 生态问题是否直接与人类活动有关？

环境保护是我国的一项基本国策,环境问题也是中国 21 世纪面临的最严峻的挑战之一,环境问题解决得好坏关系到国家安全、国际形象、广大人民群众的根本利益,关系到中华民族的永续发展。为社会经济发展提供良好的环境资源,使所有人都能获得清洁的空气、卫生的饮水和安全的食品,是人民群众达成美好生活的愿景。但是,由于环境保护在一定程度上与经济发展、社会问题存在比较难协调的冲突,因此,对于环境保护概念的理解也日趋合理。在确保人类生存的环境不受污染和破坏的同时,还要依据人类的意愿,保护和改善环境,使其更好地适合于人类劳动和生活。环境保护必须考虑经济的增长和社会的发展,只有互相之间协调发展,才是新时代的环境保护新概念。"生态兴则文明兴""坚持人与自然和谐共生""绿水青山就是金山银山""坚持全方位、全领域、全过程加强生态环境保护"和"推动绿色发展,促进人与自然和谐共生",这些理念阐述了经济社会发展和生态环境保护的关系,为我们指明了实现发展和保护协同共进的新路径,为推动经济高质量发展和生态环境高水平保护、实现人与自然和谐共生的现代化提供了方向指引和根本遵循。因此,我们应不断提高自己的环境保护意识,认清人类与环境的关系,规范自己的社会行为,承担自己的社会责任,通过自身努力促进自然、社会和人类和谐发展。

第一节　人类的环境

一、环境及其构成

（一）环境的概念

环境是一个抽象的概念,是相对于某一中心事物而言的,是指作用于这一中心事物周围的客观事物的整体,并因中心事物的不同而不同,与中心事物之间相互依存、相互制约、相互作用和相互转化,存在着对立统一的关系。

人与环境的关系如图 2-1。人类的环境是以人类为主体,围绕着人类的空间,直接或者间接影响人类生活和发展的各种自然因素和社会因素的总体,是指人类以外的整个外部世界。

世界各国所颁布的环境保护法律中,通常将应当保护的对象或者各种环境要素称为环境。《中华人民共和国环境保护法》明确指出:"环境是指影响人类社会生存和发

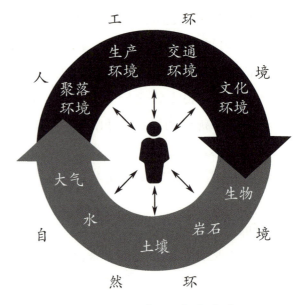

图 2-1　人与环境的关系

展的各种天然的和经过人工改造的自然因素的总体,包括大气、水、海洋、土地、矿藏、森林、草原、湿地、野生生物、自然遗迹、人文遗迹、自然保护区、风景名胜区、城市和乡村等"。这里的环境也就是环境保护的对象,有三个特点:①其主体是人类;②包括天然的自然环境,也包括人工改造后的自然环境;③不含社会因素。这种定义的方式是从环境保护的实际需要出发,对"环境"一词的法律适用对象或适用范围作出了规定。

 课堂活动

《中华人民共和国环境保护法》中所指的"环境"包含哪些内容?

(二)环境的分类

环境是复杂而庞大的体系,可以从不同的角度以不同的原则,根据人类环境的组成和结构进行分类。通常按照环境的主体、属性、范围等原则进行分类。

1. 按照环境的主体分类　按照环境的主体不同,主要分为两种体系:①以人类为主体,其他生命物体和非生命物质都被视为环境要素,环境就是指人类的生存环境。在环境类专业中多数人常使用这种分类法。②以所有生物作为环境的主体,其他的非生命物质作为环境要素。这是生态学研究常用的分类方法。

2. 按环境属性分类　按照环境的属性不同,主要分为自然环境和社会环境。

(1)自然环境:是指客观存在的各种自然因素的总和,包括空气、阳光、水、土壤、岩石等,它们综合起来组成人类的自然环境,这是人类和其他一切生物群落赖以生存和发展的物质基础,客观性和物质性是它的基本属性。

根据人类活动对其影响程度的不同,自然环境又可分为原生环境和次生环境。

1)原生环境:系指天然形成的、未受或少受人为因素影响的环境。严格地说,只有人迹罕至的原始森林、荒漠、冻土、海洋深处才是原生环境。原生环境一方面存在着对机体和健康有利的因素,如清洁的空气、水、土壤及绿化植被、适度的阳光、适宜的微小气候以及秀丽的风光等。另一方面原生环境也存在着对机体和健康不利的因素,如由于地质化学条件的原因,地球表面化学组成不平衡,造成土壤、水中某些化学元素含量过多或过少引起的生物地球化学性疾病,像地方性氟中毒和碘缺乏病等,由于这类疾病的发病具有明显的地区性特点,故又称地方病。

2)次生环境:系指在人类活动影响下形成的、人工改造形成的与原生环境不同的环境,如城乡街道、居民区、厂矿企业、农场、风景区、生态园等。因为次生环境与人类活动造成的环境污染相联系,是对人群健康造成直接、间接或潜在危害的主要环境因素。环境污染及其对人群健康的危害已成为次生环境的核心问题,所以人类只有在改造环境的过程中高度重视环境中的物质、能量、信息的平衡,才会给人类的健康带来积极的影响,使次生环境优于原生环境。反之次生环境会使生态质量恶化,严重威胁人类健康。如破坏性开发资源,有毒物质不断排放,环境状况持续恶化,环境公害现象逐渐增多,使次生环境成为危害人群健康的核心问题。

（2）社会环境:是指人类在生产、生活和社会交往过程中形成的生产关系、阶级关系与社会关系的总和。具体的社会环境由社会政治、经济状况、文化教育、人口发展、婚姻家庭、行为生活方式和卫生服务等因素构成。

人的基本属性是自然属性,而社会属性是人的高级属性。因此,在人类生活中,社会环境因素对人的健康与疾病起着主导作用。其中社会的政治、经济制度对人群健康起着决定性的作用,而经济的发展状况与居民健康水平和卫生状况密切相关。社会经济、文化教育等直接影响人们的心理、行为和价值观;文化教育水平、生活方式和卫生服务质量,同时也决定着对上述自然环境的保护、利用和改造。

3. 按照环境的范围分类　按照环境的范围可以将环境分为聚落环境(院落环境、小区环境、乡村环境等)、地理环境、地质环境和星际环境。

上述环境的这些分类方法都是根据对象研究的方便和认识环境的深度和广度的不同而进行的,不存在本质上的区别。不同分类方法所定义的环境类型间都是相互关联并且相互影响和制约的,从而形成了一个密不可分的整体。

（三）环境的特性

1. 环境的整体性　环境中空气、水、土壤、生物及声、光、电等各个环境要素相互依存,相互影响。环境中的各种变化也不是孤立的,而是多种因素的综合反映。局部地区的环境污染或环境破坏也会对其他地区造成影响和危害。环境问题无处不在,因此人类的生存环境及其保护,从整体上看是没有国界、区域和地区界限的。

2. 环境的区域性　由于太阳辐射的经度和纬度差异,导致了热能和水分等在各自然环境中的分布不同,因此形成了陆生生态系统和水域生态系统的垂直地带性分布和水平地带性分布,这是自然环境的基本特征。不同时空尺度下区域生态环境特征变化很大,不同国家和地区文化、经济和社会具有明显的差异性,使得对于自然 - 社会和环境复合系统的探究会面临困难。

3. 环境的相对稳定性　在一定的时空尺度下,环境具有相对稳定的特点。相对稳定是指环境在不断变化中具有一定抗干扰的自我调节能力,只要干扰强度不超过环境所能承受的界限,环境系统的结构和功能就可以逐渐恢复,表现出动态的平衡性和相对的稳定性。

4. 环境变化的滞后性　自然环境受到外界影响后,产生的变化往往是潜在和滞后的,主要表现为:①引发的许多影响不能很快反映出来;②环境受到影响后,发生变化的范围和影响程度在当时很难分析,具有不确定和难预测的特性;③一旦环境被破坏,所需的恢复时间较长,尤其是当超过阈值之后,自然恢复的成本、时间和难度会成倍增加。

5. 环境的脆弱性　环境会受到各种各样因素的影响,体现出环境的脆弱性。这种影响主要表现为人类的影响。自然环境资源能供养人口的数量是有限度的，即环境承载力是有限的，而人口在不断增长，两者之间必然会产生矛盾。地球的脆弱性中重要的一方面是来源于人类活动对地球环境的影响和破坏。当工业输出、食物供应、环境污染的增长超过了地球的承载力时，会使环境污染日趋严重。

拓展知识

环境承载力

环境承载力是衡量地球承载力以及人与环境和谐程度的重要指标，是指在一定时期、范围下维持人类 - 环境系统稳定，人类活动不引起环境功能破坏发生质的改变的能力，其实质就是在维持人与环境和谐的前提下，人类 - 环境系统所能承受的人类活动的阈值。

二、生态系统与生态平衡

（一）生态系统

1. 生态系统的概念　生态系统是指在一定时间和空间内，生物群落与其周围环境之间相互作用、相互依赖、相互制约，通过物质循环、能量交换及信息流动共同构成的有机结合体。

生态系统是生物与非生物之间、生物和生物之间相互依存的完整系统。生态系统多种多样、有大有小，大至整个生物圈，小至一个局部区域，甚至一个湖泊、一片森林、一个城镇、一条小溪甚至一滴水等，都可以看作一个生态系统。地球这个最大的生态系统就是由若干个各种各样、大小不一的小生态系统共同构成，即自然界。

2. 生态系统的结构　生态系统一般是由生产者、消费者、分解者和无生命物质四大要素组成的整体。它们的关系见图 2-2。

（1）生产者：主要指绿色植物，凡能进行光合作用制造有机物的植物，包括单细胞和多细胞藻类均属生产者，还有某些能利用化学能把无机物转化为有机物的微生物，它们是人类和其他生物的食物和能量的供应者。

（2）消费者：主要指草食动物、肉食动物以及人类。生产者可被一级消费者（草食动物）所消费，一级消费者又可被二级消费者（肉食动物）所消费。

（3）分解者：主要指各种具有分解能力的微生物，也包括一些微型生物，如鞭毛虫、土壤线虫等，它们分解生产者和消费者的残骸，将动植物尸体分解成简单的化合物，归还给环境，重新供植物利用，这种作用保证了生态系统的物质循环。

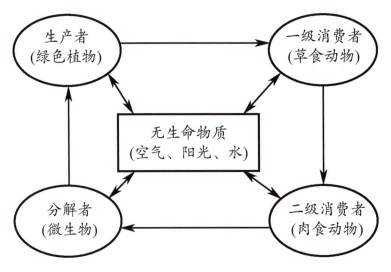

图 2-2　生态系统结构示意图

（4）无生命物质：指生态系统中各种无生命的无机物、有机物以及各种自然因素，如空气、水、阳光、土壤和各种矿物质等，这些无生命物质为各种生物有机体提供了必要的生存条件。

在自然界中，生态系统的类型是多种多样的。如在一个池塘里，有水生植物、微生物、浮游生物和各种鱼类等。其中大量的水生植物是这个生态系统的生产者；浮游生物以水生植物为食物，是这个系统的一级消费者；鱼类以一级消费者为食饵，是二级消费者；在池塘生活的一些食鱼鸟是三级消费者；在水体和水底泥沙中的一些微生物是分解者，能把池塘中动植物的残骸分解成简单的化合物和基本元素，成为生产者的养料，进入新一轮循环。生产者、消费者和分解者都分别与无生命物质产生广泛的联系，构成一个完整的生态系统。

3. 生态系统的功能　生态系统中的物质循环和能量流动是通过食物链进行的。食物链由食物关系把多种生物连接起来。一种生物以另一种生物为食，另一种生物再以第三种生物为食，依此类推，彼此形成的一个以食饵连接起来的链锁关系称为食物链。

生态系统中的食物链关系复杂，各种食物链相互交错，形成食物网。所有的生态系统都是通过食物链进行物质循环和能量交换的，两者紧密联系，形成一个整体，共同维护生态系统功能的正常发挥。

（1）生态系统中的物质循环：生态系统的各个组成要素之间，不断地进行着复杂的物质循环。研究表明，生物圈内的生物活动过程本身包括了成百上千种化学循环，其中碳、氢、氧、氮、磷、硫是构成生命有机物的主要物质元素，占原生质成分的97%。人类和其他生物从环境中摄取食物，同时又把代谢产生的废弃物排入环境供微生物分解。生态系统内部各物质之间相互依存、相互促进、循环往复，始终保持各要素之间的和谐与统一。

（2）生态系统中能量流动：生态系统内部物质的转移、流动和循环过程中，同时伴随着能量的转移、流动和循环。能量流动是指能量由非生物环境经生物环境，再到外界环境的一系列不可逆的单向转移过程。

（3）生态系统中的信息传递：在生态系统各要素之间及各要素内部都存在着各种信息，这些信息通过生物条件反射和非条件反射方式，形成信息流巧妙地传递，与生态系统中的物质循环、能量流动一起把生态系统联结成为一个统一的整体，保证了生态系统结构和功能的统一，对生物种群和生态系统的调节起着重要的作用。

（二）生态平衡

1. 生态平衡的概念　生态系统内部各种生物间相互制约，相互影响，在一定条件和一定时间内，生物群落之间不断发生的物质、能量和信息的转移与交换，始终保持的相对平衡状态，称为生态平衡。

2. 生态平衡的特征　生态平衡是一种动态平衡，即在生态系统各要素之间循环往复、不断地在运动中保持着系统的平衡和稳定，它是生物生存、活动、繁衍的基础。生态系统之所以能保持平衡，是生态系统内部自我调节的结果，也就是环境的自净能力。在一定的限度和范围内，生态系统可通过自身适当调节，建立新的平衡。若超过了环境自净能力，生态系统遭到破坏，环境将受到污染。

3. 影响生态平衡失调的因素　任何自然或人为因素的变化都会引起生态系统发生反应，因而影响生态系统的平衡。由自然因素引起的生态平衡破坏称为第一环境问题；由人为因素引起的生态平衡破坏称为第二环境问题。当前，人类的影响已经遍及全球，自然和人为这两种因素往往相互结合、互为因果，以至在实际中有时是难以区分的。

（1）自然因素：自然因素主要是指自然界发生的异常变化或自然界本来就存在的对人类和生物有害的因素，如地震、洪水、火山喷发、海啸、泥石流、雷电引发的森林火灾。自然因素对生态系统的破坏是严重的，甚至可能是毁灭性的，并具有特发性特点。但综观全局，自然因素所造成的生态平衡破坏，多数是局部的、短暂的、偶发的，常常是可以恢复的。

（2）人为因素：人为因素是影响生态平衡的主要因素。人类过度砍伐森林、破坏植被，过度开发水利资源，滥捕、滥杀、无节制地采挖野生动物和植物，导致生物种群和数量的减少，使生物结构和生态平衡发生改变；人类生产、生活排放的废弃物，大量农药、化肥的使用等，都可能造成生态平衡破坏。

人类只有遵循客观规律，科学地利用和保护生态环境，才能保证人类自然和社会的"可持续性发展"，在生态系统由平衡 - 不平衡 - 平衡的循环发展中，推动着人类自身的繁衍和社会的发展进步。

4. 生态平衡的意义　生态平衡反映出生物主体与其环境之间具有良好的综合协调性，具有较强的抗逆性、稳定性、自我修复性和调节能力。这是维持自然生态系统正常功能的基础。当将人类自身作为生态系统的一个部分考虑时，生态平衡就意味着人与自然的和谐统一，社会 - 经济 - 生态 - 环境大系统的协调与可持续发展。然而，如果将生态系统限定于自然界，则需要指出的是，生态平衡对人类来说并不总是有利的。例如，自然界的顶级群落是很稳定的生态系统,处于生态平衡状态,但是它的净生产量很低,而人类不能从中获取"净产量"。而与自然系统相比,农业生态系统是很不稳定的,但它能给人类提供大量的农畜产品,它的平衡与稳定需靠人类的外部投入来维持。

课堂活动

请列举1~2项因人类活动而导致生态平衡受到破坏的案例。

三、人类与环境的关系

人类的生存和发展及其一切活动都与环境息息相关,环境既是人类社会赖以生存的物质基础,同时又是人类改造和利用的对象。人类在不断地适应环境、改造环境中,形成了彼此间不可分割的对立统一关系。主要表现在以下三个方面:

(一)人与环境不断进行着物质循环和能量交换

人体从环境中摄取空气、水、食物,在体内经过复杂的代谢过程,合成细胞和组织的各种成分,产生能量供人体生长发育和其他各类生理活动所需。同时,人体的代谢产物,通过排泄途径,进入周围环境,在环境中进一步转化,成为其他生物的营养物质和能量,经转化成为机体必需物质被人体摄取利用,如此循环往复。

人与环境间进行物质循环和能量交换的基本单位是各种元素,两者间化学元素的种类和含量呈现一定的规律性。英国科学家汉密尔顿分析了220名英国人血液中60余种化学元素的含量,同时测定了当地地壳中各种化学元素的含量,对计算的平均值进行比较,结果发现除碳、氢、氧和硅外,人体血液中化学元素与当地地壳中化学元素的含量呈明显的正相关性(图2-3)。因此,化学元素成为人和环境之间密切联系的基本物质要素。

(二)人体对环境的适应性

人类生活在复杂多变的环境之中,需要自身不断地调节自己的适应能力,以适应不断变化的环境,保持人和环境的平衡关系。人体对环境的适应能力是逐步形成的,表明人体的结构和功能是与环境长期相互作用和制约的结果,是人体对环境的适应性变化。在长期的物种进化过程中,人与环境间的这种作用,使人体的结构和功能才得以不断完善。

人类生存的自然环境因素对人类呈现"有益"与"有害"两方面影响,但这两方面常常是对立统一的。如食物是人类生命与健康所必需的,合理、科学的膳食有利于人体健康,但膳食不平衡、不科学反而会危害机体健康;适量的紫外线辐射不仅能消毒空气,还能促进维生素D的体内转化形成,减少儿童佝偻病的发生,但辐射过强则会导致皮肤癌概率

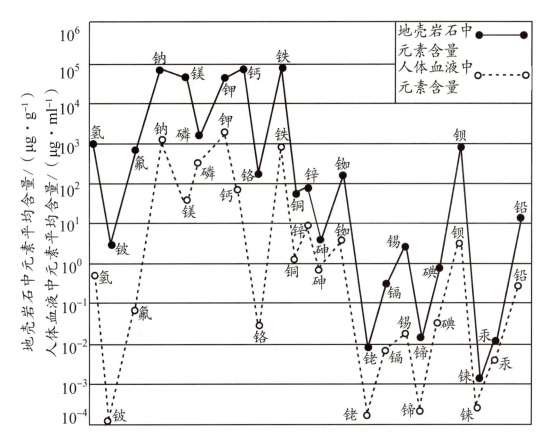

图 2-3　人体血液和地壳中化学元素含量的相关性

增大的不良后果；很多微量元素和化学物质在一定数量范围内，往往为机体所必需或不对机体产生有害作用，但超出一定范围，无论是摄入量过高还是过低，都可能对机体健康产生有害影响。有些环境因素在正常情况下对机体产生不良影响，但人类又无法改变这些不利的环境因素，此时人体可通过生理生化的调节机制，通过调动机体完善的神经体液系统与不利环境因素保持平衡，逐渐对环境产生适应性。如长期居住在高原地区的居民，由于高原低氧环境的影响，机体从空气中吸入的氧低于平原地区的居民，通过神经体液调节，体内红细胞和血红蛋白代偿性增多，使当地居民适应了高原低氧环境，并得以生存和发展。

　　人类和其他生物对环境都有不同程度的适应能力和防御能力。当环境条件发生变化时，能改变人体的生理功能，以适应改变了的环境。对于环境中的有害因素，人体又有较强的防御能力，包括特异性和非特异性免疫能力。这种适应能力和防御能力，都是生物在长期进化过程中，由低级到高级逐渐形成的。但人体对环境的适应能力和防御能力是有限的，一旦环境发生了异常变化，超过了这个限度，就会使人体某些结构和功能发生异常改变而引起疾病，甚至危及生命。

（三）人类改造环境的主观能动作用

　　人是一个有机的整体，人体的一切组织、器官和活动都是受高级神经系统所支配的。因此，人类与其他生物不同的是：人类具有主观能动性、创造性，有着高度的智慧，不仅有适应环境的能力和保护自己免受侵害的能力,而且具有能动地认识环境,有意识、有目的地改造环境的能力。一方面,人类大力加强物质文明建设,如改造土壤、培育优良品种、驯化野生动物、开发新能源、建设舒适的工作和生活环境;另一方面人们在不断地开展精神文明建设,使人们的精神生活多姿多彩。因此,在多变的环境中人类能充分发挥改造环境的主观能动作用,处于改造和支配环境的主导地位。

当然,人类在改造环境的同时,也能动地改变着环境的组成和性状,特别是人类在生产、生活过程中,大量的废弃物进入自然界,改变了生态系统的自然循环状态,可能造成严重的环境污染,降低环境质量。如燃烧大量煤炭和石油,产生的二氧化碳(CO_2)排放到大气中,使空气中温室气体浓度逐年增高,导致地球气温升高。应当看到,人类对环境的改造能力越强,自然环境对人类的反作用也越大。因此,人类在改造环境的同时,应充分估计环境对人类的反作用,应尽可能地运用自然规律,充分利用生态系统的调节能力,避免或减轻其对人类的危害,使环境改造向着有利于人体健康和人类进步的方向发展。

总之,人和环境的关系中,人是起主导作用的,人类在充分发挥其能动作用的同时,应遵循自然和社会发展规律,合理开发和有效利用自然资源,保持与环境和谐相处,保持生态平衡,走可持续性发展道路。

拓展知识

世界环境日

1972年6月5日,在瑞典首都斯德哥尔摩召开了联合国人类环境会议,这是世界各国政府共同讨论当代环境问题,探讨保护全球环境战略的第一次会议,是人类环境保护史上的里程碑。为纪念斯德哥尔摩会议和发扬会议精神,同年第27届联合国大会确定设立联合国环境规划署,每年6月5日为"世界环境日",并发布一个主题。"世界环境日"的意义在于提醒人们注意全球环境状况的变化及人类活动对环境造成的危害,要求联合国和世界各国在每年的这一天开展各种活动,以强调保护和改善人类环境的重要性和迫切性。2017年世界环境日主题是"人与自然,相联相生",中国的主题为"绿水青山就是金山银山",旨在动员引导社会各界牢固树立"绿水青山就是金山银山"的强烈意识,尊重自然、顺应自然、保护自然,自觉践行绿色生活,共同建设美丽中国。2022年世界环境日主题是"世界只有一个地球",中国的主题为"共建清洁美丽世界"。

第二节　环境污染及对健康的影响

环境是人类的共同财富,人和环境的关系密不可分。人体通过新陈代谢与周围环境进行物质和能量的交换，人体与环境之间保持着动态平衡。外界环境条件发生变化时，如果变化比较小，没有超过环境的自净能力和人的自我调节能力，两者可以通过自我调节重新获得平衡。但如果外界环境变化比较大，致使生态平衡失调，超过环境和人体的耐受限度时，就会造成环境污染问题，从而进一步反映到人体健康中。

一、环境污染的概念及特点

（一）环境污染的概念

环境污染是指因自然因素或由于人类活动使大量有害物质或因子进入环境当中，通过扩散、迁移和转化等过程，使整个环境系统的结构和功能发生变化，出现了不利于人类和其他生物生存和发展的现象。环境污染不仅破坏了环境本来的面貌，还直接制约着经济的发展，对人类的生存环境构成了严重的威胁。环境污染包含大气污染、水污染、土壤污染等由污染物引起的污染，还包括噪声污染、热污染、放射性污染及光污染等物理因素引起的污染。

（二）环境污染的特点

1. 广泛性　环境污染物可使大气、水、食物、土壤受到污染，并且波及范围大，不分城乡、地区和国界。如工厂的污染可影响周围的居民区，一个或数个污染源可影响到一个城镇的全体居民。同时，环境污染受害对象广泛，不仅是青壮年，还包括老、弱、病、幼，甚至胎儿及人类生存的环境。

2. 长期性　环境污染一般是长时间、低浓度的慢性危害，需长期作用，可长达数十年，甚至波及后代。污染区的人群长年累月地呼吸被污染了的空气，饮用污染的水或食用带有毒物残留的食物，产生慢性危害或潜在性影响。

3. 复杂性　进入环境的污染物，可经呼吸道、消化道和皮肤等途径进入人体。由于污染物种类繁多、成分复杂、变化频繁，对人体的影响，既有多种污染物的影响，也有多种环境因素的影响，还有自身健康方面的影响因素。

4. 多样性　由于环境污染的复杂性，对人体健康产生的影响也是多种多样的。既可有局部刺激作用，也可有全身性危害；既可呈现特异作用，也可有非特异性作用；既有近期或当代的，也有远期的、潜在的，甚至对下一代的损害。因此，需要全面调查研究。

二、环境污染物及其来源

（一）环境污染物的种类

进入环境后使环境的正常组成和性质发生改变，直接或间接有害于人类与其他生物的物质，称为环境污染物。环境污染物按其性质可分为化学性污染物、生物性污染物和物理性污染物三大类。

1. 化学性污染物　包括有害气体(二氧化硫、氯气、氮氧化物、一氧化碳、硫化氢等)、重金属(铅、汞、镉等)、农药(有机磷农药、有机氯农药等)以及其他无机及有机化合物。化学性污染物是环境污染物中数量最多、危害最大的一类。

2. 生物性污染物　如病原微生物、寄生虫(卵)和各种有毒有害动植物(鼠类及有害昆虫等)。在一般生活条件下,生物性污染是主要的。

3. 物理性污染物　如噪声、振动、电离辐射、非电离辐射以及热污染等。

另外,根据从污染源排出到造成污染过程中有无性质和成分的改变,环境污染物又可分为一次污染物和二次污染物。一次污染物是指由污染源直接排入环境的,其理化性状未发生变化的污染物。一次污染物引起的污染称一次污染;二次污染物是指排入环境中的一次污染物在物理、化学或生物因素作用下发生变化,或与环境中的其他物质发生反应,所形成的理化性状与一次污染物不同的新污染物。二次污染物引起的污染称二次污染。二次污染物对环境和人体的危害通常比一次污染物严重。如汽车尾气排放中的碳氢化物、氮氧化物为一次污染物,而经太阳紫外线的照射形成的光化学烟雾为二次污染物,后者的危害要大于前者。

无论是一次污染物还是二次污染物,都可直接经过一系列生物转化和生物富集,通过呼吸道、消化道和皮肤进入人体,影响健康,甚至危及生命。

 课堂活动

你认为一次污染物和二次污染物两种类型中哪一种对环境的危害更大?

(二)环境污染物的来源

污染物的来源即污染物的发生源,或称为污染源。通常将能够产生生物性、化学性和物理性有害物质的设备、装置、场所等,称为环境污染源。污染源可分为以下四类:

1. 工业污染源　工业生产中排放的"三废",即废水、废气、废渣,可污染空气、水、土壤和食物。工业"三废"的污染源主要是燃料燃烧,可以产生 CO、CO_2、SO_2、NO_x 等污染物。工业生产是污水主要来源之一,也是产生噪声污染的重要来源。

2. 农业污染源　农业生产中长期、广泛使用的农药(如杀虫剂、杀菌剂、除草剂、植物生长调节剂)、化肥等,会给土壤、农作物、畜产品及野生生物带来农药残留,空气、土壤、水及生物体也可能受到不同程度的污染。

3. 生活污染源　生活"三废",即生活垃圾、排泄物、污水,如未经处理或处理不当直接排入环境,也会造成污染环境;人类家庭生活和医院活动中排放的生活污水、有机废弃物等,合成洗涤剂、氯化物、细菌、病毒和寄生虫(卵)等,通过"三废"直接带入环境,不仅污染空气、土壤及水体，滋生蚊蝇，而且还可能传播疾病，特别是传染病；另外，居室装修材料、化妆品等家用化学品，在使用过程中也可能污染室内外环境，成为新的环境污染源；生活炉灶用煤、气可造成二氧化硫、烟尘及其他污染物对室内空气的污染；吸烟也常使室内、公共场所空气污染，并使同室人被动吸烟。

4. 交通运输污染源　包括汽车、火车、飞机、轮船等现代化交通工具以及拖拉机等农机具在使用过程中产生的污染，主要包括汽油、柴油等燃料燃烧排出的尾气以及产生的噪声等污染。此外，在运输有毒化学物质过程中，可能由于泄漏造成意外的污染。

三、环境污染物的迁移

各种污染物进入环境后，发生空间位置的移动，并伴随有富集、分散、转化和消失的复杂过程，其最后的归宿将取决于污染物的理化性质及具体环境条件。同时污染物本身的数量和性质也将发生变化，这种变化过程极为复杂，既有分解过程，又有合成过程；既可使有机物无机化，也可使无机物有机化；既可使某些污染物的毒性降低，也可使某些污染物的毒性增加。

（一）污染物在环境间的迁移

1. 污染物迁移的概念　污染物在环境中发生空间位置的移动及其所引起的富集、分散和消失的过程称为污染物的迁移。污染物的迁移往往伴随着形态的转化。污染物不仅可以在生态系统各个要素圈中迁移和转化，还能跨越圈层进行多介质的迁移、转化而形成循环。

2. 污染物的迁移方式　污染物在环境中的迁移过程主要有机械迁移、物理 - 化学迁移和生物迁移三种方式。①机械迁移主要指污染物通过大气、水的扩散和搬运作用，以及重力作用的迁移；②物理 - 化学迁移对无机污染物主要通过溶解 - 沉淀、氧化 - 还原、水解、配位等物理化学反应来实现；有机污染物则通过光化学分解和生物化学反应进行迁移；③污染物还可以通过生物吸收、代谢、生长、死亡实现生物迁移。

3. 污染物迁移的影响因素　污染物在环境中迁移的同时，通过物理的、化学的或生物的作用改变形态或转变成另外一种物质。污染物的迁移转化主要受污染物自身的物理化学性质和外界环境条件两个方面因素的影响。污染物在环境中的迁移转化直接影响污染物对环境的作用。有些污染物进入环境后经过物理、化学和生化作用后逐步分解而失去污染性，其中有的被生物利用，有的在循环中被逐步降解，如易氧化的有机物、酚类和氰化物等。有些污染物在环境中可转化为毒性更强的形态，加重其污染，如汞的甲基化。有的则通过食物链进行生物富集，对动物和人类产生慢性蓄积性危害，如有机氯化合物、重金属污染等。

（二）环境自净作用

污染物进入环境后，须达到一定的数量才能造成环境污染或破坏。少量污染物一时性进入环境，经过各种物理、化学、生物作用使污染物浓度降低或消除，使环境的组成和性状恢复到污染前的状态，该过程称为环境自净作用。环境自净作用是生态系统自我保护、保持相对平衡的重要环节。

1. 物理作用　污染物进入空气、水、土壤后，可通过扩散、稀释、沉降、吸附、蒸发等方式使污染物的浓度下降。如烟尘进入空气中通过气流扩散、降水淋洗、重力沉降达到净化；进入水体中的污染物可经过水流的扩散、稀释，降低污染物的浓度；某些比重较大的污染物可从空气沉降到地面，使其浓度下降；某些挥发性污染物可蒸发、扩散到空气中，降低水中浓度。但是，物理作用自净环境的能力是很有限的，且与环境气象条件变化和污染物本身的物理特性密切相关。

2. 化学作用　进入环境中的污染物可通过氧化、还原、中和、分解等方式，使污染物结构和性质发生改变，把有毒的变为无毒的，或把高毒的变成低毒的，从而达到自净。如水中铅、镉、汞等重金属离子与硫离子结合成难溶性的硫化物沉淀或在碱性条件下形成氢氧化物沉淀而利于净化；含氮有机物可被氧化成亚硝酸盐（或硝酸盐）达到无机化；酸性废水可经碱性废水中和等。但是，有些物质经化学反应生成二次性污染物后反而毒性增加。如汽车排出废气和煤炭燃烧后的烟气经光化学反应，可形成刺激性更强、毒性更大的光化学烟雾。

3. 生物作用　污染物经各种微生物和酶的作用分解为简单化合物而达到无害化。如土壤中含氮有机物在微生物的作用下分解成氨和铵盐；某些致病微生物也可在微生物的分解、拮抗作用下死亡。

环境自净作用的大小取决于污染物的性质、浓度和环境本身的条件。一般来说，污染物性质越稳定、浓度越大、环境本身容量越小，则自净作用也越小。反之，自净作用越大。但是，环境自净能力是有限的，大量污染物或低浓度污染物持续进入环境，超过环境自净能力，终将造成严重的环境污染，甚至环境破坏。

 课堂活动

请从环境自净作用方面分析环境污染造成的原因。

（三）生物富集作用

某些污染物（如汞、砷、铅、铬、有机氯农药等）进入生物体后，逐渐蓄积并通过食物链逐级转移，使生物体内污染物浓度逐级提高的作用，称生物富集作用，又叫生物浓集作用。通过生物富集作用可使生物体内污染物的浓度逐级传递放大,比环境中浓度提高几倍、几百倍甚至几十万倍。如海水中汞的浓度为 0.000 1mg/L 时,浮游生物体内汞含量可达 0.001～0.002mg/kg,小鱼可达 0.2～0.5mg/kg,大鱼可达 1～5mg/kg。大鱼比海水浓度提高了 1 万～5 万倍。人、家禽、家畜或鸟类吃了含甲基汞含量较高的鱼,就可能引起人体甲基汞中毒。20 世纪中期发生在日本的"水俣病",就是因环境甲基汞污染后通过生物富集作用最终发生慢性中毒的典型案例(图 2-4)。

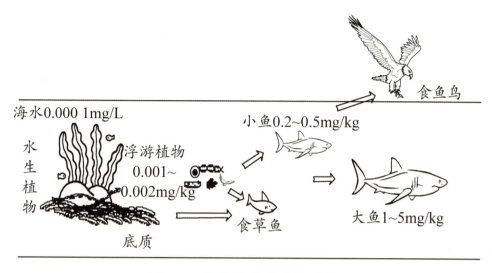

图 2-4　汞在水中的生物富集

（四）生物转化作用

污染物进入生物体内,在相应酶系的催化作用下的生化代谢程称为生物转化。大部分有机物质经过生物转化作用可使毒性降低,但也有一些化学物质经过生物转化后反而发挥其毒性作用或使毒性增强。如汞污染水体后,可沉积在淤泥中,淤泥中某些细菌在生长繁殖过程中可释放出甲烷,在酶的催化作用下,淤泥中的汞可转化成毒性更强的甲基汞、二甲基汞。这种汞的生物转化作用称为汞的生物甲基化。

四、环境污染对健康的影响

环境污染物可从多种途径侵入人体,对人体健康产生复杂而巨大的影响。大气中的有毒气体和烟尘主要通过呼吸道作用于人体。水体和土壤中的毒物主要以饮用水和食物的形式经消化道被人体吸收。一些脂溶性的毒物如苯、有机磷酸酯类和农药,以及能与皮肤结合的毒物如汞、砷等,可经皮肤被人体吸收。毒物经人体吸收后,通过血液分布到全身。有些毒物可在某些器官组织中蓄积,如铅蓄积在骨骼内。有些毒物在体内经过生物转运和生物转化,被活化或被解毒。所剩毒物的原形或代谢产物作用于靶器官,发挥毒性作用。最后经肾、消化道和呼吸道,少数随汗液、乳汁、唾液等排出体外,有的则在代谢过程中进入毛发而离开机体。

有毒物质进入人体后,机体能通过代谢、排泄或蓄积在一些与毒性作用无关的组织器官已改变毒物的质和量。当毒物剂量增加到超过人体正常负荷量时,机体还可动用代偿适应机制,使机体保持相对稳定,暂时不出现临床症状和体征。如剂量继续增加,以致使机体代偿适应机制失调,便会出现临床症状,甚至死亡(图2-5)。

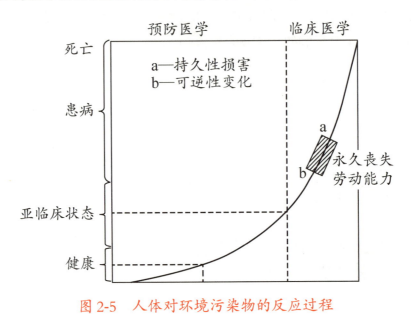

图2-5　人体对环境污染物的反应过程

环境污染物对人体健康的损害主要表现为特异性和非特异性损害两个方面。特异性损害就是环境污染物可引起人体急性或慢性中毒,以及产生致畸、致癌和致突变作用等。非特异性损害主要表现在一些多发病的发病率增加、机体抵抗力和生活质量下降等。

影响人体健康的环境因素大致可分为三类:化学性因素,如有毒气体、重金属、农药等;物理性因素,如噪声和振动、放射性物质和射频辐射等;生物性因素,如细菌、病毒、寄生虫等。当这些有害因素进入大气、水体和土壤造成污染时,就可对人体产生危害。

1. 大气污染对人体健康的影响　大气污染对人体健康的影响主要表现为引起呼吸道疾病(表2-1);对气候产生不良影响,如降低能见度、减少太阳辐射而导致城市佝偻病发病率的增加等。

表2-1　大气污染对人体健康的影响

大气污染物	对人体健康的影响
煤烟	引起支气管炎等;如果煤烟中附带有各种工业粉尘(如金属颗粒),则可引起相应的肺部疾病
硫酸烟雾	对皮肤、眼结膜、鼻黏膜、咽喉等均有强烈刺激和损害;严重的患者会并发胃穿孔、声带水肿、心力衰竭或胃刺激症状,甚至有生命危险

大气污染物	对人体健康的影响
铅	略超过大气污染允许浓度时，可引起红细胞障碍等慢性中毒症状，高浓度时可引起强烈的急性中毒症状
二氧化硫	含量为 1～5mg/L 时可使人闻到臭味，5mg/L 时吸入可引起心悸、呼吸困难等心肺疾病；重者可引起反射性声带痉挛、喉头水肿以致窒息
氮氧化物	主要指一氧化氮和二氧化氮，中毒的特征是对深部呼吸道的作用，重者可导致肺坏疽；对黏膜、神经系统以及造血系统均有损害，高浓度氮氧化物可使人出现窒息现象
一氧化碳	与血液中血红蛋白的结合能力比氧大 200 倍以上，能引起严重缺氧症状。空气中存在体积分数为 0.01% 的一氧化碳时就可使人感到头痛和疲劳
硫化氢	低浓度接触仅使呼吸道及眼受到局部刺激作用，高浓度时全身作用较明显，表现为中枢神经系统症状和窒息。吸入极高浓度（1 000mg/m³ 以上）时，可出现"闪电型死亡"。严重中毒可导致神经、精神后遗症
氰化物	轻度中毒者有黏膜刺激症状，重者可逐渐昏迷，呈强直性痉挛，血压下降，迅速发生呼吸障碍而死亡。氰化物中毒后遗症为头痛、癫痫发作等。氰化物蒸气可引起急性结膜充血、气喘等
氟化物	可由呼吸道、消化道或皮肤侵入人体，主要使骨骼、造血系统、牙齿以及皮肤黏膜等受到侵害。重者可因呼吸麻痹、虚脱等而死
氯	主要通过呼吸道和皮肤黏膜对人体产生毒性作用，当空气中氯的浓度达到 0.01～0.06mg/L 时，则可引起肺内化学性烧伤而迅速死亡
甲醛	对皮肤和呼吸器官黏膜有强烈刺激作用；对中枢神经系统，尤其是视觉器官有强烈的作用，引起刺激性皮肤炎，即使是低浓度的甲醛也能引起过敏性皮炎，吸入 60～120mg/L 的甲醛 5～10min 可发生支气管和肺部严重损害；甲醛的危害还表现在它能凝固蛋白质。国际肿瘤研究机构已将其列为可疑致癌物质

　　2. 放射性污染对人体健康的影响　在大剂量的照射下，放射性污染物对人体和动物均有损害作用（表 2-2）。据报道，放射性污染的危害往往需经过 20 多年后才会表现出来。主要表现为各种癌症，包括骨癌、肺癌、甲状腺癌及白血病，还可能表现为不同程度的寿命缩短。放射性污染也能损伤遗传物质，引起基因突变和染色体变异。在小剂量慢性照射下，情况与上述结果虽很不一样，但由于其积累效应，对人体健康的影响仍然存在，应予以重视。

表2-2　放射性污染剂量对人体健康的影响

剂量 /Gy	对人体健康的影响
0.5	血常规有轻度变化,淋巴细胞与白细胞减少程度不严重
1	恶心、疲劳,20%~25% 发生呕吐,血常规显著变化,轻度急性放射性病
2	24h 后恶心呕吐,经 1 周左右的潜伏期后,毛发脱落、厌食、全身虚弱,并伴有喉炎、腹泻,若以往身体健康,一般可短期内康复
4(半数致死剂量)	几小时后恶心呕吐,2 周内可见毛发脱落、厌食、全身虚弱、体温上升;3 周内出现紫斑,口腔、咽喉部感染;4 周后出现苍白、鼻血、重度腹泻、迅速消瘦;有 50% 患者死亡,存活者约 6 个月后恢复健康
6(最小致死剂量)	受照射 1~2h 内出现恶心、呕吐、腹泻等症状。潜伏期短,1 周后就出现呕吐、腹泻、咽峡炎、体温升高、迅速消瘦。第 2 周出现死亡,病死率近 100%

3. 生物性污染对人体健康的影响　生物性污染主要指寄生虫卵、细菌、立克次体等病原生物随粪便、痰、飞沫等排泄物进入环境后,污染空气、土壤、水源等,造成寄生虫病和某些传染病的流行。

水的生物性污染包括细菌、病毒和寄生虫等。到目前为止,有关致病细菌和寄生虫的研究较多,且有较好的灭活方法。但对致病病毒的研究尚不够充分,也没有公认的病毒灭活标准,人体由粪便排出的病毒达 100 种以上,它们可经不同途径污染水源,通过常规的净化与消毒处理,大部分病毒可被杀灭。自来水中生物性污染对人类健康的影响主要表现为伤寒、霍乱和甲型肝炎等肠道传染病的发生。

空气生物性污染是影响空气质量的一个重要因素,主要包括细菌、真菌、花粉、病毒、生物体有机成分等。有些细菌和病毒是人类呼吸道传染病的病原体,有些真菌、花粉和生物体有机成分则可引起人的过敏反应。

食物生物性污染是食品污染的一大类,包括细菌污染、真菌污染、寄生虫污染和病毒污染等。

五、环境污染对健康损害的影响因素

环境污染对健康损害的影响因素主要包括以下几个方面:

(一)剂量

剂量通常是指进入人机体的有害物质的数量。与机体出现各种有害效应关系最为密切的是有害物质达到机体靶器官或靶组织的剂量。随着环境有害因素剂量的增加,它在机体内产生的有害生物学效应增强，即剂量 - 效应关系。人体非必需元素和有毒元素的摄入都可引起异常反应，必须制定相应的最高允许限量（如甲基汞在人体内达 25mg 即感觉异常）。人体必需元素的摄入也必须适量才行。如人体氟的含量大约在 1mg/kg，小于 0.5mg/kg 会使龋齿患病率增加，而大于 2mg/kg 则氟斑牙患病率增加，大于 8mg/kg 就会导致慢性氟中毒。

（二）作用时间

很多环境污染物在机体内有蓄积性，随着作用时间的延长，有毒物质的蓄积量将不断增加，达到一定浓度时，就会引起异常反应并发展成疾病，这一剂量可作为人体最高容许限量，称为中毒阈值。

（三）多因素联合

当环境受到污染时，污染物通常不是单一的。几种污染物同时作用于人体时，必须考虑它们的联合作用和综合影响，主要是协同和拮抗作用两种类型。协同作用是相互作用，增大危害。如臭氧（O_3）与 NO_x、OH^- 等结合形成光化学烟雾，飘尘中金属催化氧化 SO_2 形成硫酸烟雾，CO 和 H_2S 相互促进中毒。拮抗作用是阻止有毒物质摄入和降低污染物毒性。如 Se 阻止鱼体内甲基汞的生成，Zn 能拮抗 Cd 对肾小管的损害。

（四）个体敏感性

环境污染作用于人群时，并不是所有的人都会出现同样的毒性反应，人的健康状况、生理状态、遗传因素等均可影响其对人体健康的影响。此外，不同性别、年龄、基础性疾病和职业等因素也有影响。如 1952 年伦敦烟雾事件死亡人数中，有心肺等基础疾病的患者占 80% 以上。由于个体的身体素质不同，抵抗力不同，机体对环境污染的反应在客观上呈金字塔式分布，其中大多数人可能仅使体内有机污染物出现超负荷或不明的生理性变化，只有少部分人会出现亚临床变化，极少数人发病甚至死亡。

第三节　环境污染的综合防治

环境是人类共同的家园，人类必须依赖环境才能生存与发展。随着人口的增加、城市化进程加快和工业发展，环境压力日趋加重，"污染容易治理难"的后果将愈加深远，全球保护好环境的呼声愈加强烈。

一、环境污染的综合防治措施

环境污染综合防治是指从整体出发对环境污染问题进行综合分析，在环境质量评价、制定环境质量标准、拟定环境规划的基础上，采取防治结合、人工处理和自然净化相结合等措施，以技术、经济和法制等手段，实施防治污染的最佳方案，以控制和改善环境质量。

环境污染综合治理要求改变传统的工业生产模式和污染控制方法,实行浓度控制与总量控制相结合、末端治理与全过程控制相结合、分散治理与集中治理相结合的环境污染控制战略。环境污染的防治要侧重以"防"为主,通过实行清洁生产、加强环境管理、合理产业布局等措施,从"源头"削减污染物的产生和排放。

对于已经产生的污染,需采取必要的技术措施对其进行处理或处置,以减少污染物对环境的危害。通常情况下,污染控制往往需要集中污染防治技术的耦合。在末端治理过程中,需首先考虑污染物资源化利用技术,大力发展废水、废气、废物的再循环、再利用技术工艺。

以大气的污染防治为例,大气的主要污染源是化石燃料的使用和机动车的尾气排放。从控制污染源的角度来治理大气污染的方法有:采用洁净的天然气、生物柴油、燃料乙醇等减少化石燃料的使用,同时可减少有害气体如 NO、NO_2、SO_2 等的排放;开发新能源,提高绿色能源,如风能、太阳能、核能、生物燃料等在能源结构中的占比,减少煤、石油等化石燃料的使用;研究新能源电动车,提倡人们绿色出行等。采取以上措施虽然可以在一定程度上减轻污染,但面对全球性的环境问题仍然是远远不够的。由于大气环境污染的复杂性,目前世界上不存在任何一种单独的技术手段可以完全治理和控制大气污染,需要根据不同地区的实际污染程度而采取多种不同的方法综合防治大气污染物才能奏效。

我国在 1972 年就提出了"全面规划,合理布局,综合利用,化害为利,依靠群众,大家动手,保护环境,造福人民"的环境保护工作方针,随后又将环境保护作为我国的基本国策。改革开放以来,相继颁布施行了《中华人民共和国环境保护法》《中华人民共和国水污染防治法》《中华人民共和国大气污染防治法》等多部环境保护方面的法律法规,还制定了《中国环境与发展十大对策》《中国环境保护战略》《中国环境保护 21 世纪议程》《中国应对气候变化的政策与行动》等一系列政策、方案和计划。同时,加强国际和地区合作,签署了《联合国气候变化框架公约》《巴黎协定》《中美关于在 21 世纪 20 年代强化气候行动的格拉斯哥联合宣言》等国际环境公约。

1987 年,我国制定了第一部大气污染防治法——《中华人民共和国大气污染防治法》,该法主要是以工业污染废气作为主要污染源头来进行治理,将烟尘作为当时主要控制的大气污染物,并将采取一系列的除尘措施如对煤炭进行洗选、改造锅炉等进行大气污染防控。

20 世纪 90 年代后,我国大气环境中主要的污染物发生了很大变化,大气中的 SO_2 直线上升,以及由此带来的酸雨天气破坏极大。随后出台了《燃煤电厂大气污染物排放标准》,规定了对 SO_2 总量进行控制,由此我国大气污染开始由浓度控制转变到了总量控制。

进入 21 世纪以后,针对环境状况的新变化和新趋势,我国重新修订了《环境空气质量标准》，新增了对臭氧（O_3）和 $PM_{2.5}$ 的控制标准，对 PM_{10} 和 NO_2 的控制标准又进行了严格修订。2013 年我国颁布了《大气污染防治行动计划》，旨在通过长期的努力极大地减少重污染天数和显著改善我国的空气质量。在"十二五"期间颁布的《环境空气质量标准》，首次将 $PM_{2.5}$ 和 O_3 纳入了环境空气质量标准中。此外，我国发布了《环境空气质量指数（AQI）技术规定（试行）》（HJ 633—2012），采用空气质量指数（air quality index，AQI）取代空气污染指数（air pollution index，API），AQI 可以被用于向公众传达空气污染的严重程度，并指导敏感人群（儿童、老年人和患有心脏病或呼吸道疾病的人）合理规划户外活动。

据 2021 年《中国生态环境公报》显示，经过对大气污染物排放的有效控制，我国的大气治理工作取得了显著的成就，大气的六项污染物 $PM_{2.5}$、PM_{10}、O_3、SO_2、NO_2 和 CO 的浓度与 2020 年相比均下降。相信随着我国法律法规的不断完善，我国的环境保护会取得更加辉煌的成就。

二、绿色发展与绿色技术

绿色发展是以效率、和谐、持续为目标的经济增长和社会发展方式。当今世界，绿色发展已经成为一个重要趋势，许多国家把发展绿色产业作为推动经济结构调整的重要举措，突出绿色的理念和内涵。发展绿色技术是促进可持续发展的有效途径，它是在提高生产效率或优化产品效果的同时，能够提高资源和能源利用率，减轻污染负荷，改善环境质量。

据资料显示，2001 年中国人均国内生产总值（GDP）超过了 1 000 美元，2009 年人均 GDP 为 3 700 美元左右，从 1 000 美元到将近 4 000 美元我们只用了 8 年时间，而在 2021 年中国人均 GDP 已经突破了 1.2 万美元，现在的中国已成为全球第一大经济体。如果我们不及时转变经济发展方式，走绿色发展道路，我们的资源承载能力、生态环境容量将无法支持这种高速增长。二十大报告明确指出：加快发展方式绿色转型，深入推进环境污染防治，提升生态系统多样性、稳定性、持续性，积极稳妥推进碳达峰碳中和，推进美丽中国建设，坚持山水林田湖草沙一体化保护和系统治理，统筹产业结构调整、污染治理、生态保护、应对气候变化，协同推进降碳、减污、扩绿、增长，推进生态优先、节约集约、绿色低碳发展。不仅如此，我们还注重推动生产、流通、分配、消费和建设等各个领域的节能增效，更加注重保护生态环境，牢固树立生态文明理念，把节约文化、环境道德纳入社会运行的公序良俗，大力倡导绿色消费，使"推动绿色发展"成为建设资源节约型、环境友好型社会的真正动力。

（一）世界各国绿色技术概况

各国国情不同，经济发展和环境保护的重点都不一样。所以，在不同国家或地区，绿色技术的主要内容有所不同。首先要识别经济发展过程中环境受到的风险，针对这些风险确定发展绿色技术的重点领域，研究相应的绿色技术。美国绿色技术中识别的环境风险类型见表2-3。

表2-3　美国绿色技术中识别的环境风险类型

环境风险分类	环境风险
排序相对较高的风险	栖息地的变动与毁坏 物种灭绝和生物多样性的消失 平流层臭氧的损耗 全球气候变化
排序相对居中的风险	除莠剂和杀虫剂 地表水体中的有毒物、营养物、生化需氧量（BOD）、浑浊度、酸沉降，空气中有毒物质
排序相对较低的风险	石油泄漏 地下水污染 放射性核素 酸性径流 热污染
对人体健康的风险	大气中的污染物 化学品对工作人员的暴露 室内污染 饮用水中的污染物

大力发展绿色技术是促进我国可持续发展的重要措施。我国环境保护重点行业有煤炭、石油天然气、电力、冶金、有色金属、建材、化工、轻工、纺织、医药等，相应的绿色技术主要包括能源技术、材料技术、催化剂技术、分离技术、生物技术、资源回收技术等。

（二）绿色技术的理论体系

绿色技术包括绿色观念、绿色生产力、绿色设计、绿色生产、绿色化管理、合理处置等一系列相互联系的内容。

绿色观念应当体现绿色技术思想，同时又具体指导绿色生产。宏观的绿色观念包括环境的全球性观念、持续发展的观念、人民群众参与的观念、国情的观念。

绿色生产力是指国家和社会以耗用最少资源的方式来设计、制造与消费可以回收循环再生或再利用产品的能力或活动的过程。其具体内容包括以绿色设计为本质、绿色制造为精神、绿色包装为体现、绿色营销为手段、绿色消费为目的，全面协调和改革生产与消费的传统行为和习性，从根本上解决环境污染问题。

绿色设计也称生态设计，是指在设计时，对产品的生命周期进行综合考虑；少用材料，尽量选用可再生的原材料；产品生产和使用过程能耗低，不污染环境；产品使用后易于拆解、回收、再利用；使用方法安全、寿命长。

绿色生产也被称为清洁生产，即在产品生产过程中，将综合预防的环境策略持续地用于生产过程和产品中，减少对人类和环境的风险。清洁生产是绿色技术在生产过程中的反映，两者在指导思想上是一致的，都体现了社会经济活动，特别是生产过程中环境保护的要求。两者涉及的范围也相当，都涵盖了产品生命周期的各个环节。绿色技术更多地表现为科学发展和环境价值观相结合而形成的理论体系，而清洁生产则是绿色技术理论体系在产品生产，尤其是在工业生产中的具体落实。

减少废物产生的技术称为"浅绿色"技术，处置废物的技术称为"深绿色"技术。"深绿色"技术包括资源回收与利用、以合理的方式处理废弃物两个方面。

绿色标志即环境标志。它的作用是表明产品符合环保要求和对生态环境无害。环境标志是以市场调节实现环境保护目标的举措，通过引导公众有意识地选择和购买环境标志产品，促使企业在生产过程中注意保护环境，以生产环境标志产品作为获取经济利益的途径，减少对环境的污染和破坏。德国是世界上第一个推行环境标志计划的国家，从 1978 年至今，该国已对国内市场上的 75 类 4 500 种以上的产品颁发了环境标志。1988年加拿大、日本和美国也开始对产品进行环境认证并颁发类似的标志，加拿大称为环境的选择，日本则称为生态标志。

中国政府从 1993 年开始实行绿色标志制度。图 2-6 为中国环境标志示意图。中国环境标志俗称"十环"，图形由中分心的青山、绿水、太阳及周围的十个环组成。图形的中心结构表示人类赖以生存的环境，外围的十个环紧密结合，环环紧扣，表示公众参与，共同保护环境；同时十个环的"环"字与环境的"环"同字，其寓意为"全民联系起来，共同保护人类赖以生存的环境"。1994 年 5 月 17 日，中国环境标志产品认证委员会正式成立，这是我国政府对环境产品实施认证的唯一合法机构。目前，环境标志产品在电子电气产品、油漆涂料、纸制品、无汞电池等领域中不断普及。

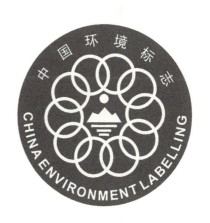

图 2-6　中国环境标志

现阶段，绿色发展是解决生态环境问题的根本之策。特别是 2021—2025 年，既是中国经济社会发展第十四个五年规划期，又是污染防治攻坚战取得阶段性胜利、继续推进美丽中国建设的关键期。在推进生态环境保护工作中，要坚持绿色发展理念，自觉把经济社会发展同生态文明建设统筹起来,努力实现环境效益、经济效益和社会效益多赢。尤其是进一步发挥生态环境保护的倒逼作用,加快推动经济结构转型升级、新旧动能接续转换,协同推进经济高质量发展和生态环境高水平保护,大力支持发展中国家能源绿色低碳发展,继续实施积极应对气候变化国家战略,坚定绿色低碳转型发展,落实好碳达峰、碳中和的目标,在高质量发展中实现高水平保护、在高水平保护中促进高质量发展。满足人民日益增长的优美生态环境需要,落实绿色发展理念是造福人民的必由之路。用生态文明理念指导社会主义建设,推动构建人与环境和谐共生的现代化新格局。

 拓展知识

碳达峰与碳中和

做好"碳达峰和碳中和"工作是中央经济工作会议确定的 2021 年八项重点任务之一,我国计划 2030 年前碳达峰、2060 年前实现碳中和。"十四五"是实现我国碳排放达峰的关键期。"碳"与平时所说的碳减排、碳交易、碳足迹、零碳、低碳中的"碳"相同,指的是人类在生产生活中排出的各类温室气体,为了方便计算,按照这些温室气体的影响程度不同折算成 CO_2 的当量值,所以常用 CO_2 指代温室气体。碳达峰是指某个地区或行业年度温室气体排放量达到历史最高值,是温室气体的排放量由增转降的历史拐点,标志着生产从高能耗、高排放向清洁、低能耗的转变。碳中和是指某个地区在一定时间如一年内,人类活动直接或间接排放的 CO_2 的总量与植树造林、工业固碳等吸收的碳总量相互抵消,实现碳的净零排放。

本章小结

本章讲述了环境、生态系统、环境污染、污染源、污染物的环境迁移、环境污染与人体健康等内容。本章学习重点是掌握环境的分类、特性,人与环境的关系,环境污染与健康的关系。熟悉环境污染物的种类与来源,了解我国针对大气环境污染的综合防治措施,理解现阶段经济发展与环境治理之间的辩证关系,以及国家提倡绿色发展的意义和实现途径。学习难点在于本章节的内容多,信息量大,需要注意本章知识目标提出的一些基本概念的掌握和理解。

(保琦蓓)

思考与练习

一、名词解释

1. 环境　　2. 生态系统　　3. 生态平衡　　4. 一次污染物　　5. 二次污染物

6. 环境自净作用　　7. 绿色发展

二、简答题

1. 什么是环境污染源？工业"三废"和生活"三废"的来源主要有哪些？

2. 影响人体健康的环境污染因素有哪些？

3. 用实例分析环境污染对人体健康的危害。

4. 目前我国的环境问题有哪些？查阅最新的《中国环境状况公报》，对中国的环境质量作出你的评价。

第三章 | 生活环境与健康

03章 数字资源

第一节 空 气

空气是人类赖以生存的重要外界环境因素之一,空气自地表向上分为对流层、平流层、中间层(上界约为 85km)、热成层(上界约为 800km)和逸散层(没有明显的上界)。对流层是最靠近地表且密度最大的一层,与人类的生存活动关系最为密切,其物理化学性状对人体的健康影响显著。

一、空气的物理化学性状与卫生学意义

(一)空气的化学组成

自然状态的空气是无色、无味、无臭的混合气体,主要成分包括氮(78.10%)、氧(20.93%)、二氧化碳(0.03%)和微量的惰性气体。空气中还含有水蒸气、气溶胶、尘埃、微生物等。随着高度的增加,空气越来越稀薄,空气成分也发生显著的变化,各种成分的分

压和绝对浓度也随之下降。

（二）空气的物理性状

空气的物理性状指与人类健康关系密切的太阳辐射、空气离子化和各种气象条件等。

1. 太阳辐射　太阳向宇宙空间发射的电磁波和粒子流称为太阳辐射，是产生各种天气现象的根本原因，也是地表上光和热的源泉。太阳光谱由紫外线（200～400nm）、可见光（400～760nm）、红外线（760nm～1mm）组成。

（1）紫外线：可分为 UV-A（320～400nm）、UV-B（290～320nm）和 UV-C（200～290nm）。A 段紫外线可穿过大气层到达地表，穿透皮肤的能力较强，但生理学意义较弱，主要具有色素沉着的作用；B 段紫外线 90% 以上可被大气平流层中的臭氧所吸收，到达地表的 B 段紫外线具有抗佝偻病、红斑，增强免疫的作用；C 段紫外线几乎全部被大气平流层中的臭氧所吸收，具有极强的杀菌作用，但对细胞的损伤也极为严重。过强的紫外线可致日光性皮炎、眼炎，甚至是皮肤癌，紫外线还与大气中某些二次污染物形成有关，如光化学烟雾事件。

（2）可见光：综合作用于机体的高级神经系统，能提高视觉和代谢能力，平衡兴奋和镇静作用，提高情绪和工作效率，是生物生存的必需条件。光线微弱可使器官过度紧张。

（3）红外线：生物学作用是热效应。适量的红外线可促进人体新陈代谢和细胞增殖，具有消炎和镇静作用；过强则可引起日射病和红外线白内障等。

📖 **课堂活动**

紫外线具有 _____、_____、_____、_____ 和 _____ 的作用。

---

2. 空气离子化　一般情况下，空气中的气体分子呈中性。在某些外界因素的作用下，空气中的气体或原子的外层电子逸出，形成带正电的阳离子即空气正离子，一部分逸出的电子与中性分子结合成为阴离子即空气负离子。这种产生空气正、负离子的过程称为空气离子化或空气电离。每个阳离子或阴离子均能将周围 10～15 个中性分子吸附在一起，形成轻阳离子或轻阴离子，与空气中的悬浮颗粒或水滴结合形成重阳离子或重阴离子。新鲜的清洁空气中轻离子浓度高，而污染的空气中轻离子浓度低。空气中重离子数与轻离子数之比小于 50 时，则空气较为清洁。

空气中有一定浓度的阴离子能起到镇静、镇痛、催眠、降压、镇咳等作用，而阳离子则相反，可引起失眠、头痛、烦躁、血压升高等。海滨、森林、瀑布附近、风景区等环境中，空气中阴离子含量较多，有利于机体健康。

3. 气象因素　包括气温、气湿、气流和气压等。气象因素与太阳辐射综合作用于机体,对机体的冷热感觉、体温调节、心血管功能、神经功能、免疫功能和新陈代谢功能有调节作用。如果气象条件变化过于激烈,超过人体的代偿能力,如酷暑、严寒和暴风雨等,可使机体代偿能力失调,引起心血管疾病、呼吸系统疾病和关节病等,并与居民的超额死亡有关,主要是心脑血管疾病患者和65岁以上的老年人。

二、大气污染与健康

（一）大气污染的来源

当大气接纳污染物的量超过其自净能力,污染物浓度升高,对人们的健康和生态环境造成直接或间接或潜在的不良影响时,称为大气污染。大气污染物来源于自然污染或人为污染两个方面。自然污染主要由于自然原因形成,如沙尘暴、森林火灾、火山喷发等;人为污染是由于人类在生产及生活过程中造成的,随着工业和城镇化的发展,人为大气污染已成为日趋严重的环境问题。

1. 工业企业　工业企业排放的污染物主要来源于燃料的燃烧和生产过程,是大气卫生防护的重点。工业燃料的燃烧是造成大气污染的主要来源。煤和石油是工业的重要燃料。煤和石油燃烧过程排出大量烟尘和 SO_2,还有一些重金属如汞、镉、铅、砷等,严重污染大气。在生产过程中,由原料进厂到成品或半成品出厂的每个生产环节,都可能有污染物排出。如水泥厂可产生大量粉尘,磷肥厂能排出大量氟化氢,焦化厂能排出大量 CO 等,此外,放射性物质的开采、运输、加工、应用过程中如防护不当,也可造成局部放射性污染。

2. 交通运输　随着交通运输业的发展,火车、轮船、汽车、飞机等交通工具所排放的废气污染日趋严重。特别是汽车排出的废气中含有 CO、NO_x 和铅的化合物等,是我国城市大气污染的重要来源。

3. 生活炉灶和采暖锅炉　生活炉灶和采暖锅炉主要是以煤、石油或天然气为燃料,如果燃烧设备效率低,燃烧不完全,烟囱低矮或无烟囱,可造成污染物低空排放。在采暖季节,各种燃煤小炉灶是居民区大气污染的重要来源。

4. 其他　地面扬尘可将铅、农药、结核分枝杆菌等污染物转入大气;水体和土壤中的挥发性化合物易进入大气;车辆轮胎与沥青路面摩擦可扬起多环芳烃和石棉;工厂爆炸、火灾、毒气泄漏等意外事件均能严重污染大气。另外,火葬场、垃圾焚烧产生的废气也可以污染大气。

 课堂活动

汽车尾气的排放是空气污染的主要来源。

A. 正确　　　　　B. 错误

（二）大气污染对健康的危害

大气污染物主要通过呼吸道进入人体；小部分污染物可降落至食物、水体或土壤，通过进食或饮水，经消化道进入体内；有的污染物可直接通过黏膜或皮肤接触进入机体。

1. 直接危害

（1）急性危害：当大气污染物在短期内大剂量进入机体时可致急性危害。急性危害主要由烟雾事件和生产事故引起。根据烟雾形成的原因，烟雾事件又分为光化学烟雾事件和煤烟型烟雾事件。事故造成的大气污染一旦发生，后果通常十分严重。代表性事件有博帕尔毒气泄漏事件、切尔诺贝利核电站爆炸事件、日本福岛核泄漏事件等。

（2）慢性危害：长期低剂量地吸入大气污染物可引起慢性阻塞性肺部疾病、心血管疾病、机体免疫功能下降、变态反应及慢性中毒等。

（3）致癌作用：2013 年 WHO 下属的国际癌症研究机构发布报告，指出有充足证据显示，大气污染与肺癌之间有因果关系。此外，大气污染还会增加膀胱癌等的风险。

2. 间接危害

（1）产生温室效应：大气层中的某些气体能吸收地表反射的热辐射，使大气增温，从而对地球起到保温作用，称为温室效应。温室气体主要包括 CO_2、甲烷、氧化亚氮和含氯氟烃等，其中 CO_2 含量增加是造成全球气候变暖的主要原因。气候变暖有利于病原体及有关生物的繁殖，引起生物媒介传染病的分布变化，扩大其流行的程度和范围，加重对人群健康的危害；气候变暖可导致与暑热相关疾病的发病率和病死率升高；还会使空气中一些有害物质如真菌孢子、花粉等浓度增高，导致人群过敏性疾患的发病率增高。

（2）臭氧层破坏：消耗臭氧的物质主要是氧化亚氮、四氯化碳、甲烷、溴氟烷烃类（哈龙类）以及氟氯烃（chlorofluorocarbons，CFCs），破坏作用最大的是 CFCs 和哈龙类物质。臭氧层被破坏形成空洞后，会造成人群皮肤癌和白内障等发病率的增加。据估计，平流层臭氧浓度每减少 1%，UV-B 辐射量将增加 2%，人群皮肤癌的发病率将增加 3%，白内障的发病率将增加 0.2%～1.6%。

（3）形成酸雨：酸雨是指 pH 小于 5.6 的酸性降水。酸雨的形成主要是大气中二氧化硫、氮氧化物等污染物溶于水汽中，经过氧化、凝结而成。其中二氧化硫对全球酸沉降的贡献率为 60%～70%。在酸雨的作用下，土壤 pH 降低，土壤中钾、钠、镁等营养元素加速溶出，肥力下降，植物叶片受酸雨侵蚀，叶绿素合成减少，出现萎缩和果实产量下降；水体酸化，水生植物叶绿素合成降低、浮游动物种类减少、鱼贝类死亡；酸雨增加土壤中有害重金属的溶解度，加速其向水体、植物和农作物转移，危害人类健康；此外，酸雨还可腐蚀建筑物、文物古迹等。

（4）大气棕色云团：指以细颗粒为主，悬浮于大气对流层的大片污染物，包括颗粒物、煤烟、硫酸盐、硝酸盐、飞灰等。大气棕色云团的棕色就是黑炭、飞灰、土壤粒子以及二氧化氮等对太阳辐射的吸收和散射所致。大气棕色云团的多种组分对人群健康可产生直接不良影响；此外，其颗粒物吸收太阳的直射或散射光，影响紫外线的生物活性，可导致儿童佝偻病发病率升高、某些通过空气传播的疾病易于流行。大气棕色云团会降低大气能见度，导致交通事故增加，还会影响水资源、农业生产和生态系统，威胁人类的生存环境。

三、室内空气污染与健康

（一）室内空气污染的来源

1. 室外环境的污染　室外大气中的硫氧化物、氮氧化物、颗粒物等污染物可进入室内造成室内空气污染。

2. 室内建筑装饰材料　如油漆、涂料、胶合板、泡沫塑料、树脂黏合剂等，含有甲醛及苯、甲苯、三氯乙烯等挥发性有机化合物。石材、地砖、瓷砖等建材中含有放射性元素氡及其子体。

3. 烹调油烟及燃料燃烧　可产生一氧化碳、二氧化硫、苯并（a）芘、可吸入颗粒物、氮氧化物等。

4. 室内活动　如呼吸、咳嗽、喷嚏、吸烟、扫地等。

5. 其他　如家用电器产生电磁波辐射、有毒气体、噪声等；家用化学品如清洁剂、消毒剂、化妆品等产品中含有苯、甲苯等易挥发的有机物。

（二）室内空气污染的危害

研究表明，35.7% 的呼吸道疾病、22% 的慢性肺病和 15% 的气管炎、肺癌均与室内空气污染有关。我国每年因为室内空气污染引起的超额死亡可达 11.1 万人，严重的室内空气污染也造成了巨大的经济损失。

1. 诱发癌症　甲醛、烟草烟气、氡、石棉等是确认的致癌物质。其中甲醛的主要影响是刺激眼和呼吸道黏膜、产生变态反应、免疫功能异常、肝损伤、中枢神经系统受影响，还可损伤细胞内的遗传物质。有足够证据证明甲醛可引起人类的鼻咽癌、鼻腔癌和鼻窦癌，甚至可引发白血病。许多研究证实，吸烟可引起肺癌、喉癌、咽癌、口腔癌等。同时，吸烟还能通过污染室内空气形成环境烟草烟雾，造成被动吸烟而影响非吸烟人群的健康。室内空气中常见的致癌物质还有苯、苯并（a）芘等，主要来自地板、家具、装饰材料和烹调油烟等。

2. 引起中毒性疾病　由于排烟不畅或燃料燃烧不完全，室内出现高浓度 CO 而引起急性中毒是常见的中毒事故。CO 的低浓度污染则与动脉粥样硬化、心肌梗死、心绞痛发病有密切关系。如吸烟对生殖系统的毒性作用，空调系统使人出现头痛、胸闷、疲乏等症状。

3. 引起不良建筑物综合征　该综合征多发生于新建或重新装修的办公室工作人员中，表现为一系列非特异的症状，一般症状有眼、鼻、喉刺激感，头痛、疲劳、胸闷、憋气等。当患者离开该环境一段时间后，症状会缓解。目前认为这是一种非特异性建筑物相关疾病。

4. 传播传染病　人群聚集的公共场所、居住拥挤的地方,若通气不良、空气污浊,病原体可随空气中尘埃、飞沫进入人体而引起呼吸道传染病。如流行性感冒、麻疹、肺结核、流行性脑脊髓膜炎、白喉等。

5. 诱发呼吸道感染　已证实生物燃料烟雾可诱发急性下呼吸道感染。

6. 引起变态反应　尘螨等多种室内变应原,可引起哮喘、过敏性鼻炎、荨麻疹等变态反应症状。

四、室内空气污染的防治措施

室内空气污染的来源较多,防治室内空气污染的措施应是多方面的,政府、企业、个人、立法机构等均须共同努力。

(一)贯彻执行室内空气污染的法规

《室内空气质量标准》(GB/T 18883—2020)中二氧化氮、甲醛和苯的限值紧缩,新增细颗粒物 $PM_{2.5}$、三氯乙烯、四氯乙烯三项化学性参数,室内空气质量标准的涵盖面变得更广、标准更细、力度更强,对提高室内空气质量有了强有力的法律依据。

(二)合理规划住宅区

住宅区应选择在空气清洁、日照通风良好、周围环境无污染源的当地常年主导风向的上风侧,并与工业区、交通运输区保持一定的卫生防护距离。

(三)住宅各室的平面配置

住宅各室的平面配置应合理,布局科学,防止厨房煤烟和烹调油烟进入卧室,也要防止厕所的不良气味进入卧室,还要避免各室间的干扰。

(四)改善炉灶和采暖设备

保证烟道畅通,加强炉灶改良,使燃料充分燃烧。有条件的地方可使用煤气、天然气或电热烹调,厨房须安装抽油烟机,将燃烧产物与烹调油烟排出室外。同时,以集中式供暖取代分散式采暖。

(五)加强通风换气

加强通风换气,适时排除室内污浊空气,是保证室内空气质量的基本办法。尤其是刚装修的房间或新家具购置后,需经过一定时间充分通风后再居住和使用。同时禁止室内吸烟,保持室内空气清新。

(六)合理选择和使用建筑材料与装饰材料

室内装修时,要按照国家《室内装饰装修材料有害物质限量》标准,认清装修、装饰材料的绿色环保标志,选择对室内环境污染小的优质材料和施工工艺,从源头上严防有毒有害物质超标的建筑与装饰材料进入室内。同时,不要购买有强烈刺激气味、没有质检合格证的家具。

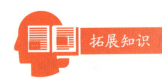

"健康住宅"的标准

根据WHO的定义,健康住宅是指能够使居住者在身体上、精神上、社会上完全处于良好状态的住宅。健康住宅有15项标准:① 会引起变态反应的化学物质的浓度很低;② 尽可能不使用易挥发化学物质的胶合板、墙体装修材料等;③ 设有换气性能良好的换气设备,能将室内污染物质排至室外,特别是对高气密性、高隔热性住宅来说,必须采用具有风管的中央换气系统,进行定时换气;④ 在厨房灶具或吸烟处要设局部排气设备;⑤ 起居室、卧室、厨房、厕所、走廊、浴室等要全年保持在17~27℃;⑥ 室内的湿度全年保持在40%~70%;⑦ CO_2要低于1 000mg/L;⑧ 悬浮粉尘浓度要低于0.15mg/m²;⑨ 噪声要小于50dB;⑩ 一天的日照确保在3h以上;⑪ 设足够亮度的照明设备;⑫ 住宅具有足够的抗自然灾害的能力;⑬ 具有足够的人均建筑面积,并确保私密性;⑭ 住宅要便于护理老龄者和残疾人;⑮ 因建筑材料中含有有害挥发性有机物,所有住宅竣工后要隔一段时间才能入住,在此期间要进行换气。

第二节　水

水是生命的摇篮,是一切生命过程必需的基本物质。人体内的一切生理活动如体温调节、营养物质输送、代谢产物排泄等都需要在水的参与下完成。水也是构成自然环境的基本要素,是地球上不可替代的自然资源,与人类的生存发展息息相关。

一、水源的种类及卫生学特征

水源主要分为降水、地表水和地下水三大类。

（一）降水

降水是指雨雪雹水。降水的特点是水质较好,矿物质含量较低,但在收集与保存过程中易被污染,且水量没有保证。

（二）地表水

地表水是降水的地表径流和汇集后形成的水体,包括江河水、湖泊水、塘水、水库水等。地表水以降水为主要补充来源,与地下水也有互补关系。因主要来自降水,地表水水质一般较软,含盐量较少。江、河水在涨水期或暴雨后,水中常含有大量泥沙及其他杂质,使水浑浊或带色,细菌含量增高,但盐类含量较低。湖水由于流动较慢,湖岸冲刷较少,水中杂质沉淀较完全,因此水质一般较清,但往往有大量浮游生物,使水着色并带有臭味。塘水容量较小,自净能力差,受地表生活性污物污染的机会多,因而是地表水中水质较差的水源。

(三)地下水

地下水是由降水和地表水经土壤地层渗透到地面以下而形成。地层是由透水性不同的黏土、砂石、岩石等构成。透水层是由颗粒较大的砂、砾石组成,能渗透与存水;不透水层则由颗粒致密的黏土层和岩石层构成。根据它与地壳不透水层的关系及流动情况,地下水可分为浅层地下水、深层地下水和泉水三种。如图3-1所示。

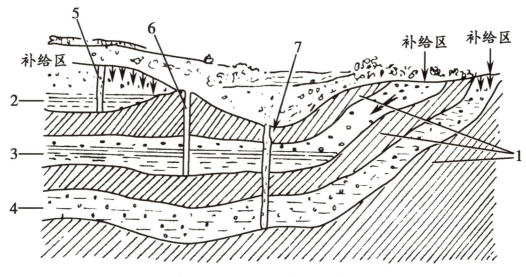

图3-1 地层含水情况示意图

1. 不透水层;2. 浅层地下水;3. 不承压的深层地下水;4. 承压的深层地下水;
5. 浅井(由浅层地下水补给);6. 深井(由不承压的深层地下水补给);7. 自流井(由承压的深层地下水补给)。

1. 浅层地下水 是指潜藏在地表下第一个不透水层之上的地下水,是我国广大农村最常用的水源,水质物理性状较好,细菌数较地表水少,但在流经地层和渗透过程中,可溶解土壤中各种矿物盐类使水质硬度增加,水中溶解氧因被土壤中生物化学过程消耗而减少。

2. 深层地下水 是在第一个不透水层以下的地下水,往往潜藏在两个不透水层之间。因距地表较深,覆盖的地层厚,不易受到地面的污染,所以水质及水量都比较稳定,感官性状较好,水温恒定,悬浮物和细菌数很少,便于防护。但盐类含量高,硬度大,溶解氧含量较低,水体自净能力差,且地层复杂,受污染后不易查清污染来源和途径,故一旦污染则较难治理。常作为城镇集中式供水的水源之一。

3. 泉水 是地下水通过地表缝隙自行涌出的地下水。浅层地下水由于地层的自然塌陷或被溪谷截断而使含水层露出,水自行外流即为浅水泉;深层地下水由不透水层或岩石的天然裂隙中涌出,称为流泉。

二、生活饮用水卫生标准

（一）饮用水基本卫生要求

生活饮用水水质应符合下列四项基本要求。

1. 流行病学上是安全的　不得含有病原微生物和寄生虫虫卵，以保证不发生和传播介水传染病。

2. 化学组成无毒无害　所含化学物质及放射性物质不得危害人体健康，有适量的人体必需微量元素，有毒有害化学物质及放射性物质的含量应控制在安全限值以内。

3. 感官性状良好　饮用水应清澈透明、无色、无味，无异臭异味，无任何肉眼可见物，为人们乐于饮用。

4. 水量充足，取用方便　应经消毒处理并符合出厂水消毒剂限值及出厂水和管网末梢水消毒剂余量的要求。

（二）生活饮用水卫生标准

《生活饮用水卫生标准》（GB 5749—2022）中水质指标及限值，见附表Ⅰ。

水质指标中常规指标共有43项，主要有以下几种：

1. 微生物指标

（1）总大肠菌群：是指一组在37℃培养24h或35℃培养48h后，能发酵乳糖并产酸产气的革兰氏阴性无芽孢杆菌。总大肠菌群主要来自人和温血动物粪便。总大肠菌群是评价饮用水水质的重要指标。标准规定每100ml水样中不得检出。

（2）大肠埃希氏菌：又称大肠杆菌，存在于人和动物的肠道中，在自然界中生命力很强，能在土壤、水中存活数月，是判断饮用水是否遭受粪便污染的重要微生物指标。标准规定每100ml水样中不得检出。

（3）菌落总数：是指1ml水样在营养琼脂培养基中，于37℃经24h培养后，所生长的细菌菌落的总数，它是评价水质清洁度和考核净化效果的指标。标准规定菌落总数限值为100CFU/ml。

2. 毒理指标　《生活饮用水卫生标准》（GB 5749—2022）中毒理指标有18项，主要是为保证水质对人体健康不引起急慢性中毒和潜在危害而制订的。

（1）砷、铬（六价）、镉、铅、汞：若其含量过高或长期饮用，则可引起慢性中毒。故规定了各自的含量限值。

（2）氰化物：大多是剧毒化合物，主要来自工业废水，常以钾、钠盐的形式存在，其溶解度大，毒性高。限值为0.05mg/L。

（3）氟化物：适量的氟可预防龋齿发生，水中氟过低龋齿发病率增加，但如果长期饮用高氟水和食用高氟食物可引起氟中毒。限值为1.0mg/L。

（4）硝酸盐：其可转变为亚硝酸盐而致癌，且能引起婴儿变性血红蛋白血症。硝酸盐（以N计）限值为10mg/L，小型集中式供水和分散式供水因水源与净水技术限制时，按

20mg/L 执行。

（5）三氯甲烷：它是饮用水加氯消毒后形成副产物的代表，其毒性主要是引起肝和肾的坏死，且有潜在的致癌作用。限值为 0.06mg/L。

（6）一氯二溴甲烷、二氯一溴甲烷、三溴甲烷、二氯乙酸、三氯乙酸和三卤甲烷等 6 项指标：我国多部门的水质监测、检测和调查结果表明，一氯二溴甲烷、二氯一溴甲烷、三溴甲烷、二氯乙酸、三氯乙酸和三卤甲烷等 6 项指标在饮用水中检出情况相对较为普遍，检出率超过 60%，一氯二溴甲烷和二氯一溴甲烷更是高达 90% 以上。鉴于氯化消毒在我国仍是广泛采用的饮用水消毒方式，加之这些物质在我国饮用水中检出率较高，且有较强的健康效应，因此《生活饮用水卫生标准》（GB 5749—2022）将上述 6 项指标调整为常规指标。

（7）溴酸盐、亚氯酸盐、氯酸盐：水处理工艺流程中用次氯酸钠时应加测氯酸盐；用臭氧时应测定溴酸盐；用二氧化氯时应测定亚氯酸盐，用二氧化氯与氯混合消毒剂发生器时还应测定氯酸盐、三氯甲烷、一氯二溴甲烷、二氯一溴甲烷、三溴甲烷、三卤甲烷、二氯乙酸、三氯乙酸等。当原水中含有上述污染物，可能导致出厂水和末梢水的超标风险时，无论采用何种预氧化或消毒方式，都应对其进行测定。

3. 感官性状和一般化学指标

（1）色：清洁水浅时为无色，深时呈蓝色。水的色度可用铂钴比色法测定。标准规定色度不超过 15 度，并不得出现其他异色。

（2）浑浊度：清洁水应是透明的，如水中含有大量悬浮物（如泥沙、黏土、水生生物等）时，则可使水产生浑浊。当浑浊度为 10NTU 时，可使正常人感到水的浑浊。标准规定饮用水的浑浊度不超过 1NTU，小型集中式供水和分散式供水因水源与净水技术限制时，按 3NTU 执行。

（3）臭和味：清洁水应不具任何臭气和异味。如水中有异臭和异味，则可能是水被污染或有其他物质。标准规定饮用水不得有异臭异味。

（4）肉眼可见物：标准规定不得含有肉眼可见物。

（5）pH：为了使饮用水既不影响饮用者的健康也不影响氯化消毒的效果，而且自来水管道不受腐蚀。标准规定饮用水的 pH 为 6.5～8.5。

（6）铝：据研究铝元素与脑损害有关。铝被人体吸收后，沉积在脑、心、肝、肾等器官之中，排泄缓慢，大有"只进不出"的趋势。脑组织对铝元素有亲和性。标准规定饮用水中铝不超过 0.2mg/L。

（7）铁、锰、铜、锌、氯化物、硫酸盐及溶解性总固体：当饮用水中含有某些化学物质并超过一定限量时，不仅可使水呈色和产生异味，且能引起胃肠道不适。如含有铁、锰或铜的水可使接触的物品着色；锌可使水产生金属涩味或浑浊；含酚的水在进行氯消毒时，产生氯酚臭；阴离子洗涤剂可使水产生泡沫或异味；硫酸盐和氯化钠可使水产苦味或咸味，并有轻度腹泻作用。为防止产生这些不良作用，水质标准规定了上述各种物质的上限值。

（8）总硬度：水的总硬度是指溶于水中的钙、镁等盐类的总含量，以 $CaCO_3$（mg/L）计。长期饮用高硬度的生活用水，会引起心血管、神经、泌尿、造血等系统的病变。硬水还可形成水垢，影响茶味，消耗肥皂，给日常生活带来不便。《生活饮用水卫生标准》（GB 5749—2022）规定，水的总硬度（以 $CaCO_3$ 计）不得超过 450mg/L。

（9）高锰酸盐指数（以 O_2 计）：指在一定条件下，用高锰酸钾氧化水样中的某些有机物及无机还原性物质，由消耗的高锰酸钾量计算相当的氧量。《生活饮用水卫生标准》（GB 5749—2022）中高锰酸盐指数（以 O_2 计）限值为 3mg/L。

（10）氨（以 N 计）：指水中以游离氨（溶解在水中的 NH_3）和铵离子（NH_4^+，以铵盐形式存在的氮）。限值为 0.5mg/L。

4. 放射性指标　正常情况下，生活饮用水中放射性浓度很低，《生活饮用水卫生标准》（GB 5749—2022）规定总 α 放射性不超过 0.5Bq/L，总 β 放射性不超过 1Bq/L。

三、水体污染与健康

（一）水体污染的概念

水体污染是指人类活动排放的污染物进入水体后，超过了水体的自净能力，使水和水体底质的理化特性和水环境中的生物特性、组成等发生改变，从而影响水的使用价值，造成水质恶化，甚至危害人体健康或破坏生态环境的现象。引起水体污染的污染物主要来自人类的生产或生活活动。

（二）水体污染的来源

工业"三废"和生活污水的排放是水体污染的主要来源。根据污染原因，水体污染可来自人类生产、生活等各个方面。

1. 生产性污染　主要来自工业、农业和畜牧业生产。

（1）工业生产领域主要是工业"三废"，特别是工业垃圾和废水的不合理排放，通过各种途径进入水体，对人类健康造成直接、间接或潜在的有害影响。水体中的无机污染物主要有汞、镉、铅、砷、铬、氮、磷、氰化物等；有机污染物主要有酚类、苯类、卤烃类化合物和油类等。水体遭受有害化学物质污染后，通过饮水或食物可使人群发生急性或慢性中毒。有些污染物虽然对人体不产生直接危害，但可以改变水的感官性状，使水质恶化，妨碍水体的正常利用。如水体污染引发的富营养化现象。由于占优势藻类的颜色不同，故水面上可呈现绿色、蓝色、红色、棕色、乳白色等。红藻多见于海洋，主要因氮污染造成；蓝藻多见于淡水，主要因大量的磷污染而滋生。这种现象出现在江河湖泊中称为水华，出现在海湾中称为赤潮。

（2）来自农业生产领域的主要是农药、化肥问题。由于农药、化肥经营、管理不规范，在农业生产中施肥、施药不合理，违反操作流程和用药量、用药范围，造成农药残留过大，在土壤和水中造成有害物质的慢性蓄积,最终影响到人体健康。

（3）某些行业（制革、屠宰业）的工业废水、医疗污水和生活污水排入水体后,其中所含的病原微生物污染了水体,可造成介水传染病的流行。

拓展知识

水体的富营养化

水体的富营养化是指含有大量氮、磷等营养物质的污水进入湖泊、河流、海湾等缓流水体,引起藻类及其他浮游生物迅速繁殖,水体溶解氧量下降,水质恶化,鱼类及其他生物大量死亡的现象。

2. 生活性污染　日常生活中,人类为保持个人和生活环境卫生,以及从事各类活动时将有害物质排入环境。人们洗澡、洗衣以及洗涤各类生活用品排放的污水,可能有高浓度的致病菌和病毒,进入环境后有很强的存活力和繁殖能力;医疗卫生机构排放的生活污水,腐化能力强,致病因素多,有很大危害性,应注意管理和防范;粪便、垃圾污染主要是因长期在地面堆放,经土壤吸收进入地下水,或者雨水冲刷流入水源引起。

3. 其他污染　如热污染、放射性污染等物理性污染。热污染是工业企业向水体排放高温废水所致,由于水温升高,使化学反应和生化反应速度加快,水中溶解氧减少影响水中鱼类和生物的生存和繁殖;放射性污染主要来自核动力工厂排放的冷却水、向海洋投弃的放射性废物、核爆炸的散落物、核动力船舶事故泄漏的核燃料等。放射性污染物可附着在生物体表面,也可在生物体内蓄积。

（三）水体污染对健康的危害

1. 生物性危害　最常见的是引起介水传染病的流行。介水传染病指通过饮用或接触受病原体污染的水而传播的疾病,又称水性传染病。介水传染病的病原体主要有致病菌、病毒及原虫等。最易引发的生物性疾病有伤寒、痢疾、霍乱、病毒性肝炎等肠道传染病以及血吸虫病、贾第鞭毛虫病等寄生虫病。其危害的原因主要是水源水受病原体污染后,未经妥善处理和消毒即供居民饮用,或是处理后的饮用水在输配水和贮水过程中,由于管道渗漏、出现负压等原因,重新被病原体污染。

介水传染病的流行特点表现为:①水源一次大量污染后,可出现暴发性流行,绝大多数病例的发病日期集中在该病最短和最长潜伏期之间。但如水源经常受污染,则病例可终年不断。②病例的分布与供水范围一致,绝大多数患者都有饮用同一水源的历史。③一旦对污染源采用治理措施,加强饮用水的净化和消毒,疾病的流行能迅速得到控制。

2. 化学性危害　主要包括无机污染物和有机污染物对健康的危害。对水体危害较大的无机污染物主要包括汞、镉、铅、铬及砷等重金属，氰化物和氟化物等；有机污染物有酚类化合物、苯类化合物、卤烃类化合物、苯并（a）芘、农药等。

（1）汞：人类活动造成水体汞的污染，主要来自氯碱、塑料、电池、电子等工业排放的废水。污染水体的汞特别是底泥中的汞，不论呈何种形态，都会直接或间接地在微生物的作用下可被甲基化形成甲基汞或二甲基汞，后者毒性较无机汞增大许多倍，更易被生物体吸收，并可通过食物链在生物体内逐渐富集，致使某些水生生物体内有机汞含量达到使人产生中毒的水平。日本熊本县水俣湾地区发生的水俣病就是众所周知的当地居民长期食用该流域中含甲基汞甚高的鱼贝类而引起的一种公害病。

甲基汞通过生物体表（皮肤、黏膜及鱼的鳃等）、呼吸道和消化道吸收。呼吸道和消化道吸收率为95%～100%（无机汞为5%）。经吸收进入血液后，被红细胞膜的脂类吸收而侵入红细胞并与血红蛋白的巯基结合，随血液通过血-脑脊液屏障侵入脑组织，也可随血液透过胎盘组织侵入胎儿的脑组织，从而对胎儿脑细胞造成更为广泛的损害。研究显示，甲基汞污染区的畸胎率及染色体畸变率增加。甲基汞自体内排出很慢，生物半减期较长，全身平均约为70d，脑组织则为180～245d。甲基汞对神经系统的损害是不可逆的，可产生严重的中枢神经系统中毒症状。

（2）铬：铬广泛存在于自然环境中。地表水体中含铬平均约0.05～0.5μg/L，铬及其化合物在工业生产中的应用较为广泛。电镀、制革、铬铁冶炼以及耐火材料、颜料和化工等生产中，均有含铬废水和废渣排出。含铬的工业废水和废渣是污染水体的主要来源。

铬通常有六价铬和三价铬两种形态，其中铬中毒主要由六价铬引起，对人的致死剂量约为5g。它可干扰多种重要酶的活性，影响物质的氧化还原和水解过程，并能与核酸、核蛋白结合，还可能诱发癌。铬的致癌机制，可能是六价铬渗入细胞内，与细胞内大分子如蛋白质或核酸等结合，造成遗传密码发生改变，进而引起突变乃至癌变。饮用含铬量高的水时，对消化道可有刺激或腐蚀作用，表现为恶心、呕吐、腹痛、腹泻、血便以致脱水；同时可伴有头痛、头晕、烦躁不安、呼吸急促、口唇指甲发绀、脉速，甚至少尿或无尿等严重中毒现象。

（3）氰化物：分为无机和有机氰化物两类。无机氰化物主要是氰氢酸及其盐类氰化钠、氰化钾等。有机氰化物（腈）主要有丙烯腈和乙腈等。氰化物在工业中应用很广，如炼焦、电镀、选矿、染料、化工、医药和塑料等工业中均用到氰化物，其废水可导致水源污染。

氰化物污染水体引起人群、家畜及鱼类急性中毒的事例，国内外均有报道。长期饮用被氰化物污染的水（浓度大于0.14mg/L）可出现头痛、头昏、心悸等症状。摄入体内的氰化物，可与硫代硫酸盐在酶促下生成硫氰化物，后者在体内过量蓄积时，能抑制甲状腺激素的合成，造成甲状腺功能减退，使甲状腺增生、肿大。

（4）酚类化合物：天然水中不含有酚，水中的酚均来自含酚的工业废水污染。许多工业废水中可含有不同量的酚或酚类化合物，如焦化厂（含酚量可大于1 000mg/L）、煤气厂、制药厂、炼油厂、合成纤维厂、染料厂等的工业废水如未经净化处理，直接排放时，可能污染地表水或地下水。此外，粪便和含氮的有机物在分解过程中，也可产生少量酚类化合物，故在大量的城市粪便污水中也含有酚。

酚是一种原浆毒，可由消化道及皮肤吸收中毒。进入体内的酚经过肝脏的解毒作用氧化成苯二酚、苯三酚，并与体内的葡糖醛酸结合而失去毒性，随尿液排出；少部分可转化为多元酚。因酚有特殊臭味，故极少发生饮用水引起的急性中毒事件。但饮水用氯化消毒时，水中如含酚大于 0.001mg/L 时，则可形成氯酚，后者使感觉阈显著增高，如长期饮用，可引起记忆力减退、头昏、失眠、贫血、皮疹、皮肤瘙痒等症状，尿酚明显升高。急性表现为大量出汗、肺水肿、吞咽困难、肝及造血器官损害，可出现腹泻、口腔炎、尿色发黑、虚脱甚至死亡。

（5）多氯联苯：为无色或淡黄色油状液体或树脂状，性质稳定，基本不溶于水，不易水解和氧化。工业上常用作绝缘剂、高温润滑剂、橡胶软化剂以及油漆的添加剂等。如未经处理任意排放，可造成水源污染。

多氯联苯进入体内可蓄积于脂肪组织及各脏器中。目前人体内的多氯联苯虽然尚不至影响居民的发病率和病死率，但能否致畸、致突变、致癌却是很值得进一步研究的问题。日本曾发生过多氯联苯中毒事件，但都是多氯联苯污染食物引起的。据报道，人摄入 0.2～0.5g 多氯联苯即出现中毒症状，表现为皮疹、色素沉着、水肿、无力、呕吐等，已证实多氯联苯可以通过胎盘屏障进入胎儿体内。

四、改良饮用水水质的卫生对策

饮用水水质如未能达到标注要求时，应找出原因并采取相应的卫生对策，以改善水质，使之达到水质标注要求，一般可采取改进或另选水源及加强其卫生防护，以及采取必要的净化或消毒处理等措施。

（一）水源选择及卫生防护

1. 水源选择及要求　选择饮用水水源，一般按照泉水、深层地下水、浅层地下水、地表水的顺序，地表水又按照江河水、水库水、湖泊水、池塘水的顺序选择。一般要满足以下基本要求。

（1）水质良好：水源水质应符合相关标准要求，如选用地表水作为供水水源，应符合《地表水环境质量标准》（GB3838—2002）的要求；当水源水质不符合要求，不宜作为供水水源，若限于条件需要加以利用时，水源水质超标项目经自来水厂净化处理后，应达到标准的要求。

（2）水量充足：水源水量应能满足城镇或居民点的总用水量，并考虑到近期和远期的发展。

（3）便于防护：选择卫生状况良好，取水点防护条件优越的水源。有条件的地区宜优先考虑选用地下水作为饮用水的水源。采用地表水作水源时，取水点应设在城镇和工矿企业的上游。

（4）要考虑技术、经济合理和方便群众取用等因素。

2. 水源的卫生防护　饮用水的给水方式有两种，集中式给水和分散式给水。集中式给水通常称为自来水，是指由水源集中取水，对水进行净化和消毒后，通过输水管和配水管网送到给水站和用户，是城镇居民的主要取水方式；分散式给水是指居民直接从水源分散取水，是广大农村居民的主要取水方式。

（1）集中式给水的卫生防护：采用地表水水源作饮用水应设置卫生防护带。在取水点周围不小于100m半径的水域内，应设有明显标志，不得从事一切可能污染水源的活动，河流取水点上游1 000m至下游100m水域内，不得排入工业废水和生活污水，其沿岸不准堆放污染水源的废渣、垃圾、有毒物品等。采用地下水作饮用水源时，井壁的结构应严密不漏水，井周围应有一定距离的卫生防护带，在该区域内不得有污染源存在。集中式取水的进水口应设在水面以下1.5m和河床以上1m之间，避免进水浑浊。

（2）分散式给水的卫生防护

1）井水卫生防护：用井水作水源时，应该注意井址选择和井的结构。井应设在污染源的上游，地势较高不易积水处，周围不得有可造成井水污染的污染源。井的结构要合理，井壁上部距地面2～3m范围内应以不透水材料构筑，井周以黏土或水泥填实，以防附近污水渗入井内；井底用砂、石铺装；井口应用不透水材料做成高出地面0.2m左右的井台，井台向四周倾斜，周围并设专门的排水沟，以防井台上污水倒流入井；井台上应在井口位建成高于台面0.1～0.2m的井栏；井口设盖，配备公用吊桶并保持桶底清洁。当前我国南北方农村均推广密封水井，用压水机抽水。或筑管井以手压式或脚踏式抽水机取水，既方便取水，又可防止污染，是一种较好的井水防护方法。

2）地表水卫生防护：取水点周围25～30m范围内不得有污染源；江河水应采用分段或分时用水，宜在上游或清晨取水饮用；水库、湖水可分区用水；多塘水地区可分塘用水。应禁止在用水区洗涤、养殖或从事其他可能污染水源的活动，以保证饮用水清洁。有条件地区可建设岸边自然渗井或沙滤井进行过滤取水。

（二）饮用水的净化与消毒

由于水源选择的多样性和水质影响因素的复杂性，天然的水源水往往也不能达到饮用水水质标准的要求，因此，生活饮用水必须进行净化和消毒处理。净化目的是改善水的感官性状，除去悬浮物质和肉眼可见物；消毒用来杀灭水中可能存在的各类病原体，防止介水传染病的流行。

1. 水的净化　包括混凝沉淀和过滤。

（1）混凝沉淀：天然水中常含有各种悬浮物和胶体物质，由于重力作用某些悬浮物可以下沉，使水浑浊程度降低，称为自然沉淀。但天然水中的细小悬浮物，特别是胶体颗粒，难以用自然沉淀的方法加以去除，需加入适当的混凝剂才能将细微颗粒凝聚成较大颗粒而沉降,这种方法叫作混凝沉淀法。

1)常用混凝剂:主要有明矾、硫酸铝、碱式氯化铝、三氯化铁、聚丙烯酰胺等。①硫酸铝,其腐蚀性小,使用方便,效果好,且对水质无不良影响;②三氯化铁,适应的 pH 范围较广,絮状体大而紧密,对低温和低浊水的效果较好;③聚合氯化铝和碱式氯化铝,其腐蚀性小,对低温、低浊及高浊水的效果均好,成本较低;④聚丙烯酰胺,为非离子型聚合物,其混凝效果主要取决于它的水解程度。

为改善混凝条件,有时需加一定量的助凝剂,如当水的碱度不足时,可加石灰等碱剂;当铝盐所产生的絮凝体小而松散时,可使用聚丙烯酰胺、活化硅胶、骨胶等高分子助凝剂,使絮状体变粗且紧密,以改善絮状体结构,促进混凝沉淀作用。

2)影响混凝沉淀的主要因素:①水中微粒的性质、粒度和含量;②水中溶解性有机物和离子的成分和含量;③水的温度;④水的 pH 和碱度;⑤混凝剂的种类、质量和用量等。由于影响因素复杂,故一般需通过混凝试验来确定混凝剂的用量及条件。

(2)过滤:是指浑浊水通过石英砂等滤料层,以截留水中悬浮杂质和微生物等的净水过程。

1)过滤装置:集中式给水系统中使用各种形式的砂滤池。分散式给水的过滤装置,可因地制宜、就地取材,采用砂滤井、砂滤池和砂滤缸等。砂滤井多用作河水及塘水的过滤,建于河岸边或塘边,使河、塘水经过滤料层渗入井中备用。

2)过滤机制:①筛除作用,水通过滤料时,比滤层孔隙大的颗粒被阻留,随着阻留颗粒的增多,滤层孔隙越来越小,较小的颗粒也会被阻留;②吸附作用,未被沉淀去除的细小絮凝体及悬浮微粒,与滤料接触而被吸附;③沉淀作用,比重较大的颗粒随水流移动时,可因惯性作用直接碰撞到滤料表面而降落。

2. 水的消毒　水经过净化处理后,尚不能保证去除全部病原微生物。为了使水质符合饮用水各项细菌学指标的要求,确保防止介水传染病的发生和传播,必须进行水的消毒以杀灭病原体。

消毒方法可分物理消毒法和化学消毒法,前者如煮沸、紫外线、超声波消毒等;后者如用氯化消毒剂、臭氧、碘和高锰酸钾等进行消毒。一种好的饮水消毒方法必须是对人无害、不恶化水质、消毒快、效果好、适用范围广、不与水中成分起化学反应而降低消毒效果或形成有害物质,使用方便。目前应用最广的是氯化消毒法。

(1)氯化消毒:是饮用水消毒中一种最有效的方法之一。供消毒的主要有氯气和氯制剂,后者包括漂白粉[Ca(OCl)Cl]、漂白粉精[Ca(OCl)$_2$]以及有机氯制剂等。含氯化合物中具有杀菌能力的有效成分称为有效氯,含氯化合物分子团中氯的价数大于 −1 者均为有效氯。

氯化消毒的机制:氯气或其他氯化消毒剂溶于水后,在常温下很快水解成次氯酸(HOCl),通过次氯酸达到杀菌消毒之功效。

$$Cl_2 + H_2O \rightarrow HOCl + H^+ + Cl^-$$

$$2Ca(OCl)Cl+2H_2O \rightarrow 2HOCl+Ca(OH)_2+CaCl_2$$
$$Ca(OCl)_2+2H_2O \rightarrow 2HOCl+Ca(OH)_2$$

（2）常用的氯化消毒方法

1）普通氯化消毒法：指水的浊度低，有机物污染轻，基本无氨（<0.3mg/L）、无酚时，加入少量氯即可达到消毒目的的一种方法。此时产生的主要是游离氯，所需接触时间短，效果可靠。若水源为地表水时，有机物含量较多，会产生氯化副产物，具有致突变性。水中若含有酚类化合物，加氯消毒会产生氯酚臭。

2）氯胺消毒法：指在水中加入氨（液氨、硫酸铵或氯化铵），再加氯后反应生成一氯胺和二氯胺以完成氧化和消毒的方法。其优点是消毒副产物生成较少，水的口感和色度较好，稳定性较高、管网末梢余氯有保证，适宜长距离输水的水厂；缺点是氯胺的消毒作用不如次氯酸强、接触时间长、费用较高，需加氨，操作复杂，对病毒的杀灭效果较差。

3）过量氯消毒法：当水源受有机物和细菌污染严重时，或在野外工作、行军等条件下，需在短时间内达到消毒效果时，可加过量氯消毒，使余氯达 1～5mg/L。此种消毒因加氯量过多，影响饮用效果，可用亚硫酸钠、亚硫酸氢钠、硫代硫酸钠或活性炭脱氯。

（3）影响氯化消毒效果的因素

1）加氯量和接触时间：用氯及含氯化合物消毒饮用水，氯不仅与水中细菌作用，还要氧化水中的有机物和还原性无机物，其需要的氯总量称为需氯量；为保证消毒效果，加氯量除满足需氯量外，还需在氧化和杀菌后剩余一些有效氯，称为余氯。水质标准要求加氯接触时间不少于 30min，出厂水和末梢水中游离氯（HOCl 和 OCl⁻）的限值为 2.0mg/L，出厂水和管网末梢水中余氯分别为 ≥ 0.3mg/L 和 ≥ 0.05mg/L。

2）水的 pH：次氯酸是弱电解质，在水中解离：$HOCl \rightarrow H^+ + OCl^-$。其解离程度取决于水温和 pH。故酸性条件有利于消毒，碱性条件不利于消毒，氯化消毒时水的 pH 不宜太高。

3）水的温度：水温高杀菌效果好。水温每提高 10℃，病菌杀灭率约提高 2～3 倍。

4）水的浑浊度：悬浮颗粒可吸附微生物，使之凝集成团，而团块的微生物不易受到消毒剂的作用。因此，消毒前应先进行净化处理，尽量降低水的浑浊度。

5）微生物的种类和数量：不同微生物对氯的耐受性不同，一般来说，大肠埃希氏菌抵抗力较低，病毒次之，原虫包囊抵抗力最强。水中微生物过多，则消毒后水质就不易达到卫生标准。

 课堂活动

1. 目前饮用水消毒应用最广的是 _____ 法，其主要通过 _____ 发挥杀菌消毒的功效。

2. 请问影响氯化消毒效果的因素有哪些？

（4）其他消毒方法

1）煮沸消毒：这是一种最古老而又最常用的消毒方法之一，其消毒效果可靠。

2）二氧化氯消毒：二氧化氯是极为有效的饮水消毒剂，对细菌、病毒及真菌孢子的杀菌能力均很强。其优点是杀菌效果好、用量少，作用时间长，可减少水中三卤甲烷、卤乙酸等氯化副产物的形成，消毒后水中余氯稳定持久；缺点是二氧化氯具有爆炸性，故需临用时配制，消毒饮用水会产生氯酸盐和亚氯酸盐。

3）臭氧消毒：臭氧是极强的氧化剂。臭氧消毒的优点在于其对细菌和病毒的杀灭效果均较高，且用量少、接触时间短，不影响水的感官性状。其缺点是技术要求高，投资费用大，投加量不易调节。另外，臭氧在水中不稳定、不易维持剩余消毒剂，需用第二消毒剂。

4）紫外线消毒：波长 200～280nm 的紫外线具有杀菌作用，其中以波长 254nm 的紫外线杀菌作用最强。紫外线消毒的优点是接触时间短、杀菌效率高、不影响水的臭和味；缺点是无持续杀菌作用，价格较贵。

第三节　土壤地质环境与健康

土壤处于大气圈、水圈、岩石圈和生物圈的过渡地带，是联系无机界和有机界的重要环节，是结合环境各要素的枢纽，是陆地生态系统的核心及其食物链的首端，同时又是许多有害废弃物处理和容纳的场所。土壤中含有多种宏量和微量元素，可通过食物、水、空气进入机体，影响人体的正常生理功能。土壤中的污染物也可通过各种途径进入人体，对健康产生影响。保护土壤不受污染、改造不卫生土壤，尤其是对各种废弃物进行科学处理，对预防疾病、促进健康都有重要的意义。

一、土壤环境与健康

（一）土壤的卫生学意义

土壤是由固相、液相和气相组成的三相多孔体系。土壤固相是由土壤中矿物质、有机物质以及生活在土壤中的微生物和动物组成；土壤液相是指土壤中水分及其水溶物质，土壤水分主要来源于降水和灌溉水，进入土壤中的各种水分与土体经过一系列物理、化学、生物化学等过程，形成土壤溶液。土壤中的水分既为植物提供养分，也是进入土壤的各种污染物向水圈、生物圈迁移的媒介。土壤气相是指土壤孔隙所存在的多种气体的混合物，这些气体主要来自大气和土壤中生物化学过程产生的气体。土壤空气的成分在上层与大气相近，而深层土壤空气中氧气逐渐减少，二氧化碳增加，土壤空气中还含有氨、甲烷、氢、一氧化碳和硫化氢等有害气体。

土壤以土壤的质地、孔隙度和结构等影响水分渗透，其理化性质制约土壤肥力水平，影响土壤的通透性、持水能力、过滤速度、吸附能力、营养的供给和微域环境的构成。土壤中的化学元素与人体内的化学元素保持着动态平衡关系,如某些必需的微量元素含量过少或过多,就会对健康产生影响,甚至引起生物地球化学性疾病。土壤中还含有多种微生物,可直接参与土壤中有机物和无机物的氧化、还原、分解、腐败以及腐殖质形成等各种反应过程。但土壤易受人畜排泄物和尸体等污染,常含有病原体,如肠道致病菌、炭疽芽孢杆菌、破伤风梭菌、产气荚膜梭菌、肉毒梭菌等,可分别引起肠道传染病、炭疽、破伤风、气性坏疽、肉毒中毒。

(二)土壤的污染与自净

土壤污染是指在人类生产和生活活动中排出的有毒有害物质进入土壤中,超过一定限量,直接或间接地危害人畜健康的现象。

1. 土壤污染的来源　根据污染物进入土壤的途径,可以将土壤污染源分为以下几类。

(1)工业污染:包括废水、废气、废渣等。

(2)农业污染:主要是农药和化肥污染土壤。

(3)生活污染:包括生活垃圾、人畜粪便和生活污水等。

(4)交通污染,主要是汽车尾气中的各种有毒有害物质通过大气沉降造成对土壤的污染,以及事故排放所造成的污染。

(5)灾害污染:某些自然灾害(如火山喷发)和战争灾害也会造成土壤污染。

(6)电子垃圾污染:电子垃圾可以是来自工业生产也可以是来自日常生活的废弃物,是一种污染量逐渐增多的土壤污染源。电子垃圾含有铅、镉、汞、铬、聚氯乙烯、溴化阻燃剂等大量有毒有害物质,比一般的城市生活垃圾危害更大。

2. 土壤污染的自净　受污染的土壤通过物理、化学和生物学的作用,使病原体死灭,各种有害物质转化到无害的程度,土壤逐渐恢复到污染前的状态,这一过程称为土壤污染的自净。

(1)物理净化:土壤是一个多相的疏松多孔体,进入土壤的难溶固体污染物可被土壤机械阻留;可溶性污染物可被土壤水分稀释,降低毒性,或被土壤固相表面吸附,但可随水迁移至地表水或地下水;某些污染物可挥发或转化成气态物质通过土壤孔隙迁移至大气环境中。

(2)化学净化:污染物进入土壤后,通过凝聚与沉淀反应、氧化还原反应、络合/螯合反应、酸碱中和反应、水解、分解化合反应、光化学降解作用等,污染物可分解成无毒物质或营养物质;但多氯联苯、有机氯农药、塑料和橡胶等性质稳定的化合物难以化学净化,重金属也很难被降解。

(3)生物净化:土壤中存在大量依靠有机物生存的微生物,它们具有氧化分解有机物的巨大能力,是土壤自净作用中最重要的因素之一。①病原体的死灭:病原体进入土壤后,受日光的照射、土壤中不适宜病原微生物生存的环境条件、微生物间的拮抗作用、噬菌体作用以及植物根系分泌的杀菌素等许多不利因素的作用下而死亡;②有机物的净化:土壤中的有机污染物在微生物的作用下,可以使有机物逐步无机化或腐殖质化。

3. 化学污染物在土壤中的迁移、转化和残留　土壤中的重金属污染,如不迁移出去,几乎可以长期以不同形式存在于土壤中。农药在微生物的作用下能得到一定程度的降解,但有的类型半减期很长,含有铅、砷、汞等的农药,其半减期为 10～30 年,有机氯农药也需 2～4 年。化学物质也可以通过物理、化学或生物学作用而改变其形态或转化成另一种较低危害或无危害的物质。难以净化的化学污染物在土壤或农作物中残留,其残留情况与化学污染物的特性及土壤的理化特性有关。

（三）土壤污染对健康的影响

1. 重金属污染的危害　土壤无机污染物中以重金属比较突出,主要是由于重金属不能为土壤微生物所分解,而易于蓄积,或转化为毒性更大的化合物。有的甚至可通过食物链传递在人体内蓄积,严重危害人体健康。目前我国受镉、砷、铬、铅等重金属污染的耕地面积近 2 000 万公顷,约占总耕地面积的 1/5;其中工业"三废"污染耕地 1 000 万公顷,污水灌溉的农田面积已达 330 多万公顷。慢性镉中毒是土壤污染引起健康危害的典型例子,我国镉污染事件主要发生在镉矿相对丰富及采选冶炼活动较密集的云南、广东、湖南、贵州等地区,这些地区同时具有雨量大、坡度陡、水土流失严重的地理特点,加剧了该地区镉污染的威胁。镉进入人体后,部分与血红蛋白结合,部分与低分子含硫蛋白结合。形成的镉金属硫蛋白经血液输送至肾,被肾小管重新吸收而蓄积于肾,引起肾功能障碍,并出现低分子蛋白尿。肾功能损害可抑制维生素 D 的活性,进而妨碍钙、磷在骨质中的正常沉着和储存。除了镉,铊、铬、汞、铅等元素均可引起土壤污染,造成相应的健康危害。

2. 土壤农药污染的危害　农药污染土壤后即使土壤中农药的残留浓度很低,通过食物链和生物浓缩作用可使体内浓度提高数千倍甚至上万倍,对人体造成多方面危害。

（1）急性中毒:此类问题在我国逐渐增多,如武汉的某地产项目、苏州南环路筑路等工程皆因施工地为原农药厂或化工企业留下的"棕地",造成施工时人体不适或中毒,被迫停止施工。这些污染物挥发性极强,人体通过吸入、皮肤、眼睛接触导致中毒、昏厥。

 拓展知识

棕　　地

何为"棕地"?尽管各国对棕地的概念和内涵还未形成完全共识,但普遍认为棕地具有以下 4 个共性:①已经开发过的土地;②部分或全部遭受废弃、闲置或无人使用;③可能遭受工业污染,且对周边环境有影响;④具有再利用潜力。

（2）慢性毒作用：农药可以抑制人类淋巴细胞的增殖和转化，显示其对细胞免疫的毒性作用。国内外已有不少关于接触农药引起过敏性疾病和自身免疫性疾病，如过敏性皮肤病、哮喘等疾病的报道，部分患者血中检出特异性 IgE。对机体抵抗力影响的现场流行病学调查表明，农药用量大的地区居民肠道传染病高发。有些有机氯农药的作用与人体内所存在的天然雌激素的作用类似，对人体的内分泌系统和生殖系统产生影响，研究表明，长期农药接触可对女性产生生殖毒性作用，与月经异常、自然流产和早产均有一定程度的相关性。

（3）致癌、致畸、致突变作用：国际癌症研究机构根据动物实验确证，18 种广泛使用的农药具有明显的致癌性，还有 16 种显示潜在的致癌危险性。有机氯农药可在脂肪和类脂质中蓄积，其导致的远期影响引起广泛关注。

3. 生物性污染的危害　土壤生物性污染主要是未经处理的人畜粪便施肥、用生活污水、垃圾渗透液、含病原体的医疗污水和工业废水灌溉农田或将其以污泥施肥，以及病畜尸体处理不当等引起。病原微生物污染土壤危害人体健康的主要途径与方式有以下三种。

（1）人 - 土壤 - 人：人体排出的含有病原体的粪便污染土壤，人直接接触受污染的土壤或生吃在这种土壤中种植的蔬菜瓜果等引起肠道传染病和寄生虫病。如痢疾杆菌、伤寒杆菌、蛔虫卵等病原微生物。

（2）动物 - 土壤 - 人：含有病原体的动物粪便污染土壤后，人接触污染土壤后，病原体通过皮肤或黏膜进入人体而感染发病。如钩端螺旋体病的传播主要是由于带菌动物（牛、羊、猪、鼠等）排出的带菌尿液污染水或土壤等，病原体可通过破损皮肤侵入机体。家畜感染炭疽芽孢杆菌也会导致该种途径传播。

（3）土壤 - 人：天然土壤中常含有破伤风梭菌和肉毒梭菌，这两种致病菌抵抗力很强，在土壤中可存活很长时间，人接触土壤可引起破伤风和肉毒中毒。

二、地质环境与健康

人体的化学元素组成，在种类和含量上都与地壳表层的元素组成密切相关。目前已知天然存在的化学元素有 92 种，在人体内已发现 81 种。由于地壳表面元素分布的不均匀性，使有些地区的水和／或土壤中某些元素过多或过少，当地居民通过饮水、食物等途径摄入这些元素过多或过少，而引起某些特异性疾病，称为生物地球化学性疾病。

生物地球化学性疾病的判断需要符合下列条件：①疾病的发生有明显的地区性；②疾病的发生与地质中某种化学元素之间有明显的剂量 - 反应关系。我国常见的生物地球化学性疾病有碘缺乏病、地方性氟中毒和地方性砷中毒等。克山病、大骨节病虽未有完全肯定，但都有明显的地区性，也列入生物地球化学性疾病的范畴。

（一）碘缺乏病

碘缺乏病是指从胚胎发育至成年期由于碘摄入量不足或缺乏而引起的一系列病症，包括地方性甲状腺肿、地方性克汀病、流产、早产、死产等。其中，甲状腺肿和克汀病是最明显的表现形式。

1. 碘在自然界和人体内的分布　碘广泛分布于自然界，空气、水、土壤、岩石以及动植物体内都含有碘，并以碘化物形式存在。空气含碘极微，水碘含量与碘缺乏病的流行有密切关系，在碘缺乏病区水碘含量多在 10μg/L 以下。

人体内碘主要来源于食物（90% 以上），其余来源于水和空气。正常成人体内含碘量约为 20～50mg，其中 20% 存在于甲状腺中。食物中的碘化物在消化道还原成碘离子形式，可完全被吸收入血，血碘被甲状腺摄取，在甲状腺滤泡上皮细胞内，经促甲状腺激素和过氧化物酶氧化形成活性碘，活化的碘再与甲状腺蛋白分子上的酪氨酸结合，形成一碘酪氨酸和二碘酪氨酸，偶合后生成甲状腺激素即三碘甲状原氨酸和四碘甲状原氨酸贮存于甲状腺滤泡胶质中，在蛋白水解酶作用下释放入血，分布于各组织中。完成激素作用后，甲状腺激素中的碘在脱碘酶的催化下脱碘，所脱下的碘再重新被甲状腺摄取被重新利用。机体碘主要通过肾脏由尿液排出，10% 左右由粪便排出，极少部分可经乳汁、毛发、皮肤及肺排出。因此，尿碘通常被用于评价机体碘的营养状况。

2. 碘缺乏病的流行情况　全世界有 110 多个国家和地区都存在碘缺乏病的问题，我国曾是世界上碘缺乏病流行最严重的国家之一，在全面实施食盐加碘为主的综合防治措施以前，全国除上海市以外，各省、自治区、直辖市均不同程度地存在碘缺乏病。明显的地区性是本病的主要流行特征。其地区分布的规律是：山区高于丘陵，丘陵高于平原，平原高于沿海；内陆高于沿海，内陆河的上游高于下游，农业地区高于牧区。可发生于任何年龄，发病年龄一般在青春期，女性高于男性。

3. 影响碘缺乏病流行的因素　环境中碘缺乏是碘缺乏病的主要原因。

（1）自然地理因素：环境中碘的含量受地形、气候、土壤、水文、植被等因素的影响，容易造成流行的自然地理因素，包括远离海洋、山高坡陡、土壤贫瘠、植被稀少、降雨集中和水土流失等。

（2）水碘含量：人体碘的来源归根结底来自环境中的土壤和水。土壤中碘只有溶于水才能被植物吸收，最后通过食物进入人体。研究表明，水碘含量与碘缺乏病的流行密切相关。当饮水中碘含量在 5μg/L 以下时，随碘含量降低，地方性甲状腺肿患病率随之增高；水碘在 5～40μg/L 时，随碘含量增加，患病率缓慢下降；水碘在 40～90μg/L 时，患病率降至最低。

（3）致甲状腺肿物质：近年的流行病学研究发现，有些地区的碘缺乏病在补碘后发病率无明显下降，提示可能存在其他致甲状腺肿的物质，目前了解到的主要有：硫氰酸盐，可抑制甲状腺对碘的摄取能力，导致碘的排出增多，如木薯、黄豆、玉米、高粱、花生、豌豆、杏仁、核桃等；硫葡萄糖苷，含量高的食物如甘蓝、卷心菜、根芥菜（大头菜）、芥菜等蔬菜，主要是干扰碘的有机化以及碘化酪氨酸的偶联过程。

（4）营养因素：调查发现，膳食中维生素 A、维生素 C、维生素 B_{12} 不足可促使甲状腺肿的发生，食物中钙可干扰碘的吸收，抑制甲状腺素的合成，加速碘的排出，氟、镁存在时也会阻碍碘的吸收。

（5）药物：硫脲类抗甲状腺药抑制碘的有机化和偶联过程；治疗精神病的碳酸锂抑制甲状腺激素的分泌；甲巯咪唑、间苯二酚、洋地黄、四环素类药物均有一定的致甲状腺肿的作用。

4. 碘缺乏病的临床表现

（1）地方性甲状腺肿：主要症状是甲状腺弥漫性肿大，表面光滑，有韧性感，患者仰头伸颈，可见肿大的甲状腺呈蝴蝶状或马鞍状。若质地较硬，说明缺碘较严重或缺碘时间较长。早期患者甲状腺呈轻度肿大，一般无自觉症状，中晚期，随着腺体增大，可出现周围组织的压迫症状。

（2）地方性克汀病：在严重的碘缺乏病区出现的一种地方病，表现为智力低下、听障人士、生长发育落后、下肢痉挛性瘫痪等神经系统症状、甲状腺功能减退以及甲状腺肿。根据其临床表现可分为神经型、黏液水肿型和混合型三种。神经型的主要表现是神经发育迟缓，听力、言语和运动神经障碍，没有甲状腺功能减退的症状；黏液水肿型的特点以黏液性水肿、体格矮小或侏儒、性发育障碍、克汀病形象、甲状腺功能减退为主要表现；混合型则是兼具上述两型的特点。

5. 碘缺乏病的诊断

（1）我国现行的地方性甲状腺肿诊断标准：生活在缺碘地区或高碘地区；甲状腺肿大超过本人拇指末节且可以观察到；排除甲状腺功能亢进、甲状腺炎、甲状腺肿瘤等疾病后，即可诊断为地方性甲状腺肿。

（2）地方性克汀病的诊断标准：两个必备条件：患者出生、居住在碘缺乏病区，同时，具有不同程度的精神发育迟滞、智商 ≤ 54。三个辅助条件：运动神经障碍，包括不同程度的痉挛性瘫痪，步态和姿态异常，斜视；不同程度的听力障碍；不同程度的语言障碍。有上述必备条件，再具有辅助条件中的任一项或一项以上，在排除碘缺乏以外原因造成的疾病后，方可诊断为地方性克汀病。

6. 碘缺乏病的防治措施　坚持补碘是改善人群碘缺乏病的主要防治措施。目前以食盐加碘为主，结合肌内注射碘油或口服甲状腺制剂、食用含碘量高的食物等方法，进行碘缺乏病的防治。

（1）食盐加碘：首选方法。实践证明，食盐加碘是最易坚持的有效措施，其简便、经济、安全可靠，是其他方法无法替代的。碘盐是把微量碘化物（碘化钾或碘酸钾）与大量的食盐混匀后可食用的盐。为防止碘化物损失，碘盐应该干燥、严防日晒。

（2）碘油：碘油是以植物油为原料加碘化合物制成的。适用于碘盐难以普及的偏远山区及特需人群，如新婚育龄期妇女、孕妇、乳母，婴幼儿和 7～14 岁儿童等。碘油分肌内注射和口服两种。1周岁以内的婴儿注射0.5ml(含量237μg),1～45岁注射1.0ml,每3年注射1次,注射半年至1年随访1次,观察有无甲状腺功能亢进或低下。口服碘油的剂量一般为注射量的1.5倍左右,每两年重复给药一次。

(3)其他:有些地区的人群不食用商品盐,难以推广加碘食盐,可根据人群的生活习惯,通过碘化茶、碘化面包、碘化饮水,加工富碘海带、海鱼等方式进行补碘。

在全民补碘的同时要注意高碘的危害。用碘盐和碘油要适量,若用量过多,可引发碘中毒或高碘甲状腺肿。

课堂活动

1. 碘缺乏病流行的影响因素有哪些?
2. 请说一说补碘的首选方法及其注意要点。

(二)地方性氟中毒

地方性氟中毒是由于一定地区的环境中氟元素过多,导致生活在该地区的居民经饮水、食物和空气等途径长期摄入过量氟所引起的以氟骨症和氟斑牙为主要特征的一种慢性全身性疾病,又称地方性氟病。

1. 氟在自然界和人体中的分布　氟广泛分布于自然界,其化学性质活泼,一般不以游离状态存在,而是以化合物的形式存在。地下水中含氟量较地表水高。空气中氟含量较低,大气受氟污染时除外。各种食物含氟浓度不同,植物中氟含量与品种、产地土壤以及灌溉用水的氟含量有关。

人体氟主要来源于饮水与食物,少量来源于空气。氟主要经消化道吸收,其次是经呼吸道。氟吸收入血后,在血液中约75%存在于血浆,25%与血细胞结合。而后通过血液循环转运至全身组织中,血浆氟离子浓度增高时,转运到各组织中氟也增多。氟在体内分布于全身各器官组织,主要是骨骼和牙齿等分布较多,约占氟总量的90%以上。氟通过尿液、粪便和汗液等途径排出体外,其中以肾脏排氟为最重要途径,故尿氟可作为近期氟摄入水平的指标。小部分由粪便和汗液排出,经头发、指甲、乳汁排出量极少。氟还可通过胎盘屏障进入胎儿体内。

2. 地方性氟中毒的流行状况　地方性氟中毒在世界各地区均有发生,流行于世界50多个国家和地区。亚洲是氟中毒最严重的地区,我国是地方性氟中毒发病最广、波及人口最多、病情最重的国家之一。除上海市以外,全国各省、自治区、直辖市均有地方性氟中毒的发生和流行。

3. 地方性氟中毒的病区类型

(1)饮水型:由于饮用高氟水而引起慢性蓄积中毒,分布最广,患病人数最多,是我国最主要的病区类型。主要分布在淮河 - 秦岭 - 昆仑山以北广大北方地区的平原、山前倾斜平原和盆地。

（2）燃煤污染型：由于人们使用高氟煤做饭、取暖，敞灶燃煤，炉灶无烟囱，并用煤火烘烤粮食、辣椒等严重污染室内空气和食品，人们吸入污染的空气和摄入污染的食品引起的地方性氟中毒，此型是我国20世纪70年代后确认的一病区类型。主要分布在云、贵、川和长江三峡流域，以西南地区病情最重。

（3）饮砖茶型：是长期饮用含氟过高的砖茶而引起氟中毒的类型。主要分布在内蒙古、西藏、四川、青海、甘肃和新疆等地习惯饮砖茶的地区，当地居民有饮奶茶习惯，而煮奶茶的茶叶主要为砖茶。砖茶是这些居民的生活必需品，"宁可三日无粮，不可一日无茶"，形成了世界上独有的饮砖茶型氟中毒病区。

4. 氟的生理作用　氟对人体健康有双重作用，适量的氟是人体必需的微量元素，而长期大量摄入氟可引起氟中毒。

（1）构成骨骼和牙齿的重要成分：正常人体内含有一定量的氟，主要分布在富含钙、磷的骨骼和牙齿等硬组织中。氟易与硬组织中的羟基磷灰石结合，取代其羟基形成氟磷灰石，后者的形成能提高骨骼和牙齿的机械强度和抗酸能力，增强钙、磷在骨骼和牙齿中的稳定性。此外，适量氟对参与钙、磷代谢酶的活性有积极影响。氟缺乏使其活性下降而影响钙、磷代谢，导致骨质疏松。生活在低氟地区的居民摄入氟过低可引起骨密度下降、骨质疏松，临床上给予适量的氟可收到较好防治效果。对骨折患者，适量的氟也有助于骨折愈合。牙齿中含有较高浓度氟，对于增强牙齿机械强度有一定意义。牙釉质中适量氟使其抗酸蚀能力增强，从而在一定程度上提高抗龋齿能力。此外，氟在口腔内对细菌和酶的抑制作用可减少酸性物质的产生，且氟与口腔液体中磷酸根、钙离子共同作用，引起釉质表面再矿化等，也是增强牙齿抗龋齿的原因。

（2）其他：动物实验的研究结果显示，氟可促进生长发育和生殖功能；氟还能通过抑制胆碱酯酶活性，从而影响神经肌肉的作用。

5. 地方性氟中毒的临床表现

（1）氟斑牙：氟斑牙是地方性氟中毒的早期最常见最突出的症状，凡在高氟区出生或恒牙生长期进入高氟区居住者，几乎均可发生不同程度的氟斑牙。表现为：①牙釉面光泽度改变，釉面失去光泽，不透明，可见白垩样线条、斑点、斑块，也可布满整个牙面；②釉面着色，釉面出现不同程度的颜色改变，浅黄、黄褐色乃至深褐色或黑色，着色范围可由细小斑点、条纹、斑块直至布满大部釉面；③釉面缺损；牙釉质破坏、脱落，牙面出现点状甚至地图样凹陷，缺损呈浅蜂窝状，深度仅限于釉质层，严重者釉质大面损失。

（2）氟骨症：氟骨症发病缓慢，患者很难说出发病的具体时间，症状也无特异性。①疼痛，是最常见的自觉症状，通常由腰背部开始，逐渐累及四肢大关节一直到足跟，多为酸痛，局部无红、肿、热，无游走性，适量运动后可缓解，静止后加重。②神经症状，部分患者可出现神经症状，如肢体麻木、蚁走感、感觉迟钝；肌肉松弛，握物无力，下肢支持躯干的力量减弱。③肢体变形,轻者一般无明显体征,病情发展可出现关节功能障碍及肢体变形。表现为脊柱生理弯曲消失,活动范围受限,四肢关节僵直,上下肢弯曲变形,驼背,形成所谓"三不见"(出门不见天,回家不见门,说话不见人),严重者可出现四肢、躯干关节强直,有的肌肉萎缩,丧失劳动能力,以致卧床不起,生活不能自理。④类神经征及胃肠道功能紊乱。

6. 地方性氟中毒的诊断

(1)氟斑牙的诊断:出生或年幼时在氟中毒病区生活,或者幼年时长期摄氟过量者,牙齿釉质出现不同程度的白垩样变,伴不同程度缺损和棕黄、棕黑色色素沉着,排除其他非氟性改变即可诊断为氟斑牙。

(2)氟骨症 X 线诊断原则:①长期生活在氟病区。② X 线发现骨增多、骨减少或混合以及肌腱、韧带、骨间膜骨化和关节退变继发骨增生变形等 X 线征象者,均可诊断为地方性氟骨症。

7. 地方性氟中毒的防治措施

(1)治疗措施:目前尚无针对地方性氟中毒的特效治疗方法。治疗原则主要是减少氟的摄入和吸收,促进氟的排泄,拮抗氟的毒性,增强机体抵抗力及适当的对症处理。①药物治疗:用钙剂和维生素 D、氢氧化铝凝胶、蛇纹石等治疗,对于有神经损伤者宜给予 B 族维生素、腺苷三磷酸、辅酶 A 等改善神经细胞正常代谢,减少氟的毒性作用。②加强营养:提倡蛋白质、钙、镁、维生素丰富的饮食,达到热量足够,特别应重视儿童、妊娠妇女的营养补充。③氟斑牙的治疗,主要采用涂膜覆盖法、药物脱色法、修复法等治疗。

(2)预防措施:控制本病的关键在于预防,根本措施是控制氟的来源,减少氟的摄入量。

1)饮水型氟中毒:总原则是改水、除氟。①改换水源,打低氟深井水、引入低氟地表水、收集降水等方式,利用低氟水源;②饮水除氟,本法适用于无低氟水源可供利用的病区,采用理化方法降氟,如电渗析、反渗透、活性氧化铝吸附法、铝盐或磷酸盐混凝沉淀法、骨炭吸附法等除氟技术。

2)燃煤污染型氟中毒:①改良炉灶,改造落后的燃煤方式,炉灶应有良好的炉体结构并安装排烟设备,将含氟烟尘排出室外;②减少食物氟污染,应防止食物被氟污染,如改变烘烤玉米及辣椒等食物的保存方法,可用自然条件烘干粮食,或用烤烟房、火炕烘干,避免烟气直接接触食物;③不用或少用高氟劣质煤,更换燃料或减少用煤量,最大限度降低空气中氟含量。

3)饮砖茶型氟中毒:研制低氟砖茶和降低砖茶中氟含量,并在饮砖茶习惯病区增加其他低氟茶种替代砖茶。

　　本章学习重点是空气的物理性状及其卫生学意义、室内空气污染的防治措施；生活饮用水水质标准及其卫生学意义；碘缺乏病的发病原因及防治措施、地方性氟中毒的定义、临床表现以及预防措施。学习的难点是生活环境污染的来源及其对健康的危害。通过本章的学习，要学会分析环境污染事件的成因，能提出相应的防治对策，树立良好的环境保护意识和生态文明意识。

（朱丹丹）

 思考与练习

一、名词解释

1. 大气污染　　2. 酸雨　　3. 介水传染病　　4. 有效氯　　5. 菌落总数

6. 土壤污染　　7. 土壤自净　　8. 碘缺乏病　　9. 地方性氟中毒

二、简答题

1. 大气污染的来源有哪些？

2. 介水传染病的流行特点有哪些？

3. 选择水源的基本要求有哪些？

4. 氯化消毒的杀菌机制是什么？

5. 地方性氟中毒的发病原因是什么？

第四章 | 食物与健康

04章 数字资源

学习目标

1. **知识目标** 掌握营养素的种类、生理功能和食物来源，合理膳食的概念和基本要求，膳食指南、食品污染、食品添加剂、保健食品、食源性疾病及食物中毒的概念，食物中毒的发病特点；熟悉各类食物的营养价值，膳食模式的概念及主要类型，平衡膳食宝塔的概念，营养调查和评价的内容，转基因食品及食物过敏的概念，常见的食物中毒类型；了解膳食营养素参考摄入量，营养与营养相关性疾病，食物中毒的调查和处理。

2. **能力目标** 具备利用所学知识分析解决影响健康的食品营养和食品安全问题的能力。

3. **素质目标** 培养对营养与健康事业的热爱，提升社会责任感和专业使命感。

食物是人类赖以生存和发展的基本物质条件，为人体提供能量和各类营养素，满足机体健康的需要。营养（nutrition）是指人体从外界摄取食物，经消化、吸收和代谢，用以供给能量、构成和更新身体组织、调节生理功能的全过程。随着社会的发展和人民生活水平的不断提高，人民对食物的追求不仅表现在能不能吃饱，更表现在能不能吃好，吃得安全、营养、科学和健康。合理营养既可保证人体正常生理功能的发挥，还能促进生长发育、提高机体免疫力、增强体质和预防疾病。相反，则可能发生营养相关性疾病、食源性疾病，甚至引起慢性中毒、致畸、致癌或致突变等严重危害机体健康的不良后果。

《中国居民膳食指南科学研究报告（2021）》指出，我国的营养保障和供给能力显著增强，人民健康水平持续提升，人均期望寿命提高到77.3岁，居民营养不足与体格发育问题持续改善，主要表现在居民膳食能量和宏量营养素摄入充足，优质蛋白摄入不断增加，居民平均身高持续增长，农村5岁以下儿童生长迟缓率显著降低，这些都是食物供应充足、膳食质量提高的主要贡献。

第一节　人体需要的营养素

一、营 养 素

为维持机体繁殖、生长发育和生存等一切生命活动和过程，需要从外界环境中摄取的物质称为营养素（nutrient）。来自食物中的营养素种类繁多，人体需要的有40余种，主要包括蛋白质（protein）、脂类（lipids）、碳水化合物（carbohydrate）、矿物质（mineral）和维生素（vitamin）。此外，还有水和其他对人体健康有益的膳食成分。

根据机体需要量的不同，把需要量较多且以克（g）计的蛋白质、脂类和碳水化合物称为宏量营养素（macronutrient），又因其在体内可经代谢产生能量又被称为产能营养素（energy source nutrient），把需要量较少且以毫克（mg）或微克（μg）计的矿物质和维生素称为微量营养素（micronutrient）。

营养素在机体的生长发育和维持健康方面起着至关重要的作用，充足的营养素能提高机体的免疫能力，抵御各类疾病，维护和促进机体健康。营养素的生理功能主要表现在以下三个方面：①提供能量，以维持机体基础代谢和生理活动所需；②参与构成机体组织成分；③调节机体的生理功能。

 课堂活动

1. 在体内经过代谢可以产生能量的营养素有蛋白质、_____和_____。
2. 微量营养素主要是指_____和_____两大类。

二、膳食营养素参考摄入量

膳食营养素参考摄入量（dietary reference intakes，DRIs）是指为了确保合理摄入营养素，避免缺乏和/或过量，人体每天平均膳食营养素摄入量的参考值。DRIs包括7个指标，即平均需要量（estimated average requirement，EAR）、推荐摄入量（recommended nutrient intake，RNI）、适宜摄入量（adequate intake，AI）、可耐受最高摄入量（tolerable upper intake level，UL）、宏量营养素可接受范围（acceptable macronutrient distribution ranges，AMDR）、预防非传染性慢性病的建议摄入量（proposed intake for preventing no-communicable chronic disease，PI-NCD）和特定建议值（specific proposed level，SPL）。

（一）EAR

EAR指某一特定性别、年龄及生理状况群体中的个体对某营养素需要量的平均值。按照EAR水平摄入某营养素，根据某些指标判断可以满足某一特定性别、年龄及生理状况群体中 50% 个体需要的水平,但不能满足另外 50% 个体对该营养素的需要。EAR 是制定 RNI 的基础。

(二) RNI

RNI 指可以满足某一特定性别、年龄及生理状况群体中绝大多数(97%～98%)个体需要量的某种营养素的摄入水平。长期摄入 RNI 水平可以满足机体对该营养素的需要,维持组织中有适当的储备以保障机体健康。RNI 的主要用途是作为个体每日摄入某种营养素的目标值。

(三) AI

AI 指通过观察或实验获得的健康群体某种营养素的摄入量。如纯母乳喂养的健康足月产的婴儿,从出生到 4～6 个月,他们的营养素全部来自母乳,母乳供给的各种营养素的量就是他们该营养素的 AI 值。AI 的主要用途也是作为个体营养素摄入量的目标值。

(四) UL

UL 指平均每日摄入营养素的最高限量。对一般群体而言,摄入量达到 UL 水平时,对几乎所有个体均不产生健康危害,但并不表示达到此摄入水平对健康是有益的。

(五) AMDR

AMDR 指蛋白质、脂肪和碳水化合物理想的摄入量范围,该范围可以满足机体对这些营养素的需要,还有利于降低慢性病的发病危险,常用占能量摄入量的百分比表示。其中,成年人膳食中蛋白质的 AMDR 为 10%～15%,脂肪的 AMDR 为 20%～30%,碳水化合物的 AMDR 为 50%～65%。

(六) PI-NCD

PI-NCD 指以非传染性慢性病(no-communicable chronic disease,NCD)一级预防为目标提出的营养素的每日摄入量。当某些营养素的每日摄入量接近或达到 PI 时,可降低发生 NCD 的风险。

(七) SPL

SPL 指某些疾病易感人群其膳食中某些生物活性成分的摄入量达到或接近建议水平时,有利于维护机体健康。

能量和各种营养素的 DRIs 见附表 Ⅱ 。

三、人体需要的主要营养素

(一) 蛋白质

蛋白质(protein)是一切生命的物质基础,没有蛋白质就没有生命。正常成人体内,蛋白质含量约占体重的 16%～19%,且始终处于不断分解又不断合成的动态平衡中。成人体内每天约有 3% 的蛋白质被更新。

1. 氨基酸　氨基酸是蛋白质的基本构成单位。绝大多数蛋白质的氨基酸有 20 种组成，其中缬氨酸、异亮氨酸、亮氨酸、苯丙氨酸、蛋氨酸(甲硫氨酸)、色氨酸、苏氨酸、赖氨酸和组氨酸这 9 种氨基酸体内不能合成或合成速度不能满足机体需要，必须由食物供给，称为必需氨基酸(essential amino acid, EAA)。其他氨基酸可以自身合成，不一定要从食物中直接提供，称为非必需氨基酸。机体在某些病理状态下，有些非必需氨基酸的合成不足不能满足机体需要，必须从食物中获得时即为条件必需氨基酸(conditionally essential amino acid)。正常情况下，半胱氨酸和酪氨酸在体内可分别由甲硫氨酸和苯丙氨酸转化而来，当膳食中半胱氨酸和酪氨酸充足时，人体对甲硫氨酸和苯丙氨酸的需要可分别减少 30% 和 50%，当膳食中甲硫氨酸和苯丙氨酸供应不足，或由于某些原因导致上述氨基酸不能转化时，半胱氨酸和酪氨酸就成为条件必需氨基酸。

食物蛋白质中一种或几种必需氨基酸含量相对较低，导致其他必需氨基酸在体内不能被充分利用而浪费，造成其蛋白质营养价值降低，这些含量相对较低的必需氨基酸称限制氨基酸(limiting amino acid, LAA)，其中含量最低的称为第一限制氨基酸，余者依此类推。一般谷类的第一限制氨基酸是赖氨酸，豆类为甲硫氨酸。

为了提高蛋白质的营养价值，往往将富含某种 EAA 的食物与缺乏该种 EAA 食物互相搭配混合食用，从而达到以多补少，提高膳食蛋白质营养价值的目的。这种不同食物间相互补充其必需氨基酸不足的作用，称为蛋白质互补作用(protein complementary action)。蛋白质互补作用的原则：①食物的种属越远越好，如动物性和植物性食物之间的混合比单纯的植物性食物之间的混合要好；②搭配的种类越多越好；③食用时间越近越好，同时食用最好。

蛋白质中各种必需氨基酸的构成比例称为氨基酸模式(amino acid pattern)。食物蛋白质氨基酸模式与人体蛋白质氨基酸模式越接近，必需氨基酸被机体利用的程度就越高，食物蛋白质的营养价值也越高。含必需氨基酸种类齐全、与人体蛋白质氨基酸模式接近、营养价值较高的蛋白质，不仅可维持机体健康，还可促进儿童生长、发育，被称为优质蛋白质，如蛋、奶、肉、鱼等动物性蛋白质以及豆类蛋白质属于优质蛋白质。

2. 食物蛋白质的营养评价　食物蛋白质营养价值的高低主要取决于该食物蛋白质的含量、消化吸收程度和被机体利用的程度三个方面。

(1)蛋白质的含量：是评价食物蛋白质营养价值的基础。一般用凯氏定氮法测定，先测定食物中的氮含量，再乘以 6.25(一般食物中氮含量占蛋白质的 16%，其倒数 6.25 又称为蛋白质换算系数)，推算得到食物蛋白质的含量。食物中粗蛋白的含量以大豆类最高，约为 30%～40%，鲜肉类为 10%～20%，粮谷类含量一般在 10% 左右。

(2)蛋白质消化率：指蛋白质可被消化酶分解的程度。消化率越高，表明该蛋白质被吸收利用的可能性越大，营养价值也越高。

食物蛋白质的消化率受蛋白质的结构状态、抗营养因子、加工及其他成分的影响。一般动物蛋白质的消化率高于植物蛋白质，如牛奶和鸡蛋蛋白质的消化率分别为 95% 和

97%，而玉米和大米的分别为 85% 和 88%。大豆整粒食用时消化率为 60%，而加工成豆腐后高达 90% 以上。

（3）蛋白质利用率：常用生物价（biological value，BV）评价蛋白质的利用率。BV 表示蛋白质消化吸收后被机体潴留的程度。BV 的高低取决于 EAA 的含量和比值。一般动物蛋白质的 BV 高于植物蛋白质。食物蛋白质 EAA 的构成越接近人体蛋白质，则该食物蛋白质的生物价就越高。常见食物蛋白质的生物价见表 4-1。

表 4-1　常见食物蛋白质的生物价 /%

蛋白质	BV	蛋白质	BV	蛋白质	BV	蛋白质	BV
鸡蛋蛋白质	94	鱼	83	大米	77	生大豆	57
鸡蛋白	83	牛肉	76	小米	57	熟大豆	64
鸡蛋黄	96	猪肉	74	玉米	60	豆腐	65
脱脂牛奶	85	小麦	67	高粱	56	红薯	72
牛奶	90	白面粉	52	花生	59	马铃薯	67

3. 蛋白质的生理功能

（1）构成和修复组织器官：机体各组织、器官均含有蛋白质，身体生长发育、组织更新与修复均需要蛋白质的参与，这是蛋白质最重要的生理功能。

（2）构成体内生理活性物质：构成酶、抗体、激素、载体以及维持体液的渗透压和酸碱平衡，在维持机体健康、调节生理功能等方面发挥重要作用。

（3）供给能量：当机体能量供应严重不足，特别是碳水化合物严重不足时，蛋白质可被代谢分解，释放能量。每克蛋白质在体内代谢可产生约 4kcal 的能量。

4. 参考摄入量和食物来源

（1）参考摄入量：我国成年男性、成年女性膳食蛋白质 RNI 分别为 65g/d 和 55g/d。

（2）食物来源：谷类蛋白质是我国居民膳食蛋白质的主要来源。豆类含蛋白质丰富，尤其是大豆高达 35%～40%，氨基酸组成合理，属于植物性优质蛋白质，且与粮谷类食物有较好的蛋白质互补作用。肉、鱼、蛋、奶类是动物性优质蛋白的来源。

 课堂活动

1. 体内不能合成或合成速度不能满足机体需要，必须由食物供给的氨酸称为必需氨基酸。

　　A. 正确　　　　B. 错误

2. 蛋白质互补作用的原则：一是食物的种属越远越好，二是搭配的种类越多越好，三是食用时间越近越好，同时食用最好。

    A. 正确　　　　　　B. 错误

3. 谷类蛋白质是我国居民膳食蛋白质的主要来源。

    A. 正确　　　　　　B. 错误

（二）脂类

脂类（lipids）包括脂肪和类脂。脂肪又称甘油酯，由 1 分子甘油和 1～3 分子脂肪酸构成。类脂包括磷脂、糖脂、类固醇、固醇及其酯。脂肪酸是脂类的重要组成部分，根据饱和程度不同分为饱和脂肪酸、单不饱和脂肪酸和多不饱和脂肪酸。人体可从食物中获得或自身合成大部分脂肪酸，但亚油酸和 α- 亚麻酸机体不能合成，必须通过食物获得，称为必需脂肪酸（essential fatty acids，EFA）。

1. 生理功能

（1）构成机体成分，储存和提供能量：脂类是构成人体组织细胞的重要成分，细胞膜含大量脂肪酸，磷脂、固醇和糖脂也是构成细胞、脑髓和神经组织的主要原料。胆固醇是机体合成胆汁酸和类固醇激素的必需物质。磷脂和胆固醇是脂蛋白与细胞膜的组成成分。正常成人体重的 10%～20% 为脂肪。当机体能量摄入量大于消耗量时，多余的能量就转化为脂肪贮存在体内。每克脂肪在体内代谢可产生 9kcal 的能量。

（2）促进脂溶性维生素的吸收和提供必需脂肪酸：脂肪是脂溶性维生素的良好载体，可协助脂溶性维生素的吸收和利用。膳食脂肪是必需脂肪酸的唯一来源。

（3）维持体温和保护脏器：脂肪是热的不良导体，可阻止体热的散发，维持体温恒定，还可防止和缓冲震动，保护脏器。

2. 参考摄入量和食物来源

（1）参考摄入量：成人脂肪摄入量占总能量的 20%～30%，亚油酸的 AI 占总能量的 4%，α- 亚麻酸的 AI 占总能量的 0.6%。

（2）食物来源：膳食脂肪主要来源于动物的脂肪组织、肉类和植物的种子及坚果类。畜禽等动物脂肪中饱和脂肪酸和单不饱和脂肪酸含量较多，水产品和植物脂肪中富含不饱和脂肪酸。动物的脑、肝、肾等内脏和蛋类含胆固醇丰富。

 课堂活动

1. 目前已知的必需脂肪酸主要有两种，分别是 _____ 和 _____。
2. 每克脂肪在体内代谢可产生 _____ kcal 的能量。

（三）碳水化合物

碳水化合物（carbohydrate）又称糖类，包括糖、寡糖和多糖三类，是人类膳食能量的主要来源。碳水化合物的分类见表4-2。

表4-2　主要膳食碳水化合物的分类

分类	亚组	组成
糖（1～2个单糖）	单糖	葡萄糖，半乳糖，果糖
	双糖	蔗糖，乳糖，麦芽糖，海藻糖
	糖醇	山梨醇，甘露醇
寡糖（3～9个单糖）	麦芽低聚糖	麦芽糊精
	其他寡糖	水苏糖，棉籽糖，低聚果糖
多糖（≥10个单糖）	淀粉	直链淀粉，支链淀粉，变性淀粉
	非淀粉多糖	糖原，纤维素，半纤维素，果胶，亲水胶质物

1. 生理功能

（1）提供和储存能量：膳食碳水化合物是最经济最主要的能量来源，每克葡萄糖在体内代谢可产生4kcal的能量。糖原是肌肉和肝脏中碳水化合物的储存形式，一旦需要就分解为葡萄糖为机体提供能量。

（2）构成组织及重要生理活性物质：碳水化合物是构成机体组织的重要物质，也参与细胞的组成和多种活动。一些具有重要生理功能的物质如抗体、酶和激素的组成，也需要碳水化合物的参与。

（3）节约蛋白质和抗生酮作用：①膳食碳水化合物供应充足时，机体不需要动用蛋白质供能，反之，机体则动用蛋白质通过糖异生作用产生葡萄糖以供给能量，因此，碳水化合物有节约蛋白质的作用；②另外，脂肪酸在体内代谢产生的乙酰基需要与碳水化合物产生的草酰乙酸结合，才能进入三羧酸循环彻底氧化分解，而当膳食中碳水化合物不足时，草酰乙酸生成减少，脂肪酸不能彻底氧化而产生过多的酮体，因此，碳水化合物还有抗生酮的作用。

（4）增强肠道功能及解毒作用：非淀粉多糖中的纤维素、果胶和抗性淀粉等虽不能在小肠消化吸收，但可刺激肠道蠕动，增加结肠的发酵，产生的短链脂肪酸有助于增强肠道功能、解毒和保健作用。碳水化合物经糖醛酸途径生成的葡糖醛酸与多种有害物质结合可起到解毒作用。

2. 膳食纤维　又称为非淀粉多糖，是指淀粉以外的人体不能消化吸收的多糖，80%～90%由植物细胞壁成分组成，主要包括纤维素、半纤维素、果胶等。根据其水溶性的不同分为可溶性、不可溶性膳食纤维。

膳食纤维主要的生理功能：①促进肠蠕动，具有很强的吸水性，以增加粪便体积利于排便，改善肠道功能；②维持肠道正常菌群平衡，吸附由细菌分解胆酸等生成的致癌、促癌物，预防肠道疾病和结肠等肿瘤；③降低血糖和胆固醇，减少小肠对糖的吸收，对防治心脑血管疾病、糖尿病和胆石症有良好作用；④控制体重和减肥；⑤对某些添加剂、农药残留和洗涤剂等化学物质有吸附作用。

膳食纤维的主要食物来源：全谷物、蔬菜水果富含膳食纤维。水溶性膳食纤维的主要食物来源是大麦、豆类、胡萝卜、柑橘、燕麦等食物。非水溶性膳食纤维主要来源是小麦麸、玉米麸、芹菜、果皮和根茎类蔬菜等。

3. 参考摄入量和食物来源

（1）参考摄入量：1岁以上人群碳水化合物摄入量占总能量的50%～65%，膳食纤维的AI为25～30g/d，添加糖占总能量不超过10%（不超过50g/d，最好限制在25g/d以下）。

（2）食物来源：主要来自粮谷类和薯类。奶和奶制品中的乳糖是婴儿的主要能量来源。水果、蔬菜含有少量单糖和大量纤维素、果胶，是膳食纤维的主要食物来源。

课堂活动

1. 碳水化合物有节约蛋白质和抗生酮作用。

　　A. 正确　　　　　　　B. 错误

2. 碳水化合物的主要来自粮谷类和薯类。

　　A. 正确　　　　　　　B. 错误

拓展知识

人体的能量消耗

成人的能量消耗主要用于基础代谢、身体活动和食物热效应，孕妇、乳母、婴幼儿、儿童和青少年等特殊生理阶段还需要额外的能量消耗。①基础代谢：人体处于空腹、静卧、室温及清醒状态下维持体温、心跳、呼吸等最基础生命活动所必需的能量消耗，与体型及机体构成、年龄、性别、内分泌、应急、气候等因素有关，占总能量的60%～70%。②身体活动：是影响人体能量消耗的主要因素，占总能量的15%～30%。肌肉、体重、劳动强度、熟练程度等均对能量消耗影响较大，以劳动强度的影响最为明显。③食物热效应：又称食物的特殊动力作用，是人体摄食过程中产生的额外能量消耗，人体摄食后对营养素进行消化、吸收、合成、分解等过程中引起的能量额外消耗现象。蛋白质、脂肪和碳水化合物的食物热效应分别为其本身产生能量的20%～30%、0～5%和5%～10%。

（四）矿物质

体内各种元素，除碳、氢、氧、氮主要以有机物形式存在外，其余元素统称为矿物质（mineral），也称无机盐或灰分。体内含量占体重 0.01% 以上的称为宏量元素（或常量元素），包括钾、钙、钠、镁、氯、硫、磷；体内含量占体重 0.01% 以下的称为微量元素（或痕量元素），如铁、碘、锌、硒等 20 余种。矿物质是构成机体组织的重要成分，具有调节作用和参与酶的激活等功能。机体不能合成矿物质，必须从外界摄入，且在体内分布极不均匀。

1. 钙　钙是机体含量最多的矿物质，占体重的 1.5%～2.0%，约 99% 的钙分布于牙齿和骨骼中，其余 1% 分布于软组织、细胞外液和血液中。

（1）生理功能：①构成骨骼和牙齿的成分；②维持神经和肌肉的活动；③促进细胞信息传递和血液凝固；④调节机体酶的活性和维护细胞膜的稳定性。

（2）影响钙吸收的因素：维生素 D、乳糖和某些氨基酸可促进钙的吸收；在特殊生理时期钙的吸收也增加，如孕期和哺乳期机体钙摄入量不足时会反馈性促进钙的吸收；而植酸、草酸、磷酸、膳食纤维中的糖醛酸残基及未被消化的脂肪酸均易与钙结合影响钙的吸收利用。

（3）缺乏与过量：钙缺乏主要影响骨骼的发育和结构，表现为婴幼儿的佝偻病和成人的骨质疏松症。钙过量则增加肾结石的发生风险，发生奶碱综合征（长期大量进食奶、钙与碱而引起的高钙血症、碱中毒和肾功能障碍等临床症状群）及影响其他矿物质的吸收利用。

（4）参考摄入量与食物来源：成人钙的 RNI 为 800mg/d，孕妇、乳母及老年人再适当增加。奶和奶制品是钙的良好食物来源，大豆及制品也是钙的较好来源，虾皮、海带、紫菜及芝麻酱中钙含量也很丰富。

2. 铁　铁是人体含量最多的微量元素，成人体内约 3～5g，功能性铁的形式是血红蛋白、肌红蛋白及含铁酶类；储存铁的形式是铁蛋白和含铁血黄素。目前，缺铁性贫血仍然是世界范围内普遍存在的公共卫生问题，尤其在妇女、儿童和低收入人群中更为常见。

（1）生理功能：参与体内氧的转运和组织呼吸过程，维持正常的造血功能及参与维持正常的免疫等其他重要功能。

（2）影响铁吸收的因素：机体铁的营养状况、病理生理改变、膳食中铁的含量及存在形式以及膳食中的某些成分均可影响铁的吸收。①膳食铁的存在形式：膳食铁分为血红素铁和非血红素铁，前者主要存在于动物性食物中，其吸收受膳食因素影响较小，后者主要存在于植物性食物中，其吸收受膳食因素影响较大；②蛋白质：动物组织蛋白质能刺激胃酸分泌，促进铁的吸收。纯蛋白质，如乳清蛋白、大豆分离蛋白等对铁的吸收有抑制作用。某些氨基酸，如胱氨酸、半胱氨酸、赖氨酸和组氨酸等可与铁螯合成小分子的可溶性单体，可提高铁的吸收；③膳食中脂类的含量适宜，有利于铁的吸收，过高或过低均降低铁的吸收；④各种单糖和双糖均能促进铁的吸收，而膳食纤维干扰铁的吸收；⑤钙抑制铁的吸收；⑥维生素 C 可促进铁的吸收，维生素 A、叶酸和维生素 B$_{12}$ 等对铁的吸收起到重要的协助作用。

（3）缺乏与过量：铁缺乏易出现缺铁性贫血，而过量可引起急性或慢性中毒。急性铁中毒的主要表现是恶心、呕吐和血性腹泻；慢性铁中毒与肝病、2 型糖尿病、心血管疾病、直肠癌、乳腺癌等发病有关。

拓展知识

体内铁缺乏的三个阶段

第一阶段为铁减少期：此时储存铁耗竭，血清铁蛋白浓度下降；第二阶段为红细胞生成缺铁期：此时除血清铁蛋白下降外，血清铁也下降，同时铁结合力上升，游离原卟啉浓度上升，血红蛋白值和红细胞形态正常；第三阶段为缺铁性贫血期：此时除上述指标外，血红蛋白和血细胞比容比下降。

（4）参考摄入量与食物来源：成年男性和 50 岁以上女性铁的 RNI 为 12mg/d，18～49 岁女性为 20mg/d，孕妇（中）和乳母铁的 RNI 为 24mg/d，孕妇（后）铁的 RNI 为 29mg/d。铁的良好食物来源是动物肝脏、全血和瘦肉。

3. 锌　成人体内锌含量约 1.5～2.5g，分布于人体大部分组织、器官和体液中。

（1）生理功能：促进生长发育和机体的免疫功能；维持细胞膜结构；促进脑发育与维持认知功能；促进创伤愈合。

（2）缺乏与过量：锌缺乏的首要表现是生长缓慢。常见的症状包括味觉障碍、偏食、厌食或异食癖；生长发育不良、矮小、瘦弱、腹泻；皮肤干燥、皮疹、伤口愈合不良和反复性口腔溃疡；免疫功能减退和反复感染；性发育或功能障碍、男性不育；认知能力差、精神萎靡、精神发育迟缓；妊娠反应严重、胎儿生长受限、畸形率高和低体重儿；产程延长、流产和早产等。锌过量可干扰铁、铜等微量元素的吸收利用，锌中毒可出现恶心、呕吐、腹泻、发热和嗜睡。

（3）参考摄入量及食物来源：成年男性锌的 RNI 为 12.5mg/d，女性为 75mg/d。贝壳类海产品、红肉类和动物内脏等动物性食品是锌的良好食物来源。

课堂活动

1. 钙属于微量元素。

　　A. 正确　　　　　B. 错误

2. 婴幼儿的佝偻病和成人的骨质疏松症主要由于缺铁导致。

    A. 正确   B. 错误

（五）维生素

维生素是维持人体正常生命活动所必需的一类低分子量有机化合物,以本体或可被机体利用的前体形式存在于天然食物中。维生素在体内既不供给能量,也不构成机体组织,每日需要量很少但不可缺少,体内不能合成或合成数量不能满足机体需要,必须由食物提供。

维生素的种类很多,根据其溶解性的不同,分为脂溶性维生素如维生素 A、D、E、K和水溶性维生素如 B 族维生素和维生素 C。前者过量摄入易在体内蓄积导致中毒,摄入过少可缓慢出现缺乏症状;后者多数以辅酶的形式参与机体的物质与能量代谢,可用尿负荷试验测定机体的营养水平,一般无毒副作用,但过量摄入有时也可出现毒性,摄入过少可较快地出现缺乏症状。

 拓展知识

尿负荷试验

尿负荷试验可用于评价机体水溶性维生素的营养水平。口服一定剂量的水溶性维生素后,收集一定时间内的尿液,测定该维生素的排出量,根据排出量的多少判定机体该维生素的营养状况。

1. 维生素 A   维生素 A 包括视黄醇、视黄醛和视黄酸等物质。植物性食物中含有的β-胡萝卜素、α-胡萝卜素和β-隐黄质等,在体内可转化为维生素 A,又称为维生素 A 原。

（1）生理功能:维生素 A 参与视紫红质的合成与再生以维持正常的视觉;维持皮肤黏膜层的完整性;维持和促进免疫功能、促进生长发育和维护生殖功能。

（2）缺乏与过量:目前维生素 A 缺乏仍是许多发展中国家的一个主要公共卫生问题。维生素 A 缺乏最早出现的症状是暗适应能力降低,进一步发展可成为夜盲症;结膜干燥出现比托斑,角膜软化穿孔而失明;毛囊过度角化、皮肤干燥如鱼鳞;儿童发育迟缓、易出现呼吸道感染。过量摄入可致中毒,表现为厌食、恶心呕吐、毛发稀少等症状。

（3）参考摄入量与食物来源:成年男性、女性维生素 A 的 RNI 分别为 800 和700μgRAE/d。维生素 A 的主要来源为动物内脏、鱼肝油、鱼卵、全乳、禽蛋等,植物性食物中深绿色或红橙黄色蔬菜或水果中富含维生素 A 原。

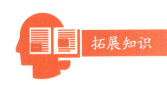

视黄醇活性当量

维生素A的活性表达形式有国际单位(international unit, IU)、视黄醇当量(retinol equivalent, RE)和视黄醇活性当量(retinol activity equivalent, RAE),近年来常用RAE评估维生素A的生物活性。

膳食或食物中总视黄醇活性当量的计算公式是:

膳食或食物中总视黄醇活性当量(μgRAE)=全反式视黄醇(μg)+1/2补充剂纯品全反式β-胡萝卜素+1/12膳食全反式β胡萝卜素(μg)+1/24其他类胡萝卜素(μg)

2. 维生素D 包括维生素D_2与维生素D_3,分别由麦角固醇和7-脱氢胆固醇经紫外线照射转化来,其活性形式是1,25-$(OH)_2$-D_3。

(1)生理功能:促进钙、磷的吸收;参加体内的免疫调节。近年来研究发现,维生素D水平与心血管疾病、2型糖尿病、肺结核等多种疾病的发生风险呈负相关。

(2)缺乏与过量:维生素D缺乏在儿童表现为佝偻病,成人表现为骨质软化和骨质疏松。过量摄入可致食欲减退、厌食、烦躁、哭闹、多汗、恶心呕吐等,甚至出现精神抑郁、肌张力低下、运动失调、昏迷等,严重者可因肾衰竭而死亡。

(3)参考摄入量与食物来源:65岁以下人群维生素D的RNI为10μg/d,65岁以上老年人为15μg/d。日光照射是获取维生素D的最好来源,主要食物来源是海水鱼、肝脏、蛋黄等动物性食物。

3. 维生素B_1 又称硫胺素、抗脚气病因子、抗神经炎因子。其主要活性形式是硫胺素焦磷酸。

(1)生理功能:构成辅酶,维持正常的物质和能量代谢;抑制胆碱酯酶的活性,促进肠蠕动。

(2)缺乏与过量:维生素B_1缺乏可致脚气病,主要损害神经-血管系统。短时间超过RNI的100倍摄入维生素B_1时可能出现头痛、惊厥和心律失常等症状。

(3)参考摄入量与食物来源:成年男性、女性维生素B_1的RNI分别为1.4mg/d和1.2mg/d。维生素B_1含量丰富的食物有谷类、豆类及干果类。日常膳食中维生素B_1主要来自谷类食物。

4. 维生素B_2 又称核黄素,在体内以黄素单核苷酸(FMN)和黄素腺嘌呤二核苷酸(FAD)的形式与特定蛋白质结合,形成黄素蛋白。

(1)生理功能:参与体内生物氧化与能量代谢;参与烟酸和维生素B_6的代谢;FAD作为谷胱甘肽还原酶的辅酶,参与体内抗氧化防御系统,维持还原性谷胱甘肽的浓度。

（2）缺乏与过量：维生素B_2缺乏出现"口腔生殖系统综合征"，表现为唇炎、口角炎、舌炎、皮炎、阴囊炎等。维生素B_2一般不会出现过量中毒。

（3）参考摄入量与食物来源：成年男性、女性维生素B_2的RNI分别为1.4mg/d和1.2mg/d。动物性食物如肝脏、肾脏、心脏、乳汁及蛋类等含量丰富，植物性食物如绿色蔬菜、豆类含量较高。

5. 维生素C　又称抗坏血酸，是血浆和抗氧化物质。

（1）生理功能：参与羟化反应，促进胶原蛋白及神经递质的合成，促进类固醇羟化及有机物或毒物羟化解毒；抗氧化作用，可促进抗体形成和改善铁、钙和叶酸的利用，抵御低密度脂蛋白胆固醇的氧化及防止和延缓维生素A和维生素E的氧化，通过还原作用解毒和防止微循环系统的氧化损伤；与慢性病的关系研究证实，维生素C补充剂对心血管系统具有保护作用，降低患心血管疾病的风险和预防其他相关疾病。

（2）缺乏与过量：维生素C缺乏主要引起坏血病，表现为体重减轻，四肢无力、衰弱、肌肉关节疼痛等，全身任何部位可出现大小不等和程度不同的出血，牙龈出血和松肿，甚至出现骨质疏松。维生素C毒性很小，过量摄入时尿酸盐排泄量增加，可能导致泌尿系统结石。

（3）参考摄入量与食物来源：成人维生素C的RNI为100mg/d。维生素C的主要食物来源是新鲜的蔬菜与水果，如辣椒、茼蒿、苦瓜、菠菜及酸枣、红枣、草莓、柑橘等含量丰富。

 课堂活动

1. 根据溶解性的不同，维生素可分为脂溶性维生素和水溶性维生素。
　　A. 正确　　　　　　B. 错误
2. 维生素A缺乏最早出现的症状是暗适应能力降低。
　　A. 正确　　　　　　B. 错误
3. 日光照射是获取维生素D的最好来源。
　　A. 正确　　　　　　B. 错误

第二节　合 理 膳 食

 案例导入

小明是个刚刚升入中专的学生，他平时特别喜欢吃肉，还喜欢吃多种面食，蔬菜吃得很少，偶尔在家长的劝说下吃点香蕉或苹果。小明特别不喜欢运动，也不愿意参加任何集体活动。小明现在的身高 180cm，体重 120kg。

问题与思考：

1. 小明在饮食方面存在什么问题？
2. 小明最容易缺乏的营养素有哪些？
3. 请为小明在饮食方面提出合理化的改进意见或建议。

一、合理膳食的概念与基本要求

合理膳食（rational diet）是保证健康的基础。中国居民营养与慢性病状况报告（2020年）显示，我国农村等重点地区、儿童青少年等重点人群营养不足问题得到显著改善，因慢性病导致的劳动力损失不断减少，营养改善和慢性病防控工作取得积极进展和明显成效。一是居民体格发育与营养不足问题持续改善，城乡差异逐步缩小；二是居民健康意识逐步增强，部分慢性病行为危险因素流行水平呈现下降趋势；三是重大慢性病过早病死率逐年下降，因慢性病导致的劳动力损失不断减少。

随着我国经济社会发展和卫生健康服务水平的不断提高，居民人均预期寿命不断增长，加之人口老龄化、城镇化、工业化进程加快和行为危险因素流行对慢性病发病的影响，我国慢性病患者基数仍将不断扩大，防控工作仍面临巨大挑战。居民不健康生活方式仍然普遍存在，超重肥胖问题不断凸显，慢性病患病、发病仍呈上升趋势。面对当前仍然严峻的慢性病防控形势，党中央、国务院高度重视，将合理膳食和重大慢病防治纳入健康中国行动，进一步聚焦当前国民面临的主要营养和慢性病问题，通过普及健康知识、参与健康行动、提供健康服务等措施，积极有效应对当前挑战，推进实现全民健康。

（一）合理膳食的概念

不同食物所含营养素不同，必须合理搭配各类食物，才能满足机体对营养和健康的需求。合理膳食又称为平衡膳食（balanced diet）或健康膳食（health diet），是指全面达到营养需求的膳食。合理营养（rational nutrition）是全面而均衡的营养，指膳食中能量和营养素种类齐全、数量充足、比例适宜，与机体的需要保持平衡，既不缺乏也不过量，能使机体处于良好的健康状态。合理膳食是健康的基础，是合理营养的物质基础，也是达到合理营养的唯一途径。

（二）合理膳食的基本要求

1. 食物种类多样，数量充足　中国营养学会把食物分成五大类：第一类是谷薯类，主要提供碳水化合物、蛋白质、膳食纤维、矿物质和 B 族维生素；第二类是蔬菜水果类，主要提供膳食纤维、矿物质、维生素 C 和胡萝卜素；第三类是畜禽鱼蛋奶类，主要提供蛋白质、脂肪、矿物质、维生素 A、维生素 D 和 B 族维生素；第四类是大豆坚果类，主要提供蛋白质、脂肪、膳食纤维、矿物质、维生素 E 和 B 族维生素；第五类是油脂和盐类，主要提供能量。每日的合理膳食应包含以上五大类食物，平均每天摄入 12 种食物，每周 25 种以上，在数量上要满足各类食物适宜的摄入量。

2. 膳食提供的能量和各种营养素种类齐全、数量充足、比例合理　能量和各类营养素能够满足机体需要，并保证三大产能营养素的供能比例合理，其中蛋白质的供能比为 10%～15%，脂肪为 20%～30%，碳水化合物为 50%～65%，优质蛋白质的来源比例适宜（优质蛋白占总蛋白质的 30%～50%），动植物脂肪来源比例合理，钙与磷、微量元素之间的平衡等。

3. 保证食品安全　食物应无毒、无害，符合应当有的营养要求，对人体健康不造成任何急性、亚急性或者慢性危害，以确保食用者的生命安全。

4. 科学的加工烹调　科学的加工烹调可避免营养素损失，并使食物具有良好的色、香、味、形等感官性状，促进食欲，提高消化吸收率。如谷类加工粗糙时，营养素损失减少，但感官性状差，消化吸收率也低，而加工精度越高，营养素损失也越多，尤其是 B 族维生素损失显著；把大豆制成豆腐或其他豆制品，可提高人体对大豆的消化与吸收；烹饪蔬菜时应先洗后切，急火快炒，现做现吃可降低蔬菜中维生素的损失。

5. 合理的膳食制度和良好的饮食习惯　膳食制度是指把全天的食物定时、定质、定量地分配给食用者的一种制度。制订合理的膳食制度，有利于形成条件反射，促进消化液分泌，促进食物的消化、吸收和利用。成年人一般一日三餐制，早餐占全天总能量的 25%～30%，午餐占 30%～40%，晚餐占 30%～35%，或早、中、晚三餐能量比为 3∶4∶3，并养成不挑食、不偏食、不暴饮暴食的饮食习惯。

课堂活动

简述合理膳食的基本要求有哪些？

二、食物的营养价值

食物的营养价值（nutritional value）是指食物所含能量和营养素满足人体需要的程度，其高低取决于营养素种类是否齐全，数量是否充足，相互比例是否适宜，烹调加工后是否易于被机体消化、吸收和利用。同一种食物的营养价值受品种、部位、产地、成熟程度、储存、加工、烹调方法等影响，了解各类食物的营养价值，对有效地促进营养合理化，保持平衡膳食意义重大。

食物的营养学评价是对食物营养价值的综合性分析，常见的方法有食物能量和营养素密度、营养质量指数、食物利用率和营养素度量等。

营养质量指数（index of nutrition quality，INQ）是常用的评价食物营养价值的指标，指某食物的营养素密度与能量密度之比。所谓能量密度和营养素密度分别指一定量食物提供的能量或营养素与某类人群需要的能量或营养素的供给量标准之比。

$$能量密度 = \frac{一定量食物提供的能量}{能量推荐摄入量}$$

$$营养素密度 = \frac{一定量食物中某种营养素含量}{该营养素推荐摄入量标准}$$

$$INQ = \frac{营养素密度}{能量密度}$$

INQ=1，表示该食物提供营养素的能力和提供能量的能力相当，两者满足人体需要的程度相等。

INQ＞1，表示该食物提供营养素的能力大于提供能量的能力。

INQ＜1，表示该食物提供营养素的能力小于提供能量的能力。

（一）谷薯类

谷类主要包含稻米、小麦、玉米、大麦、高粱、小米等；薯类主要包含马铃薯、甘薯、木薯等。谷薯类食物是我国居民膳食能量的主要来源，也是 B 族维生素、矿物质、膳食纤维和蛋白质的重要食物来源。

谷类中碳水化合物含量达 70%～80%，主要为淀粉。谷类中蛋白质含量约为 8%～10%，大部分谷类所含必需氨基酸中赖氨酸、苏氨酸较低，玉米中色氨酸含量较低，小米中色氨酸和甲硫氨酸含量较多。谷类脂肪含量约为 1%～2%，矿物质含量约为 1.5%～3%。谷类不含维生素 A、维生素 C，但小麦胚（谷粒的发芽部分）中含有较多的维生素 E。

谷类种子的结构由谷皮、糊粉层、胚乳和胚四部分组成。纤维素、矿物质主要存在于谷皮；糊粉层含丰富的蛋白质、脂肪、矿物质和 B 族维生素，碾磨加工时易与谷皮一起混入糠麸中丢失，降低其营养价值；胚乳中含大量淀粉和一定量蛋白质、少量脂肪、矿物质和维生素，是谷类的主要部分；谷胚富含脂肪、蛋白质、矿物质、B 族维生素和维生素 E，加工过细也容易造成其营养价值的降低。

谷类构造的特点决定了其所含营养素的分布很不平衡，谷粒外层的营养素种类比内层多，碾磨加工过细、过精将损失较多营养素，尤其是 B 族维生素，而粗加工的谷类营养素损失较少，但感官性状差，消化吸收率也低，因此，应采取科学、合理的加工工艺，不仅保证米面精白质优，满足食品加工烹调的需要，还能有效保护各种营养素，特别是防止维生素、矿物质的丢失。另外，烹调方式对营养素损失影响也较大。如米在淘洗时，次数越多、水温越高、浸泡时间越长，营养素损失越多。做米饭、面类食品时，水煮、油煎、加碱等均对营养素产生很大影响，特别是 B 族维生素，捞比蒸损失的多，煎比煮损失的多，高温加碱时可致绝大部分损失。

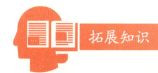

植物化学物

来自植物性食物中的活性成分称为植物化学物（phytochemicals），是植物能量代谢过程中产生的多种中间或末端的次级代谢产物。目前认为植物化学物不是维持人体生长发育所必需的营养物质，但对维持机体健康、调节生理功能和预防疾病均发挥重要作用。

课堂活动

1. INQ越大表明食物的营养价值越低。

   A. 正确   B. 错误

2. 谷类中碳水化合物主要为淀粉。

   A. 正确   B. 错误

3. 淘洗时，次数越多、水温越高、浸泡时间越长，营养素损失越多。

   A. 正确   B. 错误

（二）蔬菜水果类

蔬菜水果中含人体所需的多种营养成分，是合理膳食的重要组成部分，是维生素、矿物质、膳食纤维和植物化学物的重要来源。

蔬菜按其结构及可食部分不同，可分为叶菜类、根茎类、瓜茄类、鲜豆类、花芽类和菌藻类。蔬菜含丰富的膳食纤维和一定量的碳水化合物，蛋白质及脂类含量低。蔬菜还含丰富的维生素、矿物质，尤其以维生素C、胡萝卜素、B族维生素和钾、钙、铁、磷等含量较多。一般深色蔬菜维生素含量较浅色蔬菜高，叶菜类比瓜茄类含量高。新鲜水果的营养价值和新鲜蔬菜相似。新鲜水果水分含量较多，营养素含量相对较低，蛋白质及脂肪含量均不超过10%。水果含丰富的维生素C，尤其以鲜枣、草莓、橘、猕猴桃中含量较多。芒果、柑橘和杏等含胡萝卜素较多。蔬菜和水果含多种有机酸、芳香物质和色素等成分，赋予食物良好的感官性状，可增进食欲、刺激胃肠蠕动、促进消化吸收。此外，蔬菜水果含多种植物化学物，具有多种对人体健康有益的生物学作用。蔬菜水果加工方法不当，可造成不同程度的营养素的丢失，尤其是水溶性维生素和矿物质的损失和破坏。水果在下，一般生吃营养价值更高，加工后营养价值会损失一部分。

（三）动物性食物

动物性食物主要包括畜禽类、蛋类、水产类和奶类，营养素种类齐全，消化吸收率高，饱腹作用强。动物性食物是人体所需优质蛋白、脂肪、脂溶性维生素、B族维生素和矿物质的主要来源。随着我国经济的发展和人民膳食模式的改变,该类食物的摄入量逐渐增加。

畜肉包括牲畜的肌肉、内脏及制品,禽肉包括鸡、鸭、鹅等的肌肉、内脏及制品。畜禽肉类主要提供优质蛋白质、脂肪、矿物质和维生素。畜禽肉中蛋白质含量为10%～20%,其中的含氮浸出物烹调后味道鲜美,成年动物肌肉中含氮浸出物较幼小动物多,故肉汤味浓厚。畜禽肉脂肪含量差异较大,其中以猪肉最高,其次是羊肉,牛肉和兔肉含量较低,而禽肉中鸭和鹅肉的脂肪含量较高,鸡和鸽子次之。畜禽肉中的碳水化合物以糖原的形式储存于肌肉和肝脏中,含量较少。畜禽肉矿物质含量丰富,其中瘦肉含量高于肥肉,内脏高于瘦肉,尤其是铁元素,是膳食铁的良好食物来源。畜禽肉提供的维生素以 B 族维生素和维生素 A 为主,尤其是动物的内脏含量丰富。

蛋类主要包括鸡蛋、鸭蛋、鹅蛋和鹌鹑蛋等,其中鸡蛋的食用最普遍,销量也最大。蛋类的蛋白质含量一般在 10% 以上,而且鸡蛋蛋白质的必需氨基酸组成与人体接近,蛋白质的生物价非常高,常被用作参考蛋白。蛋类的脂肪绝大部分存在于蛋黄中,主要是甘油三酯,且分散成小颗粒易于吸收。蛋黄是维生素 A、维生素 D 和维生素 B_2 的良好来源,还富含钙、磷、铁等矿物元素。蛋黄中的铁易与卵黄高磷蛋白结合,故其生物利用率很低。

水产类主要包括鱼类、甲壳类和软体类,其蛋白质含量一般为 15%～25%,必需氨基酸比值接近肉蛋类,尤其富含亮氨酸和赖氨酸。鱼类结缔组织和软骨蛋白质中的胶原蛋白和黏蛋白丰富,煮沸后呈溶胶状,是鱼汤冷却后形成凝胶的主要物质。鱼类还含有较多的其他含氮物质,如游离氨基酸、肽、胺类、嘌呤等化合物,是鱼汤的呈味物质。鱼肉中的脂肪含量低于一般动物性食物,但多不饱和脂肪酸含量相当丰富,且有利于消化吸收。鱼类脂肪中含有的长链多不饱和脂肪酸,如二十碳五烯酸(EPA)和二十二碳六烯酸(DHA)具有降低血脂、防治动脉硬化的作用。海水鱼含碘较多,鱼肝中含大量维生素 A。

奶类是营养成分齐全、组成比例适宜、易消化吸收的优质食物,尤其是母乳是婴儿最好的食物。鲜牛奶含蛋白质 3% 左右,脂肪 3.0%～5.0%,脂肪颗粒小,易于消化吸收。奶中碳水化合物为乳糖,含量为 3.4%～7.4%,人乳含乳糖最高。乳糖对婴幼儿神经系统发育有重要生理作用,乳糖还能调节胃酸,促进胃肠蠕动和消化液的分泌,促进钙的吸收和促进肠道乳酸杆菌繁殖,对肠道健康具有重要意义。乳糖的消化需要乳糖酶的参与,当机体乳糖酶缺乏或不足时,乳糖不能被机体消化吸收而出现腹泻、腹胀等症状,称为乳糖不耐症或乳糖不适应症。奶中钙、磷、钾等含量较多,含钙约 104mg/100ml,且吸收利用率高,是钙的良好食物来源。奶中铁含量很低,属于贫铁食物,喂养婴儿时应注意铁的补充。奶中几乎含有所有种类的维生素,但含量差异较大。

(四)豆类

按照营养成分含量的不同,豆类可分为大豆和其他豆类,大豆包括黄豆、黑豆和青豆,蛋白质含量高达 35%～40%,脂肪 15%～20%,碳水化合物 20%～30%;其他豆类主要包括蚕豆、豌豆、绿豆、小豆和豇豆等，蛋白质含量为 13%～30%，脂肪 1%～2%，而碳水化合物含量高达 55%～65%。豆类是高蛋白、低脂肪、中等淀粉含量的食物，还含有丰富的矿物质和维生素，营养价值很高。豆类蛋白质是唯一的植物优质蛋白质，含人体所需的各种必需氨基酸，尤其是含有较高的赖氨酸，是谷类蛋白质互补的天然理想食物，但豆类中甲硫氨酸等含硫氨基酸含量较低。

（五）坚果类

坚果类主要包括葵花子、核桃、花生、松子和腰果等，是人们休闲、接待嘉宾和馈赠亲友的常见食品，尤其在节假日食用量较多。坚果中蛋白质含量 12%～25%，脂肪 44%～70%，属于高能量高脂肪食物，其中不饱和脂肪酸含量较高，同时富含矿物质、维生素 E 和 B 族维生素，每周吃适量的坚果有利于心脏健康。

 课堂活动

1. 蔬菜水果是维生素、矿物质、膳食纤维和植物化学物的重要来源。

 A. 正确　　　　B. 错误

2. 随着我国居民膳食模式的改变，动物性食物的摄入量逐渐降低。

 A. 正确　　　　B. 错误

三、膳 食 模 式

（一）膳食模式的概念及主要类型

膳食模式（dietary pattern）是指膳食中各类食物的种类、数量及其在膳食中所占的比重，或指以整体膳食成分组合而不是单一食物和营养物质的方式对膳食评估的描述。一般根据各类食物所提供能量及各种营养素的数量及其满足人体健康需要的程度来衡量膳食模式是否合理。

膳食模式是衡量一个国家或地区经济发展水平、社会文明程度和膳食质量的重要标志。世界不同地区的膳食模式与其地理、气候条件、经济发展、文化背景以及风俗习惯关系密切，也形成了独特的饮食文化和膳食模式。

常见的膳食模式主要有以下几种类型：

1. 以植物性食物为主的膳食模式　多见于亚洲、非洲部分发展中国家和地区，也称温饱膳食模式或东方膳食模式。以植物性食物为主，动物性食物为辅，膳食中富含蔬菜、水果、坚果和全谷物食品，精加工谷物、高糖食品、红肉和加工肉制品摄入较少，具有"三低一高"即低能量、低蛋白、低脂肪和高碳水化合物的特点，可降低相关慢性病的发病危险，但可致免疫力下降，感染性疾病风险增加。营养缺乏病是植物性为主膳食模式人群的主要营养问题。

2. 以动物性食物为主的膳食模式　多见于欧美发达国家如美国、加拿大、北欧、西欧诸国，又称西方膳食模式，属于营养过剩型的膳食模式。粮谷类食物相对较少，动物性食物比例较大，红肉、加工肉制品、黄油、油炸食品、高脂乳制品、甜食、精制谷物和高糖饮料摄入较多，具有"三高一低"即高能量、高脂肪、高蛋白质和低膳食纤维的特点。其优点是优质蛋白质占的比例高，营养缺乏性疾病相对少，缺点是容易出现肥胖、高血压、糖尿病和冠心病等营养过剩型慢性病。

3. 动植物性食物平衡的膳食模式　以日本为代表，也称日本膳食模式或营养均衡膳食模式。膳食中动、植物性食物比例适当。以鱼虾等海产品、大米、蔬菜、豆类、绿茶摄入较多为特点，能量摄入适中，介于东、西方膳食模式之间，有利于避免营养缺乏病和营养过剩性疾病。此类膳食模式已成为世界各国调整膳食模式的参考。

4. 地中海膳食模式　泛指希腊、西班牙、法国和意大利南部等处于地中海沿岸的南欧各国。①食物加工程度低而新鲜度高；②蔬菜、水果、全谷类、豆类和坚果摄入量较高；③奶制品、红酒和鱼类等海产品摄入适量；④肉类及其制品摄入量较低；⑤橄榄油为主要食用油。具有"三高一低"即高膳食纤维、高维生素、高单不饱和脂肪酸和低饱和脂肪的特点。地中海饮食可减少心血管疾病、2型糖尿病、代谢综合征、认知障碍和某些肿瘤的发病风险，被认为是一种健康的膳食模式被许多国家采用和推荐。

5. 素食模式　不包含动物性食物，即不食用肉、家禽、鱼及其制品，食用或不食用奶制品和蛋类。根据不同膳食组成，素食可分为生素食、半素食、纯素食、蛋素食、奶素食、蛋奶素食、鱼素食和果素食等类型。①生素食：仅摄入含新鲜未煮过的水果、坚果、种子和蔬菜，将所有食物均保持在天然状态；②半素食：指摄入红肉和禽肉的频率相对较低；③纯素食：排除一切动物源食物，只靠植物类食物维持生命；④蛋素食：素食含蛋类；⑤奶素食：素食含乳制品；⑥奶蛋素食：素食含蛋类也含乳制品；⑦鱼素食：可摄入鱼类，但不摄入其他肉制品；⑧果素食：仅摄入水果、坚果、种子及其他不对植物产生伤害的植物性食品。素食模式含更多的膳食纤维、镁、叶酸、维生素C、维生素E、n-6多不饱和脂肪酸、植物化学物和较低的胆固醇、饱和脂肪酸。素食者易出现缺铁性贫血、维生素B_{12}、钙、锌、优质蛋白的缺乏等。

（二）中国居民的膳食模式

中国居民的膳食模式有其自身特点，并随着社会经济发展、食物资源丰富和国际交流扩大不断发生变化。

1. 中国居民传统的膳食模式　20世纪80年代以前，中国居民的传统膳食以植物性食物为主，谷类、薯类和蔬菜的摄入量较高，动物性食物的摄入量较少，豆制品的总量不高且因地区而不同，尤其奶类的消费量在大多地区较低。此种膳食模式的特点是：①高碳水化合物：南方多以大米为主食，北方多以小麦粉为主食，谷类食物的供能比例占70%以上。②高膳食纤维：谷类食物和蔬菜中所含的膳食纤维丰富，因此我国居民膳食纤维的摄入量也很高。这是我国传统膳食模式最大的优势之一。③低动物脂肪：动物性食物的摄入量很少，动物脂肪的供能比例一般在10%以下。这种以植物性食物为主的膳食模式容易出现营养不良，但有利于预防糖尿病、心脑血管疾病等慢性疾病。

2. 中国居民膳食模式的现状及变化趋势　当前，中国居民的膳食仍然以植物性食物为主，动物性食物为辅。但随着经济的发展和人民生活水平的提高，中国居民的膳食模式逐渐发生变化，总的趋势是从高碳水化合物、高膳食纤维和低脂肪的传统膳食模式向高脂肪、高能量、低膳食纤维的方向改变。自2000年以来，中国居民膳食谷类、薯类和豆类食物的摄入量较以往均呈下降趋势，动物性食物尤其是奶类、蛋类和畜禽肉类摄入量呈上升趋势，蔬菜水果类摄入量略有下降，植物油呈增加趋势，食盐的摄入量有所下降但仍然处于较高水平。

因此，中国居民的膳食模式应在以植物性食物为主的基础上，增加蔬菜、水果、奶类和豆类及制品的消费，在贫困地区还应努力提高畜禽肉、蛋等动物性食物的消费。

拓展知识

东方健康膳食模式

《中国膳食指南科学研究报告（2021）》研究表明，我国居民在传统膳食模式的演变过程中逐渐形成了某些地域性的膳食模式，尤其是浙江、上海、江苏、广东、福建等地区的人群中超重肥胖、2型糖尿病、代谢综合征和脑卒中等疾病的发生风险均较低，心血管疾病和慢性疾病的病死率也较低，居民期望寿命较高。中国东南沿海很多地区社会经济发展综合水平较高，居民膳食营养状况相对较好，形成了东方传统膳食模式向东方健康膳食模式转变的良好范例。其主要特点是清淡少盐，食物多样，谷物为主，蔬菜水果充足，鱼虾等水产品丰富，奶类豆类丰富。

课堂活动

1. 中国居民传统膳食模式的特点是高碳水化合物、高膳食纤维和低动物脂肪。

　　A. 正确　　　　　B. 错误

2. 2000年以来，我国的膳食模式变化特点是动物性食物摄入量呈上升趋势，蔬菜水果类摄入量略有下降，植物油呈增加趋势，食盐的摄入量有所下降但仍然处于较高水平。

　　A. 正确　　　　　B. 错误

四、中国居民膳食指南与平衡膳食宝塔

（一）中国居民膳食指南

膳食指南（dietary guideline）是指政府部门或学术团体为引导国民合理膳食维持健康而提出的饮食建议，它是根据营养学的原则，结合各国的国情，教育人民群众合理选择与搭配食物，以达到合理营养促进健康的目的的指导性意见。中国居民膳食指南是健康教育和公共政策的基础性文件，是国家推动食物合理消费、提高国民健康素质、实施健康中国行动的重要措施。

1989 年我国首次发布了《中国居民膳食指南》，并分别于 1997、2007、2016 和 2022 年进行了修订。经过营养工作者的不懈努力，膳食指南得到了广泛的普及，在指导食品工农业生产、引导和教育人民群众采用平衡膳食、改善膳食模式、促进营养标准和营养政策的发展等方面起到了切实有效的作用，是国家推动食物合理消费、提高国民健康素质、实施健康中国行动和国民营养计划的重要技术支撑。

《中国居民膳食指南（2022）》由一般人群膳食指南、特定人群膳食指南和中国居民平衡膳食实践三部分组成。

1. 一般人群膳食指南　适用于 2 岁以上健康人群，结合我国居民的营养问题，提出了 8 条平衡膳食准则。

（1）食物多样，合理搭配：平衡膳食模式是保障人体营养和健康的基础，食物多样是平衡膳食模式的基本原则；坚持谷类为主的平衡膳食模式；每天的膳食应包括谷薯类、蔬菜水果类、畜禽鱼蛋奶类和豆类食物；平均每天摄入 12 种食物，每周 25 种以上，合理搭配；每天摄入谷类食物 200～300g，其中包括全谷物和杂豆类 50～150g，薯类 50～100g。

（2）吃动平衡，健康体重：吃和动是保持健康体重的关键，各年龄段人群都应天天进行身体活动，保持健康体重；食不过量，保持能量平衡；坚持日常身体活动，每周至少进行 5d 中等强度的身体活动，累计 150min 以上，主动身体活动最好每天 6 000 步；鼓励适当进行高强度有氧运动，加强抗阻运动，每周至少 2～3d；减少久坐时间，每小时起来动一动。

（3）多吃蔬果、奶类、全谷、大豆：蔬菜水果、全谷物和奶制品是平衡膳食的重要组成部分，坚果是膳食的有益补充；餐餐有蔬菜，保证每天摄入不少于 300g 的新鲜蔬菜，深色蔬菜应占 1/2；天天吃水果，保证每天摄入 200～350g 新鲜水果，果汁不能代替鲜果；吃各种各样的奶制品，摄入量相当于每天 300ml 以上的液态奶；经常吃全谷物、大豆制品，适量吃坚果。

（4）适量吃鱼、禽、蛋、瘦肉：鱼、禽、蛋类和瘦肉摄入要适量，平均每天 120～200g；每周最好吃鱼 2 次或 300～500g，蛋类 300～350g，畜禽肉 300～500g；少吃深加工肉制品；鸡蛋营养丰富，吃鸡蛋不弃蛋黄；优先选择鱼，少吃肥肉、烟熏和腌制肉制品。

（5）少盐少油，控糖限酒：培养清淡饮食习惯，少吃高盐和油炸食品；成人每天食盐不超过 5g，烹调油 25～30g；控制添加糖的摄入量，每天不超过 50g，最好控制在 25g 以下；反式脂肪酸每天摄入量不超过 2g；儿童少年、孕妇、乳母及慢性病患者不应饮酒，成人如饮酒，一天饮用的乙醇量不超过 15g。

（6）规律进餐，足量饮水：规律进餐是合理膳食的前提，应合理安排一日三餐，定时定量，不漏餐，每天吃早餐；规律进餐、饮食适度，不暴饮暴食、不偏食挑食、不过度节食；足量饮水，少量多次；在温和气候条件下，低身体活动水平成年男性每天喝水 1 700ml，成年女性每天喝水 1 500ml；推荐喝白水或茶水，少喝或不喝含糖饮料，不用饮料代替白水。

（7）会烹会选，会看标签：在生命的各个阶段都应做好健康膳食规划；认识食物，选择新鲜的、营养素密度高的食物；学会阅读食品标签，合理选择预包装食品；烹饪是合理膳食的重要组成部分，要学习烹饪、传承传统饮食，享受食物天然美味；在外就餐，不忘适量与平衡。

（8）公筷分餐，杜绝浪费：选择新鲜卫生的食物，不食用野生动物；食物制备生熟分开，熟食二次加热要热透；讲究卫生，从分餐公筷做起；珍惜食物，按需备餐，提倡分餐不浪费；做可持续食物系统发展的践行者。

2. 特定人群膳食指南　特定人群的膳食指南是在一般人群膳食指南的基础上，对其膳食选择提出的补充指导，包括孕妇、乳母膳食指南、婴幼儿喂养指南、儿童膳食指南、老年人膳食指南和素食人群的膳食指南。

 拓展知识

《中国居民膳食指南（2022）》建议的每天摄入食物的种类

食物类别	平均每天摄入的种类数	平均每周至少摄入的种类数
谷类、薯类、杂豆类	3	5
蔬菜、水果	4	10
畜、禽、鱼、蛋	3	5
奶、大豆、坚果	2	5
合计	12	25

（二）中国居民平衡膳食宝塔

中国居民平衡膳食宝塔（Chinese Food Guide Pagoda）是根据《中国居民膳食指南（2022）》的准则和核心推荐，结合中国居民膳食的实际情况，把平衡膳食的原则转化为各类食物的数量和所占比例并以宝塔图的形式形象地表现出来，便于人们在日常生活中实行。

中国居民平衡膳食宝塔形象化地组合，遵循了平衡膳食的原则，体现了在营养上比较理想的基本食物构成。宝塔共分5层，各层面积大小不同，体现了5大类食物和食物量的多少。5大类食物包括谷薯类、蔬菜水果、畜禽鱼蛋奶类、大豆和坚果类以及烹调用油盐。食物量是根据不同能量需要量水平设计，宝塔旁边的文字注释，标明了在1 600～2 400kcal能量需要量水平时，一段时间内成年人每人每天各类食物摄入量的建议值范围。

中国居民平衡膳食宝塔（2022）（图4-1）：①第一层为谷薯类食物：成人每人每天摄入谷类200～300g，其中包含全谷物和杂豆类50～150g；另外薯类50～100g，从能量角度相当于大米15～35g；②第二层为蔬菜水果：成年人每天蔬菜摄入量至少达到300g，水果200～350g，深色蔬菜占总体蔬菜摄入量的1/2以上；③第三层为鱼、禽、肉、蛋等动物性食物：每天畜禽肉的摄入量为40～75g，每天1个鸡蛋（相当于50g左右），鱼、虾、蟹和贝类每天摄入量为40～75g；④第四层为奶类、大豆和坚果：每天应摄入至少相当于鲜奶300g的奶类及奶制品，大豆和坚果摄入量共为25～35g，其中坚果每周摄入70g左右（相当于每天10g左右）；⑤第五层为烹调油和盐：成年人平均每天烹调油不超过25～30g，食盐摄入量不超过5g。

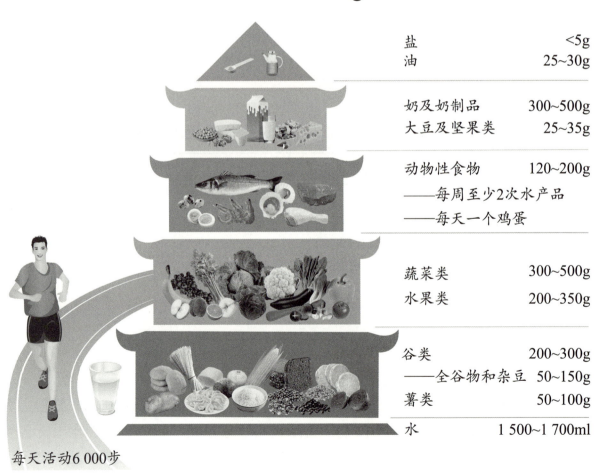

图4-1　中国居民平衡膳食宝塔（2022）

简述《中国居民膳食指南（2022）》的8条膳食准则是什么？

五、营养调查与评价

（一）营养调查

营养调查（nutrition survey）是指运用各种手段准确了解某人群或个体各种营养指标的水平，以判定其营养和健康状况。我国分别于1959年、1982年、1992年、2002年和2012年进行了五次全国营养调查。

营养调查的目的：①是了解不同地区、年龄和性别人群的能量和营养素摄入情况；②了解与能量和营养素摄入不足、过剩有关的营养问题分布和严重程度；③分析营养相关疾病的病因、影响因素；④监测膳食模式变迁及发展趋势；⑤为某些营养相关工作或研究提供居民营养与健康状况数据；⑥为国家或地区制定营养政策、法规、标准、干预策略及发展规划提供科学依据。

营养调查的内容主要由4部分组成：①膳食调查；②体格测量；③营养相关疾病的临床检查；④人体营养水平的实验室检测。

1. 膳食调查　膳食调查是指了解一定时期内被调查对象通过膳食所摄取的能量及各种营养素的数量和质量，据此判断被调查对象能量和营养素需求得到满足的程度。膳食调查通常采用的方法有称重法、记账法、回顾法、食物频率法和化学分析法。

（1）称重法：用于个人、家庭或集体单位的膳食调查方法，该方法准确细致，但耗费人力和物力，不宜对较大人群进行调查。在调查期内统计每餐用餐人数，称量被调查单位每餐各种食物的生重、熟重以及剩余食物量，最终得出每人每天摄入的各种食物生重，参照食物成分表计算出能量和各种营养素的摄入量。

（2）记账法：适用于有明细账目且用餐人数准确的集体单位，过程相对简便，节省人力和物力，可用于大样本调查。通过查账或记录一段时期内各种食物消耗总量和用餐的人日数，计算出平均每人每日食物的消耗量。

（3）回顾法：由受试者尽可能准确地回顾调查前一段时间，如前一日至数日的食物消耗量。回顾调查前一日的食物消耗情况，称为24h膳食回顾法，是目前最常用的一种膳食调查方法。该方法简便易行，但所得资料比较粗略，有时需要借助食物模具或食物图谱以提高其准确性。

（4）食物频率法：该法是收集被调查者在过去一段时间（数周、数月或数年）内各种食物消费频率及消费量，从而获得个人长期食物和营养素平均摄入量。该方法能迅速得到通常食物摄入种类和摄入量，反映长期营养素摄入模式，可以作为研究膳食模式与慢性病关系的依据,其结果也可作为在群体中进行膳食指导、宣传教育的参考。

（5）化学分析法：该法主要目的不仅要收集食物消费量,还要在实验室测定被调查对象一日内全部食物的营养素成分,准确获得各种营养素的摄入量。该方法的优点是能够得出食物中各种营养素的实际摄入量,缺点是操作复杂,费用高,除非特殊情况需要精准测定,一般不用。

2. 体格测量　常用的体格测量指标包括身高、体重、上臂围、腰围、臀围和皮褶厚度等,其中身高和体重是体格测量资料中最基础的数据,在反映人体营养状况上比较确切。常用体格测量的评价指标有体质指数（body mass index, BMI）、肥胖度、腰围和腰臀比等（详见第三节营养与疾病中肥胖的诊断）。

3. 营养相关疾病的临床检查　临床检查的目的是根据症状和体征判断是否存在营养不足或过剩所致的营养相关疾病,并明确其严重程度。检查者运用自己的感官或借助于传统的检查器具,采用最基本的检查方法来了解被检查者营养与健康状况,其目的是观察被检查者与营养状况有关的症状、体征,尤其是营养缺乏病的常见体征等,以收集被检查者营养及健康状况的资料,从而作出营养相关疾病的临床诊断。

4. 人体营养水平的实验室检测　为深入了解人群的营养与健康状况,分析营养相关疾病的病因和影响因素,可针对性地采集生物样本进行人体营养水平的实验室检测,其目的是通过检测人体生物样本中营养素或其代谢产物的水平以发现可能的营养素缺乏,特别是亚临床缺乏,从而有效预防营养相关疾病的发生和发展。

（二）营养评价

根据营养调查结果,结合我国居民营养与健康评价标准,对营养调查结果进行综合评价,内容主要包括:

1. 膳食模式　膳食模式与食物的分类有关,可根据研究目的和需要对食物进行分类划分。实际应用中常以"中国居民平衡膳食宝塔"为依据,对被调查人群的膳食模式进行评价。

2. 能量和营养素摄入量　依据膳食营养素参考摄入量,将调查人群的能量和各种营养素的摄入量与其推荐量比较,评价其能量和营养素得到满足的程度。

3. 能量、营养素的食物来源及三餐能量分配比例　三大产能营养素提供的能量占总能量的比例是否合理;豆类、动物性食物提供的优质蛋白质占总蛋白质的比例;膳食铁的食物来源是否合理等;一日三餐的能量分配比例是否合理。

4. 其他　机体发育状况、营养相关性疾病的种类、发病率、原因和发展趋势;各种人群中有无倾向性的营养问题失调趋势;儿童青少年发育趋势及原因分析;全国或地区原有的营养问题的解决程度;针对调查新发现问题的解决办法、政策措施建议等。

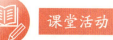
课堂活动

简述营养调查的主要内容有哪些方面？

第三节　营养与疾病

　　合理膳食是健康的基石，而营养失衡可导致一系列营养相关性疾病的发生发展。营养相关性疾病是指多种原因引起的机体营养缺乏、过剩或营养代谢异常的一类疾病，常见的有蛋白质 - 能量营养不良、糖尿病、肥胖病、心血管疾病、肿瘤等。随着社会经济的发展与人们生活方式的改变，营养相关性疾病的发病率逐渐增加，已成为威胁人类健康的重要公共卫生问题。

拓展知识

我国亟待解决的营养健康问题

　　《中国居民膳食指南科学研究报告（2021）》分析了我国居民膳食与营养健康现况及问题，指出膳食不平衡的问题仍突出高油高盐摄入普遍存在。尤其受社会经济发展水平不平衡、人口老龄化和不健康饮食生活方式等因素的影响，我国仍存在一些亟待解决的营养健康问题。①膳食不平衡的问题突出，成为慢性病发生的主要危险因素：高油高盐摄入在我国仍普遍存在，青少年含糖饮料消费逐年上升，全谷物、深色蔬菜、水果、奶类、鱼虾类和大豆类摄入普遍不足；②居民生活方式明显改变，身体活动总量下降，能量摄入和消耗控制失衡，超重肥胖成为重要公共卫生问题，膳食相关慢性病问题日趋严重；③城乡发展不平衡，农村食物结构有待改善：农村居民奶类、水果、水产品等食物的摄入量仍明显低于城市居民，油盐摄入、食物多样化等营养科普教育急需下沉基层；④婴幼儿、孕妇、老年人等重点人群的营养问题应得到特殊的关注；⑤食物浪费问题严重，居民营养素养有待提高。

一、蛋白质 - 能量营养不良

　　蛋白质 - 能量营养不良（protein-energy malnutrition，PEM）是由于蛋白质和／或能量长期摄入不足所引起的营养缺乏病，是世界上常见的营养缺乏病之一，在成人和儿童中均有发生，处于生长发育期的儿童最为敏感，是导致全球 5 岁以下儿童死亡的重要原因。PEM 主要因疾病和营养不良引起，但大多数由贫困和饥饿引起，是所有营养缺乏病中最致命的一种，是世界许多发展中国家面临的一个重要公共卫生问题。

营养缺乏病(nutritional deficiency diseases)是指长期严重缺乏一种或多种营养素而出现的各种相应临床表现或病症。营养缺乏病的原因是多方面的,概括起来主要有五个方面:①自然或人为因素导致食物供应不足;②食物中缺乏或饮食习惯烹调方法不科学导致营养素缺乏;③营养素吸收利用障碍;④特殊生理病理原因导致营养素的需要量增加;⑤营养素的破坏或丢失增加。

 课堂活动

简述营养缺乏病的主要原因有哪些?

(一)PEM 的临床表现

PEM 的临床表现因个体差异、严重程度、发病时间等因素而不同。主要表现为体重不增和减轻、皮下脂肪减少或消失、全身各器官系统不同程度的功能紊乱,临床上可分为水肿型(kwashiorkor)、消瘦型(marasmus)和混合型(marasmic-kwashiorkor)三种类型。

1. 水肿型 水肿型 PEM 是能量摄入基本能满足需要而蛋白质严重不足的营养缺乏病,常发生在饥饿和食物供应不足的地区。主要表现为水肿、皮肤改变、头发改变、黏膜损伤、腹泻和表情冷漠等。

2. 消瘦型 消瘦型 PEM 是蛋白质和能量摄入均严重不足的营养缺乏病,可见于任何严重营养不良人群,但多见于婴幼儿。患儿生长发育迟缓、消瘦无力和贫血、抵抗力下降、体重降低,严重者出现"皮包骨",外貌似"小老头"。

3. 混合型 以上两种情况并存即出现混合型 PEM,患者有水肿、皮下脂肪消失、肌肉萎缩、明显消瘦、生长迟缓等表现。

(二)PEM 的治疗

PEM 的患者应采取综合治疗,提供充足的蛋白质和能量,全面改善营养,纠正并发症,逆转病情的发展。

1. 补充蛋白质和能量,全面改善营养 PEM 患者摄入的蛋白质和能量应比正常人高,水肿型患者要增加优质蛋白质食物的供给,消瘦型患者还要多摄入高能量食物以利恢复。注意蛋白质和能量要同时补充和逐步地增加,对婴幼儿尽量保证母乳喂养。

PEM 患者体内常出现钾、镁丢失而钠潴留,还要注意钾和镁的补充,还应补充足够的维生素,尤其是维生素 A。

根据患者疾病及胃肠道功能等情况合理选择营养补充途径。胃肠道功能好的患者尽量选择口服补充的方法;胃肠道功能好但不能正常进食者,可选择管饲;胃肠功能严重障碍者应选择静脉营养支持。

2. 纠正并发症 临床上一些患者并非死于饥饿而是死于并发症和电解质紊乱。对严重 PEM 患者用常规方法判断有无脱水很难，可根据患者的口唇、皮肤干燥，低血压，肢冷、尿量少等加以考虑。液体的补充应保证患者有足够的尿量，儿童至少每 24h200ml，成人 500ml。世界卫生组织（WHO）推荐口服补盐溶液，每升含氯化钠 3.5g，枸橼酸钠 2.9g（或碳酸氢钠 2.5g）、氯化钾 1.5g、葡萄糖 20g（或蔗糖 40g）。频繁呕吐或腹胀者应静脉输液，密切监护患者，根据病情、化验结果调整液体组成、输液量和输液速度。

合并低血糖时应静脉注射高渗葡萄糖，也可早期给予含葡萄糖的膳食，以少量多餐为好。有贫血的患者应口服铁剂和维生素 C，严重者可以多次少量输血。还要重视感染、心力衰竭等并发症的处理。

3. 群体 PEM 儿童的处理　一定年龄的患儿，轻度 PEM 患者仅进行膳食指导，提供合理膳食即可矫正。严重的 PEM 则需按照常规方法进行治疗。对于大面积范围内有轻度 PEM 的人群，可通过营养教育指导，全面改善营养，同时针对该人群研制矿物质和维生素强化食品、赖氨酸强化谷类食物等，以保证蛋白质、维生素和矿物质的供给，同时，制定有关政策促使有关防治措施的落实。

（三）PEM 的预防

1. 合理膳食　能量和蛋白质在维持生命与健康方面发挥着重要作用，人体每天都要通过膳食摄入足量的能量和蛋白质，并注意充分发挥蛋白的互补作用，全面改善机体的营养与健康状况。可将多种植物性食物与植物性食物、植物性食物与动物性食物、动物性食物与动物性食物混合食用，以提高膳食蛋白质的营养价值。同时，PEM 患者常常伴有其他营养素的缺乏，尤其是维生素和矿物质也要视情况及时加以补充。

2. 减少感染　PEM 儿童容易感染，而感染的儿童又容易患 PEM，因此要及时诊断、治疗 PEM 和感染。已发生 PEM 的患者，要注意预防呼吸道和消化道感染，尽早诊断和治疗。发生腹泻的儿童应先找出病原，及时处理，尽早给予口服补液，喂养适合腹泻儿童的食品，预防 PEM 的发生。

3. 社会营养措施　国家或地区要积极采取政策约束和行动，推动 PEM 的预防工作，组织医师、营养师、公共健康工作者及教育者积极参与到 PEM 的防治中，针对 PEM 人群采取切实有效的营养措施和公共保健措施。同时，还要关注儿童的护理质量和相关人员的营养健康教育。

二、营养与代谢性疾病

代谢活动是人体基本的生命活动，是维持机体功能的基础。当体内某些物质代谢出现异常就会导致代谢性疾病的发生。人体的代谢活动受多种因素的影响，包括饮食因素、环境因素、运动等。随着人们生活环境及生活习惯的变化，代谢性疾病的发病率越来越高。

（一）肥胖

1. 概述　肥胖（obesity）是由多因素引起的慢性代谢性疾病，是体内脂肪堆积过多和／或分布异常所致体重增加达到危害健康程度的疾病。肥胖既是一个独立的疾病，又是糖尿病、心血管病和某些癌症的危险因素。随着经济的发展和生活方式的巨大改变，全球范围内肥胖的发病率不断攀升，肥胖及其相关疾病已成为全球性的重大公共卫生问题。研究表明，当前中国肥胖人口已接近1亿，占全国总人口的7%以上，成为全球肥胖人口最多的国家。

2. 肥胖的诊断　诊断肥胖常用体格测量的方法，常用的诊断指标包括身高标准体重、BMI、腰围和腰臀比、皮褶厚度等。

（1）身高标准体重：身高标准体重或称为理想体重，是WHO推荐的传统上常用的衡量成人肥胖的指标。

$$身高标准体重(kg) = 身高(cm) - 105$$

$$肥胖度(\%) = \frac{实际体重(kg) - 身高标准体重(kg)}{身高标准体重(kg)} \times 100\%$$

判断标准：肥胖度 < −10% 为消瘦；−10% ≤ 肥胖度 < 10% 为正常；10% ≤ 肥胖度 < 20% 为超重；肥胖度 ≥ 20% 为肥胖。

（2）BMI：BMI是评价肥胖最常用的指标之一。该指标考虑了身高和体重两个因素，常用来对成人体重过低、超重和肥胖进行分类。

$$BMI = 体重(kg)/[身高(m)]^2$$

对某些特殊人群，BMI就不能准确地反映超重和肥胖的程度，因为虽然肥胖和超重都是机体能量正平衡的结果，但它们却是两个有着不同内涵的概念。肥胖可导致过重，但运动员及体力劳动者则往往不是由于肥胖而是因肌肉发达所致过重；反之，一些平日不爱活动或活动量极小的所谓"虚胖"的人，虽不超重，也不排除体脂的过度积聚。即肥胖不一定就超重，超重也不一定就肥胖，用仪器测定体脂百分含量更有助于判断肥胖的程度。

目前不同的地区、组织对BMI的划分标准不一（表4-3～表4-5）。

表4-3　2000年WHO对成人BMI的划分标准

分类	BMI/(kg·m^{-2})
低体重（营养不足）	< 18.5
正常范围	18.5～25.0
超重	≥ 25.0
肥胖前状态	25.0～30.0
一级肥胖	30.0～35.0
二级肥胖	35.0～40.0
三级肥胖	≥ 40.0

表4-4 2002年WHO提出的亚洲成人BMI的划分标准

分类	BMI/(kg·m^{-2})
体重过低	< 18.5
正常范围	18.5～23.0
超重	≥ 23.0
肥胖前状态	23.0～25.0
一级肥胖	25.0～30.0
二级肥胖	≥ 30.0

表4-5 2003年中国肥胖问题工作组提出的中国成人BMI划分标准

分类	BMI/(kg·m^{-2})
体重过低	< 18.5
体重正常	18.5～24.0
超重	24.0～28.0
肥胖	≥ 28.0

（3）腰围（waist circuit，WC）和腰臀比（waist-to-hip ratio，WHR）：WHO推荐的判断标准：男性WC ≥ 102cm、女性 ≥ 88cm为中心型肥胖；男性WHR ≥ 0.9、女性 ≥ 0.8为中心型肥胖。我国推荐的判断标准为：男性WC ≥ 90cm、女性 ≥ 85cm为中心型肥胖；男性WHR ≥ 0.9、女性 ≥ 0.85为中心型肥胖。

（4）皮褶厚度（skin-fold thickness）：临床上常以肩胛下和上臂肱三头肌腹处皮褶厚度之和来判断机体是否肥胖，一般不单独作为判断肥胖的标准，而是和身高标准体重结合起来使用。判断标准是：凡肥胖度 ≥ 20%，且两处皮褶厚度 ≥ 80%，或其中一处皮褶厚度 ≥ 90%者即可判断为肥胖；凡肥胖度 < 10%，无论两处的皮褶厚度如何，均不判断为肥胖。

（5）体脂百分比：体脂百分比是指脂肪组织重量占体重的百分比，是判断肥胖的直接指标，被称为肥胖诊断的"金标准"。

其计算公式：体内脂肪比率（%）= 体内脂肪量（kg）/ 体重（kg）× 100%

WHO规定：成年男性体脂率 ≥ 25%，成年女性 ≥ 35%判定为肥胖。

请根据自己的身高、实际体重,计算自己的身高标准体重、肥胖度和 BMI,并判断自己的营养状况。

3. 肥胖的营养防治 肥胖的营养防治措施,首要的任务是加大肥胖对机体健康危害的宣传教育,尤其要提高患者及其家属对肥胖症危害性的正确认知,引导其改变饮食和运动习惯,持之以恒地采取健康的生活方式,合理膳食,减少能量摄入和增加能量消耗,强调行为、饮食和运动等生活方式的矫正仍是肥胖的基础治疗手段。

(1)控制总能量的摄入:肥胖发生的根本原因是能量摄入大于消耗,因此控制总能量的摄入是肥胖防治的最根本措施。膳食供给的能量必须低于机体实际消耗的能量,这样才能促使体内长期储存的多余脂肪被代谢,直至体重恢复到正常水平。

依据肥胖程度考虑每天能量供给量的最低值。一般轻度肥胖的成年人,在正常能量供给基础上按照每天减少 125～150kcal 的标准确定其一日的能量供给;中度肥胖者,按照每天减少 150～500kcal 的标准供给;重度肥胖者,按照每天减少 500～1 000kcal 的能量供给;少数极度肥胖者,按照每天低于 800kcal 的极低能量膳食进行短时间治疗,同时进行密切的医学监测;婴幼儿或儿童出现的轻中度肥胖,可不按照严格的膳食调整方案进行治疗,也不要求绝对限制能量摄入。但对于中重度肥胖儿童,其膳食能量摄入也应予以适当限制。

控制能量摄入一定要循序渐进,使体重逐步降低。能量减少过多或过快,不仅会影响或损害身体健康,而且难以坚持,依从性差。减重的速度也因人而异,通常以每周减重 0.5～1kg 为宜。一般 6 个月内体重降低 5%～15% 是可行且有利于维持健康状态的减重目标,对于重度肥胖者来说,体重在 6 个月内可降低 20%。

(2)调整膳食模式和营养素的摄入:在控制总能量摄入的基础上,调整膳食模式和营养素摄入的比例,促进体重的降低,还可有效预防肥胖的发生。

1)调整宏量营养素的构成比例和来源:采用高蛋白、低脂肪、低碳水化合物的膳食模式,其中蛋白质供能比为 20%～25%、脂肪为 20%～30%、碳水化合物为 45%～50%,注意多摄入优质蛋白质,含嘌呤高的动物内脏等加以限制,脂肪可选用含单不饱和脂肪酸和多不饱和脂肪酸丰富的油脂和食物,少用富含饱和脂肪酸的动物油脂和食物,碳水化合物应选用谷类食物,多选择杂粮,严格限制精制糖和含糖饮料及零食。

2)保证维生素和矿物质的摄入:维生素和矿物质的摄入不仅有助于减重,还能改善代谢紊乱。新鲜的蔬菜水果含丰富的维生素和矿物质,能量含量一般较低且饱腹效果好,一般不宜过分限制。

3）增加膳食纤维和无能量液体的摄入：富含膳食纤维的食物对健康有益，尤其对肥胖者，每天膳食纤维的供给量应在25～30g为宜。膳食纤维含量高的食物有粗粮、蔬菜和水果等。

4）合理分配三餐及烹调：一般一日三餐，鼓励少量多餐。三餐的食物能量分配可按早：中：晚为3：4：3的比例进行调整。动物性蛋白和脂肪含量多的食物尽量安排在早餐和午餐，晚餐以清淡为主，利于消化。膳食的烹调方法宜采用蒸、煮、烧、氽等少油或无油的烹调方法，忌用油煎和炸的方法，减少食盐的用量。

（3）增加体力活动：科学合理的营养治疗联合运动干预仍是目前最有效、最安全的基础治疗方法。运动不仅可增加能量消耗，还可防止体重反弹、改善代谢紊乱、改善心情和健康状态、预防多种慢性病、改善心肺功能、增加对膳食治疗的依从性。规律的、中等强度的有氧运动是控制体重的有效方法，建议每周增加有氧运动至150min以上或每周200～300min更高水平的身体活动。运动的形式和运动量应根据个人的年龄、兴趣、身体状况而定。

（二）糖尿病

1. 概述　糖尿病（diabetes mellitus，DM）是一组胰岛素分泌和/或胰岛素作用障碍而引起的以高血糖为特征的疾病，其典型的临床表现是"三多一少"，即多饮、多食、多尿和体重减少。长期的碳水化合物、脂肪、蛋白质、水及电解质代谢紊乱可引起多系统的损伤，导致眼、肾、神经、心脏、血管等组织器官慢性进行性病变，已成为严重影我国居民健康的主要公共卫生问题。

2. 糖尿病的诊断　WHO于1999年制定的标准，我国亦采用此标准（表4-6）。

表4-6　不同血糖状态和血糖诊断标准值

血糖状态分类	静脉血糖/(mmol·L⁻¹)	
	空腹血糖	口服75g葡萄糖后2h血糖
正常血糖	＜6.1	＜7.8
糖尿病	≥7.0	≥11.1
空腹血糖受损	6.1～＜7.0	＜7.8
糖耐量受损	＜7.0	7.8～＜11.0

3. 糖尿病的营养防治　糖尿病应采取综合防治措施，主要包括营养治疗、合理运动、药物治疗、健康教育及自我监测等，其中营养治疗是控制糖尿病最基本、最有效的治疗措施之一。

（1）合理控制总能量：控制能量摄入是糖尿病饮食调控的主要原则，能量供给以能维持或略低于理想体重为宜。

（2）适宜的碳水化合物：碳水化合物是能量的主要来源，也是影响餐后血糖最重要的饮食因素。充足的碳水化合物可以减少体内脂肪和蛋白质的分解，但摄入过多也会使血糖升高，增加胰岛的负担。

另外，可溶性膳食纤维能吸水膨胀，有饱腹作用，且能吸附并延缓碳水化合物在消化道的吸收，使餐后血糖和胰岛素水平降低，还有降低胆固醇的作用。不溶性膳食纤维能促进胃肠蠕动，加快食物通过肠道，减少吸收，间接缓解餐后血糖升高和减肥的作用，建议膳食纤维成人每天摄入量为 25～30g/d。

（3）限制脂肪和胆固醇：高脂膳食可损害糖耐量，促进肥胖和心血管病等的发生，应限制脂肪摄入量尤其是饱和脂肪酸，胆固醇摄入量应低于 300mg/d。

（4）适量的蛋白质：糖尿病患者机体糖异生作用增强，蛋白质消耗增加，易出现负氮平衡，为维持肌肉的体积和能量消耗的需要，应保证蛋白质的摄入量，约占总能量的 15%～20%，其中至少 30% 来自高生物价的蛋白质，如奶、蛋、瘦肉及大豆制品。

（5）充足的维生素和矿物质：糖尿病患者因主食和水果摄入量受限，且体内物质代谢相对旺盛，容易出现维生素和矿物质的缺乏，尤其是 B 族维生素、维生素 C、维生素 D 以及铬、锌、硒、镁等矿物质，建议从食物中摄取或根据营养评估结果适量补充。

（6）合理安排饮食及餐次：每日可按 3～6 餐，尽量定时、定量，少量多餐。早、中、晚三餐能量按 25%、40%、35% 的比例分配。在合理控制总能量基础上，适当增加餐次有利于改善糖耐量并可预防低血糖的发生。

 课堂活动

简述糖尿病的综合防治措施有哪些？

 拓展知识

中国糖尿病膳食指南（2017）

①吃、动平衡，合理用药，控制血糖，达到或维持健康体重；②主食定量，粗细搭配，全谷物、杂豆类占 1/3；③多吃蔬菜，水果适量，种类、颜色要多样；④常吃鱼禽，蛋类和畜肉适量，限制加工肉类吃畜肉，减少肥肉摄入；⑤奶类豆类天天有，零食加餐合理选择；⑥清淡饮食，足量饮水，限制饮酒；⑦定时定量，细嚼慢咽，注意进餐顺序；⑧注重自我管理，定期接受个体化营养指导。

三、营养与心血管疾病

心血管疾病是指各种因素影响心脏和血管功能而发生的疾病，严重危害人类的健康，是全球的首要死因，也是导致我国居民死亡的最主要病因。心血管疾病的发生发展与高速增长的经济生活水平密切相关，随着人们饮食结构和生活方式的改变，能量的摄入越来越多，运动的消耗越来越少，不平衡的营养搭配成为心血管疾病发生发展的主要原因之一。

（一）冠心病

1. 概述　冠状动脉血管发生动脉粥样硬化性病变，引起血管腔狭窄或阻塞，造成心肌缺血、缺氧或坏死而导致的心脏病即为冠心病（coronary heart disease，CHD）。冠心病严重危害人类健康，是全世界主要死亡原因之一。近年来我国冠心病的发病和病死率迅速上升，居高不下。冠心病是基因与环境多因素联合作用导致的慢性病，合理的膳食营养和身体活动可降低冠心病的发病风险。

2. 冠心病的营养防治　冠心病的营养防治原则是在平衡膳食的基础上，控制总能量和总脂肪，限制饱和脂肪酸和胆固醇，保证充足的膳食纤维和多种维生素，保证适量矿物质和抗氧化营养素的摄入。

（1）膳食均衡，控制总能量：调整膳食模式，做到均衡膳食。食物多样、谷类为主，控制精白米面的摄入，多吃粗粮，粗细搭配，常吃奶类、豆类或其制品以及适量的鱼、禽、蛋和瘦肉等。总脂肪摄入不超过总能量的 30%，饱和脂肪酸不超过 10%，反式脂肪酸不超过 10%，胆固醇不超过 300mg/d，盐不超过 6g/d。控制总能量的摄入，保持能量摄入与消耗平衡，适当增加运动，保持理想体重。

（2）提高植物性蛋白质的摄入，减少甜食：提高植物性蛋白质摄入，如豆类及制品，限制单糖和双糖的摄入，少吃甜食、控制含糖饮料摄入。

（3）摄入充足的膳食纤维：膳食纤维在肠道与胆汁结合，可减少脂类的吸收，降低胆固醇水平，同时降低血胰岛素水平，提高机体胰岛素敏感性，有利于脂类代谢调节。

（4）保证充足的维生素和微量元素的摄入：维生素 E 和很多水溶性维生素及微量元素具有改善心血管功能的作用，特别是维生素 E、维生素 C 具有抗氧化作用，应多食用新鲜的蔬菜和水果。

（5）良好的生活方式及饮食习惯：饮食清淡、少量多餐、避免过饱、戒烟、限酒，忌浓茶，适当体力活动，减少精神压力。

（二）高血压

1. 概述　高血压是最常见的心血管病，是全球范围内的重大的公共卫生问题，不仅患病率高、致残率高、病死率高，而且可引起心、脑、肾并发症，是冠心病、脑卒中和早死的主要危险因素。

2. 高血压的诊断　高血压的诊断主要根据体循环动脉收缩压和／或舒张压的测量

结果。在未使用降压药的情况下，非同日 3 次测量诊室血压，收缩压 ≥ 130mmHg 和 / 或舒张压 ≥ 80mmHg 即可诊断为高血压。

《中国高血压防治指南》（2018 年修订版）将成人血压进行了分类，结果见表 4-7。

表 4-7　血压水平的分类

类别	收缩压 /mmHg	舒张压 /mmHg
理想血压	＜ 120 和	＜ 80
正常高值	120～140 和 / 或	80～90
1 级高血压（轻度）	140～160 和 / 或	90～100
2 级高血压（中度）	160～180 和 / 或	100～110
3 级高血压（重度）	≥ 180 和 / 或	≥ 110
单纯收缩期高血压	≥ 140 和	＜ 90

注：当收缩液和舒张压分属于不同的级别时，以较高的分级为准。

3. 高血压的营养防治　广泛开展健康宣传教育，使广大群众对高血压有明确的认识，对与其密切相关的生活习惯、膳食行为等有充分的了解。

（1）限制钠盐摄入量：限制钠盐的摄入是膳食营养防治高血压的重要措施。主要措施有：①尽可能减少烹调用盐，建议使用可定量的盐勺；②减少味精、酱油、豆瓣酱等含钠盐调味品的用量；③少吃或不吃含钠盐量较高的各类加工食品，如咸菜、火腿、香肠等；④肾功能良好者，可选用含钾的烹调用盐。

（2）增加钾、钙和镁的摄入：高血压患者应增加含钾丰富食物的摄入，如新鲜蔬菜、水果和豆类。中国营养学会提出成人预防非传染性慢性病钾的建议摄入量为 36 000mg/d，提倡多摄入含钙丰富的食物，如奶和奶制品，以及含镁丰富的食品，如各种干豆、鲜豆、蘑菇和桂圆等。

（3）限制脂肪摄入：脂肪摄入不超过总能量的 30%，每天烹调油为 25～30g。

（4）限制含糖饮料和高糖食品：建议每天摄入添加糖提供的能量不超过总能量的 10%，成人每天添加糖摄入量控制在 25～50g/2 000kcal 以内。

（5）戒烟和限制饮酒：健康人群和高血压患者均应戒烟和避免被动吸烟。过量饮酒显著增加机高血压的发病风险，建议高血压患者不饮酒。如饮酒则应少量并选择低度酒，避免饮用高度烈性酒，每天乙醇摄入量不超过 15g。

课堂活动

简述高血压的营养治疗的内容。

四、营养与癌症

癌症是危害人类健康和生命的重大公共卫生问题,已成为人类第二大死因。癌症对健康和经济发展影响很大,也给患者、家庭、社会和政府带来重大挑战。WHO 指出,约三分之一的癌症死亡是由于 5 种不良行为和膳食因素,分别是高 BMI、水果蔬菜摄入量低、缺乏身体活动、使用烟草及过量饮酒。其中,使用烟草是最重要的致癌危险因素。超重和肥胖会增加许多癌症的风险,目前肥胖全球流行,超重肥胖可能会超过吸烟而成为癌症的头号危险因素。预防癌症是 21 世纪最重要的公共卫生挑战之一,通过改善体重、行为生活方式和膳食因素来预防癌症显得尤为重要。

1. 概述　在我国,癌症自 20 世纪 70 年代以来一直呈上升趋势,发病率接近并略高于世界平均水平,自 2010 年以来成为我国继心血管疾病后的第二大死因。据国家癌症中心 2015 年统计的数字,我国病死率最高的 5 种癌症依次为肺癌、肝癌、胃癌、食管癌、结直肠及肛门癌。癌症的发病受外部环境和机体内部等多种因素的影响,尤其是膳食和吸烟尤为关键。

2. 癌症的营养防治　WHO 建议的膳食防癌目标是:①达到能量平衡和保持健康体重;②限制来自脂肪的能量摄入,不应超过总能量的 30%,摄入的脂肪从饱和脂肪转向不饱和脂肪并逐步消除反式脂肪酸的摄入;③增加全谷物、水果、蔬菜、豆类和坚果的摄入;④限制游离糖的摄入,将游离糖摄入量降至总能量的 10% 以下,如果可能,建议 5% 以下;⑤限制所有来源的盐(钠)的摄入,控制在每日 5g 以下,并确保对盐进行碘化。

(1)健康的膳食模式:我国的膳食模式正处于变迁阶段,因此,研究和推广健康的膳食模式是促进人群健康、预防疾病的重要措施之一,也可降低各类癌症的发病风险。中国营养学会推荐的健康的膳食模式是:食物多样,谷类为主,高膳食纤维、低糖低脂肪摄入。

目前,世界公认的防癌十条建议是:①保持健康体重:控制体重,尽量使体重接近健康范围的最低值,并避免成年后的体重增加;②积极参加运动:每天的身体活动在 45~60min,且至少达到中等强度,任何形式的身体活动均能预防某些癌症和体重增加;③多吃全谷物、蔬菜、水果和豆类:每天至少摄入 30g 膳食纤维,吃多种蔬菜和水果,每天至少摄入 5 种或更多种非淀粉蔬菜和水果;④限制快餐类食物和其他富含糖、淀粉、脂肪的食物:如炸鸡、炸薯条,各种烘焙食品、甜点、糕点糖果,富含精制淀粉的加工食品面包、披萨等;⑤限制食用红肉和其他加工肉类:每周吃红肉(猪肉、牛肉、羊肉等)不超过 500g(熟重),加工肉包括火腿、香肠、腊肠、培根等;⑥限制含糖饮料摄入:含糖饮料包括碳酸饮料、运动饮料、能量饮料、加糖咖啡等;⑦限制饮酒,最好是不喝酒:⑧不推荐吃各类膳食补充剂:一般人群每天可从膳食中获取营养,而非膳食补充;⑨如果可以,尽量母乳喂养:母乳喂养对母子均有好处,婴儿最初 6 个月应纯母乳喂养,持续至 2 岁或更长;⑩癌症幸存者应该遵从上述癌症预防建议。

（2）健康的饮食习惯：按时进食，饥饱适当；细嚼慢咽，避免进食过快；避免暴饮暴食，避免食物过烫、过硬；不饮烈性酒，保护消化道黏膜及肝脏；食物多样化，避免偏食，多吃果蔬。

（3）食物的合理加工、烹调：不恰当的加工烹调食物会产生大量致癌、致突变物。要选择新鲜食材，改变不良的烹调方式，少吃或不吃腌制食品等。

 课堂活动

WHO建议的膳食防癌目标和世界公认的防癌十条建议的内容有哪些？

第四节　食品安全

食品安全是关系国计民生的大事，我国政府一向高度重视。按照《中华人民共和国食品安全法》的定义，食品是指各种供人食用或者饮用的成品和原料以及按照传统既是食品又是中药材的物品，但不包括以治疗为目的的物品。食品安全是指食品无毒、无害，符合应当有的营养要求，对人体健康不造成任何急性、亚急性或者慢性危害。

一、食品污染

食品污染（food contamination）是指食品从种植、养殖到生产、加工、储存、流通等各环节条件下，外源性有毒有害物质进入食品，或食品本身成分发生变化产生有毒有害物质，造成食品安全性、营养性和/或感官性状发生改变的过程。食品污染物按其性质可分为生物性污染、化学性污染和物理性污染三类。

（一）生物性污染

生物性污染主要包括微生物、寄生虫和昆虫污染，其中以微生物污染最为常见。食品中常见的微生物主要是细菌和细菌毒素、霉菌和霉菌毒素以及病毒等。

1. 食品的细菌污染　存在于食品中的细菌称为食品细菌，食品细菌只是自然界细菌中的一部分。食品中的细菌是评价食品卫生质量的重要指标，也是研究食品腐败变质原因、过程和控制方法的主要对象。

（1）常见的食品细菌：①假单胞菌属：革兰氏阴性无芽孢杆菌，需氧、嗜冷、兼或嗜盐。多数具有分解蛋白质、脂肪和碳水化合物的能力，是食品腐败性细菌的代表，是导致新鲜食品腐败变质的主要细菌。②黄单胞杆菌属：与假单胞菌属的特点非常相似，为植物致病菌，是引起水果和蔬菜腐败的常见菌。③微球菌属和葡萄球菌属：革兰氏阳性球菌，嗜中温，前者需氧，后者厌氧。对营养要求较低，是食品中极为常见的菌属，可分解食品中的糖类并产生色素。④芽孢杆菌属和梭状芽孢杆菌属：为革兰氏阳性菌，前者需氧或兼性厌氧，后者厌氧，属中温菌者多，间或有嗜热菌，在自然界分布广泛，是肉类及罐头类食品中常见的腐败菌。⑤肠杆菌科各属：革兰氏阴性无芽孢杆菌，需氧或兼性厌氧，嗜中温。除志贺菌属和沙门菌属外，均是常见的食品腐败菌，多见于水产品、肉及蛋类食品。⑥弧菌属和黄杆菌属：均为革兰氏阴性菌，兼性厌氧，主要来自海水或淡水，在低温和5%的食盐中均可生长，在鱼类等海产品中多见。⑦嗜盐杆菌属和嗜盐球菌属：革兰氏阴性需氧菌，嗜盐，能在含高浓度食盐（12%或以上）的食品中生长，多见于咸鱼、咸肉等盐腌制食品中。⑧乳酸杆菌属：革兰氏阳性杆菌，厌氧或微需氧，奶品中多见。该属中的许多菌可用于生产乳酸或发酵食品，污染食品后也可引起食品腐败变质。

（2）评价食品卫生质量的细菌污染指标及食品卫生学意义：反应食品卫生质量的细菌污染指标主要有两个，一是细菌总数，二是大肠菌群。

1）菌落总数：菌落总数（aerobic plate count）是指在被检样品的单位质量（g）、容积（ml）内，在严格规定的条件下（培养基及其 pH、培育温度与时间、计数方法等）培养所形成的细菌菌落总数，以菌落形成单位（colony-forming unit，CFU）表示。

菌落总数的卫生学意义：①作为食品清洁状态的指标，反映食品被污染的程度。我国许多食品卫生标准中都规定了食品菌落总数指标，以其作为控制食品污染的容许限度。②作为预测食品耐储藏期限的指标。食品中菌落总数越高，表明其细菌污染情况越严重，耐储藏期限越短。

2）大肠菌群：大肠菌群包括肠杆菌科的埃希菌属、柠檬酸杆菌属、肠杆菌属和克雷伯菌属。它们均来自人和温血动物的肠道，需氧与兼性厌氧，不形成芽孢，在 35～37℃下能发酵乳糖产酸产气的革兰氏阴性杆菌。

大肠菌群的卫生学意义：①作为粪便污染的指示菌，因为大肠菌群都直接来自人与温血动物的粪便；②作为肠道致病菌污染食品的指示菌，因为大肠菌群与肠道致病菌来源相同，且在一般条件下大肠菌群在外界生存时间与主要肠道致病菌是一致的。

（3）食品细菌污染的预防措施：①食品原料：防止食品原料的细菌污染是最重要的预防措施。②生产运输过程的卫生管理：食品加工车间保持洁净无尘，通风良好，温度适宜，容器、工具清洁无菌，尽可能采用密闭、连续、自动化的生产装置。食品在储存、运输、销售过程中采用冷藏、冷冻方法限制细菌的快速繁殖与产毒。③食品烹调加工的卫生管理：在食品的烹调加工过程中一定要烧熟煮透，煮熟后的熟食品要防止生熟交叉污染情况的发生；剩饭剩菜要加热处理后放在冷柜中，下次进食前要再次彻底加热。④做好食品从业人员的卫生管理工作：食品从业人员一定要定期进行体检，取得健康合格证明方可上岗。对有传染病的患者或带菌者要停止工作，立即进行有效的治疗，待三次检查阴性后再恢复原有的工作。

2. 霉菌及霉菌毒素对食品的污染　霉菌是真菌的一部分，在自然界中分布广泛。霉菌毒素是霉菌在其所污染的食品中产生的有毒代谢产物，通常具有耐高温、无抗原性、主要侵害实质脏器,且多数霉菌毒素还具有致癌性等特性。

(1)霉菌的产毒特点:①霉菌产毒只限于少数的产毒霉菌,产毒菌种中也只有一部分菌株产毒,同一菌种不同菌株产毒能力不同;②同一产毒菌株的产毒能力有可变性和易变性,如产毒菌株经过累代培养可完全失去产毒能力,而非产毒菌株在一定条件下可出现产毒能力;③产毒菌种产生霉菌毒素不具有严格的专一性,如一种菌种或菌株可以产生几种不同的毒素,同一霉菌毒素也可以由几种霉菌产生;④产毒霉菌产生毒素需要一定的条件,如霉菌污染食品并在食品上繁殖是产毒的先决条件,而霉菌是否在食品上繁殖和产毒又与食品的种类和环境因素等有关。

(2)霉菌的产毒条件:①基质:天然食品比人工合成的培养基更易繁殖,且不同霉菌菌种易在不同的食品中繁殖,如黄曲霉及其毒素在花生和玉米中的检出率较高,镰刀菌及其毒素则主要污染小麦和玉米,青霉菌及其毒素主要在大米中检出。②水分:食品的水分含量是影响微生物增殖和食品腐败变质的重要因素。当食物中的水分含量降低到一定程度,微生物包括霉菌就难以生长繁殖。③湿度:霉菌的生长繁殖需要一定的湿度,湿度过低大多数霉菌无法繁殖和产毒。④温度:不同种类的霉菌其最适温度不同,温度过高或过低均影响霉菌的繁殖和产毒。⑤通风:通风条件好,空气流通,有利于食品的水分蒸发,降低环境温度和湿度,可抑制大部分霉菌的繁殖和产毒。

(3)霉菌污染食品的评价指标及卫生学意义:①霉菌污染度:以单位重量或容积的食品或100粒粮食中的霉菌菌落总数表示;②霉菌菌相构成:用以表明食品的新鲜程度。若食品中的霉菌以交链孢霉、弯孢霉、头孢霉及芽枝霉为主,表明其为新鲜粮食;若以曲霉和青霉占优势,表明粮食尚未发生严重霉变;若以毛霉和木霉居多,表明粮食已发霉变质。

受霉菌污染的食品可引起食品的腐败变质,失去食用价值。另外,人畜进食被霉菌及其毒素污染的粮食和饲料还可引起人畜的急、慢性中毒。

(4)黄曲霉毒素:是由黄曲霉和寄生曲霉产生的一类代谢产物,具有极强的毒性和致癌性。黄曲霉是我国粮食和饲料中常见的霉菌,20世纪60年代发生于英国的十万火鸡突发性死亡事件就是黄曲霉毒素污染饲料引起。黄曲霉毒素主要污染粮油及其制品,最易污染的食品是花生、玉米和棉籽油。我国长江沿岸及以南地区黄曲霉毒素污染严重,北方各省污染较轻。

黄曲霉毒素是一种剧毒物质,对人和多种动物均有很强的急性毒性,最敏感的动物是鸭雏和幼龄的鳟鱼。黄曲霉毒素还有明显的慢性毒性,主要表现为动物生长障碍、肝脏出现急性或慢性伤害、肝细胞变性、坏死等。黄曲霉毒素是目前公认的最强的生物性致癌物,主要是肝癌,还可诱发胃癌、肾癌等。

黄曲霉毒素危害的预防措施:①防止食品霉变,这是预防黄曲霉毒素污染的最根本措施;②去除毒素,可采用去除霉粒法、碾压加工法、加水搓洗法、植物油中加碱等去毒方法;③制定食品中的限量标准,限定其在各类食品中的含量也是防止其危害的重要措施。

3. 食品的腐败变质　食品腐败变质（food spoilage）是指在微生物为主的各种因素作用下，食品原有的化学性质或物理性质发生变化，降低或失去营养价值和商品价值的过程。

微生物污染是引起食品腐败变质的最主要原因，同时还受食品本身的性质以及食品所处的环境因素影响，是三者互为条件、相互影响、综合作用的结果。

（1）食品腐败变质的鉴定指标：一般采用感官、物理、化学和微生物四个方面的指标。①感官指标：感官指标是指通过视觉、嗅觉、触觉、味觉等感觉器官对食品的组织状态和外在的卫生质量进行鉴定。感官指标是最敏感、最常用的指标。②物理指标：物理指标主要是根据食品的浸出物量、浸出液电导度、折光率、冰点和黏度等指标进行鉴定。③化学指标：常用的化学鉴定指标有挥发性盐基总氮、三甲胺、过氧化值和酸价等。④微生物指标：食品腐败变质的微生物检测指标常用的是菌落总数和大肠菌群。

（2）防止食品腐败变质的措施：①化学保藏，主要有盐腌法和糖渍法、酸渍法和添加防腐剂保藏法；②低温保藏，主要有冷藏和冷冻两种方式；③加热杀菌保藏，可采取常压杀菌、加压杀菌、超高温瞬时杀菌、微波杀菌和欧姆杀菌等；④干燥脱水保藏，常用日晒、阴干、喷雾干燥、减压蒸发、冷冻干燥等；⑤辐照保藏，常用的辐照源有 ^{60}Go 和 ^{137}Cs 产生的 γ 射线，以及电子加速器产生的低于 10MeV 的电子束。

 课堂活动

1. 食品腐败变质的鉴定一般采用 _____、物理、化学和 _____ 四个方面的指标。
2. 简述评价食品卫生质量的细菌污染指标及食品卫生学意义。
3. 简述防止食品腐败变质的主要措施。

（二）化学性污染

化学性污染是指有害化学物质对食品造成的污染。化学性污染的主要特点：①污染的途径复杂、多样，涉及的范围广，不易控制；②受污染的食品外观一般无明显变化，不易鉴别；③化学污染物性质稳定，在食品中不易消除；④污染物一般有强的蓄积性，通过食物链的生物富集作用可在人体内达到很高的浓度，对机体健康造成危害。

化学性污染物种类繁多，危害较严重的有农药、有害金属、N-亚硝基化合物、多环芳烃和杂环胺类等。

1. 农药残留及其预防　农药（pesticides）是指用来防治危害农林牧业生产的有害生物和调节植物、昆虫生长的化学药品。农药残留物（pesticide residues）是指由于使用农药而在食品、农产品和动物饲料中出现的任何特定物质。

（1）农药残留的来源：①喷洒农药对农作物的直接污染；②动植物从污染的环境中吸收农药；③由于食物链的作用农药在生物体内的富集；④其他途径污染，如事故性污染和加工和贮运中污染等。

（2）农药残留及其危害：①有机磷农药：是目前使用范围最广、用量最多、毒性最大的一类农药。其急性毒性主要是抑制胆碱酯酶的活性，有些品种有迟发性神经毒作用。②有机氯农药：是最早使用的农药，具有药效持续时间长、广谱、高效、高残留的特点，主要损害肝脏、肾脏、血液和神经系统。③氨基甲酸酯类农药：具有高效、高选择性、低毒、低残留的特点，其对胆碱酯酶的抑制作用是可逆的，中毒症状较轻，恢复较快。④拟除虫菊酯类：是一种仿生农药，具有高效、杀虫谱广、持效期长、毒性低和残留低的特点。该类农药主要作用于神经系统，通过影响神经轴突的传导而导致肌肉痉挛。⑤杀菌剂：有些对皮肤和呼吸器官有刺激作用，有些具有致癌性和强的蓄积性毒性等。⑥除草剂：大多数除草剂对人和动物的毒性较低，但部分除草剂的毒性较大，甚至有不同程度的致畸、致癌和致突变性。

（3）农药残留的预防：①加强农药生产、经营和使用的管理；②合理安全使用农药；③制定和执行农药残留限量标准；④采取有效措施消除残留于食品中的农药；⑤制定适合我国的农药政策。

2. 有害金属污染及其预防 环境中的各种金属元素均可通过食物和饮水摄入、呼吸道吸入和皮肤接触等途径进入人体。在这些金属元素中有一些是人体生理功能所必需的，有一些即使在较低摄入量的情况下也可对人体产生明显的毒性作用，称为有毒金属，如汞、镉、铅、砷等。

（1）有害金属污染食品的途径：①通过工业、农业和生活"三废"地排放污染食品；②食品加工、储存、运输和销售等过程中的污染；③自然环境的高本底含量。

（2）有害金属的毒作用特点：①有毒金属存在的形式与毒性有关，一般以有机形式存在的和水溶性较大的金属毒性较大；②机体的健康和营养状况以及食物中某些营养素的含量，尤其是蛋白质、维生素的营养水平对有毒金属毒性有较大影响；③通过食物链的生物富集作用和强的蓄积性，在人体达到较高的浓度；④金属元素间、金属与非金属元素间的拮抗或协同作用。

（3）有害金属的预防措施：①严格监管工业、农业和生活"三废"的排放。②农田灌溉用水和渔业养殖用水等应符合国家的相关规定。③合理使用农药，禁止使用含有毒金属的农药。控制食品生产加工过程中有毒金属的污染。④制定食品中有毒金属的允许限量标准并加强监督检验。

3. N-亚硝基化合物污染及其预防 凡是具有 =N-N=O 基本结构的化合物统称为N-亚硝基化合物。迄今已研究 300 多种，90% 以上有不同程度的遗传毒性和致癌性。环境和食品中的 N-亚硝基化合物系由亚硝酸盐和胺类在一定条件下合成，其前体物硝酸盐、亚硝酸盐和胺类广泛存在于环境中。

（1）食物污染的来源：①N-亚硝基化合物的前体物：植物性食品中的硝酸盐和亚硝酸盐广泛存在；动物性食物中的硝酸盐和亚硝酸盐是作为防腐剂和护色剂等食品添加剂添加到鱼肉类制品中的；环境和食品中广泛存在的胺类，尤其是仲胺合成N-亚硝基化合物的能力最强；②食品中的N-亚硝基化合物：鱼、肉制品含有的胺类化合物在弱酸性或酸性环境中能与亚硝酸盐反应生成亚硝胺；传统啤酒生产过程中大麦芽在窖内加热干燥时，大麦芽碱和仲胺等与空气中的氮氧化物发生反应生成二甲基亚硝胺；③亚硝基化合物的体内合成：人体能合成一定量的N-亚硝基化合物，pH < 3的酸性环境中合成亚硝胺的反应较强，因此胃可能是人体合成亚硝胺的主要场所。

（2）N-亚硝基化合物的毒性：①急性毒性：碳链越长，急性毒性越低。肝脏是靶器官，另有骨髓和淋巴系统的损伤；②致癌作用：强的动物致癌物，具有器官特异性，多种途径摄入均可诱发癌症，有明显的剂量-效应关系；③致畸作用：亚硝胺对动物有一定的致畸作用，并且存在一定的剂量-效应关系；④致突变作用：亚硝胺能引起细菌、真菌、果蝇和哺乳动物细胞发生突变。亚硝胺需经哺乳动物微粒体混合功能氧化酶系代谢后能致突变。

（3）预防措施：①防止食品被微生物污染是N-亚硝基化合物危害最重要的预防措施；②改进食品加工工艺，减少硝酸盐亚硝酸盐的使用；③提倡施用钼肥，降低蔬菜中的硝酸盐和亚硝酸盐含量；④采取措施阻断亚硝基化反应；⑤制定食品中允许量标准并加强监测。

 课堂活动

简述N-亚硝基化合物食品污染的来源。

（三）物理性污染

物理性污染包括食品的杂物污染和放射性污染。

1. 污染的来源　①食品的放射性污染主要来源于放射性物质的开采、冶炼、生产、在生活中的应用与排放及意外事故的发生，特别是半衰期比较长的放射性核素污染，它们可以通过水、土壤、空气向植物性食物转移或通过食物链向动物性食品转移；②食品的杂物污染主要有种子、碎石子、玻璃碎片、金属屑等。

2. 物理性污染的危害　①放射性污染：摄入食品中的放射性物质对人体内各个组织、脏器和细胞产生的低剂量、长期的内照射，主要表现为对免疫系统、生殖系统的损伤和致癌、致畸、致突变作用；②食品的杂物污染：不仅影响食品的感官性状，甚至对食用者健康造成安全隐患。

3. 预防措施　①防止食品的放射性污染，加强对放射源和放射性核素的管理与卫生防护,防止意外事故的发生,并加强对放射性废弃物的处理与净化。严格执行国家卫生标准,加强对食品中放射性物质的经常性卫生监督,控制其含量在允许范围之内。②防止杂物污染,关键是加强食品生产、储存、运输、销售过程的监管,改进加工工艺,制定食品安全标准并严格执行,加强从"农田到餐桌"全链条的质量和安全监督管理。

课堂活动

物理性污染包括 _____ 污染和 _____ 污染。

二、食品添加剂与安全性

(一)概述

食品添加剂(food additives)是指为改善食品品质和色、香、味,以及为防腐、保鲜和加工工艺的需要而加入食品中的人工合成或者天然物质。食品用香料、胶基糖果中基础剂物质、食品工业用加工助剂也包括在内。

拓展知识

食品添加剂的分类

①按来源:分天然的和人工合成的食品添加剂;②按生产方式:应用生物技术获得的产品、利用物理方法从天然动植物中提取的物质和利用化学合成法得到的纯化学合成物;③按功能:《食品添加剂使用标准》(GB2760—2014)将其分为 22 个功能类别:酸度调节剂、拮抗剂、消泡剂、抗氧化剂、漂白剂、膨松剂、胶质糖果中基础剂物质、着色剂、护色剂、乳化剂、酶制剂、增味剂、面粉处理剂、被膜剂、水分保持剂、防腐剂、稳定和凝固剂、甜味剂、增稠剂、食用香料、食品加工用加工助剂、其他。

(二)食品添加剂的使用基本要求

1. 不应对人体产生任何健康危害。
2. 不应掩盖食品腐败变质。
3. 不应掩盖食品本身或加工过程中的质量缺陷或以掺杂、掺假、伪造为目的而使用食品添加剂。
4. 不应降低食品本身的营养价值。
5. 在达到预期效果下尽可能降低在食品中的使用量。

课堂活动

简述食品添加剂的使用基本要求有哪些？

（三）各类食品添加剂

1. 酸度调节剂　是指用以维持或改变食品酸碱度的物质。这类物质通过解离出的 H^+ 或 OH^- 来调节食品或食品加工过程中的 pH，从而改善食品的感官性状，增加食欲，并具有防腐和促进体内钙、磷消化吸收的作用。

我国现已批准使用的酸度调节剂有 35 种，其中柠檬酸、乳酸、酒石酸、苹果酸、枸橼酸钠和柠檬酸钾等均可按正常需要用于食品。

2. 抗氧化剂　是指能防止或延缓油脂或食品成分氧化分解、变质，提高食品稳定性的物质，可以延长食品的贮存期、货架期。

按照作用机制，抗氧化剂分为两类：①自由基终止剂：表现为两种形式，一是向已被氧化脱氢后的脂肪产生的自由基提供氢使其还原到脂肪原来的状态，终止脂肪的继续氧化；二是向已被氧化生成的过氧化自由基提供氢使之成为氢过氧化物，中断脂肪的过氧化过程；②过氧化物分解剂：分解氢过氧化物。

常用的化学合成抗氧化剂有丁基羟基茴香醚（BHA）、二丁基羟基甲苯（BHT）和没食子酸丙酯（PG），天然抗氧化剂有异抗坏血酸、茶多酚和维生素 E 等。

3. 漂白剂　指能够破坏、抑制食品的发色因素，使其退色或使食品免于褐变的物质。漂白剂主要有氧化型和还原型两种类型，前者是将着色物质氧化分解后漂白；后者均为亚硫酸及其盐类，主要通过所产生的二氧化硫的还原作用使其作用的物质退色。我国允许使用的漂白剂有二氧化硫、焦亚硫酸钾、焦亚硫酸钠、亚硫酸钠、硫黄等。

4. 着色剂　使食品赋予色泽和改善食品色泽的物质，故又称为色素。按其来源和性质可分为天然色素和合成色素两类。按溶解性能可分为脂溶性色素和水溶性色素。①天然色素：指来自天然物质，利用一定的加工方法所获得的有机着色剂。目前，国际上已开发出天然色素达 100 多种，我国允许使用的有 40 余种，如焦糖色、红曲红、辣椒红、栀子黄、β- 胡萝卜素、姜黄素、叶绿素、红花黄、高粱红、紫胶红及可可壳色素等。②合成色素：指用人工合成的方法从煤焦油中制取或以苯、甲苯、萘等芳香烃化合物为原料合成的有机色素，故又称为煤焦油色素或苯胺色素。我国允许使用的合成色素有苋菜红、胭脂红、赤鲜红、诱惑红、新红、柠檬黄、日落黄、亮蓝、靛蓝以及它们各自的铝色淀和叶绿素铜钠盐、二氧化钛等共 20 余种。

5. 护色剂　又称发色剂，与肉及肉制品中呈色物质作用，使之在食品加工、保藏等过程中不至分解、破坏，呈现良好色泽的物质。常用的有硝酸盐和亚硝酸盐，葡萄糖酸亚铁、D- 异抗坏血酸及其钠盐等。

肉类腌制时加入亚硝酸盐或硝酸盐，后者在硝酸盐还原菌的作用下转变为前者，在酸性条件下亚硝酸盐生成亚硝酸，进而转变为一氧化氮，取代肌红蛋白中铁的配位体形成稳定、鲜艳、亮红的亚硝基肌红蛋白；一氧化氮直接与高铁肌红蛋白反应生成亚硝基肌红蛋白，在盐的作用下转变为一氧化氮亚铁血色原。另外，亚硝酸盐对微生物的增殖特别是肉毒梭状芽孢杆菌抑制有特殊抑制作用，还可提高腌肉的风味。

6. **防腐剂** 是指防止食品腐败变质、延长食品储存期的物质。一般将其分为酸型、酯型和生物型等。①酸型防腐剂主要有苯甲酸及其钠盐、山梨酸及其钾盐和丙酸及其盐类。酸性越大防腐效果越好，碱性环境几乎无效；②酯型防腐剂包括羟基苯甲酸甲酯钠、对羟基苯甲酸乙酯及其钠盐，对霉菌、酵母与细菌有广泛的抑制作用，对革兰氏阴性杆菌及乳酸菌的作用较弱；③生物型防腐剂主要是乳酸链球菌素，是乳酸链球菌属微生物的代谢产物，可由乳酸链球菌发酵提取制得。乳酸链球菌素的优点是在人体的消化道内可为蛋白水解酶所降解，因而不以原有的形式被吸收入体内，是一种比较安全的防腐剂。

三、转基因食品与安全性

（一）概述

转基因食品（genetically modified food，GMF）指利用转基因生物技术使基因组构成发生改变的生物直接生产的食品或为原料加工制成的食品。

转基因食品分为三类：①转基因动植物、微生物产品；②转基因动植物、微生物直接加工品；③以转基因动植物、微生物或以其直接加工品为原料生产的食品和食品添加剂。

与传统食品相比，转基因食品有很多优势，如可增加食品原料的产量，改良食品营养价值和风味，去除食品的不良特性，减少农药的使用等。

（二）转基因食品的食用安全性

1. **食物过敏** 转基因食品引入了外源性目的基因，会产生新的蛋白质，部分个体可能产生过敏反应。

2. **使感染人类的细菌产生抗药性** 由于转基因植物中 90% 以上使用卡那霉素抗性基因作为标志基因，该标志基因表达蛋白可能对人体肠道中的正常菌落产生不利影响，使肠道中产生大量具有抗药性的细菌。

3. **转基因食品营养成分的改变** 转基因食品中的外源性基因可能会改变食物的营养成分。如抗除草剂转基因大豆中具有防癌功能的异黄酮成分较传统大豆减少了 14%，转基因油菜中类胡萝卜素、维生素 E、叶绿素均发生变化。这些变化会导致食品营养价值降低，影响机体健康。

4. **转基因食品的毒性作用** 由于目前的转基因技术不能完全有效地控制转基因后的结果，如果转入的基因发生突变则可能产生有毒物质，或者使食品中原有的毒素含量增加，产生毒性作用。

四、保健食品与安全性

（一）概述

保健食品（health food）也称健康食品或功能食品，是指声称具有特定保健功能或者以补充维生素、矿物质为目的的食品。即适用于特定人群食用，具有调节机体功能，不以治疗疾病为目的，并且对人体不产生任何急性、亚急性或者慢性危害的食品。

（二）保健食品的特征

1. 保健食品属于食品　①保健食品是食品的一个种类，应无毒无害、有一定营养价值并具有相应的色、香、味等感官性状；②保健食品又不是普通的食品，它既可体现传统食品的属性，也可以是胶囊、片剂或口服液等，且在食用量上有限制，不能代替正常膳食。

2. 保健食品不是药物　①健品以调节机体功能为主要目的，不用于治疗疾病，对人体不产生任何急、亚急性或慢性危害，可长期服用；②药物以治疗疾病为目的，允许有一定副作用且多数不能长期应用；③保健食品经口摄入，药物可通过注射、皮肤及口服等多种途径给药。

3. 保健食品具有特定的保健功能　保健食品具有经过科学验证的保健功能，这是保健食品区别于普通食品的一个重要特征。

4. 保健食品适于特定人群食用　保健食品针对亚健康人群设计，不同功能的保健食品对应的是不同特征的亚健康人群，这是保健食品区别于普通食品的另一个重要特征。

 课堂活动

简述保健食品的四大特征。

第五节　食源性疾病及预防

食源性疾病（food borne disease）是当今世界分布最广、最常见的疾病之一，是世界范围内最为突出的公共卫生问题之一。俗话说"病从口入"，饮食与机体健康关系密切。近年来，由于国际旅游和贸易的增加，人口和环境变化，生活方式和行为改变等因素，食源性疾病的流行病学正在迅速变化，一些早已被人们认识的食源性疾病发病率不断上升，新的食源性病原体感染不断出现，食源性疾病给人类带来的巨大威胁应该引起公共卫生部门的高度重视。

一、食源性疾病概述

（一）食源性疾病的概念和基本特征

WHO（1984年）对食源性疾病的定义：是指通过摄入食物进入人体内的各种致病因子引起的、通常具有感染或中毒性质的一类疾病。《中华人民共和国食品安全法（2015）》对食源性疾病的定义：是指食品中致病因素进入人体引起的感染性、中毒性等疾病，包括食物中毒。

食源性疾病具有的三个基本特征：①携带和传播病原物质的媒介是食物；②引起食源性疾病的病原物质是食物中含有的各种致病因子；③临床特征是急性、亚急性中毒或感染。

除了食物中毒，食源性疾病还包括食源性的肠道传染病、肠道寄生虫病、人畜共患传染病、食物过敏以及由食物中有毒、有害污染物所引起的中毒性疾病。随着人们对食源性疾病认识的逐渐加深，其范畴也在不断扩大，有学者把由于食物营养不平衡所造成的某些慢性疾病、食物中某些污染物引起的慢性中毒性疾病等，也归属于食源性疾病的范畴。

（二）食源性疾病的病原物

食源性疾病的病原物质可概括为三大类，即生物性病原物、化学性病原物及物理性病原物。

1. 生物性病原物　生物性病原物主要指细菌及其毒素、霉菌及其毒素、病毒及立克次体、寄生虫和原虫、有毒动植物及其毒素等。

2. 化学性病原物　主要包括农药残留、有害金属、有机及无机化合物等环境污染物。

3. 物理性病原物　主要来源于放射性物质不当的开采、冶炼和使用，尤其是 ^{131} 碘、^{90} 锶、^{89} 锶、^{137} 铯等放射性核素污染食品。

（三）食源性疾病的现状

食源性疾病是一个巨大并不断扩大的公共卫生问题，原因有：

1. 通过自然选择，造成微生物变异产生新的病原体，对人类造成新的威胁。

2. 新的知识和分析鉴定技术的建立，对原有的病原物有新的认识，并发现新的病原体。

3. 生活方式的转变，使越来越多的人放弃家中做饭而在外就餐或叫外卖；食品的工业化产品的增长也导致食物受污染的概率增大；旅游业的发展带来人口流动量增大，使食源性疾病快速传播，且易造成食源性疾病暴发流行。

4. 食物的世界性贸易，使病原从一个地区快速播散至另一个国家或地区，给食源性疾病的控制和预防带来新的挑战。

食品安全问题可影响一个国家的经济和政治生活，食源性疾病已受到全世界的广泛关注。

什么是食源性疾病？其基本特征有哪些？

二、食 物 过 敏

（一）概述

食物过敏（food allergy）又称食物的超敏反应，是指因摄入的食物中某种组成成分作为抗原诱导机体产生免疫应答而发生的一种变态反应性疾病。存在于食品中可以引发人体食品过敏的成分称为食物致敏原。

引起食物过敏的食物主要包括：①奶及其制品；②蛋及其制品；③花生及其制品；④豆类和其他豆类及其制品；⑤小麦、大麦、燕麦等谷物及其制品；⑥鱼类及其制品；⑦甲壳类及其制品；⑧坚果类及其制品。任何食物都可能是潜在的致敏原。

食物过敏在人群中的实际发病率较低，成人中为 1%～3%，儿童为 4%～6%，且发病率随年龄的增长而降低。

（二）食物过敏的症状

食物过敏潜伏期较短，一般几分钟至一小时内。过敏者可出现皮肤症状，如发痒、发红、肿胀等；胃肠道症状，如腹痛、恶心、呕吐、腹泻、口腔发痒和肿胀等；呼吸道症状，如鼻和喉发痒和肿胀、哮喘等；眼睛发痒和肿胀；以及心血管系统症状，如胸部疼痛、心律不齐、血压降低、昏厥、丧失知觉甚至死亡。

（三）食物过敏的防治

1. 避免食物过敏原　预防食物过敏易感者发生食物过敏的唯一办法是避免食用含有致敏原的食物。一旦确定了致敏原应严格避免再进食，从食物中排除该食物致敏原，即不会发生过敏反应。

2. 对食品进行加工　对食品进行深加工，可以部分去除、破坏或者减少食物中过敏原的含量，如可通过加热的方法破坏部分生食品中的过敏原。

3. 脱敏疗法　将含有过敏原的食物稀释 1 000 至 10 000 倍，然后吃一份，如果没有症状发生，可逐日或逐周增加食用量。

4. 避免过早添加辅食　在有过敏倾向的家族中，不要过早地给婴儿添加辅食。添加辅食时应先添加米粉，再添加面粉制品。

5. 致敏食物标签　食物致敏原的标志已经成为许多国家法规的强制性要求。

三、食物中毒

（一）概述

食物中毒（food poisoning）系指摄入含有生物性、化学性有毒有害物质的食品或把有毒有害物质当作食品摄入后所出现的非传染性急性、亚急性疾病。食物中毒是食源性疾病中最为常见的疾病。按发病原因分为细菌性、真菌及其毒素性、有毒动植物性和化学性食物中毒。

1. 食物中毒的发病特点

1）潜伏期短，来势急剧，呈暴发性，短时间内可能有多数人发病。

2）发病与特定的食物有关：患者在相近的时间内都食用过同样的中毒食品，停止食用该食物后发病很快停止，发病曲线在突然上升之后呈突然下降的趋势，无余波。

3）临床表现基本相似：最常见的临床表现是恶心、呕吐、腹痛、腹泻等消化道症状，且病程较短。

4）一般情况下，人与人之间无直接传染性。

2. 食物中毒的流行病学特点

1）发病的季节性特点：与中毒的食物种类有关。细菌性食物中毒主要发生在夏、秋季；化学性食物中毒全年均可发生。

2）发病的地区性特点：绝大多数食物中毒有明显的地区性，沿海多发生副溶血性弧菌食物中毒，肉毒中毒主要发生在新疆地区，霉变甘蔗中毒多发生在北方地区，农药中毒多发生在农村地区。

3）原因分布特点：不同年份、不同季节食物中毒的病因会有所不同，主要为微生物、有毒动植物和化学性因素导致。微生物主要是沙门菌、副溶血弧菌、蜡样芽孢杆菌等；植物主要是毒蘑菇、菜豆；动物主要是河鲀；化学性主要是亚硝酸盐和农药等。

4）病死率：食物中毒的病死率较低。一般死亡人数以有毒动植物食物中毒最多，其次为化学性食物中毒。

5）食物中毒发生场所：多见于家庭、集体食堂和饮食服务单位。

 课堂活动

1. 名词解释：食物中毒。
2. 简述食物中毒的发病特点有哪些？

（二）常见的食物中毒

1. 细菌性食物中毒　细菌性食物中毒是指因摄入被致病菌或其毒素污染的食物而

引起的中毒。细菌性食物中毒是最常见的食物中毒。

（1）概述

1）分类：①感染型：致病菌随食物进入肠道后，在肠道内生长繁殖并侵袭肠黏膜及黏膜下层，引起肠黏膜充血、水肿和渗出等炎性反应。另外，病原体进入黏膜固有层被吞噬细胞吞噬或杀灭，菌体裂解，释放出内毒素。内毒素作为致热原引起体温升高。②毒素型：致病菌产生的肠毒素激活肠壁上皮细胞的腺苷酸环化酶或鸟苷酸环化酶，使细胞内环磷酸腺苷或环磷酸鸟苷的水平升高，导致细胞分泌功能改变，出现腹泻；同时肠毒素吸收入血作用于呕吐中枢，引起呕吐。③混合型：病原体进入肠道后，除侵入黏膜引起肠黏膜的炎性反应外，还产生肠毒素，引起急性胃肠道症状，是活菌和肠毒素共同作用的结果。

2）发病原因：①致病菌的污染：是细菌性食物中毒发生的最根本原因。畜禽等食物在屠宰及储、运、加工和销售过程中受致病菌污染。②贮存方法不当：致病菌大量生长繁殖或产生毒素。③烹调加工不当：未杀灭病原体或毒素，或熟食被再次污染。

3）流行病学特点：①发病率高，病死率各异：细菌性食物中毒是发病率最高的一类食物中毒，病死率因致病菌不同而不同，大多数细菌性食物中毒病程短，预后好；②季节性明显：夏秋季发病率高，大多数细菌性食物中毒发生在每年的5～10月；③动物性是引起细菌性食物中毒的主要食品。畜肉及制品居首位，其次为禽肉、鱼、奶、蛋类。植物性食品加工、贮藏不当也可引起细菌性食物中毒。

4）诊断：①流行病学调查资料：发病急，发病范围局限在食用同一种有毒食物；②患者的临床表现：患者的潜伏期和特有的中毒表现；③实验室诊断资料：是最重要的诊断依据。将可疑食物、患者的吐泻物、粪便等进行细菌学、血清学及毒素的鉴定。

5）预防措施：①加强卫生宣传教育：改变生食习惯、防止细菌污染、控制细菌繁殖和产生毒素、彻底加热杀灭病原体及毒素和防止交叉污染等；②加强食品卫生质量检查和监督管理；③建立快速可靠的病原体检测技术。

（2）沙门菌属食物中毒：沙门菌属食物中毒在我国城乡都有发生，在细菌性食物中毒中占有较大的比重，是预防食物中毒的重点之一。

1）病原学特点：①需氧或兼性厌氧的革兰氏阴性杆菌；②致病的主要有鼠伤寒、猪霍乱和鸭沙门菌；③不耐热，55℃约1h、60℃约15～20min或100℃立即被杀死；④不分解蛋白质，食物被污染后无感官性状的变化。

2）流行病学特点：①发病率及影响因素：发病率较高，猪霍乱沙门菌致病力最强，其次为鼠伤寒沙门菌，鸭沙门菌致病力较弱。发病与毒力及个体易感性有关。②流行特点：全年皆可发病，夏秋季高发。③中毒食品种类：主要为动物性食品，特别是畜肉类及其制品。④食品中沙门菌的来源：宰前感染和宰后污染。

3）中毒表现：属于感染型细菌性食物中毒。①潜伏期短：潜伏期越短，病情越重；②头晕，头痛，恶心，食欲减退，先呕吐，后腹痛，大便黄色或绿色，水样便，并带脓血黏液,体温 38～40℃;③急性胃肠炎型最为常见,还有类霍乱型、类伤寒型、类感冒型和败血症型等类型。

4)预防措施:①防止沙门菌污染食品:是预防沙门菌食物中毒的最根本措施;②采取有效措施控制食品中沙门菌的生长和繁殖;③彻底加热杀灭沙门菌:加热杀灭病原体是防止食物中毒的关键措施。

(3)副溶血性弧菌食物中毒

1)病原学特点:①革兰氏阴性杆菌,主要存在于近岸海水、海底沉积物和鱼、贝类等海产品中;②嗜盐菌;③不耐酸和热,1%的食醋 5min,90℃1min 即可杀死;④多数神奈川试验阳性(可使人或家兔的红细胞发生溶血,使血琼脂培养基上出现 β 溶血带的现象称为神奈川试验阳性);⑤血清型多种,与致病性无关,对流行病学调查有意义。

2)流行病学特点:①地区分布:沿海地区高发,近年来内地中毒时有发生;②季节性及易感性:7～9 月是高发季节;男女老幼皆可,以青壮年多发;③中毒食品:海产品及盐渍食品;④食品中副溶血型弧菌的来源:海产品受到污染,熟制品受到带菌者、带菌的生食品、容器及工具等污染。

3)中毒表现:属于混合型细菌性食物中毒。①潜伏期短,发病急剧;②发病初期:上腹部疼痛或胃痉挛,以脐部阵发性绞痛为主;③继而恶心、呕吐、腹泻,水样、血水样、黏液或脓血便;④发热,伴有头痛、多汗、口渴等症状;⑤大部分病程短,预后好,少数重症患者可出现休克或少见的慢性肠炎型。

4)预防措施:①防止污染;②控制细菌生长和繁殖;③彻底杀灭病原体:低温储存、海产品烧熟煮透、凉拌食品食醋浸泡或沸水漂烫、生熟分开、防止交叉污染等。

(4)李斯特菌食物中毒

1)病原学特点:①李斯特菌属是革兰氏阳性短杆菌,无芽孢,有八个菌种,引起食物中毒的主要是单核细胞增生李斯特菌;②李斯特菌分布广泛,常见于土壤、蔬菜和水,人和动物也常携带此菌;③对外界的抵抗力较强,在土壤、牛奶和人畜粪便中可存活数年;④耐碱不耐酸,在 pH 为 9.6 的条件下仍能生长,可在 10% 的食盐中生长,在 4℃ 20% 的食盐中可存活 8 周;⑤不耐热,58～59℃ 10min 可被杀灭。

2)流行病学特点:①季节性:春季可发,夏秋呈季节性高发。②中毒食品:主要有奶及奶制品、肉类制品、水产品、蔬菜及水果。特别是在冰箱中保存时间过长的奶制品、肉制品。③易感人群:孕妇、婴儿、50 岁以上的老年人。④食品中李斯特菌氏菌的来源:主要来自人和动物粪便。

3)中毒表现:主要有侵袭型和腹泻型两种类型。①侵袭型:潜伏期 2～6 周。初期是胃肠炎症状,以后可出现败血症、脑膜炎、脑脊膜炎、发热等,孕妇流产和死胎,新生儿、免疫缺陷的人为易感人群。病死率高达 20%～50%。②腹泻型:潜伏期 8～24h,主要症状为腹泻、腹痛、发热。

4)预防措施:①减少和防止李斯特菌对食品的污染;②控制食品中细菌繁殖和产生

毒素；③冰箱应定期清洗和消毒，在冰箱冷藏的熟肉制品及直接入口的方便食品、奶类等，食用前要彻底加热。

（5）金黄色葡萄球菌食物中毒

1）病原学特点：①革兰氏阳性兼性厌氧菌，对环境的抵抗力较强，在干燥条件下可生存数月；②对热具有较强的抵抗力，70℃需 1h 方可灭活；③半数以上的金黄色葡萄球菌可产生两种以上的肠毒素，且肠毒素非常耐热，100℃加热 2h 才能破坏。

2）流行病学特点：①季节性：以夏秋季多发；②中毒食品：主要是营养丰富且含水分较多的食品，如奶及奶制品、肉类、剩饭等，其次为熟肉类，偶见鱼类及其制品；③食品被污染的原因：金黄色葡萄球菌广泛分布于自然界，食品极易受到污染。食品中的金黄色葡萄球菌在一定条件下产生耐热的肠毒素。

3）中毒表现：属于毒素型食物中毒。①潜伏期短，一般 2～5h，一般在下餐之前发病；②主要表现为胃肠道症状，以呕吐最为显著，剧烈吐泻可致虚脱、肌肉痉挛及严重失水，体温一般正常或略高；③病程短，预后好。

4）预防措施：①防止金黄色葡萄球菌污染食品；②防止肠毒素的形成：食物应冷藏或放置阴凉通风干燥处且时间不宜过长，尤其是气温高湿度大的夏秋季；③食前彻底加热：金黄色葡萄球菌肠毒素耐高温，一定要充分加热。

（6）肉毒梭菌食物中毒

1）病原学特点：①革兰氏阳性、厌氧、产芽孢的杆菌，广泛分布于自然界，特别是土壤中；②形成芽孢后抵抗力强：180℃干热加热 5～15min、100℃湿热加热 5h 才能杀死；③可产生肉毒毒素，是一种强烈的神经毒素，该毒素不耐热，100℃ 10～20min 即可完全破坏；④食盐能抑制芽孢的形成和毒素的产生。

2）流行病学特点：①季节性：全年都可发生，4～5 月高发；②地区分布：新疆和青海是我国多发地区；③中毒食品：绝大多数为家庭自制的发酵食品以及在厌氧条件下保存的肉类食品，如臭豆腐、豆酱、面酱、豆豉和罐头食品等。

3）中毒表现：属于毒素型食物中毒。①潜伏期一般在 12～48h，潜伏期越短，病情越严重；②以对称性脑神经受损症状为特征：表现为视力模糊、眼睑下垂、复视、斜视、瞳孔散大，接着出现咀嚼吞咽困难、言语不清、声音嘶哑、颈无力、头下垂等，继续发展可出现呼吸困难、呼吸衰竭而死亡，病死率可高达 30%～70%；③婴儿肉毒中毒症状主要为便秘，头颈部肌肉软弱，吮吸无力，吞咽困难，眼睑下垂，肌张力降低，重症者可因呼吸麻痹猝死。

4）预防措施：①加强宣传教育，改变食品不良储存方式和饮食习惯；②采取有效措施，防止食品在各个环节受到细菌的污染；③科学合理地存放食物，防止细菌繁殖和产生毒素；④食前彻底加热以灭活细菌或其毒素。

（7）其他细菌性食物中毒：详见表 4-8。

表 4-8　其他细菌性食物中毒

名称	病原体	中毒表现	中毒食物	预防措施
链球菌食物中毒	D 族链球菌中的粪链球菌	感染型、毒素型或混合型，潜伏期 6～24h，急性胃肠炎症状，体温略高，偶有头痛、头晕等	动物性食品，尤其熟肉制品	防止对熟肉制品再污染
志贺菌属食物中毒	宋氏志贺菌及其肠毒素	感染型、毒素型或混合型，潜伏期 6～24h，剧烈腹痛，腹泻，水样、血样或黏液便，体温 40℃	肉、奶及其制品	防止肉、奶及其制品的污染
致病性大肠埃希氏菌食物中毒	致病性大肠埃希氏菌及其产生的肠毒素	感染型、潜伏期 4～48h，表现为急性胃肠炎型、急性菌痢型、体温 38～40℃	动物性食品，特别是熟肉制品、凉拌菜	防止对熟肉制品再污染
变形杆菌食物中毒	普通变形杆菌、奇异变形杆菌及摩根变形杆菌	潜伏期一般为 5～18h，表现为恶心、发冷、发热、头晕、头痛、脐周阵发性剧烈腹疼，腹泻为水样便，常伴有黏液恶臭，体温多在 39℃以下，发病率高，病程较短，一般为 1～3d，预后良好	动物性食品，特别是熟肉及内脏的熟制品，凉拌菜等	防止带菌者污染和生熟交叉污染
空肠弯曲菌食物中毒	空肠弯曲菌及霍乱样肠毒素	感染型、毒素型或混合型，潜伏期 1～5d，急性胃肠炎症状，体温 38～40℃	动物性食品、奶制品	重点为幼儿食品及奶类食品卫生管理

2. 真菌及毒素食物中毒　真菌及毒素食物中毒是指食用被真菌及其毒素污染的食物而引起的食物中毒。中毒发生主要由被真菌污染的食品引起，发病率较高，病死率也较高，发病的季节性及地区性均较明显。

（1）赤霉病麦中毒：麦类、玉米等谷物被镰刀菌侵染引起的赤霉病是一种世界性病害。赤霉病麦中主要毒性物质是单端孢霉烯族化合物中的脱氧雪腐镰刀菌烯醇、雪腐镰刀菌烯醇、T-2 毒素和玉米赤霉烯酮。赤霉病麦毒素对热稳定，一般烹调方法不能去毒。

在我国长江中、下游地区多见。

1）流行病学特点：①多发生在多雨、气候潮湿地区；②我国以淮河和长江中下游一带最为严重。

2）中毒表现：①潜伏期短；②主要症状为恶心、呕吐、腹痛、腹泻；头晕、头痛、嗜睡、流涎、乏力等；③症状一般一天左右自行消失，缓慢者一周左右消失，预后良好；④个别重病例有呼吸、脉搏、体温及血压波动，四肢酸软、步态不稳，似醉酒状，又称"醉谷病"；⑤一般患者不经治疗可自愈。

3）预防措施：关键是防止麦类、玉米等谷物受到霉菌的侵染和产毒。①加强田间和贮藏期间的防霉措施，是最重要的预防措施；②去除或减少病麦粒和毒素：及时烘晒；分离病麦法，用1：18的盐水分离，病麦上浮；碾磨去皮法等；③制定限量标准，加强监督管理。

（2）霉变甘蔗中毒：是指食用了霉变的甘蔗引起的食物中毒。主要是由于甘蔗在不良的条件下长期储存，如过冬，导致微生物大量繁殖所致。霉变甘蔗的质地较软，瓤部的色泽比正常甘蔗深，一般呈浅棕色，闻之有霉味，其中含有大量的有毒霉菌及其毒素，以甘蔗节菱孢霉为主。

1）流行病学特点：①常发生在我国北方初春季节，2～3月为高峰期，②多见于儿童和青少年，病情常较严重，甚至危及生命。

2）中毒表现：主要由甘蔗节菱孢霉产生的毒素为3-硝基丙酸一种强烈的嗜神经毒素，主要损害中枢神经系统。①潜伏期短，最短仅十几分钟。②初期为一时性消化系统症状：恶心、呕吐、腹痛、腹泻。③随后出现神经系统症状：头昏、头痛和复视。重者可出现阵发性抽搐。抽搐时四肢强直，屈曲内旋，手呈鸡爪状，眼球向上偏向凝视，瞳孔散大，继而进入昏迷。④患者可死于呼吸衰竭，幸存者可留下严重的神经系统后遗症，导致终身残疾。出现后遗症及病死率可达50%。

3）预防措施：①加强宣传教育，不买、不吃霉变的甘蔗；②防止甘蔗霉变，成熟后再收割，储存的时间不能太长；③严禁出售霉变的甘蔗。

拓展知识

识别霉变甘蔗的技巧

一看：新鲜的甘蔗外观色泽光滑，而霉变甘蔗的表面一般都色泽不鲜、外观不佳，两端长毛，剖面出现泛红黄色、棕褐色或青黑色的斑点斑块；二闻：闻甘蔗有无气味。新鲜甘蔗有股清香味，霉变的甘蔗有酸味、霉味或酒糟味；三摸：摸摸甘蔗的软硬度。新鲜甘蔗质地坚硬，霉变甘蔗质地较软。

3. 有毒动植物食物中毒　有毒动植物中毒是指食入有毒的动物性或植物性食品引起的食物中毒。

（1）河鲀中毒：河鲀在我国沿海各地和长江下游均有出产，是无鳞鱼的一种，淡、海水中均能生长。河鲀味道鲜美，但含有剧毒物质，民间自古就有"拼死吃河鲀"的说法。

1）有毒成分：①河鲀毒素：一种非蛋白质神经毒素，其毒性比氰化钠强 1 000 倍；②河鲀毒素性质稳定：煮沸、盐腌、日晒均不易降解；③主要分布于皮肤、血液和内脏，其中以卵巢毒性最大，肝脏次之，春季产卵期毒性最强；④新鲜肌肉一般无毒。人工养殖的一般不含河鲀毒素。

2）流行病学特点：①多发生在沿海，以春季发生中毒的次数、中毒人数和死亡人数为最多；②引起中毒的有鲜鱼、内脏以及冷冻的河鲀和河鲀干；③引起中毒的河鲀主要来源于市售、捡食、渔民自己捕获等。

3）中毒表现：①发病急速而剧烈，潜伏期一般在 10min 至 3h；②患者最初感觉唇、舌和手指有轻微的麻木刺痛感，并逐渐变得麻痹，然后发生恶心、呕吐等胃肠道症状，口唇、舌尖和手指末端刺痛发麻，直至感觉消失；③进一步加剧可出现四肢肌肉麻痹、运动失调，甚至全身麻痹、行走困难，语言不清，发绀，血压和体温下降，知觉丧失；④最后可因呼吸麻痹导致死亡，病死率约 30%～40%。

4）预防措施：①最有效的方法是将河鲀集中加工处理，禁止零售；②加强宣传教育，让群众认识河鲀、了解河鲀对人体的毒性作用，以防止中毒事件的发生；③水产收购、加工、供销等部门应严格把关，防止河鲀进入市场或混进其他水产品；④采用去毒工艺：河鲀加工时先去除头、内脏及鱼皮，充分放血，肌肉反复冲洗，直至完全洗去血污，经专门人员检验，确认无内脏、无血、无血水残留，做好记录后方可食用。

 拓展知识

学会识别河鲀

河鲀体型圆胖，是无鳞鱼的一种。头胸部大、尾巴小，眼睛内陷半露眼球，鳃孔小，无鳃盖，嘴小，上下齿各有两个较大的板牙。背部为黑灰色，有颜色鲜艳的条纹和斑点，肚腹呈黄白色。

（2）毒蕈中毒：蕈类也称蘑菇，属于真菌植物。我国已鉴定的蕈类中，可食用蕈近300 种，有毒蕈类约有 80 种，含剧毒能对人致死的有 10 多种。

1）有毒成分：①胃肠毒素：毒性成分可能为类树脂物质、苯酚、类甲醛、胍啶或蘑菇酸；②神经、精神毒素：毒蝇碱、蜡子树酸及其衍生物、光盖伞素及脱磷酸光盖伞素和致幻素；③溶血毒素：鹿花菌素；属于甲基联胺化合物；④肝肾毒素：毒肽类、毒伞肽类、鳞柄白毒肽类等；⑤类光过敏毒素：胶陀螺中含有光过敏毒素。

2）流行病学特点：①地区性：全国各地均有发生，云南、广西和四川三省区发生的起数最多，以家庭散发为主，误食引起较多；②季节性：多发生于高温多雨的夏秋季。

3）中毒表现：①胃肠炎型：潜伏期短，主要为胃肠道炎症反应，病程短，预后好。②神经精神型：除胃肠道反应外，主要有明显的副交感神经兴奋症状，如流涎、流泪、大量出汗、瞳孔缩小、脉缓等，少数严重者可有神经兴奋或抑郁、精神错乱、谵妄、幻觉、呼吸抑制等。③溶血型：红细胞大量破坏，引起急性溶血、黄疸、肝脾大，病程一般2～6d，病死率低。④肝肾损害型：此型最严重，损害肝、肾、心脏和神经系统，病死率非常高。按病情发展可分为潜伏期、胃肠炎期、假愈期、内脏损害期、精神症状期和恢复期6个期。⑤类光过敏型：误食后出现类似日光性皮炎的症状，在身体暴露部位出现明显的肿胀、疼痛。特别是嘴唇肿胀外翻，指尖疼痛、指甲根部出血等。

4）预防措施：预防毒蕈中毒最根本的方法是加强宣传教育，提高群众识别毒蕈的能力，不采摘自己不认识的蘑菇食用，防止误食事件的发生。

 拓展知识

学会识别毒蕈

识别毒蕈四个步骤：一看颜色：毒蕈菌面颜色鲜艳，特别是紫色的往往有剧毒；二看形状：无毒蕈的菌盖较平，伞面平滑，毒蕈的菌盖中央呈凸状，形状怪异，菌托细长或粗长，易折断；三看分泌物：无毒蕈的分泌物清亮如水，菌面撕断不变色，毒蕈分泌物浓稠，呈赤褐色，撕断后在空气中易变色；四闻气味：无毒蕈有特殊的香味，毒蕈味道怪异。

（3）其他有毒动植物食物中毒：详见表4-9。

表4-9　其他有毒动植物食物中毒

名称	有毒成分	中毒表现	预防措施
含氰苷类食物中毒	氰苷	氰苷水解为氢氰酸，氢氰酸的氰离子与细胞色素氧化酶中的铁离子结合，使呼吸酶失活，造成组织缺氧；氢氰酸直接损害延髓呼吸中枢核和血管运动中枢	加强宣传教育：向广大群众尤其是儿童进行宣传教育，勿食苦杏仁等果仁；采取去毒措施：加水煮沸可使氢氰酸挥发

名称	有毒成分	中毒表现	预防措施
甲状腺中毒	甲状腺素	潜伏期10～24h,头痛、乏力、抽搐、四肢肌肉痛,重者狂躁、昏迷	屠宰时去除甲状腺
蜂蜜中毒	雷公藤碱及其他生物碱	潜伏期1～2d,口干、舌麻、恶心、呕吐、心慌、腹痛,肝大,肾区痛	加强蜂蜜检验
四季豆中毒	皂素、植物血凝	潜伏期2～4h,恶心、呕吐等胃肠症状,四肢麻木	充分煮熟至失去原有的生绿色
马铃薯中毒	龙葵素	潜伏期数十分钟至数小时,咽喉瘙痒烧灼感,胃肠炎,重者有溶血性黄疸	马铃薯应储存于干燥阴凉处,食用前削皮去芽,烹调时加醋
黄花菜中毒	类秋水仙碱	潜伏期0.5～4h,以胃肠症状为主	食鲜黄花应用水浸泡或用开水烫后弃水炒煮食用
麻痹性贝类中毒	石房蛤毒素、膝沟藻毒素等	潜伏期数分钟至数小时,开始唇、舌、指尖麻,继而腿、臂和颈部麻木,运动失调	在贝类生长的水域采取藻类检查
鱼类组胺中毒	组胺	潜伏期短,面部、胸部及全身皮肤潮红和热感,眼结膜充血伴头痛、头晕、胸闷、心跳加快、血压下降,个别出现哮喘,1～2d恢复健康	防止鱼类腐败变质;鱼类在冷冻条件下贮存和运输;不食用腐败变质的鱼类;采取去毒措施;制定限量标准

4. 化学性食物中毒 化学性食物中毒是指食用了受化学性有毒有害物质污染的食品而引起的中毒。化学性食物中毒发生的起数和中毒人数相对生物性食物中毒较少,但病死率较高。

(1)亚硝酸盐食物中毒:亚硝酸盐主要指亚硝酸钠,俗称"硝精"或"硝盐",在建筑业可搅拌于水泥及沙石中作防冻剂,亦广泛用于涂料、有机合成材料、医药分析试剂等。亚硝酸盐常作为发色剂应用于食品加工中。亚硝酸盐外观为白色至略带黄色的粉末或颗粒状晶体,味微咸,易溶于水,易潮解。因外观及味道与食盐相似,常因误食引起中毒。

1)亚硝酸盐中毒原因:①误食:误将亚硝酸盐当作食盐、味精食用;②过量添加:腌肉、肉制品加工中加入过量硝酸盐及亚硝酸盐；③蔬菜中含量过高：蔬菜放置过久或腐烂时其所含硝酸盐在细菌的作用下还原成亚硝酸盐、刚腌制不久的蔬菜中亚硝酸盐含量增加；④有些地区苦井水中含较多硝酸盐，用苦井水煮粥或食物并放置过久，硝酸盐转化成亚硝酸盐；⑤体内生成：胃肠功能紊乱者食用蔬菜过多，肠道内的细菌可将蔬菜中的硝酸盐还原为亚硝酸盐引起中毒，通常称为"肠源性青紫症"。

2）中毒机制：①亚硝酸盐为强氧化剂，可将血红蛋白中的 Fe^{2+} 氧化为 Fe^{3+}，形成高铁血红蛋白，失去携氧能力导致组织缺氧；②亚硝酸盐还具有松弛血管平滑肌的作用，引起血管扩张、血压下降。

3）中毒表现：①潜伏期短，误食一般 10min 左右，大量食用蔬菜所致中毒约 1～3h；②皮肤青紫是特征性表现，尤以口唇最为普遍，指甲以及全身皮肤均出现青紫等组织缺氧的表现，也称为"肠源性青紫症"；③自觉症状有头晕、头痛、乏力、恶心、呕吐、胸闷、心律失常、昏迷和惊厥，常因呼吸循环衰竭而死亡。

4）急救治疗：①排除毒物：早期可采用催吐、洗胃和导泻的方法排除未被吸收的毒物；②特效解毒剂：及时静脉注射或口服特效解毒剂亚甲蓝（美蓝），同时大剂量补充维生素 C 对消除高铁血红蛋白有辅助疗效；③对症治疗：缺氧和呼吸困难可吸氧或用呼吸兴奋剂、人工呼吸机。血压下降可用间羟胺或去甲肾上腺素。

5）预防措施：①防止误食：加强硝酸盐、亚硝酸盐管理，防止污染食品和误食误用；②严格使用量：肉制品中硝酸盐和亚硝酸盐用量应严格遵守国家卫生标准的规定，不可过量添加或滥用；③降低蔬菜中的含量：保持蔬菜的新鲜，勿食存放过久或变质的蔬菜；腌菜必须腌透，食盐浓度达到 15% 以上，并注意存放条件；④不喝苦井水，不用苦井水煮饭、煮粥。

（2）有机磷农药中毒：有机磷农药具有杀虫效果好、残留时间短、残留量少等优点，在农业生产及绿化上广泛使用。但有机磷农药毒性强，使用不当可发生食物中毒。

1）中毒原因：①食用受污染的食品：食用刚施用过有机磷农药的蔬菜、水果，或食用了运输、贮藏过程中污染了有机磷农药的食品，或误食农药拌过的种子，或用盛装过农药的容器盛装其他食物均可引起中毒；②食用被机磷农药毒死的家畜禽肉可造成二次中毒。

2）中毒机制：有机磷农药进入人体后，与胆碱酯酶迅速结合形成磷酸化胆碱酯酶，抑制胆碱酯酶的活性，使乙酰胆碱在人体内大量蓄积而产生中毒症状。

3）中毒表现：①潜伏期一般在 2h 以内；②轻度中毒：头晕、头痛、恶心、呕吐、多汗、视力模糊、全身乏力等症状；③中度中毒：肌束震颤、瞳孔缩小、流涎、步态蹒跚和轻度呼吸困难，呼吸有大蒜臭味；④重度中毒：肺水肿、昏迷、脑水肿、少数患者因呼吸麻痹而死亡；⑤迟发性神经毒性：有些有机磷农药在急性中毒后的 2～3 周，出现感觉运动性周围神经病，主要表现为下肢软弱无力、运动失调及神经麻痹等。

4）急救治疗：①排出毒物：迅速给予中毒者催吐、洗胃。必须反复、多次洗胃，直至洗出液中无有机磷农药臭味为止；②特效解毒剂：轻度中毒者可单独给予阿托品，中度或重度中毒者需要阿托品和胆碱酯酶复能剂（如解磷定、氯解磷定）两者并用；③对症治疗：重度患者有呼吸困难出现发绀时可进行人工呼吸，防治肺水肿、脑水肿，纠正水电解质紊乱。

5）预防措施：①宣传教育：广泛深入宣传安全使用有机磷农药的知识；②加强农药管理：应专人保管、单独存放，盛装过有机磷农药的容器严禁用来盛装食品，拌过药的种粮严禁与食用粮混放；③科学规范使用农药：严格执行农药合理使用准则，科学规范使用农药；④禁止食用被剧毒农药毒死的畜、禽和水产品。

（三）食物中毒的调查处理

食物中毒是最常见的食品安全事故之一。按照《中华人民共和国食品安全法》的定义，食品安全事故是指食源性疾病（包括食物中毒）、食品污染等源于食品，对人体健康有危害或者可能有危害的事故。食物中毒的调查应按照《中华人民共和国食品安全法》和《中华人民共和国食品安全法实施条例》等的要求进行。

1. 食物中毒的调查

（1）调查目的：①查明中毒原因：通过调查可确定是否为食物中毒及何种性质的中毒，明确中毒病例，查明中毒食品，找到致病因子的致病途径；②查清中毒发生的原因和条件，并采取有效措施防止蔓延；③为患者的救治提供依据，并对已采取的急救措施给予补充或纠正；④积累经验：积累食物中毒资料，分析中毒发生的特点、规律，制定有效措施以减少和控制类似食物中毒发生；⑤收集对违法者实施处罚的证据。

（2）调查内容和步骤

1）调查前准备：①人员准备：接到食物中毒报告后，立即成立包括有经验的专业技术人员为领导的、由食品卫生监督人员、检验人员、流行病学医师等2人以上组成的调查组，赶赴现场进行调查；②物质准备：采样用品、有关法律文书、取证工具和食物中毒快速检测箱（车）等物品。

2）现场调查：①了解发病情况，积极参与抢救患者；②中毒患者的临床表现和进餐史的调查：对中毒患者的临床症状、体征及实验室检测结果及进餐史，尤其是发病前24～48h进餐食谱逐项进行调查；③可疑食物调查：对调查结果进行分析，可初步确定引起中毒的可疑食物，进一步调查可疑食物的来源、原料质量、加工烹调方法、用具容器的清洁度以及加工后食品的贮存条件；④食品从业人员调查：对疑似细菌性食物中毒还应进行食品从业人员健康状况调查，以查明发生食物中毒的原因。

3）现场采样和检验：①可疑食物采样：尽量采集剩余的可疑食物，无剩余食物时可采集用灭菌生理盐水洗刷可疑食物容器的洗液，必要时也可采集可疑食物的半成品或原料；②可疑食物生产过程采样：可疑食物生产过程中所用的容器、工具等进行棉拭子采样；③患者吐泻物采样：采集患者吐泻物应在患者服药前进行，无吐泻物时可取洗胃液或涂抹被吐泻物污染的物品；④血、尿样采集：对疑似细菌性食物中毒应采集患者急性期（3d内）和恢复期（2周左右）静脉血，对疑似化学性食物中毒者还需采集患者尿液；⑤从业人员可能带菌样品的采集：使用采便管采集从业人员大便，对患有呼吸道感染或化脓性皮肤病的从业人员，应对其咽部或皮肤病灶处进行涂抹采样。

采样中必须严格遵守无菌操作规程，样品应做好标记并做好采样记录，应在最短的时间将样品送往实验室进行检验，不能及时送检的样品应冷藏。

2. 食物中毒的处理

（1）报告：根据《中华人民共和国食品安全法》规定，①发生食品安全事故的单位和接收患者进行治疗的单位应当及时向事故发生地县级人民政府食品安全监督管理部门、卫生行政部门报告；②县级以上人民政府农业行政等部门在日常监督管理中发现食品安全事故或者接到事故举报，应当立即向同级食品安全监督管理部门通报；③发生食品安全事故，接到报告的县级人民政府食品安全监督管理部门应当按照应急预案的规定向本级人民政府和上级人民政府食品安全监督管理部门报告；④县级人民政府和上级人民政府食品安全监督管理部门应当按照应急预案的规定上报；⑤任何单位和个人不得对食品安全事故隐瞒、谎报、缓报，不得隐匿、伪造、毁灭有关证据。

（2）救治患者：开展应急救援工作，组织救治因食品安全事故导致人身伤害的人员。①停止食用可疑中毒食品；②采集患者血液、尿液、呕泄物等标本，以备送检；③急救治疗：采用催吐、洗胃、清肠等措施排除体内未被吸收的毒物；纠正水和电解质紊乱、防治各脏器损伤等对症治疗；有特效解毒剂的及时使用特效治疗，防止心、脑、肝、肾等损伤。

（3）中毒食品的处理：封存可能导致食品安全事故的食品及其原料，并立即进行检验；①保护和控制现场；②采集剩余可疑中毒食品，以备送检；③对确认属于被污染的食品及其原料，责令食品生产经营者依法召回或者停止经营；④对中毒食品进行无害化处理或销毁，防止事故扩大。

（4）中毒场所的处理：封存被污染的食品相关产品，并责令进行清洗消毒。①对接触细菌性、真菌性中毒食品的餐具、工具、容器设备等，用1%～2%碱水煮沸消毒或用有效氯含量为150～200mg/L 的氯制剂溶液浸泡、擦拭消毒；②对接触化学性中毒的物品要用碱水进行彻底清洗。

（5）信息发布：做好信息发布工作，依法对食品安全事故及其处理情况进行发布，并对可能产生的危害加以解释、说明。

3. 食品安全事故应急预案　①国务院组织制定国家食品安全事故应急预案；②县级以上地方人民政府应当根据有关法律、法规的规定和上级人民政府的食品安全事故应急预案以及本行政区域的实际情况，制定本行政区域的食品安全事故应急预案，并报上一级人民政府备案；③食品安全事故应急预案应当对食品安全事故分级、事故处置组织指挥体系与职责、预防预警机制、处置程序、应急保障措施等作出规定；④食品生产经营企业应当制定食品安全事故处置方案，定期检查本企业各项食品安全防范措施的落实情况，及时消除事故隐患；⑤发生食品安全事故需要启动应急预案的，县级以上人民政府应当立即成立事故处置指挥机构，启动应急预案，依照前款和应急预案的规定进行处置；

⑥发生食品安全事故，县级以上疾病预防控制机构应当对事故现场进行卫生处理，并对与事故有关的因素开展流行病学调查，有关部门应当予以协助。县级以上疾病预防控制机构应当向同级食品安全监督管理、卫生行政部门提交流行病学调查报告。

4. 食品安全事故责任调查　发生食品安全事故，设区的市级以上人民政府食品安全监督管理部门应当立即会同有关部门进行事故责任调查，督促有关部门履行职责，向本级人民政府和上一级人民政府食品安全监督管理部门提出事故责任调查处理报告。

5. 食品安全事故调查原则　①调查食品安全事故，应当坚持实事求是、尊重科学的原则，及时、准确查清事故性质和原因，认定事故责任，提出整改措施；②调查食品安全事故，除了查明事故单位的责任，还应当查明有关监督管理部门、食品检验机构、认证机构及其工作人员的责任；③食品安全事故调查部门有权向有关单位和个人了解与事故有关的情况，并要求提供相关资料和样品。有关单位和个人应当予以配合，按照要求提供相关资料和样品，不得拒绝；④任何单位和个人不得阻挠、干涉食品安全事故的调查处理。

本章小结

　　本章学习重点是人体需要主要营养素的种类、生理功能及食物来源；合理膳食及基本要求、膳食模式和膳食指南、营养调查的内容和方法；食品污染的种类、来源及危害、预防措施；食源性疾病和食物中毒的概念、不同种类的食物中毒特点。学习的难点是膳食营养素参考摄入量、营养相关性疾病及营养防治、食物中毒的调查和处理。要学会分析食物中的有益因素和有害因素对健康的影响；能够根据不同食物的营养特点合理选择食物，做到合理营养、预防疾病和促进健康；分析食品污染、食源性疾病和食物中毒发生的情况，并能采取有效措施预防其对健康造成的影响。

（李永华）

思考与练习

一、名词解释

1. 必需氨基酸　　2. 食品添加剂　　3. 保健食品　　4. 食源性疾病

5. 食物中毒

二、填空题

1. 把需要量较少，以毫克或微克计的_____和维生素称为微量营养素。

2. 蛋白质互补作用的原则：一是食物的种属_____，二是搭配的种类_____，三是食用时间_____。

3. 脂肪酸根据饱和程度不同,分为_____、_____和多不饱和脂肪酸。

4. 每克葡萄糖在体内代谢可产生_____kcal 的能量

5. 维生素 A 缺乏最早出现的症状是_____能力降低。

6. 临床上把蛋白质 - 能量营养不良可分为_____、_____和混合型三种类型。

7. 食品腐败变质的最主要原因是_____。

8. N- 亚硝基化合物的前体物_____、_____和胺类广泛存在于环境中。

9. 绝大多数为家庭自制的发酵食品以及在_____条件下保存的肉类食品。

10. 临床表现出现 "醉谷病" 的食物中毒是_____食物中毒。

三、判断题

1. 铁的良好食物来源是动物肝脏、全血和瘦肉。

   A. 正确　　　　　　B. 错误

2. 奶是钙的良好食物来源。

   A. 正确　　　　　　B. 错误

3. 可以用尿负荷试验测定机体维生素 E 的营养水平。

   A. 正确　　　　　　B. 错误

4. 中国居民平衡膳食宝塔共分 5 层。

   A. 正确　　　　　　B. 错误

5. 我国成人肥胖的诊断标准是 BMI ≥ 28kg/m^2。

   A. 正确　　　　　　B. 错误

6. 携带和传播食源性疾病的病原物质是食物。

   A. 正确　　　　　　B. 错误

7. 副溶血性弧菌食物中毒常见的中毒食品是海产品及盐渍食品。

   A. 正确　　　　　　B. 错误

8. 保健食品可以代替正常膳食食用。

   A. 正确　　　　　　B. 错误

9. 河鲀毒性最大的部位是卵巢。

   A. 正确　　　　　　B. 错误

10. 可引起 "肠源性青紫症" 的食物中毒是亚硝酸盐食物中毒。

   A. 正确　　　　　　B. 错误

四、简答题

1. 合理膳食的基本要求有哪些?

2.《中国居民膳食指南(2022)》的主要内容有哪些?

3. 保健食品的特征有哪些?

4. 评价食品卫生质量的细菌污染指标及食品卫生学意义有哪些?

5. 食物中毒的发病特点有哪些?

第五章　职业环境与健康

05章　数字资源

　　劳动是人类最基本的生活活动方式。人类在从事各种职业劳动的过程中,良好的环境条件可通过机体神经、体液的调节与适应,促进劳动者健康,提高劳动能力;相反,不良的劳动和生产环境条件,对职业人群的健康可造成不同程度的损害,严重的可致职业病。因此,了解和掌握职业卫生对劳动者健康的影响因素,提出改善和创造良好劳动条件的措施,对保护和促进劳动者健康、预防和控制职业病、提高劳动能力和劳动质量,具有极其重要的意义。

　　职业健康是健康中国建设的重要组成部分,《国家职业病防治规划(2021—2025年)》提出了"十四五"时期职业病防治工作的总目标:到2025年,职业健康治理体系更加完善,职业病危害状况明显好转,工作场所劳动条件显著改善,劳动用工和劳动工时的管理进一步规范,尘肺病等重点职业病得到有效控制,职业健康服务能力和保障水平不断提升,全社会职业健康意识显著增强,劳动者的健康水平进一步提高。

拓展知识

职业健康保护行动

《国务院关于实施健康中国行动的意见》：实施职业健康保护行动。劳动者依法享有职业健康保护的权利。针对不同职业人群，倡导健康工作方式，落实用人单位主体责任和政府监管责任，预防和控制职业病危害。完善职业病防治法规标准体系。鼓励用人单位开展职工健康管理。加强尘肺病等职业病救治保障。到 2022 年和 2030 年，接尘工龄不足 5 年的劳动者新发尘肺病报告例数占年度报告总例数的比例实现明显下降，并持续下降。

第一节　职业性有害因素与职业性损害

一、职业性有害因素

案例导入

徐 ××，男，54 岁，入职于某企业工地从事电焊工作，露天作业，气温高，旁边 2m 处有冷作工和油漆工敲打物件并给物件喷涂防锈漆（油漆含苯及苯系物），工作 2 年多后因头晕、头痛、恶心、呕吐等入住 × 市医院内科治疗。入院诊断为化学性毒物中毒待查。经检查：白细胞数 3.8×10^9/L，血小板 77×10^9/L。经调查上岗前未进行职业健康体检，旁边的油漆岗位苯浓度超标。

问题与思考：

1. 该患者接触可能多少种职业性有害因素？
2. 该患者主要是什么生产性毒物引起的化学性毒物中毒？
3. 请提出预防措施及处理原则。

生产工艺过程、劳动过程和工作环境中产生和 / 或存在的，对职业人群的健康、安全和作业能力可能造成不良影响的一切要素或条件，统称为职业性有害因素。能够引起职业病的职业性有害因素又称为职业病危害因素。职业性有害因素是导致职业性损害的致病原，其对健康的影响主要取决于有害因素的性质和接触强度（剂量）。按其来源可分三类。

（一）生产过程中存在的有害因素

生产过程中存在的职业性有害因素按其性质可分为三类。

1. 化学因素

（1）生产性毒物：生产环境中常见的生产性毒物种类有：①金属及类金属，如铅、汞、锰等；②有机溶剂，如苯、甲苯、正己烷等；③刺激性气体和窒息性气体，如氯、氨、一氧化碳等；④苯的氨基和硝基化合物，如三硝基甲苯及苯胺等；⑤高分子化合物，如氯乙烯、氯丁二烯等；⑥农药，如杀虫剂、杀鼠剂、杀菌剂等。

（2）生产性粉尘：包括无机粉尘、有机粉尘及混合性粉尘。如煤尘、棉尘、电焊尘等。

2. 物理因素

（1）不良气象条件：包括高气温、高气湿、强热辐射、低气温、高气压、低气压等。

（2）噪声、振动：长期接触强噪声可引起噪声聋。局部振动可引起局部振动病。

（3）电磁辐射：包括非电离辐射和电离辐射。紫外线、红外线、射频辐射、激光等量子能量较低，不足以引起生物体电离，为非电离辐射；α、β、γ、X射线等量子能量较高，可导致组织电离，出现损伤效应，为电离辐射。

3. 生物因素

（1）细菌：如屠宰、皮毛加工等作业，可接触到炭疽杆菌、布氏杆菌等。

（2）病毒：如人类免疫缺陷病毒对医务人员和警察存在职业性传染的风险。

（3）真菌：如劳动者可接触到霉变谷物上的曲霉菌、青霉菌等。

（二）劳动过程中的存在的有害因素

劳动过程中存在的职业性有害因素与组织劳动的方式、劳动条件以及劳动者的个体特征有关。

1. 职业紧张因素　职业紧张是在某种职业条件下，工作需求超过个体应对能力而产生的生理和心理压力。随着经济的发展和现代技术的应用，工作节奏加快、竞争激烈，职业紧张已成为职业人群重要的健康问题之一。常见的职业紧张因素有：

（1）劳动组织不合理：如劳动作息制度不合理（轮班作业、过度加班加点）、工作任务（数量和质量）超重、任务冲突（同时接受多个任务）、工作进度（如流水作业）不合理、工作重复、安排的作业与生理状况不相适应、工作属性与劳动者的能力不适应（知识和技能不足或者大材小用）等。

（2）人际关系和组织关系：如员工之间的关系、上下级之间的关系、领导作风、员工适时培训、工作变动（如失业、解雇）、福利待遇等。

（3）不良的工作条件：照明不足、工作空间拥挤、卫生状况差、噪声、空气污染等有害因素的存在。职业紧张因素是导致部分职业人群常见疾病发病率、工伤事故发生率增高的主要原因。

2. 工效学因素　工效学是以人为中心，研究人、机器设备和环境之间的相互关系，目的是实现人在生产劳动及其他活动中的健康、安全、舒适，同时提高工作效率。工效学涉及劳动者、机器设备和工作环境三者之间彼此协调配合的关系。常表现为：

（1）个别器官或系统过度紧张：如长时间视屏作业引起的视力紧张等。

（2）长时间处于不良体位或使用不合理的工具等：如劳动过程中的强迫体位可引起下肢静脉曲张、脊柱变形等。

（3）运动器官过度紧张：如引起肩周炎、肌肉痉挛等。

（三）生产环境中的有害因素

1. 自然环境中的因素，如炎热季节的太阳辐射。

2. 厂房建筑或布局不合理，如有毒工段与无毒工段安排在一个车间。

3. 由不合理生产过程所致环境污染，如由于无序排放的粉尘而引起的二次扬尘。

在实际劳动生产过程和职业环境中，上述几方面职业性有害因素有时不是单一存在的，可能会多种职业性有害因素同时存在，且相互作用和影响，对职业人群的健康产生联合作用，增加对劳动者健康影响的复杂性。因此对职业性有害因素应全面综合治理，以保障劳动者的健康。

二、职业性损害

职业性有害因素对劳动者健康损害的发生发展是环境与机体相互作用的结果。生产环境中存在的职业性有害因素对劳动者是否造成健康损害以及损害的程度如何，受多种因素的影响和条件的制约。包括：①职业性有害因素的性质，职业性有害因素的性质不同，作用于机体的方式不同，在人体内的吸收、分布、代谢、排泄不同，在体内的靶器官不同，与靶器官的结合方式不同，因而造成的损伤及其程度也不同；②职业性有害因素的接触水平（剂量），职业性有害因素的剂量是决定毒性效应的关键因素，有害因素只有在体内达到一定的剂量才可能对机体发生损伤作用。接触剂量往往是接触浓度或强度与接触时间或接触频率的乘积；③个体易感性以及行为、生活方式，此两种因素称为职业性损害的个体危险因素。这两种因素可以影响职业性有害因素进入机体的剂量、在体内的代谢途径、机体的反应性等，进而影响或者改变职业性损害的发生、发展；④环境因素，生产环境中气温、气湿、气流等气象因素，可能影响生产性有害因素在生产环境中的存在状态、增加劳动者接触职业性有害因素的机会。

职业性有害因素可导致多种职业性损害，职业性损害一般包括职业病、工作有关疾病、职业性外伤三大类。

（一）职业病

1. 职业病的概念 《中华人民共和国职业病防治法》（2018 年版）中规定：职业病是指企业、事业单位和个体经济组织等用人单位的劳动者在职业活动中，因接触粉尘、放射性物质和其他有毒、有害因素而引起的疾病。

2. 职业病的范围 1957 年卫生部首次印发《职业病分类范围和职业病患者处理办法的规定》，明确了职业病的分类目录包括职业中毒、尘肺等 14 种职业病，之后又进行了多次调整，病种不断增加。《职业病分类和目录》（国卫疾控发〔2013〕48 号）中公布的职业病共 10 类 132 种。

3. 职业病的特点

（1）病因明确，在控制病因或作用条件后，可消除或减少发病。

（2）所接触的病因大多是可检测的，需达到一定的强度（浓度或剂量）才能致病，一般存在剂量 - 效应关系。

（3）在接触同一因素的人群中常有一定的发病率，很少只出现个别患者。

（4）大多数职业病（如铅中毒）如能早期诊断、处理，康复效果较好，预后较好，恢复也较容易；但有些职业病（如尘肺病），目前尚无特效疗法，只能对症综合处理，故发现愈晚，疗效愈差。

（5）除职业性传染病外，治疗个体无助于控制人群发病。但对职业病危害因素采取干预措施，可有效地防止职业病的发生、延缓疾病的进展或使疾病向着好的方向转归，可以有效地控制相应职业病的发病率。

4. 职业病的诊断　职业病的诊断是一项政策性和科学性很强的工作，它涉及工伤待遇，既关系到患者的健康与福利，也涉及国家和企业的利益。故在诊断上有别于一般疾病，需具有职业病诊断资质的机构诊断，劳动者可以在用人单位所在地、本人户籍所在地或者经常居住地的职业病诊断机构进行职业病诊断。为了防止误诊、漏诊，职业病诊断医师应当按《职业病防治法》《职业病诊断与鉴定管理办法》《职业病分类和目录》、国家职业病诊断标准，按照职业病诊断程序进行诊断。同时需将以下几方面的资料进行综合分析。

（1）职业史及职业病危害因素接触史：认真详细地了解患者的职业史，确认职业病危害因素接触史，是职业病诊断极为重要的前提。内容应包括工种、工龄、接触职业病危害因素的种类；症状出现的时间，同工种人群的发病情况等。有些职业病可能经过较长的潜伏期才发病，甚至在脱离接触某种有害因素很长时间以后还会发病（如晚发性硅沉着病），因此还应详细了解患者既往职业接触史，如部队服役史、再就业史、打工史以及兼职史等。同时还要了解非职业性接触和其他生活情况等，以便判断患者接触职业病危害因素的可能性和严重程度。

（2）工作场所职业病危害因素情况：即职业场所现场调查。现场调查是诊断职业病的重要依据。通过现场调查证实患者确实接触了何种职业病危害因素，判断可能接触的程度。现场调查要了解生产工艺过程、劳动过程、操作方法等；了解工作场所有害因素的种类、特点、强度和存在方式、同工种人群的发病情况等；了解有无防护设备以及防护设备的使用情况等。要收集工作场所历年职业病危害因素监测、评价资料。判断患者在该条件下有无发生拟诊断职业病的可能性。

（3）临床表现及辅助检查：职业病临床表现复杂多样，同一有害因素在不同条件下或者不同的个体中可以出现不同的临床表现；同一症状体征可以由不同的有害因素所致；非职业因素所引起的疾病也可以出现与职业病完全相同或相似的症状和体征。因此要了解患者接触某职业病危害因素后出现的临床症状和体征及目前的状况，分析判断这些症状体征与职业病危害因素接触的关系，并注意与非职业性疾病的鉴别。辅助检查特别要进行与职业病危害因素接触有关的特殊项目检查，如铅接触者，应检查尿铅、血铅和尿中的 δ- 氨基 -γ- 酮戊酸（δ-aminol evulinic acid，ALA）；接触四氯化碳者，应检查肝功能；苯接触者应检查血常规等。

职业病的诊断原则上应具备上述 3 方面的资料，但是在某些特殊情况下，如果没有证据否定职业病危害因素与患者临床表现之间的必然联系的，应当诊断为职业病。仍不能作出职业病诊断的，应当提出相关医学意见和建议。

5. 职业病报告　职业病报告责任主体包括用人单位、接诊急性职业病的综合医疗卫生机构以及承担职业病诊断的医疗卫生机构。发生 3 人以上急性职业中毒或发生死亡的急性职业病应立即电话报告；发生 3 人以下的急性职业病应在 12～24h 内电话报告或《职业病报告卡》报告。卫生健康行政部门以及卫生健康监督机构、疾病预防控制机构收到职业病报告之后立即赶赴现场开展职业卫生调查，进行现场监测评价、采取控制措施、及时救治患者、查明事故原因，并依法处理相关责任人。

（二）工作有关疾病

1. 工作有关疾病的概念　又称职业性多发病，是指一类与多因素相关的疾病，在职业活动中，由于职业性有害因素等多种因素的作用，导致劳动者罹患某种疾病或潜在疾病显露或原有疾病加重，这些疾病统称为工作有关疾病。工作有关疾病的病因并不像职业病那样直接取决于职业性有害因素，而是由职业因素、生活因素、社会因素以及心理行为因素综合作用的结果，表现为职业人群常见病发病率上升、潜伏的疾病发作或现患疾病病情加重等。

2. 常见的工作有关疾病　矿工的消化性溃疡；建筑工的肌肉骨骼疾病（如腰背痛）；与职业有关的肺部疾病；特殊作业方式和体位引起的急性腰扭伤、腰颈椎间盘突出症等。

（1）慢性呼吸系统疾病：如慢性支气管炎肺气肿或支气管哮喘等，在粉尘作业工人及经常接触刺激性气体的工人中发病率较高。

（2）骨髓及软组织损伤：如腰背痛、肩颈痛等，主要由外伤、提重或负重、不良体位及不良气象条件等因素引起，在建筑、煤矿、搬运工人中较为常见。

（3）心血管疾病：长期接触噪声、振动和高温会导致高血压的发生，过量铅、镉等有害因素的接触也能使肾脏受损而引起继发性高血压。

（4）生殖功能紊乱：经常接触铅、汞及二硫化碳等职业危害因素的女性，月经紊乱、早产及流产发病率增高。

（5）消化道疾患：某些职业因素可影响胃及十二指肠溃疡的发生与发展，如高温作业工人由于出汗过多、电解质丢失，导致消化不良及溃疡病发病率增高。

（6）行为心身病：是指社会心理因素在疾病的发生和病程演变中起主导作用的疾病。工作场所和家庭环境是不良社会心理因素的重要来源。这些疾病包括紧张性头痛、眩晕发作、反应性精神病及类神经症等。

3. 工作有关疾病的特点

（1）职业因素是该病发生和发展的诸多因素之一，但不是唯一的直接因素。

（2）职业因素影响了健康，从而促使潜在的疾病显露或加重已有疾病的病情。

（3）通过控制和改善劳动条件，可使所患疾病得到控制或缓解。

（4）工作有关疾病不属于我国法定的职业病范围，不能享有职业病的劳保待遇。

4. 工作有关疾病的致病条件　与工作有关的职业性损害取决于多种作用条件，只有当有害因素、作用条件和接触者个体特征三者联系在一起，符合一般疾病的致病模式，才能形成损害。

（1）接触机会：如在生产工艺过程中，经常接触某些有毒有害因素。

（2）接触方式：经呼吸道、皮肤或其他途径可进入人体或由于意外事故造成病伤。

（3）接触时间与接触强度：此两个条件是决定机体接受危害剂量的主要因素，常用接触水平表示，与实际接受量有所区别。

（4）个体危险因素：在同一作业条件下，不同个体发生职业性损害的机会和程度也有一定的差别，这与遗传因素和疾病、年龄和性别差异、营养不良、文化水平和生活方式因素密切相关。

（三）职业性外伤

职业性外伤，又称工伤，系指劳动者从事生产劳动过程中，由于外部原因直接作用而引起机体组织的突发性意外损伤。

1. 常见的职业性外伤　有机械伤、烧伤、化学伤及电伤等，严重的工伤可致伤致残或致死。轻者误工误时，重者丧失劳动能力，甚至导致死亡。

2. 产生职业性外伤的原因　①生产设备质量差或本身有缺陷；②防护设备缺乏或不全；③组织与管理制度不严、不得力；④缺乏安全教育，个人安全意识不强，自救、互救能力低；⑤生产劳动环境布局不合理，照明不良；⑥职工的健康状况或心理素质不良等。

（四）职业病的预防

1. 职业病的预防原则　职业病的防治应遵循三级预防原则。

（1）第一级预防：从根本上消除和控制职业性危害因素，防止职业病的发生。采用新材料新工艺，以无毒物质代替有毒物质；使用远距离操作或自动化操作，减少接触职业性有害因素的机会；控制产生职业性危害因素的源头，减少职业性有害因素的产生。

（2）第二级预防：针对不同的危害因素的毒性作用特点，对特定的职业接触人群，通过普查、筛检、定期职业健康检查、群众自我检查、高危人群的重点项目检查等方法，早发现、早诊断，使患者得到及时的治疗和处理；依据国家对生产环境中危害因素的容许标准，定期进行监测，一旦发现超标，应及时查明原因，采取防治对策，消除隐患。

（3）第三级预防：对慢性职业病患者，可通过医学监护、预防并发症和伤残，减少疾病的不良作用；对已丧失劳动能力或伤残者，开展功能性康复和心理康复，进行家庭护理指导，提倡社区卫生服务，努力做到病而不残，残而不废，达到延长寿命的目的。

2. 职业病的预防措施　采取综合性的组织措施、技术措施和卫生保健措施，达到保护和促进劳动者健康的目的。

（1）组织措施：①合理组织和安排劳动过程，限制接触时间；②建立、健全劳动制度，严格安全操作规程；③加强设备维修，做到洁净生产；④贯彻执行国家制定的卫生法律法规，进行职业卫生宣传教育，增强职工的自我防护和自我保健意识，自觉建立科学、文明、健康的生活行为方式，使机体处于良好的生物、心理、社会环境中；⑤注意平衡膳食和保健食品的供给，加强锻炼，提高机体的抵抗能力。

（2）技术措施：①改进工艺，应当优先采用有利于防治职业病和保护劳动者健康的新技术、新工艺、新材料；逐步替代职业病危害严重的技术、工艺、材料；如以低毒、无毒物质代替剧毒、有毒物质，禁止使用已被淘汰了的有毒物质；②改进生产过程，使用远距离操作或自动化操作，最大限度减少工人的直接接触机会，加强对设备的检修，防止有毒、有害物质的跑、冒、滴、漏；③新建、扩建、改建建设项目和技术改造、技术引进项目（以下统称建设项目），职业病防护设施应与主体工程同时设计、同时施工、同时投入生产和使用（三同时）；建设项目在可行性论证阶段，建设单位应进行职业病危害预评价；建设项目的职业病防护设施设计应当符合国家职业卫生标准和卫生要求；在竣工验收前，建设单位应当进行职业病危害控制效果评价。

（3）卫生保健措施：①做好就业前健康检查能发现易感者和就业禁忌证，掌握受检者原来的健康状况和各项基础资料；②在岗期间定期健康检查可及时发现职业性损害的早期征象，及时采取处理措施，预防职业病的发生；③离岗时健康检查可确定其在停止接触职业病危害时的健康状况；④离岗后医学随访能了解职业病危害因素的慢性健康影响，发现脱离接触后可能发生的职业病；⑤应急健康检查能及时确定危害因素，为急救和治疗提供依据，控制职业病危害的继续蔓延和发展；⑥作业场所职业病危害因素检测、个人防护用品的使用等卫生保健措施。

第二节　生产性毒物与职业中毒

 案例导入

黄×，女，50岁，入职于某企业从事涂台工作（接触危害因素为二甲基甲酰胺），工作1个多月后因"皮肤黄、眼黄、尿黄、食欲缺乏、全身乏力、肝区疼痛"入住×市医院消化内科治疗。入院诊断："化学性毒物肝损害"等。经调查上岗前未进行职业健康检查，经常穿短袖上衣上班,涂台岗位二甲基甲酰胺浓度超标。

问题与思考:

1. 初步诊断这是职业病吗?是什么生产性毒物引起的疾病?

2. 说出其发生原因。并提出预防措施。

一、生产性毒物的来源与存在形态

(一)生产性毒物来源

生产过程中产生的,存在于工作环境中的可能对人体健康产生有害影响的化学物质称为生产性毒物。在生产过程中,毒物可来源于原料、中间体(中间产品)、成品、副产品及辅助原料、夹杂物或废气、废水、废渣等,有时也可能来源于加热分解的产物,如聚氯乙烯塑料加热至160~170℃时可分解产生氯化氢。生产性毒物是最常见的一类职业性有害因素。劳动者在从事生产劳动过程中,由于接触生产性毒物而发生的中毒称为职业中毒,生产性毒物引起的职业中毒是我国最常见的法定职业病种类,临床类型可表现为急性中毒、慢性中毒和亚急性中毒三种,其中慢性中毒最为常见。

(二)生产性毒物的存在形态

在生产环境中,毒物除了以固体(如氰化钠)、液体(如液氨)、气体(如SO_2)的状态存在于生产环境中外,常常以蒸气(苯蒸气)、雾(如酸雾)、烟(如铅烟)、粉尘(如煤尘)形态污染生产场所空气。生产性毒物的存在形态不同,毒物进入机体的途径不同,发病原因不同,采取的采样方法也各有不同(具体内容参照本书第十二章第一节)。

二、生产性毒物在体内的过程和对人体的危害

(一)生产性毒物进入人体的途径

1. 呼吸道　生产性毒物主要是通过呼吸道侵入人体。研究证明,职业中毒病例中,95%是由于工矿企业空气中的蒸气、烟雾、粉尘等各种有毒物质经呼吸道侵入引起。空气在肺泡内流速慢,接触时间长,肺泡上有大量的毛细血管且壁薄,这些都有利于有毒气体、蒸气及液体和粉尘的迅速吸入,而后由血液分布到全身各个器官而造成中毒。吸入的毒物愈多,中毒就愈厉害。

2. 皮肤　有些毒物可透过无损皮肤和经毛囊的皮脂腺被吸收。经表皮进入体内的毒物要经三道屏障,第一道是皮肤的角质层,一般分子量大于300的物质不易透过无损的皮肤;第二道是角质层,其表皮细胞富含固醇磷脂,可阻碍水溶性毒物的通过,脂溶性毒物可透过并扩散,经毛细血管而进入血液;第三道是表皮与真皮连接处的基膜。脂溶性毒物经表皮吸收后,还需有水溶性才能进一步扩散和吸收。所以水、脂溶性的物质(如苯胺),易被皮肤吸收。脂溶性好而水溶性极微的苯,经皮肤吸收量较少。

3. 消化道　许多毒物可通过口腔进入消化道被吸收。胃肠道的酸碱度是影响毒物吸收的重要因素。胃内食物能促进或阻止毒物通过胃壁的吸收。胃液呈酸性,具有阻止电离作用,因而能增加其吸收。胃内的食物,蛋白质和黏液蛋白类等,则可减少毒物的吸收。

小肠吸收毒物的重要原因是肠内碱性环境和较大的吸收面积。弱碱性毒物在胃内不易被吸收,达到小肠后,就转化为非电离物质被吸收。小肠内分布不少酶系统,可使与毒物结合的蛋白质或脂肪分解,从而释放出游离的毒物而促进其吸收。在小肠内,物质可经细胞壁直接透入细胞,此种吸收方式,对毒物的吸收起重要作用,特别是对大分子的吸收。

（二）生产性毒物在体内的代谢

1. 分布　生产性毒物被吸收后,随血液循环分布到全身,生产性毒物在体内分布的情况主要取决于其进入细胞的能力及与组织的结合力。大多数生产性毒物在体内的分布呈不均匀分布,相对集中于某些组织器官,如铅、氟集中于骨骼;一氧化碳集中于红细胞,在组织器官内相对集中的毒物随时间的推移而呈动态变化。最初,常分布于血流量较大的组织器官,随后则逐渐转移至血液循环较差的部位。

2. 生物转化　进入机体的生产性毒物,有的直接作用于靶部位产生毒效应,并可以原形排出。但多数生产性毒物吸收后需经生物转化,即在体内代谢酶的作用下,其化学结构发生一系列改变,形成其衍生物以及分解产物的过程,亦称代谢转化。

生产性毒物在体内的生物转化主要包括氧化、还原、水解和结合(或合成)四类反应。生产性毒物经生物转化后,亲脂物质最终变为更具极性和水溶性的物质,更有利于经尿或胆汁排出体外;同时,也使其透过生物膜进入细胞的能力以及与组织成分的亲和力减弱,从而消除或降低其毒性。但是,也有不少生产性毒物经生物转化后其毒性反而增强,或由无毒而成为有毒。许多致癌物如芳香胺、苯并(a)芘等,均是经代谢转化而被活化。

3. 排泄　生产性毒物可以原形或其代谢物的形式从体内排出。排出的速率对其毒效应有较大影响,排出缓慢的,其潜在的毒效应相对较大。

4. 蓄积　进入机体的生产性毒物或其代谢产物在接触间隔期内,如不能完全排出而逐渐蓄积于体内的现象称为毒物的蓄积。毒物的蓄积作用是引起慢性中毒的物质基础。当毒物的蓄积部位与其靶器官一致时,则易发生慢性中毒,例如有机汞化合物蓄积于脑组织,可引起中枢神经系统损害。非其毒作用靶器官的蓄积部位则称该生产性毒物的"储存库",如铅蓄积于骨骼内。储存库内的毒物处于相对无活性状态,在一定程度上属保护机制,对毒性危害起缓冲作用。但在某些条件下,如感染、服用酸性药物等,体内平衡状态被打破时,库内的毒物可释放入血液,有可能诱发或加重毒性反应。有些毒物因其代谢迅速,停止接触后,体内的含量很快降低,难以检出;但反复接触,因损伤蓄积,仍可引起慢性中毒。例如反复接触低浓度有机磷农药,由于每次接触所致的胆碱酯酶活力轻微抑制的叠加作用,最终引起酶活性明显抑制,而呈现所谓功能蓄积。

（三）生产性毒物对人体的危害

生产性毒物对人体危害的性质及程度取决于接触毒物的品种、剂量、体内转化及排泄等，也和机体的健康状态密切相关。

1. 局部作用　具有刺激、腐蚀性的毒物，如强酸、强碱或某些药物等，可对接触部位如皮肤、黏膜等引起不同程度的灼伤；有些毒物可引起接触性皮炎、痤疮、毛囊炎、光感性皮炎或色素变化等。

2. 中毒　由于外源性毒物进入体内，产生毒性作用，导致机体的功能障碍或器质性改变、引起疾病或死亡，称中毒。

3. 过敏反应　某些毒物可引起变态反应，这是一种免疫损伤反应。

4. 非特异性危害　劳动过程中，接触毒物使机体免疫力下降或通过其他机制诱发某种疾病或致使原有疾病加重，或导致发生工作有关疾病等，称毒物对人体的非特异性危害。

5. 致癌、致畸、致突变　毒物的这些作用引起医学界的密切关注，是研究的重要项目之一。传统上将这些作用不包括在中毒概念中，而随着科学研究技术和理论的不断深入和提高，很多学者主张将这些生物效应作为毒作用范畴。

三、影响生产性毒物作用的因素

（一）生产性毒物的理化性质

目前已了解一些毒物的化学结构与其毒性有关。如脂肪族直链饱和烃类化合物的麻醉作用，在3～8个碳原子范围内，随碳原子数增加而增强；氯代饱和烷烃的肝脏毒性随氯原子取代的数量而增大等；毒物的溶解度也和其毒作用特点有关，氧化铅较硫化铅易溶解于血清，故其毒性大于后者；苯易溶于有机溶剂，进入体内主要分布于含类脂质较多的骨髓及脑组织，因此，对造血系统、神经系统毒性较大；刺激性气体因其水溶性差异，对呼吸道的作用部位和速度也不尽相同。

（二）剂量、浓度和接触时间

不论毒物的毒性大小如何，都必须在体内达到一定量才会引起中毒。毒物浓度高，接触时间长，若防护措施不力，则进入体内的量大，容易发生中毒。因此，降低毒物的浓度，缩短接触时间，减少毒物进入体内的量是预防职业中毒的重要环节。

（三）联合作用

毒物与存在于生产环境中的各种有害因素，可同时或先后共同作用于人体，其毒效应可表现为独立、相加、协同和拮抗作用。

（四）气象条件与劳动强度

环境温、湿度可影响毒物的毒作用。在高温环境下毒物的毒作用一般较常温大，如高温可增强氯酚的毒害作用，亦可增加皮肤对硫磷的吸收；紫外线、噪声和振动可增加某些毒物的毒害作用，体力劳动强度大时，毒物吸收多，对毒物更为敏感。

（五）个体易感性

人体对毒物毒作用的敏感性存在着较大的个体差异，即使在同一接触条件下，不同个体所出现的反应可相差很大。造成这种差异的个体因素很多,如年龄、性别、健康状况、生理状况、营养、内分泌功能、免疫状态及个体遗传特征等。

四、生产性毒物危害的控制原则

生产性毒物种类繁多、接触面广、人数庞大。《使用有毒物品作业场所劳动保护条例》为生产性毒物的控制和职业中毒的预防提供了法律保障,生产性毒物危害防治必须采取综合治理措施,从根本上消除、控制或尽可能减少生产性毒物对职工的侵害,应遵循"三级预防"原则,推行"清洁生产",重点做好"前期预防"。具体控制措施可概括为以下几个方面。

(一)根除生产性毒物

从生产工艺流程中消除有生产性毒物质,可用无毒或低毒原料代替有毒或高毒原料,例如用硅整流器代替汞整流器,用无汞仪表代替汞仪表,使用苯作为溶剂或稀释剂的油漆,其稀释剂改用二甲苯等。

(二)降低生产性毒物浓度

减少人体接触生产性毒物水平,以保证不对接触者产生明显健康危害是预防职业中毒的关键。中心环节是加强技术革新和通风排毒措施,将环境空气中生产性毒物浓度控制在最高容许浓度以下。

1. 技术革新 对生产有生产性毒物质的作业,原则上应尽可能采取密闭生产,消除生产性毒物逸散的条件。应用先进的技术和工艺,尽可能采取遥控或程序控制,最大限度地减少操作者接触生产性毒物的机会。如手工电焊改为自动电焊。

2. 通风排毒 在有生产性毒物质生产过程中,应采用局部通风排毒系统,将生产性毒物排出,同时做好生产性毒物发生源的密闭和含毒空气的净化处理,使工作场所有毒物质的浓度达到《工作场所有害因素职业接触限值》(GBZ 2.1—2019)的要求。局部通风排毒基本原则是尽量靠近毒物逸散处,既可防止生产性毒物扩散又不影响生产操作,且便于维护检修。

(三)工艺、建筑布局

有生产性毒物逸散的作业,应根据生产性毒物的毒性、浓度和接触人数等对作业区实行区分隔离,以免产生叠加影响。有害物质发生源,应布置在下风侧;如布置在同一建筑物内时,逸散有毒气体的生产工艺过程应布置在建筑物的上层。对容易积存或被吸附的生产性毒物如汞,可产生有毒粉尘飞扬的厂房,建筑物结构表面应符合有关卫生要求,防止沾积尘毒及二次飞扬。

(四)个体防护

个体防护是预防职业中毒的重要辅助措施。个体防护用品包括呼吸防护器、防护帽、防护眼镜、防护面罩、防护服和皮肤防护用品等。选择个人防护用品应注意其防护特性和效能。在使用时,应对使用者加以培训;平时经常保持良好的维护,才能很好发挥效用。在有毒物质作业场所,设置必要的卫生设施,如盥洗设备、淋浴室、更衣室和个人专用衣箱。对能经皮吸收或局部作用危害大的毒物应配备皮肤和眼睛的冲洗设施。

(五)职业卫生服务

健全的职业卫生服务在预防职业中毒中极为重要,职业卫生人员除积极参与以上工作外,应对作业场所空气中生产性毒物浓度进行定期或不定期的监测和监督;对接触有生产性有毒物质的人群实施健康监护,认真做好上岗前和定期健康检查,排除职业禁忌证,发现早期的健康损害,并及时采取有效的预防措施。

(六)职业卫生管理

用人单位应依法向卫生行政部门及时、如实申报存在的职业病危害项目;保存职业卫生资料;做好法律法规和职业卫生知识的宣传教育,使有毒作业人员充分享有职业中毒危害的"知情权",用人单位力尽"危害告知"义务,共同做好生产性毒物危害防治工作。

五、常见职业中毒的诊断、治疗与预防

因接触条件不同,职业中毒的临床表现也多种多样,可为局部作用和全身作用,尤其是多种毒物同时作用于机体时可累及全身各个系统,出现多脏器损害。职业中毒的诊断应有充分的资料,包括职业史、职业卫生现场调查、临床症状和体征,以及实验室检查,排除非职业因素所致的类似疾病,综合分析,方可作出合理的诊断,属法定职业病的按相关的诊断标准进行。职业中毒的治疗可分为病因治疗、对症治疗和支持疗法三类。病因治疗的目的是尽可能消除或减少致病的物质基础,并针对毒物致病机制进行处理;及时合理的对症处理是缓解毒物引起的主要症状,促进机体功能恢复的重要措施;支持疗法可改善患者全身状况,促进康复。

(一)铅中毒

铅是一种银灰色柔软的重金属,比重11.3,熔点327℃,沸点1 620℃。加热到400℃以上时即有大量蒸气逸出,在空气中迅速氧化为氧化亚铅,并凝集成铅烟,污染生产环境。接触铅的作业在工业上有120种以上,如铅矿开采、金属冶炼、熔铁、印刷业、造船业、电线制造业、电子行业等。

1. 临床表现 职业性铅中毒主要表现为慢性中毒,神经系统主要表现为神经衰弱综合征、多发性神经炎、中毒性脑病等;消化系统表现出患者口中有金属味,齿龈边缘见蓝色铅线,出现食欲缺乏、腹胀、腹部隐痛、恶心便秘或腹泻等症状;血液系统表现为贫血,女性患者常有月经不调、流产及早产等。

2. 诊断 铅中毒一般不难诊断,根据职业史、实验室检查、职业卫生调查,结合《职业性慢性铅中毒的诊断》(GBZ 37—2015)进行诊断。

(1)轻度中毒:血铅 ≥ 2.9μmol/L(600μg/L),或尿铅 ≥ 0.58μmol/L(120μg/L),具有下列一项表现者:①红细胞锌原卟啉(ZPP)≥ 2.91μmol/L(13.0μg/gHb);②尿 δ- 氨基 -γ-

酮戊酸≥61.0μmol/L（8 000μg/L）；③有腹部隐痛、腹胀、便秘等症状。

络合剂驱排后尿铅≥3.86μmol/L（800μg/L）或4.82μmol/24h（1 000μg/24h）者，可诊断为轻度铅中毒。

（2）中度中毒：在轻度中毒基础上，具有下列一项表现者，可诊断为中度中毒：①腹绞痛；②贫血；③轻度中毒性周围神经病。

（3）重度中毒：在中度中毒基础上，具有下列一项者，可诊断为重度中毒：①铅麻痹；②中毒性脑病。

3. 治疗和预防

（1）治疗：中毒患者根据具体情况，使用金属络合剂驱铅治疗，如用依地酸钙钠（CaNa₂EDTA）或二巯基丁二酸钠等注射或二巯基丁二酸口服，辅以对症治疗。轻度铅中毒，可做驱铅治疗和对症治疗，一般不必调离原工作；中度以上铅中毒，原则上调离铅作业，并给予积极治疗。

（2）预防：预防铅中毒，关键在于消除和控制铅发生源。用无毒或低毒物质代替铅及其化合物，降低车间空气中的铅浓度；控制熔铅温度，减少铅蒸气逸出，密闭尘源除尘净化等；加强防护与监测，定期进行健康检查，定期监测空气中铅的浓度等。

（二）汞中毒

汞为银白色液态金属，原子量200.7，比重13.59，熔点为－38.9℃，沸点为356.6℃，蒸气比重为6.9，在常温下即能蒸发，随温度增高，蒸发量也增高。汞不溶于水和有机溶剂，能溶于脂肪。汞的表面张力大，洒落在地面或工作台上，立即散成许多小汞珠，增加蒸发的表面积，易被墙壁、衣服、毛发及皮肤吸附，成为二次污染源。汞蒸气易沉于车间空气的下部。

1. 临床表现　汞中毒一般以慢性中毒为主，急性中毒较少见。

（1）急性中毒：多见于意外事故，系短时间内吸入高浓度汞蒸气所致。主要表现为呼吸道刺激、明显的口腔炎、消化道症状、皮炎，严重者发生化学性间质性肺炎。口服汞盐，可引起腐蚀性胃肠炎、中毒性肾炎，严重者致肾衰竭。

（2）慢性中毒：初期表现为神经衰弱，进一步发展出现特异症状和体征，主要为易兴奋、震颤和口腔炎三大典型症状。易兴奋症表现为性格改变乃至精神症状，如易激动、烦躁、易怒、爱哭、易笑，或呈抑郁状态、胆小、怕羞、沉默。震颤早期手指、舌、眼睑呈非对称性的无节律细小震颤，渐发展为粗大的意向性震颤；口腔炎为黏膜糜烂、牙龈肿胀、牙齿松动，有时可见"汞线"。

2. 诊断　根据职业史、临床表现、参考尿汞含量，在排除其他疾患后可作出诊断。根据《职业性汞中毒诊断标准》（GBZ 89—2007）进行诊断。

（1）轻度中毒：长期密切接触汞后，有下列三项者：①神经衰弱综合征；②口腔-牙龈炎；③手指震颤，可伴有舌、眼睑震颤；④近端肾小管功能障碍，如尿低分子蛋白含量增高；⑤尿汞增高。

（2）中度中毒：在轻度中毒基础上，有下列一项者：①性格情绪改变；②上肢粗大震颤；③明显肾脏损害。

（3）重度中毒：慢性中毒性脑病。

3. 治疗和预防

（1）治疗：患者应脱离汞接触，脱去污染衣物，静卧、保暖；进行驱汞治疗和对症治疗。驱汞治疗常用的药物是二巯丙磺钠或二巯基丁二酸钠等。对症治疗原则同内科疾病相似。口腔患者可局部用药。

（2）预防：一是控制污染源；二是清除污染，加强管理，注意个人卫生与防护，发现隐患及早处理。

（三）苯中毒

苯属于芳香烃类化合物，具有特殊芳香气味。分子量为 78，常温下为油状液体、无色、透明，沸点为 80.1℃，蒸气比重为 2.8，极易挥发。苯主要从煤焦油提炼或石油高温裂解获得，微溶于水，易溶于乙醇、醋酸、脂肪等有机溶剂。

苯广泛用于工农业生产中的有机溶剂和化工原料，主要接触机会是煤焦油分馏或石油裂解产生苯及其同系物、作化工原料、作稀释剂及溶剂等，在制鞋、喷漆行业中用作稀释剂等。

1. 临床表现　苯中毒主要表现为急性中毒和慢性中毒。

（1）急性中毒：为短时间内吸入大量苯蒸气而引起，主要表现为中枢神经系统麻醉作用，出现头晕、头痛、恶心、呕吐、黏膜刺激症状，伴有意识障碍，甚至呼吸和循环衰竭或猝死。

（2）慢性中毒：以造血系统损害为主要特征，早期常有神经衰弱表现。血常规异常时，先以白细胞和中性粒细胞减少为主，中期出现血小板减少，伴皮肤、黏膜的出血倾向；严重者出现再生障碍性贫血或白血病。

苯是确认的人类致癌物，苯作业者急性白血病发病率较一般人群高 20 倍。我国已将苯致白血病列入职业病肿瘤名单。

2. 诊断　应根据职业接触史，结合临床表现，参考车间空气中苯浓度的测定资料，进行综合分析，根据《职业性苯中毒的诊断》（GBZ 68—2013）进行诊断。

（1）慢性轻度苯中毒：有较长时间密切接触苯的职业史，可伴有头昏、头痛、乏力、失眠、记忆力减退、易感染等症状，在 3 个月内每 2 周复查一次血常规，具备下列条件之一者：①其白细胞数大都低于 $4 \times 10^9/L$，或者中性粒细胞数低于 $2 \times 10^9/L$ 者；②血小板大都低于 $80 \times 10^9/L$。

（2）慢性中度苯中毒：多有慢性轻度中毒症状，并有易感染和/或出血倾向。具备下列条件之一者：①白细胞数低于 $4 \times 10^9/L$，或中性粒细胞低于 $2 \times 10^9/L$，伴血小板数低于 $80 \times 10^9/L$；②白细胞数低于 $3 \times 10^9/L$，或中性粒细胞低于 $1.5 \times 10^9/L$；③血小板数低于 $60 \times 10^9/L$。

（3）慢性重度苯中毒：在慢性中度中毒的基础上，具备下列条件之一者：①全血细胞减少症；②再生障碍性贫血；③骨髓增生异常综合征；④白血病。

3. 治疗与预防

（1）治疗：急性苯中毒者应立即移至空气新鲜处，脱去污染衣服，清除体表污染物，注意安静和保温，若呼吸抑制，应给予氧气和辅以人工呼吸，切忌用肾上腺素。慢性苯中毒治疗没有特效药，根据造血系统损害所致血液疾病给予治疗。

（2）预防：以综合性预防措施为主。如以无毒、低毒物质代替苯，用乙醇代替苯作萃取剂，用汽油代替苯作溶剂等；改革生产工艺，通风排毒，加强卫生保健措施，定期的检查等。

 课堂活动

1. 简述生产性毒物对人体的危害。
2. 生产性毒物的存在形态 ＿＿＿＿＿、＿＿＿＿＿、＿＿＿＿＿、＿＿＿＿＿、＿＿＿＿＿、＿＿＿＿＿。

第三节　生产性粉尘与尘肺病

一、生产性粉尘的来源与分类

（一）生产性粉尘的概念

生产性粉尘是在生产过程中产生的能较长时间飘浮在空气中的固体微粒，它是污染作业场所的职业性有害因素之一。

（二）生产性粉尘的来源

在地质勘探、爆破、过筛、拌匀缩分、清扫及选矿等粉尘的作业过程中接触生产性粉尘。

1. 固体物质的破碎和加工　矿山开采、开凿隧道、爆破、运输劈山、筑路等；金属冶炼的原料准备、矿石粉碎、过筛配料等；机械铸造工业的原料破碎、配料、清砂等；煤矿工业的钻眼放炮运输等；耐火材料、玻璃、水泥、陶瓷工业的原料加工；化学工业中固体原料处理加工、包装成品；皮毛、纺织工业的原料处理；粮谷脱粒等生产过程。

2. 物质的不完全燃烧　煤炭不完全燃烧的烟尘、烃类热分解产生的炭黑。

3. 蒸气的冷凝或氧化　如铅熔炼时产生的氧化铅烟尘。

4. 颗粒物质过筛与包装　如石粉的过筛、水泥的包装。

（三）生产性粉尘的分类

按生产性粉尘的性质可分为无机粉尘、有机粉尘和混合性粉尘三大类。

1. 无机粉尘　①矿物性粉尘如石英、石棉、滑石、煤等；②金属性粉尘如铅、锰、铁、铍等及其化合物；③人工无机粉尘如金刚砂、水泥、玻璃纤维等。

2. 有机粉尘　①动物性粉尘如皮毛、丝、骨、角质粉尘等；②植物性粉尘如棉、麻、谷物、甘蔗、烟草、木尘等；③人工有机粉尘如合成树脂、橡胶、人造有机纤维粉尘等。

3. 混合性粉尘　指上述各类粉尘的两种或多种混合存在，称混合物性粉尘。此种粉尘在生产中最常见。如清砂车间的粉尘含有金属尘和砂尘、皮毛加工皮毛和土壤粉尘等混合粉尘。

二、生产性粉尘的理化性质与卫生学意义

粉尘的理化特性不同，对人体的危害性质和程度亦不同，所以其理化特性有重要卫生学意义。

（一）粉尘的化学成分、浓度和接触时间

作业场所空气中粉尘的化学成分和浓度是直接决定其对人体危害性质和严重程度的重要因素。根据化学成分不同，粉尘对人体可有致纤维化、刺激、中毒和致敏作用，如二氧化硅粉尘致纤维化，但游离型和结合型、结晶型和非结晶型的作用各异。某些金属（如铅及其化合物）粉尘通过肺组织吸收，进入血液循环，引起中毒，另一些金属（如铍、铝等）粉尘可导致过敏性哮喘或肺炎。同一种粉尘，作业环境空气中浓度越高，暴露时间越长，对人体危害越严重。

（二）粉尘的分散度

粉尘粒子分散度越高，其在空气中飘浮的时间越长，沉降速度越慢，进入呼吸道深部的机会越多，被人体吸收的机会就越多；粒子直径 < 5μm 的粉尘可以进入呼吸道深部及肺泡区，称为呼吸性粉尘，卫生学意义特别大。而且，分散度越高，比表面积越大，越易参与理化反应，对人体危害越大。

（三）粉尘的硬度

坚硬且外形尖锐的尘粒可能引起呼吸道黏膜机械损伤；而进入肺泡的尘粒，由于质量小，肺泡环境湿润，并受肺泡表面活性物质影响，对肺泡的机械损伤作用可能并不明显。

（四）粉尘的溶解度

铅、砷等有毒性粉尘可在呼吸道溶解吸收，其溶解度越高，对人体毒作用越强；石英粉尘很难溶解，可在体内持续产生危害作用。正常情况下，呼吸道黏膜的 pH 为 6.8～7.4，如吸入的粉尘溶解引起 pH 范围改变，可引起呼吸道黏液纤毛上皮系统排除功能障碍，导致粉尘阻留。

（五）粉尘的荷电性

尘粒的荷电量除取决于其粒径大小、比重外，还与作业环境温度和湿度有关。飘浮在空气中 90%～95% 的粒子荷正电或负电。同性电荷相斥增强了空气中粒子的稳定程度，异性电荷相吸使尘粒撞击、聚集并沉降。一般来说，荷电尘粒在呼吸道内易被阻留。

（六）粉尘的爆炸性

煤、面粉、糖、亚麻、硫黄、铅、锌等可氧化的粉尘，在适宜的浓度下，如煤尘 $35g/m^3$，面粉、铝、硫黄 $7g/m^3$，糖 $10.3g/m^3$，一旦遇到明火、电火花和放电时，会发生爆炸，导致重大人员伤亡和财产损失事故。

三、生产性粉尘在体内的过程和对人体的影响

（一）生产性粉尘在体内过程

1. 在呼吸道的沉积　生产性粉尘被吸入呼吸道后，主要通过撞击、重力沉积、随机热动力冲击（又称布朗运动）、静电沉积、截留而沉降。撞击主要发生在大气道分岔处，随着气道变小总截面积增大，气流减慢，粉尘由于重力沉降阻留于气道表面。直径大于 $1\mu m$ 的粒子大部分通过撞击和重力沉降而沉积，沉降率与粒子的密度和直径的平方成正比；直径小于 $0.5\mu m$ 的粒子主要通过空气分子的布朗运动沉积于小气道和肺泡壁；纤维状粉尘主要通过截留作用沉积；物质破碎新产生的粉尘粒子带较多电荷，易在呼吸道表面产生静电沉积。所有这些沉降作用，又都与尘粒的大小、密度、通过气道的空气速度有关；气道湍流在很大程度上影响沉降形式和效率。

2. 人体对粉尘的防御和清除　对于吸入的粉尘，人体具备有效的防御和清除机制，一般认为，有三道防线。

（1）鼻腔、喉、气管支气管树的阻留作用：大量粉尘粒子随气流吸入时通过撞击、重力沉积、截留、静电沉积作用阻留于呼吸道表面，减少进入气体交换区域（呼吸性细支气管、肺泡管、肺泡）的粉尘量。气道平滑肌收缩使气道截面积缩小，减少含尘气流的进入，增大粉尘截留，并可启动咳嗽和喷嚏反应，排出粉尘。

（2）呼吸道上皮黏液纤毛系统的排出作用：呼吸道上皮存在"黏液纤毛系统"，由黏膜上皮细胞表面的纤毛和覆盖于上的黏液组成。在正常情况下，阻留在气道内的粉尘黏附在气道表面的黏液层上，纤毛向咽喉方向有规律地摆动，将黏液层中的粉尘移出。有证据表明，虽然肺泡上皮表面未见纤毛，但其表面的黏液及黏着的尘粒在向支气管流动。这种方式是很有效的粉尘及外来异物清除方式，但如长期大量吸入粉尘，损害黏液纤毛系统的功能和结构，极大降低粉尘清除量，导致粉尘在呼吸道滞留。

（3）肺泡巨噬细胞的吞噬作用：进入肺泡的粉尘黏附在肺泡腔表面，被肺泡巨噬细胞吞噬，形成尘细胞。大部分尘细胞通过自身阿米巴样运动及肺泡的舒张转移至纤毛上皮表面，再通过纤毛运动而清除。绝大部分粉尘通过这种方式约在24h内排除；小部分尘细胞因粉尘作用受损、坏死、崩解，尘粒游离后再被巨噬细胞吞噬，如此循环往复。进入肺间质的小部分粉尘被间质巨噬细胞吞噬，形成尘细胞，部分尘细胞坏死、崩解释放出尘粒；尘细胞和尘粒进入淋巴系统，沉积于肺门和支气管淋巴结，有时也可经血液循环到达其他脏器。尖锐的纤维粉尘，如石棉可穿透脏胸膜进入胸膜腔。

人体通过各种清除功能，可排除进入呼吸道的 97%～99% 的粉尘，约 1%～3% 的尘粒沉积在体内。但长期吸入粉尘可削弱上述各项清除功能，导致粉尘过量沉积，酿成肺组织病变，引起疾病。

（二）生产性粉尘对人体的危害

所有不溶或难溶的粉尘对身体都是有害的，生产性粉尘根据其理化特性和作用特点不同，可引起不同疾病。

1. 呼吸系统疾病

（1）尘肺病：在生产环境中长期吸入粉尘导致的以肺组织弥漫性纤维化为主的一类疾病。

（2）粉尘沉着病：有些生产性粉尘（如锡、钡、铁等）吸入后，沉积于肺组织中，呈现一般异物反应，可继发轻微的纤维性改变，对健康无明显危害，脱离粉尘作业后，病变无进展，X线胸片阴影可逐渐消退。

（3）有机粉尘引起的肺部病变：吸入棉、亚麻、大麻等粉尘可引起棉尘病；吸入被霉菌、细菌或血清蛋白污染的有机粉尘可引起职业性过敏性肺炎；吸入聚氯乙烯、人造纤维粉尘可引起刺激性化学物所致慢性阻塞性肺疾病等。

（4）呼吸系统肿瘤：石棉、放射性矿物、镍、铬、砷等粉尘均可致肺部肿瘤。

（5）粉尘性支气管炎、肺炎、哮喘性鼻炎、支气管哮喘等：如长期吸入较高浓度的煤尘、谷草尘、电焊烟等可造成支气管上皮损伤，出现粉尘性支气管炎。

2. 局部作用　粉尘作用于呼吸道黏膜，早期引起其功能亢进、黏膜下毛细血管扩张、充血，黏液腺分泌增加，阻留更多粉尘，久之酿成肥大性病变，然后由于黏膜上皮细胞营养不足，终造成萎缩性病变，呼吸道抵御能力下降。体表长期接触粉尘还可导致堵塞性皮脂炎、粉刺、毛囊炎、脓皮病。金属磨料可引起角膜损伤、浑浊。沥青粉尘可引起光感性皮炎。

课堂活动

简述生产性粉尘对健康的影响。

四、尘肺病的诊断、治疗与预防

生产性粉尘根据其理化特性和作用特点不同，可引起不同疾病，其中最常见的是尘肺病，尘肺病中最严重的是硅沉着病（矽肺）。

（一）尘肺病的概念

尘肺病是指在生产活动中由于长期吸入生产性粉尘而发生的以肺组织纤维化为主

的全身性疾病,是危害接尘作业工人健康的最主要疾病。硅沉着病是尘肺中进展最快危害最为严重的一种,约占尘肺病总病例数50%。硅酸盐肺由于长期吸入含有结合型二氧化硅粉尘如石棉、滑石、云母等粉尘所引起的疾病;碳素尘肺由于长期吸入煤、石墨、炭黑、活性炭等粉尘所引起的疾病;混合性尘肺由于长期吸入含有游离型二氧化硅粉尘和其他粉尘所引起的疾病,如煤沉着病、铁沉着病、电焊工尘肺等;金属尘肺由于长期吸入某些金属粉尘(如铝)所引起的疾病,如铝尘肺。

硅沉着病是由于在生产环境中长期吸入含游离型二氧化硅含量较高的粉尘($SiO_2 >$ 10%俗称矽尘)达一定量后所致的以肺组织进行性、弥漫性纤维组织增生为主的全身性疾病。游离型二氧化硅在自然界广泛存在,其中石英是最常见的一种,约95%以上的矿石均含有不同比例的石英,而石英含游离二氧化硅达99%。因此接触机会很多,尤其是干式作业时,可产生大量的含硅粉尘。通常将接触含有10%以上游离二氧化硅的粉尘作业称为矽尘作业。硅沉着病作为全球职业卫生重要问题之一,已引起国际社会关注。

(二)临床表现

由于肺的代偿功能很强,多数患者早期无明显症状。随着病变的进展和并发症的出现,症状和体征日趋明显并逐渐加重,常表现为气短、胸闷、胸痛、咳嗽、咳痰、心悸等症状,其症状的多少和严重程度与肺部X线胸片表现的严重程度并不一定呈平行关系。

1. X线胸片 主要表现为类圆形小阴影(其病理基础是矽结节)、不规则形小阴影(其病理基础是弥漫性肺间质纤维化)、大阴影(其病理基础是融合团块)。

2. 并发症 硅沉着病主要的并发症有肺结核、肺部感染、自发性气胸、肺源性心脏病等,其中最常见和最重要的是肺结核。一旦并发肺结核,可加速硅沉着病的病情进展和恶化,而且肺结核不易控制,两者相互促进,是造成患者死亡的主要原因。

3. 职业禁忌证 活动性肺结核、呼吸道疾患、明显影响肺功能的胸膜胸廓疾病、严重的心血管系统疾病等。

(三)尘肺病诊断

根据《职业性尘肺病的诊断》(GBZ 70—2015)进行诊断。

1. 尘肺一期 有下列表现之一者:①有总体密集度1级的小阴影,分布范围至少达到2个肺区;②接触石棉粉尘,有总体密集度1级的小阴影,分布范围只有1个肺区,同时出现胸膜斑;③接触石棉粉尘,小阴影总体密集度为0,但至少有两个肺区小阴影密集度为0/1,同时出现胸膜斑。

2. 尘肺二期 有下列表现之一者:①有总体密集度2级的小阴影,分布范围超过4个肺区;②有总体密集度3级的小阴影,分布范围达到4个肺区;③接触石棉粉尘,有总体密集度1级的小阴影,分布范围超过4个肺区,同时出现胸膜斑并已累及部分心缘或膈面;④接触石棉粉尘,有总体密集度2级的小阴影,分布范围达到4个肺区,同时出现胸膜斑并已累及部分心缘或膈面。

3. 尘肺三期 有下列表现之一者:①有大阴影出现,其长径不小于20mm,短径大于

10mm；②有总体密集度 3 级的小阴影，分布范围超过 4 个肺区并有小阴影聚集；③有总体密集度 3 级的小阴影，分布范围超过 4 个肺区并有大阴影；④接触石棉粉尘，有总体密集度 3 级的小阴影，分布范围超过 4 个肺区，同时单个或两侧多个胸膜斑长度之和超过单侧胸壁长度的二分之一或累及心缘使其部分显示蓬乱。

（四）硅沉着病的治疗与预防

1. 硅沉着病的治疗　硅沉着病一经确诊，不论期别，都要及时调离粉尘作业岗位，并给予积极治疗。目前对硅沉着病尚无特效的根治药物，主要是对症治疗和积极防治并发症，消除和改善症状，以减轻患者痛苦，延缓病情进展、延长寿命。

2. 硅沉着病的预防　硅沉着病是一种不可逆的病理改变，一经发生，病变呈进行性发展，因此硅沉着病的预防应以一级预防为主，采取综合性的防尘措施。根据国情，我国总结出预防粉尘危害的八字经验："革、水、密、风、护、管、教、查"，从根本上预防和控制矽尘带来的危害。

革：指技术革新。主要通过改革工艺过程和革新生产设备，做到自动化、密闭化，从根本上消除粉尘危害。

水：指湿式作业。对使用和产生粉尘的作业和工序，尽可能用湿式操作替代干式作业，这种方法经济、易行、有效。

密：指密闭尘源。对产生粉尘的设备应尽可能加以密闭，以防止粉尘飞扬。

风：指通风除尘。根据不同的工作环境，采用不同的通风措施以降低生产环境中粉尘的浓度。

护：指个人防护。接尘作业时，应选用滤尘率高、通气性能好便于携带的防尘口罩，有效地阻止粉尘从呼吸道进入，必要时可穿戴防尘工作服，送风头盔等防护用具。

管：指维护管理。建立健全必要的防尘设备管理制度和车间卫生清扫制度，从组织制度上保证防尘工作的经常化。

教：指宣传教育。对广大职工进行防尘知识的卫生宣传和教育，增强个人防尘意识，使群众自觉防尘防病。

查：指测尘检查和健康检查。定期检测车间内空气中粉尘的浓度，一旦发现超过国家卫生标准时，应及时采取措施。职业健康检查包括就业前健康检查，严格掌握职业禁忌证；定期在岗健康检查，及早发现、及时治疗和处理；对从事过粉尘作业而已调离者，也应随访检查。

 课堂活动

1. 简述生产性粉尘对健康的影响。
2. 粉尘作业的禁忌证：_____、_____、_____ 和 _____。

第四节　物理因素与危害

一、常见的物理性有害因素

物理性有害因素主要见于生产劳动过程中和生产环境中，是职业环境的构成因素。与劳动者健康密切相关的职业性物理因素有气象条件、噪声与振动、电磁辐射（电离辐射和非电离辐射）。这些物理因素除激光、噪声和振动是由生产过程产生，其他多为自然存在，其对人体的危害表现为在某强度范围内对人体无害，高于或低于这一范围才对人体产生有害。因此，对物理因素的预防、控制措施有些要设法消除、替代，或降低水平；有些却要采取措施将其控制在"正常范围"，或是"适宜范围"之内。

（一）异常气象条件

1. 气温　气温过高引起中暑，过低引起冻伤。

2. 气湿　高气湿主要由于水分蒸发和释放蒸气所致，如液体蒸煮、印染等工艺和矿井作业。低气湿可见冬季高温车间的作业。

3. 气流　生产环境中的气流动力来自外界风力和厂房中的热源。室内外温差越大，产生的气流越大。

4. 气压　长期处在高气压、低气压的生活条件和环境下，易引发高压病（潜涵病）、低压病（航空病）等。

（二）振动

生产和劳动环境中产生的振动引起振动病（包括局部或全身性疾病）。

（三）电离辐射

长期接触 X 射线、γ 射线等放射线引起的放射病。

（四）非电离辐射

长期接触强紫外线、红外线、激光等引起眼睛、皮肤损伤。

（五）热辐射

太阳和生产环境中的各种熔炉、开放的火焰、熔化的金属等热源均能产生大量热辐射。红外线不直接加热空气，但可使周围物体加热。

（六）噪声

在生产过程中产生的一切声音都可以称为生产性噪声或工业噪声，长期接触噪声可引起噪声聋，噪声聋为我国法定职业病。

二、高温作业与中暑

（一）高温作业

高温作业系指有高气温、或有强烈的热辐射、或伴有高气湿（相对湿度 ≥ 80%RH）相结合的异常作业条件、湿球黑球温度指数（WBGT 指数）超过规定限值的作业。高温作业是指在生产劳动过程中，其工作地点平均 WBGT 指数等于或大于 25℃的作业。

1. 高温强热辐射作业　如冶金工业的炼焦、炼铁、轧钢等车间；机械铸造工业的铸造、锻造、热处理等车间；陶瓷、玻璃、搪瓷、砖瓦等工业的炉窑车间；火力发电厂和轮船的锅炉间等。

2. 高温高湿作业　其特点是高气温、高气湿，而热辐射强度不大。主要是由于生产过程中产生大量水蒸气或生产上要求车间内保持较高的相对湿度所致。如造纸、印染、纺织工业中的蒸煮作业。

3. 夏季露天作业　南方的夏季露天作业，如建筑、搬运、露天采矿以及各种农田劳动等。

（二）中暑

中暑是指高温环境下，机体因热平衡和/或水盐代谢紊乱等引起的一种以中枢神经系统和/或心血管系统障碍为主要表现的急性热相关疾病。环境温度过高、湿度过大、风速小、劳动强度过大、劳动时间过长是中暑的主要致病因素。过度劳累、睡眠不足、体弱、肥胖、尚未产生热适应都易诱发中暑。

1. 临床分型及表现

（1）热射病（包括日射病）：在热环境下，散热途径受阻，体温调节机制紊乱所致。其临床特点是在高温环境中突然发病，体温可高达 40℃以上，开始时大量出汗，以后无汗，并伴有干热和意识障碍、嗜睡、昏迷等中枢神经系统症状。

（2）热痉挛：由于高温过量出汗，体内钠、钾过量丢失所致。其临床特点是骨骼肌突发痉挛，并伴有收缩痛。痉挛以腓肠肌等四肢肌肉和腹肌为多见。痉挛发作多对称性，自行缓解，患者神志清醒，体温正常。

（3）热衰竭：发病机制不明确，多数认为在高温、高湿环境下，皮肤血流的增加不伴内脏血管收缩或血容量的相应增加，导致脑部暂时供血减少而晕厥。发病一般迅速，头昏、头痛、心悸、出汗、恶心、呕吐、皮肤湿冷、面色苍白、血压下降，继而晕厥，体温不高或稍高，休息片刻即可清醒，一般不引起循环衰竭。

2. 诊断　按照《职业性中暑的诊断》（GBZ 41—2019）进行诊断。

诊断原则：根据高温作业的职业史，出现以体温升高、肌痉挛、晕厥、低血压、少尿、意识障碍为主的临床表现，结合辅助检查结果，参考工作场所职业卫生学调查资料，综合分析，排除其他原因引起的类似疾病，方可诊断。

中暑先兆：在高温作业环境下工作一定时间后，出现头晕、头痛、乏力、口渴、多汗、心悸、注意力不集中、动作不协调等症状，体温正常或略有升高但低于 38.0℃，可伴有面色潮红、皮肤灼热等，短时间休息后症状即可消失。

（1）热痉挛：在高温作业环境下从事体力劳动或体力活动，大量出汗后出现短暂、间歇发作的肌痉挛，伴有收缩痛，多见于四肢肌肉、咀嚼肌及腹肌，尤以腓肠肌为著，呈对称性；体温一般正常。

（2）热衰竭：在高温作业环境下从事体力劳动或体力活动，出现以血容量不足为特征的一组临床综合征，如多汗、皮肤湿冷、面色苍白、恶心、头晕、心率明显增加、低血压、少尿，体温常升高但不超过 40℃，可伴有眩晕、晕厥，部分患者早期仅出现体温升高。实验室检查可见血细胞比容增高、高钠血症、氮质血症。

（3）热射病（包括日射病）：在高温作业环境下从事体力劳动或体力活动，出现以体温明显增高及意识障碍为主的临床表现，表现为皮肤干热，无汗，体温高达 40℃及以上，谵妄、昏迷等；可伴有全身性癫痫样发作、横纹肌溶解、多器官功能障碍综合征。

3. 治疗原则

（1）中暑先兆：立即脱离高温环境，到通风阴凉处休息、平卧。予含盐清凉饮料及对症处理，并密切观察。

（2）热痉挛：纠正水与电解质紊乱及对症治疗。

（3）热衰竭：予物理降温和／或药物降温，并注意监测体温，纠正水电解质紊乱，扩充血容量、防止休克。

（4）热射病：快速降温，持续监测体温，保护重要脏器功能，呼吸循环支持，改善微循环，纠正凝血功能紊乱，对出现肝肾衰竭、横纹肌溶解者，早期予以血液净化治疗。

4. 防暑降温措施

（1）技术措施：合理工艺设计，疏散、隔离热源，通风降温等。

（2）卫生保健措施：合理饮水、饮食，一般每人每天供水 3～5L、盐 20g，以高蛋白、高维生素、易消化膳食为主。加强个人防护（白色帆布工作服、草帽等）、医疗预防（上岗前职业健康检查、入暑前职业健康检查）。凡有心血管疾病、持久高血压、溃疡病、活动性肺结核、肝肾疾病、甲状腺功能亢进、全身瘢痕面积 ≥ 20% 等患者，均不宜从事高温作业。

（3）组织措施：严格执行高温作业卫生标准，合理安排作息，进行高温作业前热适应锻炼。

 课堂活动

1. 简述常见物理性有害因素有哪些？
2. 异常气象条件包括 _____ 、_____ 、_____ 和 _____ 。

本章小结　　本章学习重点是职业性有害因素和职业性损害；职业病的概念、分类、特点；生产性毒物进入人体的途径、生产性毒物对人体的危害、生产性毒物的控制原则；粉尘的来源、分类、对人体的危害；高温作业、中暑的概念和类型。学习难点是生产性毒物在体内代谢、影响生产性毒物作用的因素、职业中毒诊断治疗；生产性粉尘的理化性质及其卫生学意义、生产性粉尘在体内的过程、尘肺病的诊断治疗与预防。学会识别职业性有害因素，分析职业环境与劳动者健康之间的关系，具有改善和创造良好的职业环境，预防和控制职业病，保护劳动者健康的能力，懂得常见职业中毒的处置，做好职业健康工作，推进健康中国建设。

（王治国）

 思考与练习

一、名词解释

1. 职业病　　2. 职业中毒　　3. 尘肺病　　4. 中暑　　5. 职业性有害因素

二、填空题

1. 职业性损害分为＿＿＿＿、＿＿＿＿、＿＿＿＿三大类。

2. 生产性毒物是＿＿＿＿＿＿。

3. 生产性毒物防治原则有＿＿＿＿、＿＿＿＿、＿＿＿＿、＿＿＿＿、＿＿＿＿、＿＿＿＿。

4. 生产环境的气象条件主要是指＿＿＿＿、＿＿＿＿、＿＿＿＿、＿＿＿＿。

5. 粉尘的理化性质有＿＿＿＿、＿＿＿＿、＿＿＿＿、＿＿＿＿、＿＿＿＿、＿＿＿＿。

6. 人体对粉尘的防御和清除有三道防线＿＿＿＿、＿＿＿＿、＿＿＿＿。

7. 在生产中形成的，并能长时间飘浮在空气中的固体微粒称＿＿＿＿。

8. 目前我国公布的职业病共＿＿＿＿种。

9. 在生产过程、劳动过程和生产环境中存在的各种对职业人群健康有损害的因素统称为＿＿＿＿。

10. 高温作业分为＿＿＿＿、＿＿＿＿、＿＿＿＿三种。

三、简答题

1. 职业病的特点有哪些？

2. 生产性毒物进入人体的途径有哪些？影响生产性毒物作用的因素有哪些？

3. 生产性粉尘的理化性质与卫生学意义是什么？

4. 中暑的临床类型及预防措施有哪些？

第六章 | 社会心理行为因素与健康

06章 数字资源

学习目标

1. **知识目标** 掌握经济发展、文化教育、家庭关系等社会因素对健康的影响，生活事件和应激原的概念、分类以及对健康的影响；熟悉人口发展、卫生服务、不同行为生活方式对健康的影响；了解社会、心理、行为因素对健康影响的机制。

2. **能力目标** 学会分析社会心理行为因素与健康和疾病关系的基本思路和评价方法，以提高医疗卫生服务质量和促进人群健康水平。

3. **素质目标** 通过学习，学会以社会宏观的思维方式探讨医学和健康问题；树立社会大卫生观，全心全意维护人民的健康。

　　健康不仅受生物学因素和自然环境的影响，也与社会心理行为因素密切相关。随着生物 - 心理 - 社会医学模式的转变，社会心理行为因素对健康的影响越来越受到人们的重视。在疾病的发生发展、治疗和转归过程中，社会心理行为因素起着极其重要的作用，无论从个体还是群体分析、研究社会心理行为因素与健康和疾病之间的关系，都是全面认识疾病病因、制订疾病防治措施、促进人类健康的重要任务。

　　健康水平常用出生率、病死率、平均期望寿命、婴儿病死率、孕产妇病死率等传统健康评价指标来衡量。其中，婴儿病死率是反映人口健康状况比较敏感的指标；出生率、病死率是反映人口变化情况的指标；平均期望寿命是反映人口健康状况的综合指标。更多新的指标，如健康期望寿命、减寿人年数、伤残调整寿命年、质量调整生存年数等被用来综合评估健康水平，进而影响卫生决策。

第一节 社会因素与健康

一、概 述

（一）社会因素及其构成

社会因素是指社会的各项构成要素，内容很广泛，主要包括社会发展因素和社会关系因素两个方面，它们与健康有着密切的关联。社会发展因素主要包括经济、文化和人口发展等。社会关系因素主要包括个体、群体相互之间及与国家的关系，如家庭与社区、医患关系、卫生服务的关系。按照 WHO 的观点，影响人类健康的社会因素才是人们工作和生活环境中引发疾病"原因的根源"。

（二）社会因素对健康的影响

社会因素对健康的影响是多方面的：①经济发展：社会成员平均生活水平高低和成员间的差异对健康影响显著，据 WHO《2021 年世界卫生统计报告》显示，高收入国家人群归因于传染病、产妇、围生期和营养状况导致的死亡比例（5%）远低于低收入国家（46.4%）（图 6-1）；②社会文化因素：一个国家或民族的历史、风土人情、传统习俗、生活方式、行为规范、思维方式、价值观念等，对健康及保健工作都有重要影响，病态的观念可引起病态的行为，引发自杀、吸毒等"社会病"；③人口发展：人口规模、年龄结构、性别结构以及区域分布的不合理，打破人口与资源的平衡，将导致不可持续发展，最终也会损害人群的健康。

1. 社会因素对健康影响的机制　现代社会，人们对健康的认识更加全面。社会因素对于健康的影响日益引起人们重视。

社会因素从身体、心理以及社会适应等方面对健康产生影响。个体心理和身体的许多疾病产生的原因，往往来源于复杂而高压的社会环境因素。在现代工业社会，由于生活节奏不断加快，人们的生存压力不断增大，个体出现亚健康或亚临床状态的比例在不断增加。而由这些复杂高压社会因素产生的诸如猝死、过劳死这类健康问题也在不断增加，解决这些问题就要从社会因素入手。

人群的健康水平往往取决于由他们所处的社会地位和所能支配的社会资源决定的社会环境。由于社会地位悬殊和资源分配不均造成了人群健康状况的巨大差异。如同一个社会中，弱势人群的健康状况往往较差，进而使整个社会的健康水平参差不齐。而不同国家的社会结构、医疗科技水平的不同，也决定了该国国民的健康水平。然而，由于国际经济分工的不公平，造成产业链下游、低收入国家人群依然无法分享人类科技文明进步的成果。如疟疾流行的非洲地区，尽管使用蚊帐已被证明是预防疟疾的有效手段，但大量贫困家庭的儿童仍然缺乏蚊帐，因此，缺乏基本的卫生资源等社会因素，是造成非洲人民患病率和病死率高的直接原因。

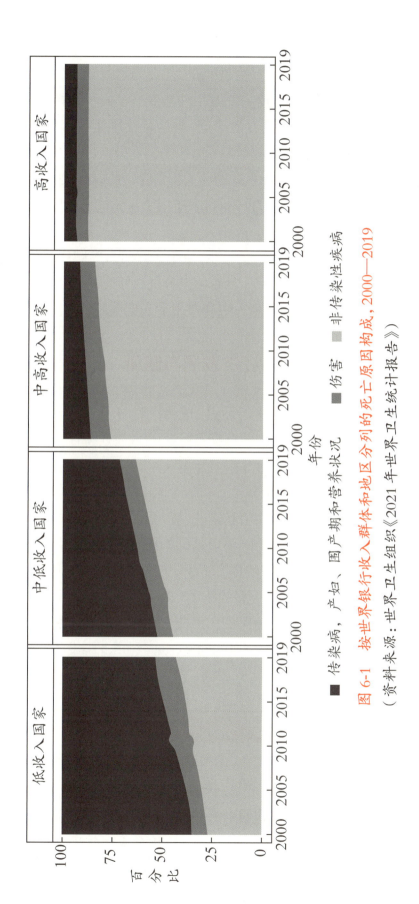

图 6-1 按世界银行收入群体和地区分列的死亡原因构成，2000—2019

（资料来源：世界卫生组织《2021 年世界卫生统计报告》）

■ 传染病，产妇、围产期和营养状况　■ 伤害　■ 非传染性疾病

2. 社会因素对健康影响的特点　社会因素对健康影响的特点表现为广泛性、持久性、积累性和交互作用等四个特征。

（1）广泛性：由于社会因素的多元性，使每种社会因素对健康的影响也显示广泛性，一种社会因素可导致全身多个器官及系统发生功能变化。由于遗传及后天发展的差异，使每个人对同类型、同强度刺激的耐受性不同，导致社会因素致病作用及健康效应的特异性不明显而其广泛性更明显。

（2）持久性：社会因素长期存在于人民的现实生活中，对人类产生的作用是持久性的。

（3）积累性：社会因素是以一定的时间顺序作用于人体的，可形成反应的累加、功能损害的累加和健康效应的累加作用。

（4）交互性：社会因素因果关系的多元性，决定了其对人类健康的作用通常以交互作用的方式产生效应。教育、经济、生育、营养可以分别直接影响人群健康，也可以互为其他社会因素的中介，或以其他社会因素为中介作用于人群健康。

二、经济发展与健康

经济发展是人类不断改善生产生活质量、逐步摆脱贫困落后状态、持续提高社会经济福利的过程。健康是经济发展的主要社会目标之一。在众多社会因素中，经济发展因素对健康的影响往往起着主导作用。

（一）经济发展对健康的作用

经济发展与人群健康之间是一种相互促进、互为因果、相辅相成的关系。一方面，良好的经济发展可为人群健康提供必要的环境基础和物质保障，有助于提高人类战胜疾病的能力，从而促进人群整体健康水平的提高；另一方面，整体人群健康水平的提高又促进了社会运转效率的提升，以利于创造更多的物质和精神财富，推动经济和社会的发展。但是，如果经济发展中，不注重生态环境保护和可持续发展，不改变"先污染后治理、边治理边污染"的状况，反而会产生新的损害健康的问题，如曾经广泛引发关注的"癌症村"问题。

　拓展知识

"癌 症 村"

"癌症村"是一种在改革开放后出现的群体疾病现象，大多是饮用了未经处理的污水以及环境、土壤等受污染，导致机体功能严重受损，造成某一村庄大规模的癌症病发。如2013年中国疾病控制中心专家团队长期研究《淮河流域水环境与消化道肿瘤死亡图集》，首次证实癌症高发与水污染的直接关系。

1. 经济发展对健康的促进作用　随着互联网和移动互联网的飞速发展，美、日、德等世界主要经济体已进入第四次工业革命时代，也就是智能化时代。"工业4.0"利用信息化技术促进产业变革，极大地提升了生产力，为人群健康提供了坚实的物质基础，如丰富的物质文化生活、均衡的营养摄入、普及的健康知识教育、完备的社会医疗保障等。社会经济高速发展的成果提供了高质量的生活状态，使得人群健康水平的提升程度显著高于经济欠发达国家。据WHO《2021年世界卫生统计报告》，截至2019年，高收入国家人群的预期健康寿命达到69.8年，而同期低收入国家人群的预期健康寿命仅为56.7年（图6-2）。

经济发展对健康的促进是多种渠道综合作用的结果。具体表现如下：

（1）经济发展可提高居民物质生活水平从而提高人群健康水平：经济发展为人们提供了充足的食物、安全的饮用水，促进了人类物质生活条件和劳动条件的改善，从而有利于居民健康状况和生活质量的提高。

（2）经济发展有利于增加健康投资：经济水平的提高和社会财富的增长有利于社会保障体系的完善和医疗科学技术的进步，为预防控制和消灭某些疾病创造了良好的条件，增加了卫生保健的投入，降低了远期的疾病负担，又促进经济发展。国家传染病医学中心主任张文宏医生认为，疫苗的研制和推广，是延长人类寿命的重要手段。早在18世纪人类就已研制出第一支麻风疫苗，但高传染性、高致死率、肆虐人类社会300多年的天花，在20世纪还是造成了约3亿~5亿人死亡。随着经济的发展和健康投资的增加，20世纪50年代，世界范围内麻风疫苗得以大规模推广接种，终于在1980年，WHO宣布天花被彻底消灭，天花由此成为了世界上第一个也是目前唯一一个被人类消灭的传染病。WHO认为，肆虐全球的2019新型冠状病毒表明，我们迫切需要继续加强卫生系统投资。

（3）经济发展通过对教育的影响间接影响人群健康：通常经济发展程度越高，人群受教育的程度越高。受教育程度的高低决定了人群接受卫生保健知识、开展自我保健活动的能力，进而影响到整个人群的健康水平。受教育时间越长、程度越高者，其思想和行为越趋理性，更能理解良好的日常行为习惯对维持健康的重要性，同时自觉远离吸烟、酗酒、高盐高能量饮食、少运动等不良行为，并能通过合理膳食和积极主动地运动锻炼，维持机体的健康状态。

2. 经济发展滋生新的健康问题　经济发展对健康的影响，并不只是对人群健康产生单向的促进作用。经济发展改变了环境，这种改变可能会对人们的生存环境带来负面的影响，并滋生新的健康问题。主要表现为以下几个方面：

（1）环境污染和生态破坏：现代工业经济以能源消耗为基础，在制造社会财富的同时，对自然生态环境也造成巨大破坏，使人类生存环境遭到污染和严重破坏，产生水土流失、土地沙漠化、全球气候变暖等问题。大量的工业"三废"无序地排放到自然环境中，人群接触各种化学合成产品和各种有毒有害的物质增加，导致多种风险增加，如致癌、致畸等。

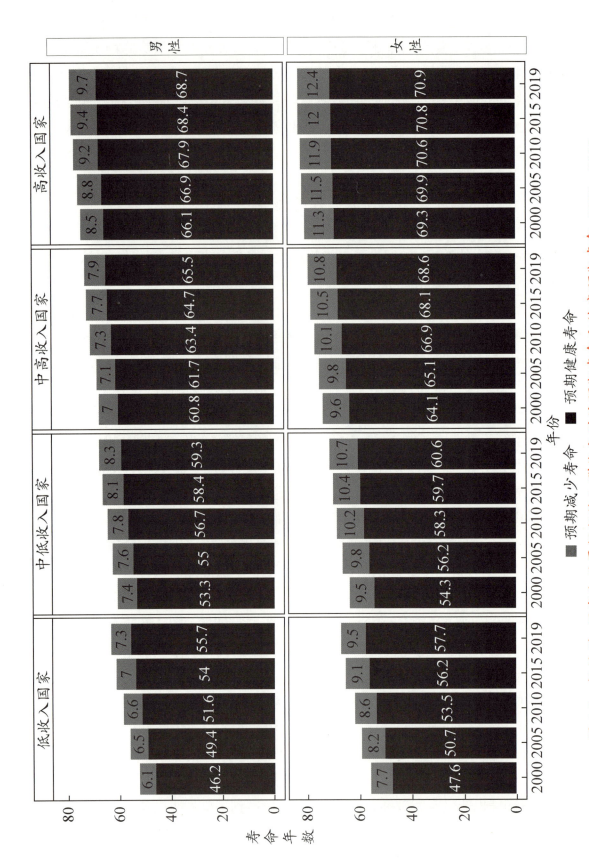

图 6-2 按性别、国家和世界银行收入群体分列的预期寿命和健康预期寿命，2000—2019
（资料来源：世界卫生组织《2021 年世界卫生统计报告》）

近年来在我国部分地区频发的雾霾,最直接原因就是大气中的可吸入颗粒物含量严重超标。室外和家庭(室内)空气污染是与心血管疾病、脑卒中、呼吸系统疾病和癌症等多种健康状况相关的环境风险因素,2016年导致全球约700万人死亡。在这些死亡中,400万发生在撒哈拉以南非洲、亚洲大部分地区和大洋洲(不包括澳大利亚和新西兰),在这些地区的可归因病死率最高。细颗粒物($PM_{2.5}$)的年平均浓度在东南亚区域为54.3$\mu g/m^3$,东地中海区域为51.1$\mu g/m^3$,高出WHO设立的10$\mu g/m^3$的年平均空气质量安全标准约4倍。作为对比,最低的美洲区域仅为11.6$\mu g/m^3$,欧洲区域为12.8$\mu g/m^3$。

(2)生活方式改变:随着社会经济发展和物质生活条件的改善,人们的生活方式也发生了显著变化。饮食结构从原来的粮谷类为主逐渐过渡为肉及肉制品占优势,营养不足问题普遍转变为超重、肥胖引发的健康问题。吸烟、酗酒、缺乏锻炼、吸毒、不安全性行为等不良生活行为方式导致的各种慢性疾病,逐渐成为人类疾病和死亡的主要原因。

(3)现代社会病的产生:现代科学技术的高速发展和电子产品的广泛应用,改变了人们的生活方式,移动互联带来便利的同时,也催生了以富裕病如高血压、糖尿病、高血脂、高尿酸等慢性疾病,文明病如空调综合征、电脑综合征、网瘾、手机依赖等机体失调为特征的现代社会病的流行,并逐渐成为威胁人类健康的新问题。

(4)心理健康问题凸显:随着生活节奏的不断加快,社会竞争日益加剧,人们面临比以往更多的工作生活压力,过大压力可导致疾病,WHO界定"过劳"就是一种由于长期无法成功克服工作压力导致的疾病。长期处于高压社会环境中的人群,易出现焦虑、恐惧、人格障碍、变态心理等心理精神问题,甚至应激障碍引发自杀等严重的事件。

(5)负性社会事件的增多:经济发展及城镇化造成人口聚集和交通拥挤,使交通事故、意外伤亡率大大增加,成为重要的疾病负担;贫富差距增大、社会上升通道变窄导致家庭关系紧张,加剧了社会矛盾,引发暴力伤害;底层人群陷入低收入陷阱,无暇顾及家庭教育导致的青少年妊娠等问题,对人类健康产生了一定的负面影响。

(6)社会人口特征的剧烈变化:伴随着社会经济的发展,许多国家呈现低出生率、低病死率、低人口增长率的"三低"模式,逐步进入老龄化时代,对社会卫生服务工作提出了新的挑战。同时随着城镇化、工业化进程的加快,区域经济发展不平衡,导致发达地区流动人口持续增加,人口老龄化程度低,而欠发达地区人口老龄化高的城乡割据局面,陷入恶性循环。这些社会人口特征的变化带来的疾病谱的改变,导致医疗卫生保健工作重心转移、城乡分别规划等一系列问题。

 课堂活动

结合实际,讨论经济发展对健康的作用的两面性。

（二）健康对经济发展的作用

健康是人力资本的载体，是促进一切社会生产要素有效转化的基础。早期英国工业革命、第二次世界大战后美国的大发展、近代中国的改革开放等几次经济腾飞，都是以疾病控制和营养改善等方面的重大突破为后盾的。因此，对健康投资不仅仅是经济发展所必需的生产性投资，更是一种经济效益很高的战略性投资，能极大地推动经济的发展。美国布鲁金斯学会 2020 年发布报告称，"健康优先"是促进经济繁荣的重要处方，每投资1 美元用于改善人口健康状况，将获得平均 2～4 美元的经济回报。

从健康对经济发展的作用机制来看，健康投资可以维持或改善人力资源的数量和质量，提高人力资本的边际回报率，进而对经济发展作出重要贡献。《中国人力资源发展报告（2019）》指出，随着预期寿命的延长和受教育水平的提高，中国人均人力资本从 1985 年的 39 780 元增加到了 2017 年的 345 790 元，年均增长率为 7.1%。

1. 增加劳动力供给　人是生产力要素中最重要的因素。健康是人类最宝贵的财富，拥有健康就可以拥有更大的生产力。人群健康水平的提高，一方面直接使工作寿命延长，在增加工作时间的同时，减少因疾病而损失的工作日，从而可以为社会创造更多的财富。另一方面，平均期望寿命的延长促使人们为了获得更高回报而增加投资、教育和储蓄，同时会降低生育意愿，间接导致一定时期内经济的快速增长。此外，健康的改善使婴幼儿病死率下降等，提供了更多的劳动力，促进了经济的发展。早在 2011 年，WHO 就指出，出生预期寿命每提高 10%，对应经济的年增长率就会提高0.3%～0.4%。

2. 提高劳动生产率　良好的健康状态使劳动者在体力上更加强壮，脑力上更加充沛，劳动效率更高，尤其对于体力、精力、耐力要求较高的工作更是如此。良好的健康不仅直接提高劳动生产率，使之具有更强的市场竞争力和优势，还可以吸引更多的外国投资，从而促进经济发展。美国哈佛大学的研究也证明，亚洲经济发展的奇迹 30%～40%来源于本地区人们健康状况的改善。

3. 减少疾病损失和资源耗费　疾病造成的失能、残疾、过早死亡不仅给家庭、社会带来直接的经济损失，而且会大量消耗因防治疾病和护理而投入的公共卫生资源，因此减少疾病的发生既可以减少"因病致贫、因病返贫"现象的发生，又可以有效遏制医疗费用支出大幅上升，拖累经济发展的弊端。

4. 促进教育收益　健康水平的提高可增加个体健康期望寿命，使得工作年限相应延长，劳动生产率得以提高，提升了人类改造自然的能力；受教育者的文化素质和技术水平的提高，又提升了个人取得收入的能力，形成正向反馈。

5. 促进自然资源利用　自然界存在的某些传染病、寄生虫病、地方病不仅损害了居住地人的健康，同时也使当地居民因担心患病而减少或放弃对该地自然资源的开发与利用。通过对自然疫源地的改造，控制或减轻这些疾病的发生，改善当地居民的健康水平，可促进对土地等自然资源的开发和利用。如流行于非洲和美洲致人失明的河盲症（瞎眼丝虫病)的控制,使大约 2 500 万公顷荒芜的土地重新得以利用,从而促进了当地经济的发展。

三、社会文化因素与健康

(一)文化的概念

狭义的文化指精神文化,是人类一切精神财富的总和,包括思想意识、宗教信仰、道德规范、习俗、教育、科技知识等。广义的文化是指人类在其生产和生活活动中所创造的一切社会物质财富和精神财富的总和。文化影响着人们对健康的认识,营造了人们的生活与工作环境,并决定着人们对健康行为的选择。

(二)文化的特点

1. 文化的共有性　文化是一系列共有的概念、价值观和行为准则,是使个人行为能力为集体所接受的共同标准。文化与社会是密切相关的,没有社会就不会有文化。但在同一社会内部,文化也具有不一致性,如男性、女性的文化就有不同,不同的年龄、职业、阶层等之间也存在着差异。

2. 文化的习得性　不同种族在不同的历史时期,有不同婚俗文化和饮食文化,说明文化不是通过遗传而天生获得的。人类不同于动物,许多生理需求(如进食)的满足方式(何时进食,吃几餐等)等是由文化决定的。

3. 文化的象征性　人类透过象征符号体系来理解、解读呈现在眼前的事物,其中最重要的是语言和文字。但也包含其他表现方式,如图像(图腾、旗帜)、肢体动作(握手、吐舌)、行为解读(送礼)等。

(三)文化对健康的影响

1. 思想意识对健康的影响　思想意识的核心是世界观,它决定着人们的其他观念,如人生观、道德观、价值观等。自我健康意识的核心就是一个人的健康观。受利己主义、享乐主义和虚无主义的影响,病态的观念引起病态的行为,诸如性紊乱、吸毒、自杀等"社会病",这些行为将导致个体和人群的健康损害。

2. 科技发展对健康的影响　科学技术的发展推动着医学的前进。纵观医学发展史,进化论的建立和显微镜的发明为生物医学模式的建立创造了条件;X 射线的发现催生出放射医学的创立;放射性核素的发现促成了核医学学科的建立。医学诊疗水平提高,使恶性肿瘤等疾病能够早期诊治而大大提高了生存率。然而,科学技术发展总是不完善的,如人类研制出的农药一方面保护了农作物,另一方面又造成了农药中毒、农药蓄积等健康的损害。核能的运用解决了能源缺乏问题,但核污染、核泄漏又会危害人类健康。

3. 教育对健康的影响　教育是人类社会化的重要手段。教育主要通过培养人的文化素质,来指导人的生活方式,提高自我保健意识,增强与不良卫生习惯和疾病斗争的能力。一个人的健康意识、自我保健能力、求医行为等都与受教育水平有着密切的关系。

尤其是女性接受教育程度高是降低母婴病死率的决定因素之一，同时也是控制生育率，切断贫困的代际传递，提高家庭健康与营养状况的关键。

教育主要通过以下途径影响健康：①教育影响人们对生活方式的选择：教育可以拓宽人的眼界，改变人的心态和行为，从而不断调整自己的行为生活方式，促进健康；②教育影响人们对卫生服务的利用：教育可以引导人们将健康需要转化为健康需求，教育程度较高的个体常常会更重视自我保健，选择更有益于健康的行为生活方式，减少有害健康的行为，降低患病风险，从而减少对卫生服务的利用；③教育影响人们的就业机会及收入：一般说来，个体受教育程度越高，获得的就业机会和劳动收入也会越多，对社会资源的利用能力越强，因此可以获得更多更好的健康信息和服务，取得更高的健康水平。

4. 风俗习惯对健康的影响　风俗习惯是人们在长期共同生活中约定俗成的，为某一地区或民族人群遵循的行为规范。风俗习惯主要通过行为生活方式来影响人们的健康。风俗习惯有"地方风俗"和"民族风俗"；应该发扬优良的风俗，如端午节挂艾叶佩香囊而驱瘴、除病的习俗可促进人们健康观念的提升；不良的风俗，如我国古代因不了解破伤风杆菌的致病机制而流传下来的"发汗"陋习，屡屡导致产妇中暑身亡；印度人家里因为"对神明不敬"不能建厕所，导致的随地大小便问题等，这些对健康不利的风俗应改变或摒弃。

四、人口发展与健康

社会发展的成功，取决于人口与资源的平衡。

（一）人口数量与健康

据联合国人口基金 2022 年公布的数据，世界人口总数已超过 78 亿，2019 年《世界人口展望》报告预计 21 世纪末世界人口将达到 109 亿。人口数量增长过快，将导致资源消耗过快，不可持续发展的问题；而人口负增长，人口短缺将导致经济失去活力，发展停滞的问题。中国人口据预测将在 2019—2050 年间减少 3 140 万，即 2.2% 左右。我国人口得到有效控制，人口增速放缓，健康状况提高，但随之迎来老龄化，社会抚养负担加重的问题。

（二）人口结构、素质与健康

1. 人口结构与健康　联合国规定，60 岁及以上人口超过 10% 或 65 岁及以上人口超过 7% 即为老年型社会。在全球范围内，人口老龄化以前所未有的速度铺开。2020 年，65 岁或以上老年人在世界人口中的比例（9.3%）已经超过了 5 岁以下儿童的比例（8.7%）。预计到 2050 年，65 岁及以上人口比例（15.9%）将是 5 岁以下儿童比例（7.1%）的两倍多，也将超过 15～24 岁青年比例（13.7%）。而老年人群面临更多的健康挑战，包括多发疾病和更复杂的护理需求，而且身体功能的下降也造成了主动获得医疗服务的障碍，往往需要年轻人陪伴和处理，这些特点在为老龄人口提供保健服务时应予以关注。

全球人口年龄结构变化的另一趋势是少年儿童(15岁以下)占总人口比重越来越低。我国已全面放开三孩生育,以应对将来可能出现的劳动力短缺,这对提高少年儿童人口比例有重要的意义;同时,合理的性别结构是提高健康水平的重要因素之一,全面放开三孩生育对维持男女性别比例稳定在103~107∶100的合理区间内,避免男女比例失衡也有重要意义。

2. 人口素质与健康　身体素质是人口素质提高的基础,表现为人群健康水平的整体提高或寿命的延长;文化素质是人口素质的重要基础,科学文化素养高的人,对健康更重视,能够自觉选择健康的生活方式、主动规避不良的行为,从而具有更高的健康水平;较高的思想道德素质有利于形成良好的互助合作网络,有利于健康教育工作在全社会的顺利开展。

3. 人口流动与健康　人口流动对人群健康造成的影响程度及性质取决于社会环境、自然条件及人口特点。一方面,适度人口流动可促进区域经济繁荣及社会均衡发展,给居民健康带来有利影响;另一方面,人口流动也会带来一系列的卫生问题:如住房拥挤、卫生条件差等造成的一系列健康问题;另外还对疾病监测、计划免疫等卫生服务工作带来种种困难和不小的压力,给医疗卫生工作提出了新的挑战。

据第七次全国人口普查公布的数据,我国流动人口约3.76亿。流动人口数量过多,对阻断寄生虫病和传染病在城市间的传播和流行非常不利。流动人口妇女的增多,影响了母婴健康,导致孕产妇、围生儿的病死率升高。留守妇女人数也达到了4 700万人,她们承担着农业生产劳动、料理家务、抚养下一代和照顾老人的多重责任,往往是力不从心。农村留守老人则因生活起居缺乏照料,健康状况普遍较差,生病后不能及时发现和送医,生存状况堪忧。

流动人口面对不完善的异地社会保险、医疗保险和教育问题,易产生很多心理健康问题;部分留守儿童也由于缺乏照料,存在较多的生理和心理健康问题。《中国流动人口发展报告2018》指出,与农村非留守儿童相比,留守儿童在情绪控制、注意力、社会适应能力、自伤行为风险等方面表现出更多问题。

五、社会关系与健康

基本的社会关系主要包括商品交换关系、同事关系,医患关系(物缘关系)、家庭关系(血缘关系)、夫妻关系、恋人关系、朋友关系(情缘关系)、邻里关系(地缘关系)等。社会人际关系的多少、好坏直接影响着个体获得社会支持的多寡,进而影响个体的心理感受、生理和心理健康。

(一)家庭与健康

家庭是以婚姻与血缘关系或者收养关系为基础建立起来的一种社会生活群体。家庭类型、功能以及家庭人际关系等对健康产生很大影响。

1. 家庭功能与健康的关系　家庭有养育子女、生产和消费、赡养、提供休息和娱乐的特殊环境等四种基本功能。由于家庭成员存在共同的遗传背景和相似的生活习惯，许多疾病都有"家庭聚集性"风险，这些因素均与家庭成员健康状况密切相关。

（1）养育子女：家庭的养育功能既是种族繁衍的需要，也是社会发展的需要，不仅包括生养，还包括教育。家庭是儿童成长的重要环境，父母是儿童的第一任教师，家庭的养育不当对儿童的健康有重大影响。

（2）生产和消费：随着"工业4.0"时代的到来，传统作坊式的家庭生产功能趋向消失，而家庭的消费功能则是永存的。随着社会发展，消费结构有很大改变，从满足生理需要的吃饱、穿暖为主，变为高层次的娱乐、享受等精神生活为主。家庭的消费状况直接影响着家庭成员的健康，不注意营养均衡等易导致"富贵病"。

（3）赡养：赡养老人在我国是一种代代相传的传统美德。当人老了，完成服务于社会的责任并丧失劳动能力时，家庭成员有赡养老人的义务。家庭是老年人生活和活动的主要场所，老年人的健康很大程度上取决于家庭的赡养功能。《2018—2019中国长期护理调研报告》显示，超过10%的老年人在穿衣、吃饭、洗澡、如厕等方面的基本生活无法完全自理，25.4%的老年人需要全方位照料。

（4）提供休息和娱乐的特殊环境：健康的家庭既是社会安定的必要条件，亦是家庭成员身心健康的重要环境。家庭环境具有其他环境不能替代的功能，在家庭环境中人们可以得到完全的放松与充分的休息，对体力的恢复和精神的调节、心理压力的释放都有重要作用。

2. 家庭关系对健康的影响　家庭支持对成年人发病率和病死率的影响明显，家庭结构、成员间关系是否正常均为影响健康的重要因素。婚姻家庭可帮助我们保持更好的习惯，而单身者（尤其男性）因失去社会关联和支持，比较不注重作息和生活习惯，身体更容易出现炎症反应。研究发现，经历过多次分手，或者独居多年的单身中年男性，多种疾病的病死率均比家庭合居者高。另一方面，生活在与父母缺乏亲情联系家庭中的子女，如留守儿童，由于隔代看护，祖父母辈文化程度偏低，年龄较大，往往只重视孩子的生理需求，而忽视了情感需求，使得孩子较易发生人格障碍，表现为自闭、冷漠、孤独、敏感、自卑、严重缺乏自尊等多种心理问题；同时，留守儿童的烧伤、烫伤、交通事故、溺水、触电、打斗等意外伤害发生率也明显高于非留守儿童。

（二）社区与健康

1. 社区的概念和基本要素　社区是聚居在一定地域范围内的人们所组成的社会生活共同体。构成社区的基本要素有：①一定素质、数量和密度的人口，这是社区的主体；②适宜的生态体系，包括地势、资源、气候、动植物等；③满足社区生活需要的社区设施，如学校、政府、道路、医疗机构、商业机构等。社区的规模可大可小，一个小村庄、一个大城市，只要具备上述基本要素，都可以称为社区。

2. 社区对健康影响　社区对于人的社会化及身心健康有着明显的作用和影响。人们在生活的社区中成长、学习知识、了解彼此、互相帮助、满足各种需要。社区的环境卫生和治安状况、邻里关系等都影响着社区成员的身心健康。社区通过引导居民参与制订健康计划、疫苗注射和健康检查等活动，可以提高个体认识和解决自身健康问题的能力，提高群体的健康水平。社区有无活动场地及场地与居民的距离与居民的锻炼行为频次、肥胖症和冠心病的发病率等有密切关系。

自1970年以来，欧美发达国家实施了一些慢性病社区干预项目。其中最有学术影响和社会影响的项目是芬兰的"北卡累利阿项目"。北卡累利阿曾是全球心脏病死亡的高发地区，因此当地政府以社区卫生服务组织为单位，开展了各种形式的健康干预活动，如无烟运动、浆果和蔬菜项目、学校及工作场所健康项目、胆固醇和高血压防治项目等。在多方努力及民众的积极配合下，北卡项目成效显著，中年男性（65岁以下）的吸烟率在35年内降低了21%。饮食习惯也得到明显改善，曾经约84%的北卡民众喜爱使用黄油（主要成分为氢化植物油，即人造黄油）烹饪或涂抹面包，干预后降至不到7%。1972—2007年间，每隔5年评估调查表明，北卡男性的胆固醇水平下降了21%，女性则下降了23%。同时，运动时间的增加和对社会工作压力的有效控制，也降低了高血压的发生。男性收缩压和舒张压水平分别下降了12mmHg和11mmHg，女性分别下降了21mmHg和14mmHg；在干预35年间，北卡男性人群（35～64岁）的冠心病、脑卒中、癌症病死率分别下降了85%，69%，67%（其中，肺癌病死率下降了80%）。男性和女性的全死因病死率分别下降了63%和51%。

六、卫生服务因素与健康

自从第一次卫生革命，人类有效控制了急慢性传染病、寄生虫病后，传染病导致的病死率大幅下降，随之而来的是以心脑血管疾病、恶性肿瘤、糖尿病为代表的慢性非传染性疾病，渐渐成为影响健康的主要因素。另一方面，随着人群健康水平的提高，特别是病死率降低、出生率降低、平均期望寿命的延长，60岁以上易受疾病危害的老年人群绝对数量和相对人口所占比例日益增加。老年人群慢性病患病率远远高于其他年龄组，卫生服务的需求数量显著增加。而且因老年人失能、致残造成的康复护理需要，更使卫生服务需求的类型发生了重要的改变。

近年来我国加快了农村乡镇卫生院、村卫生室和城市社区卫生服务机构建设，实现基层医疗卫生服务网络的全覆盖。为应对老龄化及康复养老需求的增多，弥补公立社区康养机构的不足，国家还大力购买公共卫生服务，引导民营资本建立社区健康服务中心，提高社区全科医师待遇，吸引更多人才投身于社区健康服务事业。

大量高质量社区健康服务中心集治病、防病、健康教育、行为干预于一体，能更好地应对老龄化与慢性病多的医疗变化趋势，有助于减少看病难、看病贵的现象，可以扭转资源配置的不平衡，解决三级医院人满为患、一二级医院医疗资源浪费的问题。社区医生经常深入家庭,更加了解患者病情,通过与患者及家属的充分沟通、协商,以确立最佳治疗与转诊方案,有助于建立共同参与型医疗关系,可极大地缓解医患矛盾。

第二节　心理行为因素与健康

 案例导入

　　李某,初三女生,小学学习成绩一直很好。进入初中后,学习依然刻苦努力,几乎把所有的时间和精力全部用在了学习上。刚开始,取得了较好的成绩,但与此同时,也给自己带来了超负荷的心理压力,她害怕看到老师和家长期待的目光。一遇到考试就十分紧张,常伴有口干、恶心、呕吐、吃不好、睡不好,有时考试时甚至手指哆嗦、腹泻等。考试就像一块巨石压在她的心上,成绩也每况愈下。

　　问题与思考:

　　1. 请思考此女生考试时出现这些异常情况的原因。

　　2. 结合案例思考应该如何合理应对压力?

一、心理因素与健康

　　心理因素也称社会心理因素。人是生物、心理和社会的统一体,健康与疾病现象与心理因素息息相关。人的一切心理活动都与社会客观现实密不可分。随着社会发展和生活节奏的加快、社会竞争趋于激烈、人际关系更加复杂,紧张的社会生活环境给人类带来了前所未有的心理压力,导致一系列与心理压力密切相关的疾病如高血压病、消化性溃疡、癌症等的发生率迅速升高。

(一)应激与健康

　　1. 应激的概念　应激(stress)是机体在任何刺激(应激原)所引起的紧急或危急状态下身体内部产生的非特异性反应,为紧张状态或心理压力的同义词。生物学和心理学一般称其为"应激",社会医学将其理解为"心理压力"。

　　2. 应激原的分类　应激原是指内外刺激事件与情境,可以看作一些特殊的难题、问题和挑战,包括生理、心理和社会诸方面。应激原可分为以下四种。

　　(1)躯体性应激原:即直接作用于人体而引起应激反应的应激原,包括生物因素、物理因素和化学因素应激原。

　　(2)心理性应激原:如心理冲突、挫折、人际关系紧张、疑病等不好的预感等,可导致焦虑、恐惧、抑郁、悲伤等消极情绪状态。

　　(3)社会性应激原:自然灾害、瘟疫流行、战乱等导致基本卫生服务中断,可引起大范围人群的心理应激。

（4）文化生活应激原：如支援边疆、出差、出国留学或劳务输出等会面临远离亲人、语言生疏和陌生生活环境的挑战，迫使人作出的适应和调整。

3. 应激对健康的影响　应激反应通常是生理、心理和行为的综合反应，机体表现为生理、行为、情绪、认知等方面的症候和症状。①适度的心理应激对健康有促进作用：如儿童和青少年期适度的心理应激可以提高成年后应对生活和工作问题的适应能力；②过度的应激会对健康产生不利的影响：如人们在具有威胁性或攻击性的暴力情境中会产生焦虑、恐惧和愤怒等情绪反应，激活交感神经 - 肾上腺髓质系统，肾上腺素和去甲肾上腺素等儿茶酚胺大量分泌，使心率加快、血压升高，抑制消化吸收功能，使胃肠蠕动减慢、血管收缩引发溃疡等。③若不良刺激的强度低、时间短、机体可较快恢复正常；④若不良刺激强度大、时间长，持续加剧超过人体负荷，最终引发心理、生理状态失衡和功能紊乱，导致消化系统溃疡、穿孔、脑卒中、心肌梗死等相关的疾病。

（二）生活事件与健康

1. 生活事件的概念　生活事件（life events）是指童年期家庭教养和境遇、青年期学校教育和社会活动、成年期社会环境和生活、工作中所面临的各种事件。重大生活事件造成的心情紧张、精神压力是导致心理应激过度从而损害身心健康的主要应激原。

2. 生活事件分类　生活事件分为正性生活事件（positive life events）和负性生活事件（negative life events）。①正性生活事件：使个人心情愉快，对自身健康有利的事件，如正常晋升或破格晋升、立功受奖、考试成绩优异名列前茅等，都是正性生活事件；②负性生活事件：背离个人意愿，使个体感觉不愉快、悲伤、痛苦，有损个体健康的事件，如失恋、离婚、被迫同不喜欢的人结婚，亲人或好友亡故等重大人生变故等，都是负性生活事件。

3. 生活事件对健康的影响　在生活中有许多的负性生活事件产生的心理应激强度极大，若人们不能正确对待或缺乏必要的心理支持与疏导，很容易导致大脑功能异常，出现情感和认知异常，诱发躯体或精神疾病。

（1）生活挫折：适度的挫折可以使人的认知能力改变，提高解决问题的应急能力；过度挫折则可能引起情绪紊乱，导致心理、行为偏差以及躯体及精神疾病。①健康问题：如个人或者家庭成员、亲朋好友急、重病或遭受意外；②学习问题：成绩不理想、考试失败等；③恋爱婚姻问题：恋爱婚姻中不顺；④家庭问题：夫妻不和、分居或离异，家庭成员关系紧张等。

（2）工作和经济压力：工作压力对人体身心健康的影响非常大。工作不顺利、职称晋升失利、工资收入低、失业下岗等问题，都有引发躯体或精神方面疾病的可能。

（3）人际关系紧张：研究表明，由不良人际关系引起的焦虑和愤怒与高血压的关系最为密切。人际关系紧张会产生愤怒、焦虑、抑郁、忧伤、等心境而影响身心健康，严重者将导致躯体疾患。

（4）环境因素：城市人口密集、生活忙碌、交通拥挤、住房紧张等这些都是心理健康的不利因素。大城市里空气污染、噪声的长期刺激容易使神经系统处于持续的紧张状态，从而使人产生焦虑、恐惧、暴躁的情绪，甚至抑郁患病。

 课堂活动

列举实际生活中遇到的生活事件，并分析对自己的健康产生了哪些影响？

（三）人格与健康

人格（personality）是稳定地表现于个体的心理特质，由遗传和环境共同决定。美国心脏病学家弗雷德曼根据人们对心理压力的不同反应模式，将其分为 A 型与 B 型人格，后来，美国加州大学 Temoshok 教授又提出了 C 型人格。不同人格的人格特征以及与健康的关系如下：

1. A 型　A 型人格的人非常具有竞争意识，总是体验到一种"紧迫感"，喜欢竞争、好斗、竞争性与好胜心强，因此，A 型人格的往往愤怒和敌意较多，从而引发焦虑，并因焦虑而导致抽烟、暴饮暴食等行为增加，容易诱发心血管疾病。研究表明 A 型人格者冠心病发病率是 B 型的 2 倍。A 型人格的人，都易于应用否认的心理防御机制，所以当出现身体疾病和危险时，往往会先否认自己得病的事实而拖延就医，导致他们卷入事故和受伤的危险也较高。

2. B 型　B 型人格的人，从来不曾有时间上的紧迫感以及其他类似的不适感，充分享受娱乐和休闲时光；在面对无法控制的紧张性刺激时，他们在初始阶段便会承认失败而认输，并且不会因为认输而感到愧疚；总是比较低调，而不是不惜一切代价表现自己的最佳业绩水平；因此，B 型人格的特征是稳重与随和，倾向于对自己的健康状况作出更客观的判断。当他们感到生病时，会习惯于采取预防措施，如避免过于劳累。

3. C 型　易患癌症的人格归为 C 型人格（此处 C 为 cancer 首字母），或称为"癌症倾向人格"。C 型人格表现为过分地顺从、忍让和自我克制，情绪压抑，爱生闷气。内心冲突大，委曲求全，逆来顺受，但内心却又极不服气。这类人常常表面上给人以不急不躁的印象，但是其内心却悲观失望，矛盾而痛苦。C 型人格的特征是屈服和压抑。研究显示，压抑可导致血清皮质醇升高，诱导免疫抑制，促进癌症发生和生长。

（四）心身疾病与健康

1918 年德国的 Heinroth 在研究睡眠障碍时首先提出了"心身疾病"（psychosomatic disease）的概念，证实社会、心理因素在被称为心身疾病的慢性功能性障碍或慢性器质性疾病的发生、发展过程中起着不可忽视的重要作用。近代心身医学研究发现中枢神经、内分泌和免疫三个系统互相影响，使心理因素转变为生理因素，在心理因素导致疾病的过程中起中介作用。

1. 心身疾病概念 社会心理因素刺激引起的应激常常导致心身疾病，是一组与心理因素密切相关、表现为躯体器质性病症和躯体功能性障碍的一类疾病。心身疾病起病主要受心理、社会因素影响较大。

2. 心身疾病特点 ①以躯体症状为主，通常具有自主神经功能的不稳定性，如手指震颤、掌心出汗，有明确的器质性病理过程和已知的病理生理过程；②疾病的发生、发展与情绪和人格因素有关，由相关生活事件引起或恶化，但患者本身意识不到；③躯体变化与正常伴发于情绪状态时的生理变化相同，但更为强烈持久；④区别于神经症和精神病。

常见的心身疾病有原发性高血压、消化系统溃疡等。不良的心理应激反应，导致自主神经功能失调，交感神经兴奋引发外周阻力增加、血管损伤、斑块形成、血压升高；胃肠组织因血管痉挛而引起缺血，造成营养障碍，使黏膜的防御功能减弱；应激还可通过兴奋下丘脑 - 垂体 - 肾上腺皮质轴，使肾上腺皮质激素分泌增加，刺激胃酸及胃蛋白酶分泌增加，促使溃疡形成。

研究显示，在大型三甲医院就诊的初诊患者中有略高于 1/3 的患者是躯体疾病，不到 1/3 的是神经症，其余 1/3 则是心身疾病。心身疾病的流行特点：女性高于男性，城市高于农村，更年期最高，老人和儿童较低，经济发达地区高于不发达地区，脑力劳动者高于体力劳动者。

 拓展知识

神 经 症

神经症是一组主要表现为焦虑、抑郁、恐惧、强迫、疑病症状，或神经衰弱症状的精神障碍。起病常受心理社会因素影响，但症状没有可证实的器质性病变作基础，与患者的现实处境不相称，但患者对存在的症状感到痛苦和无能为力，比如常见的疑病症、躯体化障碍等。

精神病泛指严重的精神障碍，包括精神分裂症和一些器质性和情感性障碍。

二、行为因素与健康

行为是个体赖以适应环境的一切活动，是心理活动的表现形式。人类的行为与健康和疾病有着极为密切的关系。通常把人类所表现出的与健康和疾病有关的行为称为健康相关行为。根据行为对健康的影响，健康相关行为可分为促进健康行为（health-promoted behavior）和危害健康行为（health-risky behavior）。

WHO 提出了人类健康的四大基石"合理膳食、适量运动、戒烟限酒、心理平衡"，并通过政策宣传和健康干预推行促进健康行为，使得全球非传染性疾病过早病死率，即30～70岁之间死于四大非传染性疾病之一（癌症、心血管疾病、糖尿病和慢性呼吸道疾病）的概率下降了五分之一以上，从2000年的22.9%降至2019年的17.8%。尽管慢性非传染性疾病（NCD）过早死亡风险有所降低，但进展尚不足以实现相应的可持续发展目标。据WHO统计，全球NCD死亡占所有死亡的比例从2000年的60.8%增加到了2019年的73.6%，在高收入国家死亡人数中占85%以上，其中心脏病、痴呆症和脑卒中最为严重。在这些慢性病的形成原因中，行为因素具有很重要作用，如使用烟草、滥用酒精、缺乏身体活动、反式脂肪酸摄入过多引起肥胖超重等危害健康行为，改变危害健康的行为习惯任重而道远。

（一）吸烟对健康的危害

吸烟是当今世界人类健康的最大威胁。烟草烟雾中含有7 000多种化学成分，其中数百种为有害物质，至少69种为致癌物。

1. 吸烟与肿瘤　烟草烟雾中的致癌物会增加人群患多种恶性肿瘤尤其是肺癌的风险。研究发现吸烟与肺癌发生之间存在明显的剂量反应关系，每天吸烟10支以下者，肺癌病死率为非吸烟者的4.4～5.8倍；而每天吸烟21～39支者肺癌病死率则增至15.9～43.7倍。重度吸烟者患肺癌的风险比非吸烟者高3～30倍。"低焦油卷烟"并不能降低肺癌的风险。烟草引起的死亡中，肺癌大约占15%。除肺癌外，吸烟还与膀胱癌、口腔癌、食管癌、胃癌等多种癌症的发病率升高有关。

2. 吸烟与其他疾病　吸烟还与慢性支气管炎、肺气肿、支气管扩张、肺功能损害、心血管病等的发生和死亡有关。据估计，到2030年，烟草每年将夺去约800万人的生命。烟草引起的死亡中，慢性阻塞性肺疾病约占45%。此外，烟草还是全球早死的主要风险因素之一，研究发现40岁之前戒烟可降低约90%的死亡风险。

3. 二手烟的危害　吸烟不仅危害吸烟者本人的健康，还可造成周围不吸烟者的被动吸烟即二手烟，二手烟严重危害着不吸烟人群的健康。中国是世界上烟草生产和消费最大、吸烟人口最多的国家，也是世界受二手烟伤害人口最多的国家。据WHO估计，全球每年大约有600万人死于与吸烟相关的疾病（慢性阻塞性肺疾病、癌症、心脑血管疾病等），其中吸烟者大约占540万人，而另外60多万人的死亡为吸入二手烟导致。二手烟尤其对妇女和儿童健康的危害更大，可以导致胎儿缺氧，引起早产、死胎等，还可以影响婴儿生长发育，使婴幼儿的呼吸道疾病高发，增加婴儿的猝死率。

4. 控烟措施和现状　控制烟草应采取对群众的健康教育、立法和"治疗性"戒烟等综合性的措施。如全面禁止在公共场所、工作场所室内环境及公共交通工具内吸烟，禁止误导性的烟草广告等。对于青少年来说，开始尝试吸烟的行为与对烟草危害认识不足而模仿周围成人的吸烟行为有关。因此对青少年开展广泛的健康教育，并利用电视、电台、电影、广告、网络和在学校开设卫生知识课等多种方式来宣传烟草的危害是控烟综合措施中重要的内容。

烟草的价格也会影响消费者的需求，WHO建议提高烟草税到75%的数值，而中国的烟草价格过低，2016年中国的烟草税率为51%，在全部的188个国家和地区中排名第102位；卷烟零售价格为1.5美元/盒（20支），排名第126位。然而，20年来我国消费者卷烟支付能力增长速度世界第一，烟草消费不降反升，导致我国控烟形势越来越严峻。

2018年，全球成年人口（15岁及以上）中有23.6%是当前烟草使用者，低于2000年的33.3%，预计到2025年将进一步下降至20.9%。在女性中，烟草使用的全球流行率从2000年的16.7%下降到2018年的8.5%，同期男性从50%下降到38.6%。相比之下，男性的控烟任务更重，据统计，男女使用烟草比例从2000年的3倍，增加到2015年的4.5倍，预计2025年达到5.2倍。

（二）饮酒与健康

世界心脏联盟表示，任何程度的饮酒都可能导致失去健康生活。

1. 全球酒精消费现状　自2000年以来，全球酒精消费量一直在增加，2010—2015年保持平稳，最近几年有所下降。2019年，全球酒精年消费量相当于人均纯酒精的5.8L（15岁及以上人群）。平均而言，男性人均消费9.2L，约为女性消费量（人均2.5L）的3.7倍。消费量最高的地区是欧洲（男性人均15.2L，女性人均4.3L）、美洲地区（男性11.9L，女性3.5L）和西太平洋地区（男性10.1L，女性2.9L），而东地中海区域的消费量最低（男性为0.8L，女性为0.1L）。

2. 饮酒对健康危害　2022年1月20日，世界心脏联盟（World Heart Federation，WHF）发布简报《酒精消费对心血管健康的影响：误区和措施》，指出任何程度的饮酒都对身体有害。在2019年有240万人死于酒精，占全球死亡总数的4.3%。2021年7月，国际顶尖期刊《柳叶刀-肿瘤学》（*The Lancet Oncology*）发布了一项全球癌症负担报告。报告显示，2020年，全球约有74万例新发癌症与饮酒具有因果关系。《英国降低饮酒风险指南（2016）》也指出，饮酒没有安全剂量——即使少量饮酒，也可增加食管癌、口腔癌、喉癌、肝癌、结直肠癌等消化道恶性肿瘤的发生率；同时，指南削弱了饮酒可使健康获益的证据。

饮酒是诱发多种心血管疾病的重要原因。研究表明：即使是少量的酒精也会增加一个人患心血管疾病的风险，包括冠心病、卒中、心力衰竭、高血压心脏病、心肌病、心房颤动和动脉瘤等。比如，每天饮酒60g者，其心房颤动的发生风险增加了47%。

3. 限酒措施　世界各国采取综合措施对酒精摄入进行了限制。例如对酒类征收附加消费税、立法禁止酒后驾车、禁止在工作场所饮酒、禁止向18岁以下未成年人出售含酒精饮料、以法律形式限定饮酒的最低年龄，严格管理酒精饮料广告以减少其对青少年的影响，并出台限制甚至禁止低价酒销售的相关法规。

（三）饮食行为与健康

随着现代生活节奏的加快，人们的饮食行为和饮食习惯发生了很大的改变。不良的饮食行为和习惯给健康带来不同程度的危害。

1. 饮食过咸　适量的盐是人们日常饮食中不可缺少的物质,而人群中有些人饮食口味偏重即高盐膳食。高盐膳食导致钠的摄入量增加,与许多疾病有着极为密切的关系。研究发现,日本北部、韩国、中国等高盐摄入地区,高血压病的发生率远超平均;高盐引发的高渗透压使可使胃黏膜屏障受损,反复多次的损伤和修复,增加了胃癌的发生概率等。

2. 腌制食品摄入偏多　腌制食品例如腌肉、熏鱼、自制腌菜等已经成了当下餐桌上常见的食品之一。但腌制食品多吃对健康不利。不但增加了盐的摄入量,还有其他危害。例如蔬菜腌制后,其所含的维生素损失较多,维生素 C 几乎全部损失;另外腌制食物在腌制过程中,常被微生物污染,如果加入食盐量小于 15%,蔬菜中的硝酸盐可被微生物还原成亚硝酸盐,进食了含有大量亚硝酸盐的腌制品后,可能会引起中毒。

亚硝酸盐在人体内遇到胺类物质时,可生成亚硝胺。亚硝胺是一种致癌物质,故常食腌制品会导致某些癌症例如胃癌发病风险增加。

3. 不吃早餐　生活中有人认为不吃早餐可以减少热量的摄入,达到控制体重的目的。长时间不吃早餐的人胃部发生病变的可能性大。但是,不吃早餐身体处于饥饿的状态中,胃酸分泌出来没有消化的食物提供,会直接刺激胃黏膜,黏膜受到损伤发生炎症,导致溃疡的可能性大。

早餐可排空储存在胆囊的胆汁,防止胆汁因浓度过高而析出胆固醇,形成胆囊结石。经常不吃早餐的人胆囊结石发病率更高。

4. 偏食挑食　2019 年《柳叶刀》发表的大型研究,针对全球 195 个国家和地区的饮食结构造成的病死率和疾病负担进行了分析,其中数据显示,中国人的饮食行为主要有三大问题:盐吃太多,杂粮(全谷物)和水果吃得太少。我国《全谷物与健康的科学共识(2021)》指出,我国 80% 居民的全谷物摄入量远低于推荐标准,应逐步改变"精、细、白"的偏食消费行为,提高全谷物在膳食结构中的比例,有助于全民健康。

根据加工程度不同,谷物可分为精制谷物和全谷物,其中全谷物的特点是保留了完整谷粒所具备的胚乳、胚芽和麸皮及营养成分,更好地保留谷物中的膳食纤维、B 族维生素、矿物质等。而精制谷物(精米、精面等),基本只保留了能量部分(淀粉或者多糖)和少量蛋白质,没有膳食纤维,丢失了大多数的营养成分,消化速度很快,非常不利于血糖和体重的控制,和淀粉类蔬菜和糖类等血糖生成指数高的食物一样,被称为"低质量碳水"。研究发现晚餐时过量摄入低质量碳水化合物和动物蛋白的偏食挑食行为与较高的心血管疾病风险显著相关;而用高质量碳水化合物或植物蛋白替代则可以降低心血管疾病的风险。

我国人均水果摄入量偏低,平均每人每天不到 50g,远低于中国膳食指南推荐的每日200～350g 的水果摄入标准。通过摄入大量水果、非淀粉类蔬菜、全谷物食物等高质量碳水化合物,可增加膳食纤维,促进肠道菌群的稳定性和多样性,降低结直肠癌、2 型糖尿病、心血管疾病等慢性病的发病风险。

需要注意的是,果汁不同于水果,在榨汁过程中,大量不溶于水的膳食纤维、矿物质等随着果渣被弃,而糖分和热量继续留在果汁中,又因其缺乏纤维素,导致糖类吸收太快,不宜经常饮用。

5. 高反式脂肪酸摄入　加工食品添加的氢化植物油是我国城市居民膳食反式脂肪酸(trans fatty acid,TFA)的主要来源(占71.2%)。氢化植物油常被用来替代天然黄油和脂肪,添加入沙拉酱、人造黄油和焙烤食物等加工食品中。它既能产生食物细腻爽滑的口感又能降低成本,譬如氢化油、氢化植物油、人造奶油、人造脂肪、人造黄油、起酥油、植脂末、奶精、代可可脂等名称,均是氢化植物油的别称。购买加工食品尤其应注意食物成分表中的标示,避免摄入含过多TFA的食品。日常生活中,反复煎炸食物用的植物油,或高温炸制的食品,其中TFA的含量也往往较高,因此改变食物的加工方式,少吃煎炸食品有助于减少TFA摄入。

TFA摄入人体后不易代谢(大于60d),且会干扰天然顺式脂肪酸的代谢,易导致高密度脂蛋白的降低,引发血脂异常,增加冠心病、脑卒中等风险。2018年WHO呼吁,到2023年在全球消除工业生产的TFA,建议各国实施两种最佳做法:国家强制性限制所有食品中每100g总脂肪中含有2g以下工业生产的TFA;或者强制禁止生产或使用不完全氢化油作为所有食品的成分。截至2020年,只有14个国家实施了最佳实践TFA政策。截至2021年4月,这一数字已增至37个,其中35个是高收入国家。在亚洲,只有泰国、新加坡和印度采取了最佳实践政策。

6. 高糖与健康　单糖与多糖(淀粉)是人类能量的主要来源。过多糖类摄入可致能量过多,转变为脂质沉积,引发肥胖,与脂肪肝、动脉粥样硬化、糖尿病等有密切关系。现代饮食模式的特征之一是过度食用高血糖负荷的食物,特别是加工过的、可快速消化的碳水化合物。这些高碳水食物引起的胰岛素和胰高血糖素分泌失衡,从根本上改变了我们的新陈代谢,导致频繁的饥饿感、脂肪储存、体重增加和肥胖。不同于传统的"能量平衡模型",哈佛医学院教授David Ludwig提出的"碳水化合物-胰岛素模型"认为,高碳水化合物是导致暴饮暴食和肥胖的主要原因,减少食物中的可快速消化的碳水化合物的量,会减少人体储存脂肪的潜在动力,有助于我们在更少饥饿感情况下保持或减轻体重。

随着现代食品工业的发展,果糖被广泛地添加到各种加工食品中,果糖的人均消费量在过去的200年间增加了约100倍。低剂量的果糖几乎全部由小肠代谢,但极限是0.5g/kg。对于60kg的成年人来说,相当于一瓶500ml可乐或者300g苹果的果糖含量。研究发现,含糖饮料摄入过多等饮食行为,引发的果糖过量摄入可导致肠道绒毛过度生长,甚至促进肠道肿瘤的发生。

(四)运动与健康

据世界卫生组织2016年公布的数据,全球有超过四分之一的成年人(约14亿人)缺乏运动锻炼。WHO发布的关于身体活动有益健康的全球建议(physical activity and nutrition,以下简称健康建议)中提到,18~64岁成年人组每周应完成至少150min的中等强度有氧运动,或每周累计不少于 75min 的高强度有氧活动,或者根据自身进行同等量的组合式锻炼,并每周不少于一次的大肌群健身活动。而根据《"健康中国 2020"战略研究报告》,中国 18 岁以上居民中未达运动量,甚至从不锻炼的人群比例高达 83.8%。

2016 年,18 岁及以上成年人中身体活动不足(未达健康建议标准)的年龄标准化患病率为 27.5%,男性为 23.4%,女性为 31.7%,与 2001 年全球 28.5% 的患病率相比,仅略有下降。随着时间的推移,男性和女性的身体不活动水平也在不断升高,尤其是高收入国家人群,从 2001 年的 31.6% 增加到 2016 年的 36.8%,大约是低收入国家的两倍以上——从 2001 年的 16.0% 增加到 2016 年的 16.2%。

《柳叶刀 - 全球健康》发布研究认为:适度的体育锻炼可预防全球 15% 的人群过早死亡。对早亡原因分析发现,不运动的人群占 6.4%,换算为人数,全球每年由于不运动导致过早死亡的人数约在 400 万,与吸烟不相上下;不吃水果蔬菜的人群占 11.3%,饮酒的人群占比 5.3%。

满足健康建议运动量的人群不仅能降低全因死亡风险,还可以降低流行性感冒和肺炎等感染性疾病的发生率,提高健康水平。相比运动不足的人群,仅满足健康建议完成健身运动的人群可降低 11% 的过早病死率;满足健康建议进行有氧运动量的可以降低 29% 的过早病死率;而全部满足运动指南建议的可以降低 40% 过早病死率。具体到中国来说,我国每年病死率在千分之七,每年死亡总人数大约在 900 万,其中由于外部原因导致的意外死亡,因为身体内部疾病原因导致的死亡人数,研究认为运动锻炼预防了中国 18.3% 的过早病死率,相当于避免了 101.65 万 40~74 岁的人过早死亡。

 课堂活动

自己在生活中存在哪些不利于健康的行为生活方式?如何纠正这些不良的行为方式?

本章小结

本章重点是常见的社会心理行为因素的分类,以及这些因素对健康的影响机制。在学习理论知识的同时,运用相关案例导学和分析加深对这些因素的实践认知,增加学习过程的兴趣性和实用性。通过学习,使学生获得相关社会医学知识,学会分析社会心理行为因素与健康关系的基本思路和评价方法,以提高医疗卫生服务质量和促进人群健康水平。另外,通过学习,使学生树立社会大卫生观,全心全意维护人民的健康;学会以社会宏观的思维方式探讨医学和健康问题。

(杜 珍)

思考与练习

一、名词解释

1. 社区　　2. 应激　　3. 生活事件　　4. 心身疾病　　5. 人格

二、简答题

1. 影响健康的社会因素有哪些？结合自己的体会试简述你认为重要的影响人群健康的因素。

2. 试论述社会文化因素是如何影响人群健康的？

3. 经济发展对健康的作用表现为哪些方面？

4. 有哪些主要的行为生活方式与健康密切相关？

5. 简述心身疾病的特点。

第七章 | 预防保健策略及社区预防保健服务

07章 数字资源

1. **知识目标** 掌握我国公共卫生服务体系和医疗保障体系的概念、三级预防措施；熟悉初级卫生保健的概念、内容，全球卫生战略目标，社区预防保健的概念、特点和内容，健康教育与健康促进的概念，社区诊断的概念和内容，社区健康管理的概念和内容；了解全球卫生面临的主要问题和挑战，全球卫生基本策略，我国公共卫生相关法律法规，常见慢性非传染性疾病管理。

2. **能力目标** 具有全球视野和现代公共卫生理念，具备参与并推进预防保健及社区预防保健服务的能力。

3. **素质目标** 树立以人民健康为中心的思想；坚持预防为主，实现人人享有卫生保健、预防保健和社区预防保健服务。

第一节 我国公共卫生服务体系和医疗保障体系

新中国成立后特别是改革开放以来，我国卫生领域改革发展取得显著成就，人民健康水平和身体素质持续提高。2021年我国人均预期寿命提高到78.2岁，婴儿死亡率、5岁以下儿童死亡率及孕产妇死亡率等居民主要健康指标居于中高收入国家前列，为全面建成小康社会奠定了重要基础。同时也应看到，我国仍面临多重疾病威胁并存、多种健康影响因素交织的复杂局面。全球新型冠状病毒感染疫情仍处于大流行状态，新发突发传染病风险持续存在，一些已经控制或消除的传染病面临再流行风险；慢性病发病率上升且呈年轻化趋势，患有常见精神障碍和心理行为问题人数逐年增多，食品安全、环境卫生、职业健康等问题仍较突出；同时，人口老龄化进程加快，康复、护理等需求迅速增长；优生优育、婴幼儿照护服务供给亟待加强。需要加快完善国民健康政策，持续推进健康中国建设，不断满足人民群众日益增长的健康需求。党的十九大把实施健康中国战略提升到国家整体战略层面统筹谋划，强化提高人民健康水平的制度保障，坚持预防为主，改革发展公共卫生服务体系和医疗保障体系。习近平总书记多次对公共卫生作出重要指示："要坚持预防为主的卫生与健康工作方针，大力开展爱国卫生运动，加强公共卫生队伍建设和基层防控能力建设，推动医防结合，真正把问题解决在萌芽之时、成灾之前""要着力推进制度建设，在分级诊疗制度、现代医院管理制度、全民医疗保险制度、药品供应保障制度、综合监管制度等5项基本医疗卫生制度建设上取得突破"。

一、我国的公共卫生服务体系

（一）公共卫生服务体系的概念和职能

1. 公共卫生服务体系的概念　公共卫生是指通过有组织的社会努力来预防疾病、延长寿命、促进身心健康和效率的科学和艺术。公共卫生服务体系是指为全体人民健康提供公共卫生服务的各种组织机构的总称，主体是政府公共卫生机构和卫生保健的提供者。公共卫生服务体系既包括服务的机构，又包括监测网络和信息系统等。公共卫生服务的提供者包括公共卫生机构中的专业技术人员，城乡不同所有制、各级医疗机构中从事预防、保健和健康教育工作的医务人员。

2. 公共卫生服务机构及主要职能

（1）疾病预防控制体系：主要包括疾病预防控制机构、各级各类医疗卫生机构、基层医疗保健组织等。主要职能：①负责传染病疫情与突发公共卫生事件的网络报告；②对重大疾病进行预防控制和监测；③应对暴发疫情、中毒以及生物化学恐怖等突发公共卫生事件；④艾滋病防治及检测，预防艾滋病的母婴传播；⑤承担血吸虫病的防治；⑥承担慢性病预防控制网络建设、精神疾病防治网络建设及信息管理；⑦开展健康促进与教育等。

（2）妇幼卫生服务体系：包括从事妇幼保健服务的机构、从事妇幼保健和计划生育服务的综合医院的妇产科室和儿科、基层妇幼保健科室等。主要职能：承担着为妇女儿童提供保健服务，为妇女提供生育技术服务的任务。

（3）医疗救治体系：包括突发公共卫生事件医疗救治体系、传染病救治体系、院前医疗急救体系，其他涉及公共卫生救治的服务体系等。主要职能：承担着与公共卫生有关的医疗救治服务，包括传染病暴发流行时的救治，突发公共卫生事件中的救治，平时居民需要的急救，其他涉及公共卫生服务的医疗救治工作等。

（4）突发公共事件卫生应急体系：由突发公共卫生事件应急指挥机构、医疗卫生救援应急组织、专家咨询机构、应急处理专业技术机构、监测和预警机构、卫生监督机构等组成。主要职能：①专门应对突发公共卫生事件的应急处置；②建立卫生应急组织协调、决策评估、信息报告、监测预警等工作机制；③制定国家突发公共卫生事件应急预案，制定传染病大流行、中毒、自然灾害、核与辐射事故等突发事件卫生应急预案；④对突发公共卫生事件进行统一指挥、专家评估和指导、监测和预警，对病员和受伤人员进行紧急救治等。

（5）公共卫生监督执法体系：由各级卫生健康行政部门、市场监督管理部门、海关检验检疫部门、生态环境行政部门、农业农村行政部门等共同组成。各部门在各自的职责范围内依法履行公共卫生相关的监管职责。

（6）公共卫生教学科研体系：由专门的科研机构、高等院校、相关学术团体、公共卫生机构中的科研部门等组成。主要职能：①为公共卫生队伍培养专业人才；②进行公共卫生理论研究和实践研究，转化技术成果，对公共卫生实践提供技术支撑；③承担或参与公共卫生服务项目绩效评价、技术评估、效果评价；④积极参与公共卫生政策、公共卫生相关标准、公共卫生法律法规的制定等。

（7）爱国卫生运动委员会：主要职能：①制定爱国卫生工作的方针、政策和工作计划；②协调政府有关部门，动员组织群众，加强公共卫生基础设施建设，开展城乡环境卫生整治等；③指导开展重大活动保障、重点疾病防控及重大自然灾害后的爱国卫生工作；④加强控烟宣传教育工作，开展全民健康教育和健康促进活动，倡导文明健康、绿色环保生活方式，促进人民身心健康；⑤开展群众性卫生监督；⑥建立健全监测评价机制。

（二）公共卫生服务体系的主要作用

1. 预防疾病的发生和传播。
2. 保护环境免受破坏。
3. 预防意外伤害。
4. 促进和鼓励健康行为。
5. 对灾难作出应急反应，并帮助社会从灾难中恢复。
6. 保证卫生服务的有效性和可及性。

（三）我国公共卫生服务体系面临的主要问题和挑战

新型冠状病毒感染疫情给人民健康、国家安全带来重大挑战，是对我国卫生健康治理体系和治理能力的一次大考，检验了公共卫生服务体系应对突发公共卫生事件的能力和学科建设成效，也暴露了公共卫生服务体系存在的薄弱环节与问题。

1. 传统和新发传染病问题仍然严重　据《中国统计年鉴2021》显示，2020年末传统传染病报告发病数居前5位的分别是病毒性肝炎、肺结核、梅毒、淋病和艾滋病，合计发病率173.88/10万；报告死亡数居前五位的是艾滋病、肺结核、病毒性肝炎、狂犬病、梅毒，合计病死率1.54/10万。截止到2022年4月20日，新发传染病新型冠状病毒感染累计发病率38.33/10万，累计病死率1.04/10万。

2. 慢性病成为我国重要的公共卫生问题　据国家统计局和卫生健康委统计年鉴资

料显示,心脏病、脑血管病、恶性肿瘤发病率分别从 2008 年的 17.6‰、9.7‰、2.0‰ 上升到 2018 年的 39.0‰、22.9‰、5.1‰。2020 年无论城市居民还是农村居民心脏病、脑血管病、恶性肿瘤病死率均在 135/10 万以上,慢性病发病率、病死率持续、快速增长。

3. 儿童和孕产妇病死率仍然较高 2020 年新生儿病死率 3.4‰、婴儿病死率 5.4‰、5 岁以下儿童病死率 7.5‰、孕产妇病死率 16.9/10 万。宫颈癌、乳腺癌等妇女疾病没有得到有效控制,西部地区妇女常见妇科病已经成为危害妇女健康的主要卫生问题。

4. 人口老年化进程加快 我国已经进入老龄化社会,老龄化趋势加快,60 岁及以上老人每年以 3.2% 的速度增长;2021 年末,65 岁以上老人占比 14.2%(2010 年 8.9%);60 岁以上老人占比 18.9%(2010 年 13.26%)。

5. 公共卫生公平性存在问题 卫生资源集中在城市;城市人均公共卫生经费投入明显高于农村;农村人口享有的公共卫生服务的数量和质量与城市相比有明显差距;2020 年,农村孕产妇、婴儿及 5 岁以下儿童病死率明显高于城市;流动人群得不到公平的公共卫生服务。

6. 经费投入不足、公共卫生人才数量配置不足、人员素质不高 政府公共卫生投入不足;机构经费不足,公共卫生机构人员经费逐年上涨,业务费用、公务费和公共卫生项目补助经费不足。我国每万人口中仅有 1.4 名疾病预防控制人员,相当于美国的 1/5,专业公共卫生人才数量配置不足、人员素质有待提高。

7. 公共卫生相关法律法规和配套制度不够完备 《中华人民共和国传染病防治法》《突发公共卫生应急条例》等法律法规部分条款已不能适应当前传染病防治工作实际需要,如对新发传染病发生时密切接触者隔离缺乏明确的法律依据;法律责任部分有些条款存在处罚过轻、违法成本过低、警示作用不强、操作性弱等情况;不断暴发的新发不明原因传染病疫情危机、基因编辑等生命科技快速发展带来潜在生物安全危机以及疾病谱的改变,人居生活环境变化,互联网、人工智能对公共卫生的影响等。面对这些新情况新问题,我国的公共卫生法律制度需要及时作出调整。

(四)我国公共卫生服务改革发展路径

现代公共卫生呈现出一些新特征,如健康影响因素与疾病病因的多元性、复杂性;国民健康改善与疾病防控;突发事件应急的社会性、社区性等,这些都决定了公共卫生是以社区为基础,政府主导、多部门协作的工作模式。

1. 全面推进健康中国建设 把保障人民健康放在优先发展的战略位置,坚持预防为主的方针,深入实施健康中国行动,完善健康保障,把健康融入所有政策,织牢国家公共卫生防护网,为人民提供全方位全周期健康服务,要坚持把公共卫生服务作为公共产品向全民提供。

2. 健全公共卫生服务体系 改革疾病预防控制体系,强化监测预警、风险评估、流行病学调查、检验检测、应急处置等职能。建立稳定的公共卫生事业投入机制,加强人才队伍建设,改善疾病控制基础条件,完善公共卫生服务项目,强化基层公共卫生服务体系。

3. 创新医防协同机制　把我国疾病预防控制的体系和医疗救治的体系,在机制上打通,实现人员通、信息通、资源通;完善突发公共卫生事件监测预警处置机制,健全医疗救治、科技支撑、物资保障体系,提高应对突发公共卫生事件能力;加快优质医疗资源扩容和区域均衡布局,加快建设分级诊疗体系,加强公立医院建设和管理考核,推进国家组织药品和耗材集中采购使用改革,发展高端医疗设备,落实医疗机构公共卫生责任。

4. 贯彻预防为主的卫生与健康工作方针　坚持常备不懈,将预防关口前移,避免小病酿成大病,切实做好慢性病防治;提升健康教育、慢病管理和残疾康复服务质量,重视精神卫生和心理健康;深入开展爱国卫生运动,促进全民养成文明健康生活方式;完善全民健身公共服务体系,加快发展健康产业。

5. 强化政府公共卫生筹资责任　坚持基本医疗卫生事业公益属性,进一步落实和完善公共卫生的服务项目,包括传染病防治、疫情监测、健康教育、计划免疫、妇幼保健、卫生监督执法等方面。

6. 加强公共卫生法治保障　有针对性地推进传染病防治法、突发公共卫生事件应对法等法律修改和制定工作,健全权责明确、程序规范、执行有力的疫情防控执法机制,进一步从法律上完善重大新发突发传染病防控措施。要普及公共卫生安全和疫情防控法律法规,推动全社会依法行动、依法行事,全面加强和完善公共卫生领域相关法律法规建设。

二、我国的医疗保障体系

医疗保障体系是国家立法实施的对公民的医疗保险制度,它通过强制性社会保险原则和筹集资金,保证人们平等地获取适当的医疗服务。医疗保障是基本的民生工程,新中国成立后,医疗保险制度日益健全,特别是改革开放以来,我国医疗保险体系建设得到快速发展。1998 年出台《关于建立城镇职工基本医疗保险制度的决定》,从启动城镇职工医疗保险、新型农村合作医疗和城镇居民医疗保险制度建设,到全国基本医疗保障制度全覆盖,20 余年来,我国医疗保障制度不断推进各方面改革措施,保障覆盖面从小到大、保障水平从低到高、管理服务从粗到精,中国特色的医疗保障制度体系不断完善和发展。截至 2021 年,全国参加基本医疗保险人数达 13.64 亿人,参保率稳定在 95% 以上;职工基本医疗保险、城乡居民基本医疗保险政策范围内住院费用支付比例分别稳定在 80% 和 70% 左右;基本药物数量从 520 种增加到 685 种,药品集中带量采购改革形成常态化机制,国家集中采购中选药品价格平均下降 53%,已经构建起了世界上最大的医疗保障体系,创造了人类发展史上的医疗保险改革与发展奇迹。

（一）我国医疗保障体系的构成

1. 城镇职工基本医疗保险制度　城镇职工基本医疗保险制度的保障对象为行政机关、事业单位、人民团体的干部职工、退休人员、二级乙等以上的革命伤残军人和企业职工。20世纪80年代末国家启动城镇职工基本医疗保险制度的试点改革，其核心内容是将原来完全由财政承担疗费用的公费医疗改为以国家财政为主，国家、单位和个人三方共同负担体制。

2. 城镇居民基本医疗保险制度　城镇居民基本医疗保险保障对象为城镇职工基本医疗保险覆盖范围以外的城镇居民。城镇居民基本医疗保险主要保障符合医疗保险规定范围内的住院医疗费用和规定病种门诊医疗费用。城镇居民基本医疗保险以个人缴费为主，政府适当补助为辅的筹资方式。筹资标准由统筹地区根据本地居民的发病率、住院费用等因素合理确定。对参加"低保"的对象、丧失劳动能力的对象以及家庭困难的高龄老人还有特殊的优惠政策。城镇居民基本医疗保障一般不设个人账户，实行统筹管理。统筹基金设置起付标准和最高支付限额，起付线以上、最高支付限额以下的医疗费用，由参保居民和统筹基金按照一定比例进行分担；起付线以下、最高支付限额以上部分的医疗费由个人自行负担，费用标准各统筹地区按"以收定支、收支平衡、略有结余"的原则合理确定。

3. 新型农村合作医疗制度　新型农村合作医疗制度的保障对象为当地拥有农业户口的农村居民，主要保障农民的大额医疗费用或住院医疗费用，有条件的地区可以实行大额医疗费用补助与小额医疗费用补助相结合的办法，遵循农民以户为单位自愿参加的原则，实行个人缴费、集体扶持和政府资助相结合的筹资机制，突出了政府的责任。各级财政对新农合的人均补助标准不断提高，其中：中央财政对新增部分按照西部地区80%、中部地区60%的比例进行补助，对东部地区各省份分别按一定比例补助。探索建立与经济社会发展水平、各方承受能力相适应的稳定可持续筹资机制。2020年，新型农村合作医疗制度与城镇居民基本医疗保险制度整合为城乡居民基本医疗保险制度。

4. 医疗救助制度　医疗救助制度是政府通过提供财政和技术上的支持，社会通过慈善捐助，对贫困人群中因病而无法支付医疗费用或因支付高额医疗费用陷入困境的人群实施帮助和支持的制度安排。在我国，医疗救助制度分为两大块：城市医疗救助制度和农村医疗救助制度。

5. 补充医疗保险制度　补充医疗保险是指国家和社会建立的基本医疗保险之外的各种医疗保险形式的总称。目前，我国补充医疗保险的形式主要有以下几种：公务员医疗补助、企业补充医疗保险、大额医疗费用互助基金制度和商业性医疗保险。

我国医疗保障体系构成详见图7-1。

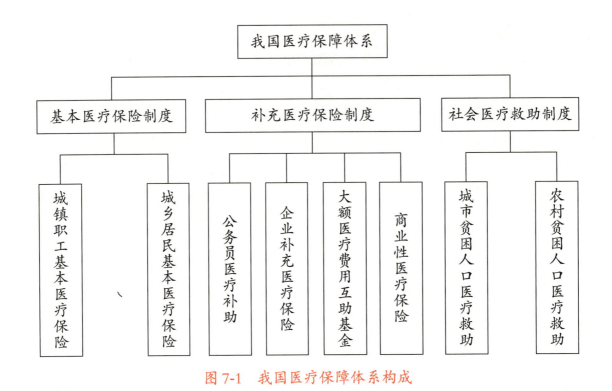

图 7-1 我国医疗保障体系构成

拓展知识

深化医药卫生体制改革 2022 年重点工作任务

促进多层次医疗保障体系发展。推动基本医疗保险省级统筹。完善跨省异地就医直接结算办法,进一步扩大门诊费用跨省直接结算,每个县至少有一家定点医疗机构能够提供包括门诊费用在内的医疗费用跨省直接结算服务。指导各地推进职工医疗保险普通门诊统筹,对在基层医疗卫生机构就医实行差别化支付政策,逐步将多发病、常见病的普通门诊费用纳入统筹基金支付范围。实现全国医疗保险用药范围基本统一。深化长期护理保险制度试点,及时总结推广经验。支持商业保险机构开发与基本医疗保险相衔接的商业健康保险产品,更好覆盖基本医疗保险不予支付的费用,探索推进医疗保险信息平台按规定与商业健康保险信息平台信息共享。

(二)我国医疗保障体系改革发展路径

1. 医疗保障体系改革发展总体要求 全民医疗保障制度改革持续推进,在破解看病难、看病贵问题上取得了突破性进展。为着力解决医疗保障发展不平衡不充分的问题,医疗保障制度改革发展是做好民生工程和保障人民健康的关键途径,进一步密织惠及 14 亿多人民的健康保障网。

(1)指导思想:坚持以人民健康为中心,加快建成覆盖全民、城乡统筹、权责清晰、保障适度、可持续的多层次医疗保障体系,通过统一制度、完善政策、健全机制、提升服务,增强医疗保障的公平性、协调性,发挥医疗保险基金战略性购买作用,推进医疗保障和医药服务高质量协同发展,促进健康中国战略实施,使人民群众有更多获得感、幸福感、安全感。

(2)基本原则:①坚持基本医疗保障覆盖全民,尽力而为、量力而行,实事求是确定保障范围和标准;②坚持稳健持续、防范风险,科学确定筹资水平,均衡各方缴费责任,加强统筹共济,确保基金可持续;③坚持促进公平、筑牢底线,强化制度公平,逐步缩小待遇差距;④坚持治理创新、提质增效,发挥市场决定性作用,更好发挥政府作用;⑤坚持系统集成、协同高效,增强医疗保险、医疗、医药联动改革的整体性、系统性、协同性,保障群众获得高质量、有效率、能负担的医药服务。

(3)目标:到2030年,全面建成以基本医疗保险为主体,医疗救助为托底,补充医疗保险、商业健康保险、慈善捐赠、医疗互助共同发展的医疗保障制度体系,实现更好保障病有所医的目标。

2. 完善公平适度的待遇保障机制 公平适度的待遇保障是增进人民健康福祉的内在要求。要推进医疗保障制度更加成熟定型,健全重特大疾病医疗保险和救助制度,统筹规划各类医疗保障高质量发展,根据经济发展水平和基金承受能力稳步提高医疗保障水平。

3. 健全稳健可持续的筹资运行机制 合理筹资、稳健运行是医疗保障制度可持续的基本保证。要建立与社会主义初级阶段基本国情相适应、与各方承受能力相匹配、与基本健康需求相协调的筹资机制,切实加强基金运行管理,加强风险预警,坚决守住不发生系统性风险底线。

4. 建立管用高效的医疗保险支付机制 医疗保险支付是保障群众获得优质医药服务、提高基金使用效率的关键机制。聚焦临床需要、合理诊治、适宜技术,完善医疗保险目录、协议、结算管理,实施更有效率的医疗保险支付,更好保障参保人员权益,增强医疗保险对医药服务领域的激励约束作用。

5. 健全严密有力的基金监管机制 医疗保障基金是人民群众的"保命钱",必须始终把维护基金安全作为首要任务。要织密扎牢医疗保险基金监管的制度笼子,着力推进监管体制改革,建立健全医疗保障信用管理体系,以零容忍的态度严厉打击欺诈骗保行为,确保基金安全高效、合理使用。

6. 协同推进医药服务供给侧结构性改革 医药服务供给关系人民健康和医疗保障功能的实现。要充分发挥药品、医用耗材集中带量采购在深化医药服务供给侧结构性改革中的引领作用,推进医疗保险、医疗、医药联动改革系统集成,加强政策和管理协同。

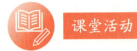
1. 简述我国医疗保障体系构成。
2. 我国基本医疗制度包括_____和_____。

第二节 预防保健策略

一、三级预防策略

三级预防是预防医学工作中的基本原则和核心，包括一级预防、二级预防、三级预防，贯穿于疾病的发生、发展、转化的全过程。在疾病的病前、病中和病后各个阶段采取相应的预防措施，使人们对健康的重视从"已病"提前到"未病"，真正做到"未病先防、已病防变、病后防复"。

（一）一级预防

一级预防即病因预防，针对病因（或健康危险因素）采取特异或非特异的预防措施，目的是使健康人免受致病因素的侵袭，防止疾病的发生，是预防医学的最终奋斗目标。主要通过采取改善环境和增进健康的各种措施以及特殊人群健康保护等预防手段实施。

（二）二级预防

二级预防也称临床前期预防。针对疾病早期采取的有效措施，目的是防止疾病发展、恶化，促使疾病痊愈。主要措施是做好"三早"，即早发现、早诊断、早治疗，也包括普查、定期检查、高危人群的重点监护及专科门诊等。

（三）三级预防

三级预防也称临床预防。是着眼于康复，力求减轻疾病的不良后果，对患者采取积极有效的治疗措施，防止病情恶化、复发或转为慢性，防止病残，通过物理、药物、心理的手段促进身心早日康复。对已经丧失劳动能力或残疾者，通过康复治疗，尽量恢复或保留功能。其重要性在于使患者病而不残、残而不废，能自食其力或实现自我照顾，提高生存质量和社会价值，对个人、家庭、社会都有利。

三级预防在疾病的防治过程中是一个有机整体。不同类型的疾病其预防策略和措施应有所区别，有所侧重。对病因明确的疾病，特别是病变不可逆的疾病，一般以一级预防为主；对病因尚不够明确，一级预防效果尚难以确定的疾病，在做好一级预防的同时，重点做好二级预防；对所有已患病的中晚期患者，要重点做好三级预防，促使患者早日康复。疾病的三级预防详见表7-1。

表7-1　疾病的三级预防

三级预防	目的	措施
一级预防	增进健康	健康教育，保护环境，合理营养，良好生活方式，体育锻炼，心理卫生等
	特殊防护	预防接种，消除致病因素，减少健康危险因素，保护高危人群，提高免疫功能
二级预防	早期发现	定期体检，自我检查，早发现、早诊断、早治疗，防止转为慢性病或携带者
三级预防	防治病残	防恶化伤残，防后遗症，防复发和转移等
	健康促进	功能恢复、心理康复、爱护病残教育

二、初级卫生保健及全球卫生策略

（一）初级卫生保健的概念和内容

1. 初级卫生保健的概念　初级卫生保健（primary health care，PHC）又称基本卫生保健，是指普及适宜的、技术可靠、社会能接受和负担的技术，使全体人民公平地获得的基本卫生服务。为推动"2000年人人享有卫生保健"这一全球性卫生战略目标的实现，1978年WHO和联合国儿童基金会在阿拉木图召开了国际初级卫生保健会议，并发表了著名的《阿拉木图宣言》。明确指出，推行PHC是实现2000年人人享有卫生保健战略目标的基本策略和基本途径。我国政府认为，实现2000年人人享有卫生保健的关键是发展农村医疗卫生和预防保健事业。

2. 初级卫生保健的基本内容　①对主要卫生问题及其预防控制方法的宣传教育；②改善食品供应和营养；③提供足够的安全饮用水和基本卫生环境；④实施妇幼保健；⑤传染病的免疫接种；⑥预防和控制地方病；⑦常见病伤的妥善处理；⑧提供基本药物。

（二）全球卫生策略

全球卫生策略是WHO提出的指导世界各国为实现"人人享有卫生保健"所制订的全局性的计划，包括全球卫生目标、卫生政策、衡量目标实现程度的评价指标和具体措施等方面，这是世界各国人民共同协调与合作，为全人类的健康事业所制订的共同战略。"人人享有卫生保健"的战略目标旨在使全世界人民普遍并在其一生有机会实现并保持最可能的健康水平。

1. 全球卫生面临的主要问题和挑战　在当今世界，人类健康已成为衡量一个国家社会进步的重要标志之一。预防保健策略的目的是提高人类的健康素质，而保护和增进人的健康对社会进步和经济的持续发展又具有重要的作用。全球卫生健康面临的面临主要问题和挑战：①全球健康状况有所改善，但世界卫生人力资源总量不足、分布不均衡、技术结构不合理，健康不公平加剧；②传统传染病尚未得到完全控制，新发传染病成为全球公共卫生问题；③疾病模式转换迅速，慢性非传染性疾病威胁加重，全球疾病经济负担日益加重；④突发公共卫生事件层出不穷，严重影响经济和社会稳定；⑤卫生服务可及性有所增强，局部国家缺医少药现象仍然严重；⑥人口和环境压力加大，人为伤害有增无减。

2. 全球卫生战略目标　1977年第30届世界卫生大会决定："各国政府和WHO的主要卫生目标应该是：到2000年使世界所有的人民在社会和经济方面达到生活得有成效的那种健康水平"，提出了"2000年人人享有卫生保健"的战略目标。新世纪伊始，WHO在第51届世界卫生大会上明确了21世纪前20年人人享有卫生保健的总目标：使全体人民增加期望寿命，提高生活质量；在国家间和国家内部促进卫生公平；使全体人民获得可持续性的、经济便捷的卫生服务。

3. 全球卫生健康策略　21世纪人人享有卫生保健是2000年人人享有卫生保健的继续与发展，各国政府、相关组织机构和全体人民应共同采取行动。其基本卫生策略是：

（1）将与贫困作斗争作为工作重点：全球范围内采取行动，包括增加对贫困国家及人民的支持、改善公共卫生基础设施和基本卫生服务、控制阻碍经济发展的疾病等。

（2）全方位促进健康：在包括家庭、学校、工厂在内的各种场所采取干预措施促进健康的生活方式和创造健康的生活环境。

（3）动员各部门合作：影响健康的因素具有多元性和复杂性特点，有些因素单独依靠卫生部门无力控制，所有部门都应积极协调和参与，共同为健康服务。

21世纪人人享有卫生保健的卫生政策，充分体现了医学的社会化、卫生资源的公平分配、政府的责任、大众参与、各部门协作等基本方针。

（三）我国公共卫生相关法律法规

卫生法律法规是调整社会卫生保健关系的法律规范的总称。我国公共卫生法律体系由卫生法律、卫生行政法规、地方性卫生法规、卫生规章、卫生标准和卫生国际条约（经全国人大批准后全部或者部分条款适用）所组成，包括传染病预防控制，职业病防治，以饮用水、消毒产品为主体的产品卫生管理、公共场所和学校卫生管理和突发公共卫生事件应急等领域的公共卫生法律法规。

1. 主要的公共卫生法律　《中华人民共和国传染病防治法》《中华人民共和国药品管理法》《中华人民共和国国境卫生检疫法》《中华人民共和国中医药法》《中华人民共和国母婴保健法》《中华人民共和国疫苗管理法》《中华人民共和国医师法》《中华人民共和国职业病防治法》《中华人民共和国食品安全法》《中华人民共和国基本医疗卫生与健康促进法》等。

2. 主要的公共卫生法规　目前卫生行政法规有30余部，涉及公共卫生的主要包括：《医疗机构管理条例》《突发公共卫生事件应急条例》《医疗纠纷预防和处理条例》《放射性同位素与射线装置安全和防护条例》《乡村医生从业管理条例》《艾滋病防治条例》《医疗废物管理条例》《麻醉药品和精神药品管理条例》《公共场所卫生管理条例》等。

3. 公共卫生标准　是公共卫生执法体系的技术依据。我国迄今已发布了食品卫生、职业卫生、环境卫生、放射卫生、学校卫生、职业病诊断、放射性疾病诊断、传染病诊断、地方病等公共卫生标准1 200多项，其中国家标准1 000多项，卫生行业标准220多项，形成了以国家标准为主体、行业标准相配套的卫生标准体系。

4. 法律法规的执行　卫生行政机构是卫生法律法规的执法主体，对违法违规行为进行行政处罚。卫生监督执法遵循依法行政、遵守法定程序、以事实为依据的原则。卫生监督实施分为预防性卫生监督、经常性卫生监督两种形式。按国务院办公厅《关于改革完善医疗卫生行业综合监管制度的指导意见》建立健全机构自治、行业自律、政府监管、社会监督相结合的医疗卫生综合监督管理体系，推进从重点监管公立医疗卫生机构向全行业监管转变，从注重事前审批向注重事中事后全流程监管转变，从单项监管向综合协同监管转变。

第三节　社区预防保健服务

一、社区预防保健服务特点及基本内容

（一）社区预防保健服务的概念

社区预防保健服务是在政府领导、社区参与、上级卫生机构指导下，以基层卫生机构为主体，全科医师为骨干，合理使用社区卫生资源和适宜技术，以人的健康为中心，家庭为单位，社区为范围，需求为导向，以妇女、儿童、老年人、慢性病人、残疾人等为重点，以解决社区预防保健问题、满足基本卫生服务需求为目的，融预防、医疗、保健、康复、健康教育、生育服务、老年健康与医养结合服务为一体的，有效、经济、连续的基层预防保健服务。

（二）社区预防保健服务的特点

1. 公益性　除基本医疗服务外，其他康复等服务均属于社区预防保健服务范围。

2. 主动性　以家庭为单位，以主动性服务、上门服务为主要服务方式服务于社区居民。

3. 全面性　以社区全体居民为服务对象。除患病人群外，健康、亚健康、残疾人等人群均为服务的对象。

4. 综合性　融预防、医疗、保健、康复、健康教育、生育服务、老年健康与医养结合服务等"多位一体"的服务。

5. 连续性　始于生命的准备阶段直至生命结束，覆盖生命的各个周期以及疾病发生、发展的全过程。不因某一健康问题的解决而终止，而是根据生命各周期及疾病各阶段的特点及需求，提供具有针对性的服务。

6. 可及性　从服务内容、时间、价格及地点等方面更加贴近社区居民的需求。社区预防保健服务以"多位一体"的综合服务内容、适宜的技术，位于社区居民附近，为社区居民提供基本医疗服务、基本药品，使社区居民不仅能承担得起这种服务，而且还使用方便。

（三）社区预防保健服务的内容

1. 社区卫生诊断　在社区主要健康部门组织领导以及卫生行政部门的指导下，了解社区居民健康状况，针对社区主要健康问题，制订和实施社区卫生工作计划，建立居民家庭健康档案并进行信息化管理。

2. 健康教育和健康促进　针对社区主要健康问题，明确社区健康教育的重点对象、主要内容及适宜方式，在当地卫生部门的指导和帮助下，开展面向群众和个人的健康教育，指导社区居民纠正不利于身心健康的行为和生活方式，开设健康处方。配合开展免疫接种、预防性病和艾滋病、无偿献血、生殖健康、禁毒及控烟等宣传教育活动，积极开展社区健康促进活动。

3. 社区预防　开展传染病、地方病及寄生虫病的社区防治，执行法定传染病登记与报告制度，配合有关部门对传染源予以隔离以及对疫源地进行消毒；开展计划免疫等预防接种工作开展健康指导、行为干预、重点慢性非传染性疾病的高危人群监测、对重点慢性非传染性疾病的患者实施规范化管理以及对恢复期患者进行随访；开展慢性病人社区系统管理和保健。

4. 社区保健　社区保健的重点是高危人群和脆弱群体，包括婴幼儿保健、妇女保健、老年保健、残疾人保健和精神卫生保健等。

5. 社区医疗　提供一般常见病、多发病和诊断明确的慢性病的医疗服务；提供家庭出诊、家庭护理、家庭病床等家庭医疗服务以及疑难病症的转诊、急危重症的现场紧急救护及转诊。

6. 社区康复　了解社区残疾人、智障人等功能障碍患者的基本情况和医疗康复需求，提供医养结合服务、康复治疗和咨询。

7. 生育服务　提供生育保健技术服务和指导。

8. 社区预防保健管理　配合辖区所在地的卫生监督所、疾病预防控制中心和爱国卫生运动委员会等机构，做好饮用水卫生监督检查、公共场所卫生管理和爱国卫生运动等。

 课堂活动

1. 简述社区健康服务内容。
2. 名词解释：病因预防。

二、社 区 诊 断

（一）社区诊断的概念

社区卫生工作者通过一定的调查研究方法，收集必要的资料，通过科学、客观的方法确定并得到社区人群认可的该社区主要的公共卫生问题及其影响因素，为社区预防保健服务计划的制定提供科学依据的研究方法。社区诊断是医学发展的一个标志。在传统的生物医学模式下，人类注重临床诊断，即以疾病的诊疗为目的，患者个体为对象；流行病学诊断则以群体为对象，以疾病的群体防治为目的，而社区诊断是社会 - 心理 - 生物医学模式下的产物，以社区人群及其生产、生活环境为对象，以社区人群健康促进为目的。因此可知，三个诊断是现代医学发展的渐进层次，而社区诊断正是这一发展的体现。慢性非传染性疾病的社区诊断就是用定性与定量的调查研究方法摸清本社区的慢性非传染性疾病的分布情况，找出本社区人群的主要健康问题。以及社区环境支持、卫生资源和服务的提供与利用情况，为社区综合防治方案的制定提供科学依据。

（二）社区诊断的目的

1. 发现社区的主要卫生问题，确定社区的需要和需求优先顺序。

2. 判断造成社区健康问题的原因，及了解社会各种可用以解决卫生问题的资源。

3. 提供制订社区卫生计划所需的资料。

（三）社区诊断的内容

1. 社区健康状况及问题　①人口指标：人口数、性别比、人口构成、平均寿命等；②生育指标：出生率、育龄妇女生育率；③发育营养状况指标：发病率、患病率、伤残率、因病伤残缺勤率、精神病、结核病现患率及疾病顺位情况等；④死亡及寿命指标：死亡率、死因谱、婴幼儿死亡率、5 岁以下儿童死亡率，以及健康寿命、劳动寿命等；⑤社区高危人群及危险因素：吸烟、酗酒、吸毒、不良饮食习惯、无预防注射等；⑥社区居民对健康的认识、信念和求医行为。

2. 社区环境状况　①自然环境：自来水的普及率，环境污染、家庭居住环境及工作学习环境等；②人文社会环境：教育水平、社会经济水平、家庭结构分布、人口的稳定度、社区休闲环境及社区各项计划的执行情况等。

3. 社区资源及能力　①机构资源，如公、私立医疗机构资源、公共设施等；②人力资源：如各类医务人员；卫生相关人员等；③经济资源：社区整体经济状况、公共设施等；④社区动员潜力：社区居民的意识、社区权力结构及运用、社区负责人与居民对卫生事业的关心程度等。

三、社区健康教育与健康促进

WHO 提出"健康不仅是没有疾病或不虚弱，而是身体的、精神的健康和社会适应的完美状态"的三维健康观。健康教育与健康促进是实现初级卫生保健目标的重要策略，要充分发动社区力量，积极有效地参与预防保健计划的制订和执行，挖掘社区资源，帮助其认识自己的健康问题，并提出解决问题的办法，有力推动社区健康教育与健康促进的开展。

（一）健康教育的概念

健康教育是通过信息传播和行为干预帮助个体和群体掌握卫生保健知识、树立健康观念，自愿采纳有利于健康行为和生活方式的教育活动与过程。健康教育的核心是教育人们树立健康意识、促使人们养成良好的行为生活方式，以降低或消除影响健康的危险因素，预防疾病，促进健康和提高生活质量，其实质是一种干预，它提供人们行为改变所必需的知识、技术和服务等，使人们在面临促进健康、疾病的预防、治疗、康复等各个层次的健康问题时，有能力作出行为选择。健康教育是卫生宣传在内容的深化，范围的拓展和功能的扩充。卫生宣传是健康教育的重要措施，健康教育是卫生事业的重要组成部门，是创造健康社会环境的系统工程的一部分。

（二）健康促进的概念

健康促进是指个人与家庭、社区与国家一起采取措施，鼓励健康的行为，增强人们改进和处理自身健康问题的能力。运用行政的或组织的手段，广泛协调社会各相关部门以及社区、家庭和个人对健康各自所负的责任，协调人类与环境之间的关系，共同维护和促进健康的一种社会行为和社会战略。健康促进具体包括三个方面：①预防性健康保护：以政策、立法等社会措施保护个体免受环境因子伤害的措施；②预防性卫生服务：提供预防疾病保护健康的各种支持和服务；③健康教育：通过信息传播和行为干预，个体和群体采取有利于健康的行为和生活方式的教育活动。

（三）健康教育与健康促进的联系

两者之间有不可分割的内在联系。健康教育是健康促进的基础、不可缺少的核心要素；健康促进要以健康教育为先导，对健康教育起着维护和推动作用，健康促进是健康教育的深化和发展。健康教育普及健康知识，倡导合理膳食、加强控烟限酒、禁食野生动物，因地制宜开展"三减三健行动"（减盐、减油、减糖、健康口腔、健康体重、健康骨骼）；健康促进使人们形成自主自律的健康行为，引导树立个人是健康第一责任人的观念，实施全民健康素养提升行动，养成健康生活方式，营造全民健康共建、共管、共治、共享的社会氛围。

四、社区健康管理

（一）社区健康管理的概念

对社区个体或群体的健康进行全面监测、分析评估，提供健康咨询和指导以及对健康危险因素进行干预的全过程。主要分为收集服务对象的个人健康信息、健康评价和健康干预三部分。管理方式包括健康教育、家庭计划、计划免疫、心理卫生、弱势人群的照顾等。

（二）社区健康管理的目标和意义

目标是调动个体、群体及整个社会的积极性；有效利用有限资源来达到最大健康改善效果。实施社区健康管理是变被动的疾病治疗为主动的健康管理质的飞跃，将健康管理的基地扎根社区，具有提高社会公平性、发扬社区能动性、最大力度解决民生问题的全方位意义。

（三）社区健康管理的内容

1. 健康信息　建立社区、个人和家庭健康档案收集服务对象的个人健康信息是对社区居民进行动态管理的最好工具，是社区健康服务的依据。

（1）建立社区健康档案：①社区基本资料；②社区卫生资源；③居民健康状况。

（2）个人健康档案主要内容基本资料：①人口学资料：如年龄、性别、教育程度、职业、婚姻、民族、社会经济状况等；②健康行为资料：如吸烟、饮酒、饮食习惯、行为、运动、就医行为等；③临床资料：如过去史、家族史、个人史、各种检查结果、心理评估等资料。

（3）家庭健康档案：①家庭基本资料：家庭基本资料包括家庭住址、人数及每个人基本资料，建档医生和护士姓名，建档日期等；②家系图：家系图以绘图的方式表示家庭结构及各成员的健康和社会资料，是简明的家庭综合资料；③家庭卫生保健记录：记录家庭环境的卫生状况、居住条件、生活起居方式，是评价家庭功能、确定健康状况的参考资料；④家庭评估资料：包括对家庭结构、功能、家庭生活周期等的评价。

2. 健康评价　全面对接居民电子健康档案、电子病历，逐步接入更广泛的健康数据，为签约居民在线提供健康咨询、预约转诊、慢性病随访、健康管理、延伸处方等服务。健康管理评估专家组根据以上信息可以准确有效地评估出社区居民目前的健康状况及在未来5～10年相关患慢性病的危险程度、发展趋势及与其相关的危险因素，并确定个人处"健康""亚健康""高风险"以及"患病"的状态。

3. 健康干预　一是设计健康指导方案，由健康管理专家根据社区居民的健康及疾病状况，提供针对性的健康指导建议，并为社区居民定期制定个性化健康处方，帮助社区居民建立合理而健康的生活方式；二是跟踪与干预服务，对于参加"跟踪与干预服务"的社区个人，要提供健康状况跟踪与干预服务。推动预防、治疗、护理、康复有机衔接，形成"病前主动防，病后科学管，跟踪服务不间断"的一体化健康管理服务。

 课堂活动

1. 简述健康教育与健康促进的联系。
2. 名词解释：健康教育。

第四节　社区常见慢性非传染性疾病管理

慢性病是指无传染性、发病过程缓慢、病程较长、病因复杂的一类疾病，主要是指高血压及心脑血管疾病、肿瘤、糖尿病等。慢性病的共同特征为：发病原因复杂，常为多种危险因素综合作用的结果；一般具有较长的潜伏期；发病机制复杂，且个体差异很大；病程迁延持久，常累及多个器官，严重影响患者的劳动能力和生活质量；预后较差，诊疗费用高，给国家社会和家庭带来沉重的经济负担。

 拓展知识

"十四五"国民健康规划

实施慢性病综合防控策略。加强国家慢性病综合防控示范区建设，到 2025 年覆盖率达到 20%。提高心脑血管疾病、癌症、慢性呼吸系统疾病、糖尿病等重大慢性病综合防治能力，强化预防、早期筛查和综合干预，逐步将符合条件的慢性病早诊早治适宜技术按规定纳入诊疗常规。针对 35 岁以上门诊首诊患者，积极推进二级以下医院和基层医疗卫生机构开展血压普查工作。在医院就诊人群中开展心脑血管疾病机会性筛查。推进机关、企事业单位、公共场所设置免费自助血压检测点，引导群众定期检测。推进"三高"（高血压、高血糖、高血脂）共管，高血压、2 型糖尿病患者基层规范管理服务率达到 65% 以上。多渠道扩大癌症早诊早治覆盖范围，指导各地结合实际普遍开展重点癌症机会性筛查。强化死因监测、肿瘤随访登记和慢性病与营养监测体系建设，探索建立健康危险因素监测评估制度。逐步建立完善慢性病健康管理制度和管理体系，推动防、治、康、管整体融合发展。

一、高血压及心脑血管疾病的预防与控制

高血压及心脑血管疾病是一组以心脏和血管异常为主的循环系统疾病，包括心血管疾病如高血压心脏病、冠状动脉硬化性心脏病等和脑血管疾病如脑卒中等。

（一）高血压及心脑血管疾病的影响因素

1. 疾病因素

（1）高血压：高血压是冠心病的独立危险因素，血压水平与冠心病死亡呈正相关。

（2）高血脂：血清胆固醇水平与冠心病的发病率成正比，血清胆固醇升高的年龄越早，发生冠心病的危险性也越高。

（3）糖尿病：冠心病是糖尿病患者最常见和危险的并发症。

（4）肥胖：肥胖可引起血压和血清胆固醇升高。

2. 生活行为因素

（1）吸烟：与心脑血管疾病的发生存在剂量反应关系。

（2）饮酒：可促进冠心病的形成。

（3）饮食：膳食中钠盐摄入过多，经常食用动物性食品，摄入较多的胆固醇和饱和脂肪，使血脂升高，促使动脉硬化，使冠心病和脑卒中的危险性增高。

（4）饮水：多种疾病与饮水不卫生有关，心脑血管疾病的发病率与病死率与饮用水的硬度呈负相关。

（5）运动：缺乏体力活动，长期静坐生活方式增加冠心病发生的危险性。

3. 机体因素

（1）年龄与性别：在一般情况下，男性40岁以后冠心病的发病率随年龄增长而增高。

（2）遗传：许多研究证实冠心病有较明显的家族聚集现象和遗传倾向。

4. 社会心理因素

（1）年龄与性别：在一般情况下，男性40岁以后冠心病的发病率随年龄增长而增高。

（2）遗传：许多研究证实冠心病有较明显的家族聚集现象和遗传倾向。

5. 气象因素　寒冷刺激是心脑血管疾病的一个重要危险因素。

心脑血管疾病的影响因素是多方面的，当多种危险因素同时存在时，可产生联合作用，使致病作用增强。

（二）高血压及心脑血管疾病的防治

1. 防治原则　一级预防即去除或减少危险因素，减少患病机会，降低人群的发病率；二级预防是早期发现、早期诊断、早期治疗；三级预防则调动社区、家庭的资源，为患者提供尽可能满意的社区、家庭支持，对患者积极治疗，采用康复治疗和病后医护等手段，减轻症状，预防并发症和残疾的发生。

2. 防治措施

（1）全人群预防和高危人群预防相结合：即针对整个人群的健康促进措施和针对高危人群的健康保护措施要相互结合。通过对患病者个人或群体采用药物或非药物等措施，预防疾病复发或病情加重。

（2）去除或减少危险因素，减少患病机会：改正不良生活方式、控制体重、戒烟、合理膳食、改善社会心理环境、保持精神愉快、消除紧张压抑、加强体育锻炼。

（3）健康教育：针对社区、家庭及个人开展高血压及心脑血管疾病的健康教育工作。通过健康教育传播卫生保健知识、树立健康信念、转变行为生活方式。

（4）综合防治，多因素干预：针对高血压及心脑血管疾病的危险因素，调动社区、家庭的各种资源，采取全方位的综合性预防措施，从社区、家庭、个人的角度，从生物、心理、社会的层次进行多因素干预；加强社区监测，周期性健康检查，早期发现患者。

二、糖尿病的预防与控制

（一）糖尿病的主要危险因素

1. 遗传因素　1型糖尿病具有一定的遗传易患性，其在同卵双生子中同病率明显高于异卵双生子，并具有明显的家族聚集性。

2. 体力活动和膳食因素　缺乏体力活动是2型糖尿病发生的独立危险因素，2型糖尿病患者中约60%是超重或肥胖；高热能高脂肪饮食是2型糖尿病明确的危险因素。

3. 妊娠和高血压　妊娠糖尿病的妇女以后发生显性糖尿病的比例很高；高血压患者发展为糖尿病的危险性比正常血压者高。

4. 病毒感染和自身免疫　病毒感染一直被认为是有可能引发1型糖尿病发生的启动因子；多数学者认为1型糖尿病是一种自身免疫性疾病。

5. 其他　糖耐量减低、文化程度、心理因素、出生体重和早期营养、用药史、吸烟等也可能是糖尿病的危险因素。

（二）糖尿病的防治

1. 防治原则　以一级预防为主，二、三级预防并重。

2. 防治措施

（1）积极开展健康教育和健康促进：普及糖尿病预防知识，提高人们对糖尿病危害的认识，改变人们不良的行为和生活方式，提倡合理饮食，加强体育运动，预防和控制肥胖，戒烟限酒等。

（2）通过体检、医院门诊检查等方式对高危人群筛查：及早发现无症状糖尿病患者，及早进行饮食、药物、心理等健康干预和健康教育，以减少和延缓糖尿病的发生。

（3）对已确诊的糖尿病患者应进行综合性治疗：控制血糖，减少或延缓糖尿病并发症的发生和发展，采取对症治疗和康复治疗，降低病死率。

三、恶性肿瘤的预防与控制

自20世纪以来，全球恶性肿瘤发病人数呈逐年上升的趋势，对人类健康的威胁日趋严重。在我国，到2020年，恶性肿瘤就已成为城市居民死亡的第一位原因、农村居民死亡的第三位原因，且呈逐年上升的趋势。

（一）恶性肿瘤的危险因素

1. 环境因素　环境因素包括化学、物理和生物因素。紫外线长期照射可引起皮肤癌，多次机械刺激和创伤可引起皮肤癌或骨肉瘤。

2. 生活行为因素　吸烟与肺癌的发病有关；饮酒与口腔癌、咽癌、喉癌、食管癌、直肠癌、胃癌、肝癌有一定联系；食物粗糙、营养素摄入不足、经常食用霉变、腌制的食物易发生食管癌、胃癌、肝癌等。

3. **药物**　己烯雌酚可能诱发阴道癌、子宫内膜癌。

4. **遗传因素**　现代研究认为，暴露于环境致癌因素下的人群是否罹患癌症，不仅取决于环境致癌因素的作用，还在很大程度上取决于机体的遗传易感性。

5. **精神心理因素**　某些职业所致的精神过度紧张焦虑，人际关系不协调、心灵创伤、家庭破裂等引起的悲伤绝望都是导致肿瘤的精神心理因素。

（二）恶性肿瘤的防治

1. **防治原则**　针对恶性肿瘤采取综合防治措施，一级预防是在恶性肿瘤未发生以前，针对病因采取的预防措施，是最积极有效的预防措施；二级预防主要是早发现、早诊断、早治疗，阻止或减缓疾病的发展，获得良好的预后；三级预防是恶性肿瘤发生后，尽可能提高治愈率、生存率和生存质量，注重康复、姑息和止痛治疗。

2. **防治措施**

（1）识别和消除环境中的致癌或促癌物质，保护环境，防止环境污染。

（2）加强健康教育，普及防病知识，提高自我保健能力，改变不良行为，使人们树立预防癌症的观念。

（3）改变不良生活方式。

（4）预防和控制感染，对一些由生物因素引起的感染，可以通过接种疫苗的方式预防恶性肿瘤的发生。

（5）恶性肿瘤要有规范化诊治方案，为患者提供康复指导，进行生理、心理和锻炼指导，提供临终关怀，提高晚期患者的生存质量。

实施《"十四五"国民健康规划》，推动"互联网 + 慢性病（糖尿病、高血压、肿瘤）管理"，实现慢性病在线复诊、处方流转、医疗保险结算和药品配送。推广应用人工智能、大数据、第五代移动通信（5G）、区块链、物联网等新兴信息技术，实现智能医疗服务、个人健康实时监测与评估、疾病预警、慢病筛查等。

本章小结　本章学习重点是我国的公共卫生服务体系和医疗保障体系的概念和构成；三级预防、全球卫生战略目标、基本策略及初级卫生保健概念和内容；社区预防保健服务的概念、特点和内容；健康教育和健康促进；社区常见慢性非传染性疾病的防治。学习的难点是我国的公共卫生服务体系面临的问题和挑战，深化改革发展的路径；医疗保障体系改革发展路径；社区诊断；社区健康管理。要树立预防为主的理念，贯彻三级预防和预防保健策略，开展社区诊断、健康教育和健康促进、社区健康管理工作，学会社区常见慢性非传染性疾病的防治，指导社区融预防、医疗、保健、康复、健康教育、生育服务、老年健康和医养结合服务为一体的基层预防保健服务，推进健康中国建设。

（王治国）

思考与练习

一、名词解释

1. 公共卫生服务体系　　2. 病因预防　　3. 健康教育　　4. 社区诊断

5. 初级卫生保健

二、判断题

1. 5项基本医疗卫生制度建设包括分级诊疗制度、现代医院管理制度、全民医疗保险制度、药品供应保障制度、综合监管制度。

  A. 正确　　　　　B. 错误

2. 公共卫生服务体系是指为全体人民健康提供公共卫生服务的各种组织机构的总称。

  A. 正确　　　　　B. 错误

3. 一级预防是病因预防，是预防医学的最终奋斗目标。

  A. 正确　　　　　B. 错误

4. 卫生执法过程中只要违法事实是真实的，程序可以由执法者自由决定。

  A. 正确　　　　　B. 错误

5. 健康促进要以健康教育为先导，对健康教育起着维护和推动作用，健康促进是健康教育的深化和发展。

  A. 正确　　　　　B. 错误

6. 我国已经构建起了世界上最大的医疗保障体系。

  A. 正确　　　　　B. 错误

7. 新时期监督管理的理念、体制和方式转变：从重点监管公立医疗卫生机构转向全行业监管，从注重事前审批转向注重事中事后全流程监管，从单项监管转向综合协同监管。

  A. 正确　　　　　B. 错误

8. 公益性是社区预防保健服务特点之一。

  A. 正确　　　　　B. 错误

9. 预防是最经济最有效的健康策略。

  A. 正确　　　　　B. 错误

10. 2020年婴幼儿死亡率和孕产妇死亡率进一步降低，居民主要健康指标居于中高收入国家前列。

  A. 正确　　　　　B. 错误

三、简答题

1. 医疗保障改革基本原则是什么？

2. 社区预防保健的特点是什么？

第八章 | 卫生理化检验概述

08章 数字资源

学习目标

1. **知识目标** 掌握卫生理化检验的一般程序,检验报告书的一般格式,样品的采集原则;熟悉有效数字及其运算规则;了解卫生理化检验的分类,采集的注意事项,样品预处理方法,理化检验常用分析方法,检验工作的质量保证。

2. **能力目标** 知道卫生理化检验的内容,能说出样品预处理的常用方法,能正确运用有效数字及其运算规则进行数据处理。

3. **素质目标** 培养科学严谨、遵守规则、爱岗敬业的职业意识;激发学生投身专业、服务行业发展的热情以及规范意识、科学意识。

第一节 卫生理化检验的内容与意义

健康是促进人的全面发展的必然要求,是经济社会发展的基础条件。《"健康中国2030"规划纲要》强调深入开展大气、水、土壤等污染防治、加强食品安全监管、强化安全生产和职业健康。了解各领域中环境因素与人体健康的关系需要科学的检验手段和方法。卫生理化检验是以物理、化学的基础理论与方法,特别是现代的仪器分析理论与技术手段,研究预防医学领域中与人体健康密切相关的物质的种类和数量的一门技术性学科。卫生理化检验主要研究存在于人体生命活动环境中的有益物质、有毒有害物质及其代谢产物、转化产物等。通过卫生理化检验可以阐明外界环境中各种物理、化学因素与人体健康的关系,为制定卫生标准、评价卫生措施效果提供科学依据,判断检验对象是否符合卫生标准,评价已经采取卫生措施的实施效果。卫生理化检验在确保水质、食品、空气等安全和确保人体健康方面发挥着非常重要的作用。

一、卫生理化检验的分类

(一)根据研究领域分类

按照研究领域的不同,卫生理化检验可分为营养与食品卫生检验、环境卫生检验、职业卫生检验。营养与食品卫生检验的研究对象是食品,其任务是检测食品中与营养、卫生有关的化学物质,为食品的安全与健康提供保证。环境卫生检验的研究对象包括大气、水、土壤等,其任务是检测大气、水、土壤等外部环境中影响人类健康的物理、化学因素的种类和含量,水质检验包括地表水、地下水、生活饮用水等。职业卫生检验的研究对象是劳动环境及其对机体的影响,主要任务是检验劳动者在工作中接触到的有害物质的种类和数量、有毒有害物质进入人体后的代谢产物。职业卫生检验以保障作业者健康为目的,为识别、评价、控制职业性有害因素和防治职业病提供科学依据。

(二)根据研究对象分类

根据样品对象的不同,卫生理化检验可分为食品理化检验、水质理化检验、空气理化检验、化妆品卫生检验、生物材料检验、土壤与底质检验等。食品检验包括食品的营养成分检验、食品中食品添加剂检验、食品中有毒有害物质检验、食品容器和包装材料检验等。水质理化检验内容包括水的感官性状和物理指标检验、有机污染物指标检验、无机非金属指标检验、金属指标检验等。空气理化检验包括室内空气、环境空气、公共场所空气、工作场所空气中颗粒物检验、无机污染物检验、有机物污染物检验等。化妆品卫生检验主要以发现化妆品中各种对人体有害的组分和可能受到病原微生物污染为目的。生物材料检验是分析人体体液、分泌物、排泄物及组织脏器等有害物质或其代谢产物的种类和数量,用于反映人体接触某种有害物质的程度及对健康的影响情况。土壤与底质检验是为了了解有害物质对土壤及水环境沉积物的污染状况而进行的检验。

(三)根据检验性质分类

根据检验性质,卫生理化检验可分为委托检验、监督检验和鉴定检验等。委托检验是对委托者提供的样品进行检验,检验者不对检品来源负责,其检验结果仅对检品负责。监督检验是卫生监督过程中开展的检验工作,是卫生执法的重要环节。鉴定检验用于鉴定产品是否符合卫生标准或评价卫生措施的效果,是卫生管理工作的一部分。监督检验和鉴定检验对检验的全过程负责。

二、卫生理化检验的一般程序

卫生理化检验的一般程序包括样品的采集、样品的预处理、样品分析和检验结果的报告。

卫生理化检验通常是从整体中抽取一部分来检验，将检验结果作为整体的检验结论。样品的采集是卫生理化检验的关键步骤，采集的样品不符合要求会导致检验结果不可靠，得出错误的实验结论。

由于卫生理化检验中食品、水、空气、土壤等样品的组成十分复杂，在样品分析前必须采取一定的预处理措施，以消除或减少干扰因素，浓缩待测成分，满足分析方法的要求。

样品分析就是根据检验目的、样品的种类，选用感官检查法、物理检查法、化学分析法、仪器分析法等分析方法进行检验。

检验结果的报告是卫生理化检验工作的最后一步，是对检验过程的总结，也是检验质量的最终体现。检验报告书一般有封面、首页、正文（附页）、说明四个部分。

 课堂活动

1. 根据检验性质分类，卫生理化检验可分为 _____、_____、_____。
2. 卫生理化检验的一般程序包括 _____、_____、_____、_____。

第二节　样品的采集

卫生理化检验的对象是食品、水、空气等，一般采用抽样检验的方式。抽样检验是从整体中抽出部分，分析这一部分的性状、性质、组成、含量等。从总体中抽取出的一部分称为样品。大多数样品有不均匀性，有较大的易变性，会导致样品与整体之间存在差异，称为采样误差。好的采集方案和采样技术可以使采样误差尽可能降低。样品的采集是理化检验的首项工作，也是检验成败的关键步骤。如果采样过程不合理，会使后续的分析过程失去意义，甚至导致错误的结论。

一、采　集　原　则

在实际工作中，工作人员往往从整体中抽出有代表性的一部分进行检验分析，用于判断和说明整体，这种方法称为样品采集。样品采集是实施卫生检验的第一步，也是至关检验结果准确与否的关键一步。

样品采集的基本原则是代表性。根据分析目的的不同，代表性的含义不同。一般情况下，要用样品说明一个整体的性质时，用均匀性或随机性来保证代表性。如采集大罐或大桶装的植物油、酒类等，应把容器内的样品搅拌均匀。采集小包装食品时，可按批号随机抽取；当样品分析的目的是要说明整体的某一特征时，要用典型性来保证代表性，如掺伪食品的采集应选取掺伪特征最明显的部位，采集车间空气样品时应采集空气中有害物质浓度最高、劳动者接触时间最长的工作地点的空气样品。

二、采集过程和注意事项

（一）采集过程

1. 制定样品采集方案

采样前应亲临采样现场，进行周密调查，充分熟悉样品的有关背景，制定样品采集方案，以明确采样目的，确定采样数量，准备采样用具，制定合理可行的采样方法。如采集食品样品时必须审查待测食品的所有资料，包括食用情况、运输情况、有关检验检疫机构的检验报告和证明书等；了解待测食品的一般情况，记录食品种类、数量、批号、生产日期、加工方法、贮运条件（包括起运日期）、销售卫生情况；观察该批食品的整体情况，包括感官性状、品质、储藏、包装情况等。采集水样前应对被监测水体（如海域、河、湖泊、水库及工业废水、生活污水等）的采样断面、位置、采样时间及样品数量进行周密调查和设计，收集原有的水质检验资料，在此基础上再根据监测的目的和要求制订详细的采样计划。劳动卫生车间空气的监测，要根据采样目的、生产工艺和设备、有害物质逸出等情况，正确选择样品采集的地点与时机，以保证样品测定的结果能反映在采样地点工作的人员接触有毒有害因素的真实状况。

2. 样品的采集方法

由于样品的形态、状态、检验目的和采样现场不同，样品采集方法及采样所使用的仪器设备也不相同。如采集自来水和具有抽水设备的井水或泉水时，应先放水数分钟，使沉积在管道中的杂质和陈旧水排出，再收集水样于采样瓶中；采集生活污水和工业废水水样时采用间隔式等量采样、平均比例混合采样、连续比例混合采样等；采集大包装食品样品时用采样器在每一个包装的上、中、下三层和五点（周围四点和中心）取出样品，用四分法缩减至所需的采样量。样品采集方法及采样所使用的仪器设备将在后续的章节中介绍。

由于监测内容、检验方法及检验方法的检测限、被测物质的浓度等不同，样品采集的数量也不相同。采样量不得少于检验需要量的三倍，以供检验、复检及备查之用。

3. 样品送检与保存

为保持样品原有的真实性，样品应在采集后尽快送检，避免在样品保存的过程中其性质发生改变而影响测定结果。送样时，样品应贴上标签，必须标记清楚样品名称、来源、数量、采样地点、采样人及采样时间等，填写送检单，交检验室验收。实验室收到样品应按送检单逐项核对，检查样品是否符合检验要求，确保无误后才可签收待检。

采集后应及时分析样品,否则需采取适当措施妥善保存。常用保存方法有冷藏或冷冻、密封和避光、加入化学试剂等。在保存期间,样品中待测组分浓度会受下列因素的影响:①物理因素:如光照、温度、静置或振动等可使组分含量发生改变。②化学因素:样品中组分之间可发生化学反应而改变其含量和性质。例如水样中的溶解氧将二价铁离子氧化成三价铁离子。③生物因素:细菌及其他生物体的新陈代谢会消耗样品中的某些组分,也可产生一些新的组分,从而改变样品的组成。

（二）注意事项

1. 合理选择采样仪器、设备和容器。所有采样工具,如采样器、容器、包装纸等都应清洁,不得将任何有害物质带入样品中,也不得与样品的被测组分发生反应。

2. 样品容器应密封和避免日晒,防止因受潮、挥发等因素使样品成分损失,更要防止样品受到污染。

3. 采样时应准确、详细地填写样品标签。盛装样品的器具上要贴牢标签,注明样品名称、采样地点、采样日期、样品批号、采样方法、采样数量、分析项目及采样人。不可将感官性状不相同的样品混在一起,应另行包装,并注明其性质。

4. 严格认真地填写采样记录。在记录时一定要实事求是,要注意实地观察和询问,绝不能凭印象、凭经验进行填写。

5. 样品采集后,要迅速送往实验室进行分析。运送中要密封避光,必要时应降温。

课堂活动

样品采集的基本原则是代表性。

A. 正确　　　　　　　　B. 错误

第三节　样品预处理

卫生理化检验的样品组成复杂,存在干扰组分,会干扰待测组分的测定。如食品、生物材料等样品中往往含有大量的有机化合物,而这些有机物会包裹、吸附或结合待测组分,使待测组分的性质难以显现。天然水、污水、空气样品中常含有大量与待测组分性质相近的其他成分,它们或在实验中产生与待测组分相似的化学变化,或与待测组分直接反应,从而在样品分析时难以直接测定待测组分。因此,在样品分析前应根据待测组分及干扰组分的性质,选择适宜的方法对样品进行一定的预处理,将待测组分与干扰组分分离或释放出来。为消除或减少干扰因素而采取的预处理措施称为样品分析前的处理,简称样品的预处理。

常用的样品预处理方法有破坏有机质,将待测组分释放出来;或利用待测组分与干扰组分性质的差异将其分离。实际运用时,可单独选用一种方法,也可选择几种方法配合使用。选择样品预处理方法的原则是:①待测组分与干扰组分分离完全,待测组分在处理中不得受到损失;②处理过程中不得引入待测组分,也不能引入干扰组分;③经处理的样品不得影响后续样品分析;④尽可能不用或少用试剂,以免由试剂引入过多的杂质;⑤安全、简便、高效,具备相应的设备条件。

一、有机质破坏法

有机质破坏法是将样品长时间地高温处理,或同时与强氧化剂作用,彻底破坏有机化合物的分子结构,所含的碳、氢、氧元素以二氧化碳和水形式逸出,其他元素被释放出来,以简单无机离子的形式存在。这种处理方法主要用于食品、土壤、生物材料、化妆品等样品中无机元素的测定。根据操作条件的不同,有机质破坏法可分为干法消化和湿法消化。

(一)干法消化

干法消化又称灰化法或灼烧法,是一种用高温灼烧的方式破坏样品中有机物的方法。其原理是将样品经高温灼烧,样品中的有机物在高温下与 O_2 作用,氧化分解成 CO_2、H_2O 和其他气体而逸去,残留物以盐类或氧化物的无机形式存在,被稀酸溶解后供测定用。

干法消化的操作过程分为炭化、灰化、溶解三个阶段。

1. 干法消化的过程

(1)炭化:将一定量样品置于坩埚中,在普通电炉上加热(约300℃),使样品脱水炭化至无烟。

(2)灰化:将炭化样品和坩埚一起移至高温电炉中,在500~600℃下高温灼烧至样品变为无黑色炭粒的灰白色粉末。如果残渣仍有黑色颗粒,说明灰化不彻底,可加入少量稀硝酸润湿冷却,水浴蒸干后再进行灰化。炭化水分较多的样品时,应先小火加热至近干,再逐渐加大火力,防止样品因受热过急而使液体溅出,造成待测组分的损失。

(3)溶解:灰化后粉末状残渣是样品残留的无机盐类或氧化物,可用稀盐酸溶解后过滤,滤液定容后供测定用。

2. 干法消化的优缺点

(1)优点:基本上不加或加入很少试剂,引入的杂质少,试剂空白值较低;能同时处理多个样品;很多食品经灼烧后灰分少,体积小,故可加大称量质量,在方法灵敏度相同的情况下可提高检出率;操作简便,需要的设备少,适合大批量样品的前处理。

(2)缺点:在敞口容器中进行灰化,时间长,温度高,容易造成待测组分的挥发损失;坩埚材料对待测组分有吸附作用,从而使待测物难以溶出,导致测定的回收率降低。

3. 干法消化的注意事项 影响干法消化回收率的主要因素是待测物在高温下的损失和坩埚材料的吸附。为了防止待测组分损失,提高回收率,可以采取以下措施:①采用适宜的灰化温度,尽可能在低的温度下进行,通常选用500~550℃灰化2h,一般不超过600℃。近年来开始采用低温灰化技术,将样品放在低温灰化炉中,将炉内抽至接近真空,然后不断通入氧气,用射频照射使氧气活化,在低于150℃的温度下将有机物全部灰化。②加入助灰化剂,加速有机物氧化,防止某些待测组分挥发损失和被坩埚吸附。③样品灰化后仍不变白,可加入适量酸或水搅动,帮助灰分溶解,解除低熔点灰分对炭粒的包裹,再继续灰化,可缩短灰化时间。

（二）湿法消化

湿法消化,也称湿消化法,通常是在适量的样品中加入氧化性强酸,在加热沸腾的条件下破坏样品中的有机化合物,使待测的无机成分释放出来,形成不挥发的无机化合物(图8-1)。与干法消化相比,湿法消化的有机质破坏操作温度低,可减少待测成分的挥发损失;使用的设备、仪器简单,应用较为广泛。缺点是在消化过程中会产生大量的有害气体,操作必须在通风橱中进行;试剂用量较大,空白值有时较高。

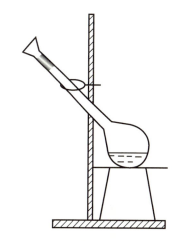

图8-1　湿法破坏样品装置

1. 常用的氧化性强酸　湿法消化中常用的强酸有硝酸、高氯酸、硫酸等,有时还可以加入一些强氧化剂(如高锰酸钾、过氧化氢等)或催化剂(如硫酸铜、硫酸汞、五氧化二钒等),以加速样品的氧化分解,完全破坏样品中的有机物。

（1）硝酸:通常使用浓硝酸,其浓度为65%～68%,具有较强的氧化能力,能将样品中的有机物氧化成CO_2和H_2O除去,本身分解为O_2和NO_2。除铂、金外,硝酸盐几乎都易溶于水。由于硝酸的沸点较低(121.8℃),易挥发,其氧化能力不持久,易烧干,因此在消化过程中需要经常补加。在消化液中通常会残存较多的氮氧化物,若对待测成分的测定产生干扰,需加热驱赶,有时需加水后加热才能除尽氮氧化物。在多数情况下,单独使用硝酸不能使有机物完全分解,常与其他酸配合使用。

（2）高氯酸:冷的高氯酸没有氧化能力,浓的热高氯酸是一种强氧化剂,除K^+和NH_4^+的高氯酸盐外,一般的高氯酸盐都易溶于水。高氯酸的沸点为203℃,温度适中,氧化能力较为持久,消化食品样品的速度较快,其氧化能力强于硝酸和硫酸,几乎所有的有机物都能被高氯酸分解破坏,并且过量的高氯酸也易于加热除去。在使用时,需要特别注意安全。在高温下,高氯酸直接接触某些还原性较强的物质(如乙醇、甘油、脂肪、糖类)时,因反应剧烈,有发生爆炸的危险。一般不单独使用高氯酸处理样品,而采用硝酸-高氯酸混合酸分解有机物。在消化过程中应随时注意补加硝酸,直至样品无炭化、消化液颜色变淡为止。使用高氯酸消化时应在通风橱内操作,切忌使消化液烧干,以免发生危险。

（3）浓硫酸:热的浓硫酸具有较强的氧化性,对有机物有强烈的脱水作用,并使其炭化,进一步氧化生成CO_2,同时硫酸受热分解为O_2、SO_2和H_2O。硫酸的沸点为338℃,不易挥发损失。硫酸形成的某些盐类的溶解度不如硝酸盐和高氯酸盐好,碱土金属(如钙、镁、钡、铅)所形成的盐类在水中的溶解度较小。与其他酸混合使用时应控制加入硫酸的量，在加热蒸发至出现三氧化硫白烟时，可以除去低沸点的硝酸、高氯酸、水及氮氧化物。

2. 常用的消化方法　在实际工作中，除了单独使用硫酸的消化法外，常采用几种不同氧化性的酸混合使用，利用不同酸的特点，取长补短。常用的方法有硫酸消化法、硝酸-硫酸消化法、硝酸-高氯酸消化法等。

(1)硫酸消化法：消化样品时仅加入硫酸，在加热条件下，利用硫酸的脱水炭化作用，破坏有机物。由于硫酸的氧化能力较弱，消化液炭化变黑后会保持较长的炭化阶段，延长消化时间，因此常加入硫酸钾提高沸点，加适量硫酸铜或硫酸汞作为催化剂以缩短消化时间。

(2)硝酸-高氯酸消化法：此法可以在样品中先加入硝酸进行消化，待大量有机物分解后，再加入高氯酸继续消化；或者可将样品用硝酸-高氯酸混合液浸泡过夜，或先小火加热至大量泡沫消失，再提高消化温度继续加热至消化完全。该法氧化能力强，消化温度较低，炭化过程不明显，挥发损失少。但当消化温度高、消化时间过长时容易烧干，可能引起残余物燃烧或爆炸。因此为防止烧干，可加入少量硫酸提高消化温度，充分发挥硝酸和高氯酸的氧化作用。三种酸加入的顺序为硝酸、硫酸、高氯酸。先加硫酸易炭化，使消化难以完全；先加高氯酸，反应过于激烈会引起爆炸。因此，必须严格遵循酸的加入顺序。由于消化液中残留的硝酸和氮氧化物能破坏有机显色剂，对后续测定产生干扰，因此必须脱硝。除去氧化性的硝酸和氮氧化物的过程称为脱硝。脱硝的方法除加水加热外，还可加饱和草酸铵溶液或亚硫酸钠、尿素等，再加热。某些含有还原性较强的样品，如乙醇、甘油、油脂和大量磷酸盐存在时，不宜使用硝酸-高氯酸消化法。

(3)硝酸-硫酸消化法：此法可以在样品中加入硝酸和硫酸的混合液，加热使有机物分解、炭化；或在样品中先加入硫酸加热，使有机物分解，在消化过程中不断补加硝酸。此法可缩短炭化过程，减少消化时间，反应速度适中。因含有硫酸，而碱土金属的硫酸盐溶解度较小，因此不宜做样品中碱土金属的消化分析。对于难以消化的样品可在消化后期加入少量高氯酸或过氧化氢，以加快消化速度。

根据消化操作技术的不同，湿法消化可分为敞口消化法、回流消化法、冷消化法、密封罐消化法和微波消化法。湿消化所用的试剂应采用纯净的酸及氧化剂，所含杂质要少，并同时做空白试验，以扣除消化剂对测定结果的影响。在湿消化过程中需要补加酸或氧化剂时，首先要停止加热，待消化液稍冷后才沿瓶壁缓缓加入，以免发生剧烈反应，引起喷溅，造成对操作者的危害和样品的损失。

二、溶剂提取法

在同一种溶剂中，不同的物质具有不同的溶解度。溶剂提取法是利用样品各组分在某一溶剂中溶解度的差异,将待测成分从样品基体中分离出来的方法。溶剂提取法包括浸提法、液-液萃取法。

(一)浸提法

浸提法是利用样品中各组分在某一溶剂中的溶解度差异,用适当的溶剂将固体样品中的某种待测组分浸提出来,与样品的其他基体分离。

根据相似相溶原则,对极性较弱的成分(如有机氯农药)可用极性小的溶剂(如正己烷、石油醚)提取;对极性强的成分(如黄曲霉毒素 B_1)可用极性大的溶剂(如甲醇与水的混合溶液)提取。溶剂沸点宜在 $45\sim80℃$,太低易挥发,太高则不易浓缩,且对热稳定性差的被提取成分也不利。此外,溶剂要稳定,不与样品发生作用。由于溶剂向固体样品中渗透和组分溶解扩散都需要有一个过程,并最终达到平衡状态,因此为提取充分,往往要经过多次提取。用浸渍法提取,样品中易溶于溶剂的杂质也同时会被浸出,因此浸出的溶液往往需要净化才能供后续测定用。

常用的浸提法有冷浸法、回流提取法、超声波提取法、加速溶剂萃取等。冷浸法是将样品粉碎后放入合适的溶剂中浸渍,振荡一定时间,从样品中提取待测成分。回流提取法是利用蒸馏烧瓶和冷凝管作为提取仪器,通过水浴加热回流,以保证样品中要分离的组分被溶剂充分溶解提取,避免挥发性组分和溶剂的挥发损失。

(二)液-液萃取法

液-液萃取法是利用溶质在两种互不相溶的溶剂中分配系数的差异,将待测组分从一种溶剂转移至另一种溶剂中,从而达到分离的目的。此法操作迅速,分离效果好,应用广泛,但萃取试剂通常易燃、易挥发,且有一定毒性。

依据相似相溶的原则,有机物易溶于有机溶剂难溶于水,但有机物的盐易溶于水难溶于有机溶剂,因此有时需调节溶液酸碱性改变组分极性,以提高萃取效果,有时加入掩蔽剂,使干扰组分生成更稳定的水溶性物质(掩蔽干扰组分),使它不被萃取,干扰组分与待测组分分离更彻底;还可以利用反萃取技术,即把已经萃取的物质用适当的试剂改变萃取条件,使组分从有机相中重新分离出来,以达到去除与待测组分共同进入有机相的干扰组分的目的。另外,在萃取时还要考虑防止出现"乳化"。

三、蒸 馏 法

蒸馏法是利用液体混合物中各组分挥发度不同进行分离的方法。在较高的温度下,通过蒸馏装置,将样品中挥发性组分蒸馏出来,达到与无挥发性组分分离的目的。根据样品中待测成分性质的不同,可采取常压蒸馏法(图 8-2)、减压蒸馏法及水蒸气蒸馏法(图 8-3)等。

当被蒸馏的物质受热后不发生分解或沸点不太高时,可在常压下进行蒸馏。加热方式可根据蒸馏物质的沸点和特性选择水浴、油浴或直接加热。当常压蒸馏容易使蒸馏物

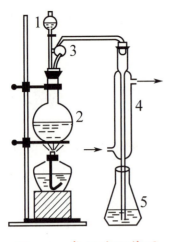

图8-2　常压蒸馏装置

1. 加液漏斗；2. 样品蒸馏瓶；
3. 缓冲液；4. 冷凝管；5. 吸
收瓶。

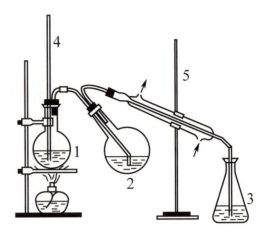

图8-3　水蒸气蒸馏装置

1. 水蒸气发生瓶；2. 样品蒸馏瓶；
3. 吸收管；4. 安全管；5. 冷凝管。

质分解或其沸点太高时,可采用减压蒸馏。当某些物质沸点较高,直接加热蒸馏时受热不均易发生局部炭化,或加热到沸点时可能发生分解,可采用水蒸气蒸馏。直接蒸馏法是将样品溶液或样品处理液在常压下直接加热蒸馏,用于沸点在 $40 \sim 150℃$ 之间的物质的蒸馏分离。如水中氨(以 N 计)、氟化物、氰化物等测定项目的水样预处理。水蒸气蒸馏法加热温度不超过 $100℃$。减压蒸馏法是在低于常压的条件下进行蒸馏,可降低沸点,在较低温度下蒸馏,防止组分分解。适用于高沸点、易分解的有机化合物的蒸馏分离。

四、浓　缩　法

　　浓缩法是指减少样液体积,使待测组分浓度增加的处理过程,适用于样品处理液中待测组分浓度较低,无法满足检验要求的情况。浓缩过程中容易造成待测组分损失,尤其是挥发性强、不稳定的微量物质。因此,当浓缩至体积很小时,浓缩速度太快会造成回收率降低,此时应控制浓缩速度。浓缩回收率要求 $\geq 90\%$。

　　浓缩的方法有自然挥发法、吹气法、K・D 浓缩器浓缩法和真空旋转蒸发法。①自然挥发法是将待浓缩的溶液置于室温下,使溶剂自然蒸发。此法浓缩速度慢,但简便。②吹气法是在室温或一定温度条件下,用一定流速的空气或者氮气吹拂待浓缩的溶液表面,加速溶剂的挥发。吹气法可用于易氧化物溶液的浓缩,使用的仪器是氮吹仪。此法浓缩速度较慢,对于易氧化、蒸气压高的待测物,不能采用吹气法浓缩。③K・D 浓缩器浓缩法是采用 K・D 浓缩装置进行减压蒸馏浓缩的方法。此法简便,待测物不易损失,是较普遍采用的方法。④真空旋转蒸发法是在减压、加温、旋转条件下浓缩溶剂的方法,是将试液置于减压蒸馏装置中,在一定真空度下适当加热,蒸发溶剂,此法适用于易挥发物或热不稳定性物质的浓缩。此法浓缩速度快、待测物不易损失、简便,是最常用、理想的浓缩方法。

五、分 离 法

（一）挥发分离法

挥发分离法是利用物质挥发性的差异,在常温下或低温加热使之与不挥发的干扰组分分离的方法。本法即可用于待测组分的分离,也可除去干扰组分。挥发分离法有气化、蒸发、升华、顶空等多种形式。

气化法通常是利用氧化还原反应使待测组分形成低沸点的单质或化合物,从样品溶液中逸出供分析测定。如利用氯化亚锡将汞盐还原为在常温下具有挥发性的汞原子。

蒸发法是在低温加热的条件下使挥发性组分气化逸出,达到分离的目的。当样品中含有受热易分解的组分时,通过减压便可在更低的温度甚至是室温下,使挥发性组分气化。如采用蒸发法测定水中溶解性总固体、食品中水分和脂肪含量。

升华法是利用固体样品中待测组分具有升华的性质,通过加热使其升华成气态后再冷凝,达到与其他组分分离的目的。如食品中砷、汞的快速测定。

顶空法是利用待测组分的挥发性,将样品置于密封的顶空瓶中,在一定温度下加热一段时间后,待测组分在气 - 液(或气 - 固)两相中达到动态平衡,通过测定气相中待测组分的含量间接得到样品中该组分的含量。此法提取较彻底,灵敏度较高,适用于液体、半固态和固态样品中痕量易挥发性组分的分离测定,通常与气相色谱法联用,可分为静态顶空法和动态顶空法。

（二）化学分离法

化学分离法常采用的方法有磺化法、皂化法、沉淀分离法、掩蔽法。磺化法和皂化法常用于油脂的去除,常用于农药检验时样品的净化。

磺化法是用浓硫酸处理样品提取液,油脂遇到浓硫酸磺化成极性大且易溶于水的化合物,且浓硫酸能与脂肪和色素中的不饱和键发生加成作用,形成可溶于硫酸和水的强极性化合物,不再被弱极性的有机溶剂溶解。磺化法就是利用这一反应,将样品中的油脂经磺化后再用水洗除去,能有效地除去脂肪、色素等干扰杂质,达到分离净化的目的。磺化法简单、快速、净化效果好,但用于农药分析时,多限于在强酸介质中稳定的农药,如测定有机氯农药(DDT 和六六六等)。

皂化法是利用脂肪在碱中水解,生成易溶于水的羧酸盐和醇,从而去除样品中脂肪的方法,是碱催化下的酯水解反应。此法适用于对碱稳定的待测组分的净化,如食品样品进行皂化处理除去脂肪,测定其中维生素 A 的含量。

沉淀分离法是利用沉淀反应进行分离的方法。在试样中加入适当沉淀剂,使待测组分沉淀下来,或将干扰组分沉淀下来,经过滤或离心将沉淀与母液分开,从而达到分离目的。例如在食品样品中加入乙酸铅、三氯乙酸、碱性硫酸铜等试剂将蛋白质沉淀下来,经过滤除去沉淀后,取滤液进行分析。

掩蔽法是利用掩蔽剂与样液中干扰成分作用，使干扰成分转变为不干扰测定状态，即被掩蔽起来。运用这种方法可以不经过分离干扰成分的操作而消除其干扰作用，常用于金属元素的测定。如双硫腙光度法测定铅时，在pH=9条件下加入氰化钾和柠檬酸铵掩蔽Cu^{2+}、Cd^{2+}等，消除对铅测定的干扰。

 课堂活动

1. 有机质破坏法是将样品长时间地高温处理，或同时与强氧化剂作用，彻底破坏有机化合物的分子结构，所含的碳、氢、氧元素以_____和_____的形式逸出，其他元素被释放出来，以简单无机离子的形式存在。

2. 样品预处理的常用方法有有机质破坏法、分离法、浓缩法、溶剂提取法、蒸馏法。
　　A. 正确　　　　　B. 错误

（段春燕）

第四节　常用分析方法与检验报告

一、常用分析方法

卫生理化检验工作，就是要对被测物中某些组分进行定性分析，或者对这些组分存在的数量进行定量测定。由于检验目的的不同，被测物的种类及待测组分的性质、存在状态和数量不同，所选用的检验方法也不同，但是每种分析方法都有各自的优缺点。分析方法的选择原则，首先应选用中华人民共和国国家标准。国家标准有两个以上检验方法时，可根据实验室的条件，尽量选用灵敏度高、选择性好、准确可靠、分析时间短、经济实用、适用范围广的分析方法。

卫生理化检验中常用的分析方法有感官检查法、物理检查法、化学分析法和物理化学分析法等。

（一）感官检查法

感官检查法是依靠检验者的感觉器官（眼、耳、口、鼻、手等），即视觉、嗅觉、味觉、触觉和听觉，对被测物的外观、颜色、气味、滋味、弹性和声响等进行综合性评价的一种检验方法。此法可初步鉴别被测物有无异常，并可为进一步检验提供线索。所以，感官检查法是卫生理化检验工作者首先使用的检验方法。感官检查法简单易行，可在短时间内对大量样品作出判断，有时甚至成为必不可少的检验方法。如检查水体是否有异臭或异味，食品是否腐败变质等，只能依靠感官检查法。我国生活饮用水卫生标准和各类食品卫生标准，都规定了感官指标。如感官检查不符合卫生标准，可不必再进行理化检验。

（二）物理检查法

物理检查法是不经过化学反应，利用特定的仪器直接测定某些被测物的物理性状，如温度、密度、熔点、折射率、旋光度等。物理检查项目中，有的是用于判断物质的纯度和浓度，如用电导仪测定电导率来反映水体中杂质的含量水平，用酒精计来测定蒸馏酒中乙醇的含量；有的则是计算结果时不可缺少的依据，如水中溶解氧含量与水温有关，因此在采集水样时应同时测定水温等。

（三）化学分析法

化学分析法是利用被测物在化学反应中表现的特性进行检测的方法，分为定性分析和定量分析。化学分析法是卫生理化检验工作中应用较早也是较多的方法。

1. 定性分析　定性分析的目的是确定某一或某些物质是否存在。它是在一定的条件下，让被测物与特定的试剂反应，检验者通过对反应现象的观察和识别，确定是否生成具有某些特殊性质（气味、颜色、沉淀等）的新物质，从而对待测组分是否存在作出判断。

定性分析常用于毒物分析，如食物中毒，往往通过快速定性的方法来确定毒物的种类。进行这类定性分析时，要经过定性预试验和确证试验。

若测定结果为阴性时，则可排除待测组分的存在，直接给出否定结论；若测定结果为阳性，应进一步确证。确证试验是在定性预试验的基础上，根据某一物质的特性进行定性。若测定结果为阴性，可作出否定结论；若结果为阳性，可作出"检出"该组分的结论。

2. 定量分析　定量分析的目的是准确测定待测组分的含量。它是化学分析中的主要部分，包括重量分析和滴定分析（或称容量分析）。

（1）重量分析：将待测组分与样品中的其他成分分离，然后称量待测组分的质量，计算待测组分在样品中的含量。重量分析法是化学分析中最基本、最直接的定量方法。尽管它的操作麻烦、费时，但准确度较高。卫生理化检验中，溶解性总固体、水分、灰分、脂肪、粉尘及游离二氧化硅等项目的测定，均采用重量分析法。

重量分析根据分离方法不同，分为以下四种：

1）挥发法：通过加热或其他方法，使待测组分或样品中其他组分挥发逸去，再称量剩余部分的质量，来计算待测组分的含量。如食品中水分、水中溶解性总固体等项目的测定。

2）萃取法：利用有机溶剂将待测组分从样品中提取出来，再将有机溶剂挥发去，然后称量干燥提取物的质量，计算出待测组分的含量。如食品中脂肪等项目的测定。

3）沉淀法：是在样品溶液中加入某种沉淀剂，使待测组分形成难溶化合物沉淀出来，经过滤、洗涤、烘干、称量，再根据沉淀物的质量计算待测组分的含量。如用硫酸钡沉淀法测定水中硫酸盐的含量。

4）吸附阻留法：使待测组分被吸附或阻留在特定的滤料上，再称量该滤料增加的质量，计算待测组分的含量。如用滤膜法测定空气中粉尘的含量。

（2）滴定分析法：用已知准确浓度的标准溶液，与含待测组分的待测溶液进行滴定操作，根据至化学计量点（常用指示剂颜色变化来指示，称滴定终点）时反应所消耗的标准溶液和待测溶液体积来计算待测组分的含量。

根据化学反应性质不同，滴定分析法可分为以下四种：

1）酸碱滴定法：以酸碱中和反应为基础的滴定分析法。如食醋中醋酸含量、食品中蛋白质含量等项目的测定。

2）沉淀滴定法：以沉淀反应为基础的滴定分析法。如用铬酸钾为指示剂的银盐法（摩尔法）测定水中的氯化物或食品中的食盐含量。

3）氧化还原滴定法：以氧化还原反应为基础的滴定分析法。如溶解氧、还原糖等项目的测定。

4）配位滴定法：以配位反应为基础的滴定分析法。如水中总硬度的测定。

（四）物理化学分析法

物理化学分析法是利用待测组分或其化学反应生成物所表现出来的物理或物理化学特性，如光学特性、电化学特性等，应用分析仪器进行测量，来计算待测组分含量的方法，也称为仪器分析法。

与传统的化学分析法相比，物理化学分析法具有操作简便、分析快速、选择性好、灵敏度高、应用广泛、易于自动化等特点，适用于微量、超微量组分和批量试样的分析，是目前最重要的分析方法之一。卫生理化检验中常用的物理化学分析法有光学分析法、色谱分析法和电化学分析法。

1. 光学分析法　主要有吸收光谱分析法（如可见紫外分光光度法、原子吸收分光光度法等）、发射光谱分析法（如火焰分光光度法、荧光分光光度法等）。

2. 色谱分析法　主要有液相色谱法（如柱色谱法、纸色谱法、薄层色谱法等）、气相色谱法和离子色谱法等。

3. 电化学分析法　主要有电位分析法（如电位法、离子选择性电极法）、极谱分析法等。

随着分析科学的发展，检验方法与技术的不断改进，仪器联用技术在解决理化检验中复杂体系的分析中发挥了十分重要的作用。仪器联用技术是将两种或两种以上的分析仪器连接使用，以取长补短和充分发挥各自的优点。如气相色谱 - 质谱（GC-MS）、液相色谱 - 质谱（LC-MS）、电感耦合等离子体发射光谱 - 质谱（ICP-MS）等。

二、检验结果的报告

卫生理化检验工作中，检验者使用适当的方法完成对样品的检验分析后，剩下的工作就是出具检验报告。检验结果的报告包括两方面的内容：其一是以实验原始记录为依据，经过统计处理得出实验结果；其二是填写检验报告书。

（一）检验报告书的一般格式

检验报告书是样品检验结果的最终体现，也常常是对被检验对象（或产品）进行综合评价的依据。检验的类型不同，检验报告的效用也不同。如监督检验，是依据国家相关的卫生法规，严格按照标准方法进行检验，其报告书具有法律效力，是对被检验对象进行卫生学评价和依法处理的依据。因此，应本着对人民群众身体健康高度负责的精神和实事求是的科学态度，以实验的原始记录为依据，认真、慎重地填写报告书，严禁对实验结果进行估计、猜测或伪造。填写时字迹要端正清楚，更改应按规定进行。现在，已普遍使用计算机对检验报告进行管理，使检验结果的报告更科学、更规范。

报告书包括封面、首页、正文（附页）、说明，并盖有计量认证章、检验章和骑缝章。

1. 封面　报告书的封面一般要有检验报告编号、样品名称、检验受理号、检验类型、检验单位名称（盖章）及报告日期等。

2. 首页　检验报告书的首页一般有样品的一般情况（名称、规格、来源等），检验依据和项目，检验结论，有关人员（检验者、评价者、签发人）签字等（表8-1）。

表8-1　检验报告书首页

某单位检验报告书　　　　　　　　　　　　　　　编号：

样品名称		型号规格	
生产厂家		检验类别	
样品数量		到样日期	
检验编号		抽样日期	
检验依据		检验项目	
送样单位		送样人	
样品特性和状态			
检验结论			（盖章） 日期：
备注			

主检人：　　　　　　审核人：　　　　　　签发人：

3. 正文　检验报告书的正文主要包括检验项目、标准值（注明国家标准编号）、检验值（含检验结果的单位）、评价等（表8-2）。

表8-2　检验报告书附页

某单位检验报告附页　　　　　　　　　　　　　　编号：

检验项目	标准值 （国家标准编号）	检验值	单项判定
//	合格品	//	//

4. 说明　此部分是对检验报告书的效力、用途等情况作出备注性说明，一般包括以下内容。

（1）说明检验报告仅对送检样品负责。

（2）检验报告涂改、增删无效，未加单位印章无效。

（3）若送检单位对检验报告有异议，可在收到报告之日起15d内提出复核申请，逾期不予受理。

（4）检验报告不得用于产品标签、广告、商品宣传和评优等。

（二）有效数字及其运算规则

在检验工作中，检验结果的准确与否，除了与实验过程中的误差控制有关外，还与实验数据的记录和统计处理密切相关。

1. 有效数字　有效数字是指在分析过程中实际能测量到的有实际意义的数字。在记录的测量数据中，最后一位数值是估计值，是可疑数字，它也属于有效数字，即有效数字中包含所有准确数字和一位可疑数字。例如，用最小分刻度值为0.1ml的滴定管进行滴定时，读数为25.42ml，前面三位数字25.4是准确的，最后一位数字"2"是估计的读数。这个数据可能有 ±0.01ml 的误差。可见，有效数字反映了测量仪器的准确度，反映了绝对误差和相对误差的大小。有效数字位数越多，表明测量的准确度越高。

在读取测量数据时，应根据仪器的准确度确定读取几位有效数字。

在有效数字的运算过程中，涉及有效数字位数的确定。以下是确定有效数字位数时应遵循的原则：

（1）圆周率π、自然数e、法拉第常数F等常数，以及$\sqrt{2}$、1/3等数字的有效数字位数，可以认为无限制，根据运算的需要，取任意位数。

（2）pH、pM、logK等对数值的有效数字位数取决于小数部分的位数，如pH=8.46的有效数字位数为两位。

（3）数字"0"具有双重意义，当它用于定位时，"0"不是有效数字，如0.24、0.057均只有两位有效数字；而在其他情况下，"0"是有效数字，如1.0035、24.00分别是五位有效数字和四位有效数字。以"0"结尾的数字,应以科学记数法表述,才能准确表示其有效数字位数,如无法判断数字 24 000 的有效数字位数,而写成 2.400×10^4,则表示四位有效数字。

（4）首位大于或等于 8 的数有效数字可以多计一位,如 86.5 的有效数字位数是 4。

2. 有效数字的修约规则　有效数字位数确定后,超过有效数字位数的数字应该按一定的规则对其进行取舍,这就是有效数字的修约。当欲舍去的数字只有一位时,有效数字的修约规则是"四舍六入五留双"。即当欲舍去的数字小于 5 时,直接将其舍去;当欲舍去的数字大于或等于 6 时,舍去该数字时需进一位;当欲舍去的数字为 5 时,需使修约后的最后一位数为双数。以下是一些数字根据这一规则进行修约的结果: $0.204\ 4 \rightarrow 0.204$, $1.327 \rightarrow 1.33$, $32.585 \rightarrow 32.58$, $6.475 \rightarrow 6.48$。

当欲舍去的数字为两位以上的数字(末尾不为 0)时,只能进行一次修约,不可连续修约;根据欲舍去数字的左边第一位数字大小,按照"四舍五入"的原则进行修约。如将数字 6.345 5 修约成两位有效数字时,应直接修约为 6.3,而不应该先将 6.345 5 修约为 6.346,再修约为 6.35,最后修约为 6.4。又如,将数字 32.585 2 修约为四位有效数字,结果应为 32.59,而不是 32.58。

3. 有效数字的运算规则　对有效数字进行运算时,根据以下规则保留计算结果的有效数字:

（1）加减运算:进行加减运算时,计算结果有效数字位数的保留应与小数点后位数最少的数据一致,即计算结果的小数位数取决于绝对误差最大的那个数据。如 0.045、32.14、2.125 547 三个数据相加,32.14 这个数小数点后位数最少、绝对误差最大,计算结果只能保留两位小数。在计算前,先将其余两个数据进行修约后,再进行计算: $0.04+32.14+2.13=34.31$。

（2）乘除运算:进行乘除运算时,计算结果有效数字位数的保留应与有效数字最少的数据一致,即计算结果的有效数字位数取决于相对误差最大的那个数据。如 85.21、2.354、0.001 56 三个数据相乘,0.001 56 这个数有效数字位数最少、相对误差最大,计算结果只能保留三位有效数字。在计算前,先将其余两个数据进行修约后,再进行计算: $85.2 \times 2.35 \times 0.001\ 56=0.312$。

（3）乘方和开方运算:进行乘方和开方运算时,计算结果的有效数字位数应与原数据的有效位数相同。

（4）对数和反对数运算:进行对数和反对数运算时,计算结果的有效数字位数也应与原数据的有效位数相同。

（5）可多保留一位有效数字进行运算:在运算前,可以暂时多保留一位数字,运算结束后,再根据规则对结果进行修约。

（三）检验结果的表示方法

检验者在处理实验数据和计算检验结果时,要涉及数据的有效数字和结果的表示单位。

数据的运算和有效数字的修约应符合国家标准规定,如有效数字的修约采用"四舍六入五留双"的原则。在实际报告结果时,有效数字位数应与相应的国家标准相同,或者多保留一位。

如果分析结果在方法的检出限以下,报告时可以用"未检出"表述分析结果(但要注明该方法的检出限数值),或者用小于检出限表示。如可表述为未检出(方法检出限为0.002mg/L),或＜0.002mg/L。

检验结果的单位应与相应的国家标准一致,以便与标准值比较作出评价。卫生理化检验中,所涉及的物理量及检验结果的单位,根据样品的形态、检验项目的要求、待测成分的存在形式及含量,常见的表示方法如下:

1. 通用物理量均统一使用中华人民共和国法定计量单位,即包括国际单位制中单位,国家选定的非国际单位制的单位,用于构成十进倍数和分数单位的词头等。如物质的量(mol,mmol),温度(K或℃),时间(s、min、h、d)等。

2. 下列4种浓度表示方法可用来表述大多数检验项目的检验结果。

(1)物质的量浓度或摩尔浓度:

$$c(\mathrm{B}) = \frac{n_{\mathrm{B}}}{V}$$

常用单位:mol/L。

(2)质量浓度:

$$\rho(\mathrm{B}) = \frac{m_{\mathrm{B}}}{V}$$

常用单位:g/L、mg/L、μg/L。空气中有害物质的含量常用mg/m³表示。

(3)质量分数:

$$w(\mathrm{B}) = \frac{m_{\mathrm{B}}}{m}$$

无量纲,可用％表示。食品检验中还常用g/100g、mg/kg、μg/kg表示。

(4)体积分数:

$$\varphi(\mathrm{B}) = \frac{V_{\mathrm{B}}}{V}$$

无量纲,可用％表示。

以上各式中,B代表待测组分,一般用化学式表示,不能用化学式时则用汉字。n_{B}、m_{B}、V_{B}分别为物质B的物质的量、质量、体积;m、V分别为样品的质量、体积。

3. 对于一些特殊的检验指标,结果表示则执行国家标准。如色度(铂-钴标准,度)、臭和味(性质和强度等级)、浑浊度(散射浊度,NTU)、总硬度(以$CaCO_3$计,mg/L)、植物油的过氧化值(单位为毫摩尔每千克,mmol/kg)等。

根据化学反应性质不同,滴定分析法可分为 _____、_____、_____、_____。

第五节　检验工作的质量保证

在卫生理化检验领域,质量保证是指为保证检验数据的精密、准确、有代表性和完备性而采取的活动的总和。质量保证既是技术措施又是行政手段。质量保证应贯穿于检验工作的全过程,其目的是获得准确可靠的检验结果,也就是把分析工作中的误差,即系统误差、随机误差和过失误差减小到允许范围之内。

开展检验质量保证工作具有十分重要的意义。一方面,经常性地进行检验质量控制,有助于促进检验工作的科学管理和检验人员技术水平的提高;另一方面,准确可靠的检验结果可提高预防,控制疾病的效果和卫生执法的科学性、权威性、公正性。

检验质量保证涉及质量控制和质量评价两方面的工作。质量控制是为了使检验结果能达到一定的准确度和精密度而采取的一系列措施;质量评价是指为检查检验质量控制的效果而使用的一系列技术手段。

一、有　关　概　念

（一）误差与偏差

误差是衡量一个测定值的不确定性的尺度,反映检验准确性的高低。误差越小,检验结果的准确性越高。误差(偏差)主要有两种表示方法:

$$绝对误差 = 测定值 - 真实值$$
$$偏差 = 测定值 - 平均值$$

根据误差的性质和来源,误差可分为系统误差、随机误差和过失误差三类。实际检验工作中,误差用精密度和准确度来表达。

（二）准确度与精密度

准确度和精密度是实验室内检验质量控制的主要依据指标。准确度是指单个测定值或多次平行测定的平均值与真实值接近的程度。表示检验结果的准确程度和可靠性。测定值与真实值越接近,准确度越高,越准确。准确度大小用绝对误差或相对误差表示。

精密度是指对同一均匀试样的多次平行测量值之间的彼此接近程度,是测量结果中随机误差大小的程度。各测定值间越接近,精密度越高,越精密。精密度可用偏差、相对偏差、标准偏差或相对标准偏差表示。

精密度是准确度的保证,只有在精密度好的前提下,才能有好的准确度。实际检验工作中,常用加标回收表达准确度,用平行测定的标准偏差或相对标准偏差表达精密度。在常规分析工作中应用质量控制图的方法对分析质量进行经常的检查与评价,控制分析结果的精密度和准确度,以保证分析结果的误差控制在允许的范围内。

(三)平行测定和回收实验

平行测定是指在人员、实验室、仪器、方法等相同的条件下,短时间内对同一样品进行反复测定。要减小操作过程中产生的随机误差,采用平行测定是非常有效的措施。方法的精密度表示为:

$$标准偏差(s) = \sqrt{\frac{\sum_{i=1}^{n}(x_i - \bar{x})^2}{n-1}} = \sqrt{\frac{\sum_{i=1}^{n}x_i^2 - (\sum_{i=1}^{n}x_i)^2 / n}{n-1}}$$

$$相对标准差(RSD) = \frac{s}{\bar{x}} \times 100\%$$

式中:$\bar{x}$ 为 n 次测定值的算数平均数;x_i 为第 i 次测定的测定值;n 为平行测定次数。

回收实验是指向样品中加入一定量的待测组分(通常加入一定量的标准溶液,称为加标样品),然后将其与样品同时测定,进行对照,观察加入的待测组分的质量能否定量回收。方法的准确度表示为:

$$回收率(P) = \frac{x_1 - x_0}{m} \times 100\%$$

式中:x_1 加标样品测定值;x_0 为未加标样品的测定值;m 为加入标准物的质量。

(四)检出限与测定下限

把 3 倍空白值的标准偏差(至少测定 20 次)相对应的质量或浓度称为检出限。按 IUPAC(国际理论与应用化学联合会)规定,检出限的计算方法为:

$$x_L = \bar{x_i} - Ks$$

$$L = \frac{|x_L - \bar{x_i}|}{b} = \frac{Ks}{b}$$

式中:x_L 为全试剂空白响应值;$\bar{x_i}$ 为测定 n 次空白溶液的平均值(n 空白溶);s 为 n 次空白值的标准偏差;K 为根据一定的置信度确定的系数,一般取值为 3;b 为标准曲线回归方程中的斜率;L 为检出限。

测定下限是在限定误差能满足预定要求的前提下,用特定方法能够准确定量测定待测组分的最低浓度或含量,故有时称为最低检测浓度或最低检测质量。

二、检验工作的质量控制

检验质量控制贯穿于检验分析的全过程,包括样品的采集、保存、运送、预处理,仪器的校正,试剂的配制与标定,检验方法的选择,分析条件和操作的掌握,直到读取实验检测值和数据处理等在内的各个环节。

（一）采样现场的质量控制

1. 采样器材的准备　选择合适的采样用容器、试剂、材料、仪器等器材，并使其保持清洁，处于正常工作状态。不得因计量不准、污染、吸附等因素的影响，使得样品中待测组分发生改变。

2. 样品的采集　除采用标准化的现场采样步骤外，还应检查采样方法、设备、位置及采样量是否合适，采样记录是否完整。样品收集后应观察是否有浑浊、受潮、分解、扩散等变化。同时，还要在现场采集以下几种样品。

（1）空白样：即在采样现场制备空白样。以水样采集为例，包括采样瓶空白、采样器空白和过滤器空白。在采样之前，从每10个采样瓶中随机抽出1个，装满纯水，按样品保存方法操作，称为"采样瓶空白"；同样将纯水倾入或通过采样器，得到"采样器的空白"，待采样完毕，与样品一起运送到实验室进行分析，可以发现采样瓶对样品质量的影响；如果需要在现场将水样过滤，以分别测定水中可溶性的和颗粒中吸附的组分时，应该用纯水通过每一批中的一个以得到"过滤器空白"样品，按样品同样的方法保存和运输到实验室进行分析，以发现滤器对样品质量的影响。

（2）平行样：是由一份样品平分成两份或更多份相同的子样。平行样品是为了解样品受到系统因素和偶然因素以及从采集到分析之前的变化等影响的最好方法。一般是做双份平行。

（3）重复样：包括时间重复样和空间重复样。时间重复样是在指定的时间内，按一定的时间间隔连续在同一采样点采集两份或更多的样品。空间重复样是在采样点的某一横向或纵向断面上，同时在不同的地点采集两份或更多份样品，以了解被分析组分在断面上的变化。

（4）加标样：是将一份样品分成平行样，取其中一份或几份在现场加标制成。例如选择具代表性的水样，分析4份，3份加入测量范围内不同浓度的被测组分的标准物，配成加标样品，分析这些样品可以获得系统因素影响或偏性的资料，这些分析数据的表达或校正是极为重要的。

3. 样品的保存　采集后的样品，包括现场采集的空白样、平行样、重复样和加标样，在检验分析前的保存和运输过程中，应根据具体待测组分选择适宜的保存方法。常用的保存方法有密封、避光、冷藏或冷冻，控制 pH，加保存剂等。

（二）实验室检验过程的质量控制

1. 以通过质量认证为手段，建立科学的质量管理体系　通过质量认证是提高检验分析质量的重要保证。为此，卫生理化检验实验室应做好以下几方面的工作：

（1）建立和健全科学、规范的实验室规章制度是做好检验工作的重要基础，是检验人员的工作规范和工作制度。

（2）提高检验人员与实验室管理人员思想与业务素质。

（3）加强对检验人员的继续教育。

（4）分析仪器必须定期检定和经常维护，并有详细的记录。

2. 选择适宜的检测方法　各类样品的卫生理化检验方法的选择，基本依据是相对应的国家标准检验方法。

（1）标准方法：标准方法的内容包括适用范围、原理、试剂、仪器、采样、分析操作、结果计算和结果的数据处理以及方法的说明等。标准方法在技术上不一定是最先进的，准确度也可能不是最高的，而是具有一定可靠性，在一般条件下简便易行、经济实用的成熟方法。一个理想的检验方法应是准确度好、精密度高、灵敏度高、检出限低、分析空白低、线性范围宽、基体效应小和特异性强，此外，实用的方法还要求具有适用性强、操作简便、容易掌握、消耗费用低等。因此，标准方法不一定满足理想分析方法的要求。卫生理化检验时，应该优先选用与检验内容相应的标准方法，严格按照标准方法中规定的分析步骤进行检验，保证检验工作科学化、制度化和规范化。

（2）标准物质：标准物质是标准的一种形式，它具有一种或多种良好特性，这种特性可用来鉴定和标定仪器的准确度，确定原材料和产品的质量，评价检测方法的水平、检测数据的准确度。

标准物质具有以下基本特性：①标准物质的材质应是均匀的；②具有良好的稳定性，标准物质在有效期内，理化性质和特性量值应稳定不变，稳定期一般要求在半年以上；③标准物质必须具有量值的准确性；④标准物质必须有证书。

随着科技的进步，新的分析技术和手段不断地被推广、运用，特别是分析仪器的普及，使得许多灵敏度好、准确度高、试剂用量少、自动化程度高、操作简便、分析速度快、适用于大批量样品分析的方法被列入国家标准方法。这些方法也将逐步成为检验工作者首选的检测方法。

3. 检验操作的规范化

（1）严格控制实验条件。检验过程中，必须按照选定的分析方法的要求控制实验条件，包括温度、压力、速度、时间等各种参数的设定。

（2）精密仪器必须经过预热、调试，使其处于正常、稳定的工作状态。玻璃量器应选用成套的同一批号的产品，并采用相同的清洗方法，以避免因容量、管径、材质、颜色、内表面光洁度等不同而产生的误差。

（3）检验者必须严格按照标准方法中规定的分析步骤进行检验，认真填写检验记录，对实验中存在的不安全因素（如爆炸、烧伤、服饰、中毒等）应有防护措施。

（4）实际检验时，应对每份样品都进行平行测定，以多次测定值的算术平均值作为检验结果，减少测定过程中的随机误差。

（5）必须按与样品相同的处理、检测方法，同时进行现场空白样、实验室空白样的检测分析，即空白试验。以此来检查因样品容器设备污染，试剂纯度等因素引起的误差，当一批分析多个样品，还应分析平行样、重复样和加标样。

（三）检验结果处理的质量控制

1. 在读取仪器响应信号值时，可采用多次读数的办法来减少随机误差，一般反复读数2～3次，取平均值。

2. 对检验数据的有效数字及数值修约必须严格按照有关规定处理 实际检验时，在一组检测数据中常有个别值或少数值与其他值相差较大，检验者应先检查该数据是否记错，或实验过程中是否有严重错误等，如果找到原因，就有充分理由决定舍弃。否则就要用统计检验的方法（如Q检验法、狄克逊检验法）对这些可疑值作出判定。

3. 绘制校准曲线 理化检验中，一般不直接用检测值来计算待测组分的含量，而是用查找校准曲线的方法。即是用与样品中的待测组分相同的标准物质配成一系列已知浓度或含量的标准溶液（称为标准系列），再进行分析检测，然后以待测组分的浓度或含量为横坐标、检测值为纵坐标绘制校准曲线，最后用样品的检测值查校准曲线得到待测组分的浓度或含量。

校准曲线包括标准曲线和工作曲线。标准溶液的分析步骤比样品溶液的分析步骤有所省略时（如省略样品的前处理），绘制的校准曲线称为标准曲线；当标准溶液的分析步骤与样品完全相同时，绘制的校准曲线则称为工作曲线。校准曲线的绘制方法有目视法和一元线性回归法。

目视法绘制校准曲线：将各检测值（应有7个）标在坐标纸上，用目测法穿过各点作一条直线（图8-4）。用此法绘制校准曲线时，应尽量与各点接近，但不一定通过各点，特别是曲线两端的点。此法很难避免有人的主观因素的影响，有时会引起较大的误差。

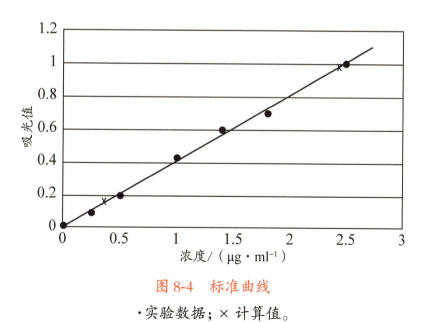

图8-4 标准曲线

·实验数据；×计算值。

一元线性回归法制作校准曲线：设 x 为待测物质的浓度，y 为检测值，则 y 对 x 的直线回归方程为：

$$x=ay+b$$

式中：a 为 y 对 x 回归方程的回归系数（斜率）；b 为常数项（截距）。回归直线的斜率代表检验方法的灵敏度，b 值越大，灵敏度越高。

a 和 b 可由下式求得：

$$a=\frac{n\sum xy-\sum x\sum y}{n\sum y^2-(\sum y)^2}$$

$$b=\frac{\sum y^2\sum x-\sum y\sum xy}{n\sum y^2-(\sum y)^2}$$

式中：n 为检测值个数。

求得 a 和 b 后，分别令检测值为 y_1、y_2，代入回归方程求得 x_1、x_2，然后在坐标纸上连接 (x_1,y_1) 和 (x_2,y_2) 两点，所得的直线即为回归后的校准曲线。在实际检验中，得到检测值后，也可直接用回归方程计算样品中待测组分的浓度或含量，而不再绘制校准曲线。

校准曲线常受到温度、试剂、仪器、检验者等因素的影响而发生改变，故一般要求在测定样品的同时绘制校准曲线。当实验条件发生改变，如更换了试剂、仪器设备等，则必须重新绘制校准曲线。

（四）检验质量评价的方法

为保证获得准确可靠的检验结果，在检验过程中采取了一系列的质量控制措施，而这些质量控制措施的效果，还要通过适当的检查手段才能反映出来，即要求进行检验质量评价。在实际检验工作中，并不严格划分出质量控制和质量评价两个阶段，而是将其贯穿于整个检验质量控制体系中，对检验的全过程实施质量控制，因此可统称为检验质量控制。检验质量控制包括实验室内部质量控制和实验室之间质量控制。

1. 实验室内部质量控制　实验室内部质量控制可简称为室内质控，是指实验室内部的自我质量控制，由实验室自身完成，自身评价。它要求检验者首先测出分析方法的精密度和准确度，然后在日常检验工作中，利用质控样品（包括标准物质、标准样品、加标样品等）的检测结果，系统地、经常地对方法的精密度、准确度进行核对和控制，使得检测质量始终保持在良好的水平上。通常可通过编制和使用控制图来实现。

（1）质控图的绘制：质控制图是记录和控制所获得的检验结果精密度和准确度最好的方法。其种类很多，如均值控制图（$\bar{x}$ 图）、均值 - 极差控制图（$\bar{x}\bar{x}$ -R 图）、回收率控制图等。下面以较简单的均值控制图为例，介绍质控图的绘制方法。

按一定的时间间隔（如每天）随待测样品一起加测一份质控样品，至少测定 20 次，得到 20 个质控样品的数据，计算求得均值 $\bar{x}$ 和标准差 s。以质控样品的检测结果为纵坐标，以测定日期或次序为横坐标，然后在纵坐标的 $\bar{x}$ 处、$\bar{x}\pm 2s$ 处、$\bar{x}\pm 3s$ 处为起点，划出与横坐标平行的 5 条线，分别称为中心线，上、下警告限，上、下控制线。

（2）质控图的应用：在每测一批样品时，加测一份质控样品，并及时将检测结果描点于质控图中。然后根据新点在质控图中的分布情况，对检测工作质量是否处于受控状况作出判断。

1）当新点位于上、下警告限之间，表示检验正常，结果准确可靠，可以发出检验报告。

2）当新点位于上、下警告限之外，但未超出上、下控制限时，检测结果可以接受，但可靠性下降，有失控倾向，注意校正测定系统。

3）当新点位于上、下控制线之外时，表示检验已失控，检测结果不可信，不能报出。应找出原因，采取措施，纠正后重新测定。

4）若有连续7个点位于中心线的同一侧为异常，表明检验工作已产生了一定的偏差趋势，应及时查找原因并予以纠正。

5）若有连续3个点位于警告限和控制限之间，说明检验工作已失控，应及时查找原因并纠正。

（3）质控图的校正：在检验工作处于正常受控状态下，随着样品的检测，质控样品检测的次数也会不断地增加。当质控样品的检测结果积累到一定数量后，可与原有的检测结果合在一起，重新计算平均值和标准差，来校正原来的质控图。当实验条件或质控样品改变时，应重新绘制质控图。控制图的绘制和使用，需要一个相应的标准溶液或标准样品，它的浓度和稳定性都应经过证实。

2. 实验室间检验质量控制　实验室间检验质量控制可简称为室间质控，主要用于检查室内质控工作的情况，了解各实验室的技能，评价检验工作的质量。主持室间质控工作的一般是上级实验室或主管实验室。室间质控的具体做法是：首先选定统一的检验方法（要求方法的准确度和精密度较好，适合于参加室间质控的全部实验室）和检测项目；再由上级实验室或主管实验室提供质控样品（标准物质或实样），各参加实验室在规定时间内完成检测分析，并上报结果；然后上级实验室或主管实验室对这些结果进行统计分析和质量评价，并将其分发给各实验室；最后各实验室根据评价结果，查找工作中的薄弱环节，及时采取措施予以纠正，以提高检验质量。

本章小结

本章学习重点是卫生理化检验的一般程序、检验报告书的一般格式、样品的采集原则。学习难点是有效数字及其运算规则。在学习过程中注意比较卫生理化检验的分类依据，正确理解卫生理化检验的一般程序，理解采样的代表性和典型性的关系；能说出样品分析前的常用处理方法，能正确运用有效数字及其运算规则进行数据处理。

（梁　樑）

思考与练习

一、名词解释

1. 样品前处理　　2. 有机质破坏法

二、填空题

1. 卫生理化检验的一般工作程序包括＿＿＿＿、＿＿＿＿、＿＿＿＿、＿＿＿＿。

2. 根据检验性质,卫生理化检验可分为＿＿＿＿、＿＿＿＿、＿＿＿＿。

3. 样品采集的基本原则是＿＿＿＿。

4. 挥发分离法是利用物质＿＿＿＿的差异,在常温下或低温加热使之与不挥发的干扰组分分离的方法。

5. 皂化法是利用＿＿＿＿在＿＿＿＿中水解,生成易溶于水的羧酸盐和醇,从而去除样品中的脂肪的方法,是碱催化下的酯水解反应。

6. 液-液萃取法是利用溶质在两种互不相溶的溶剂中＿＿＿＿的差异,将待测组分从一种溶剂转移至另一种溶剂中,从而达到分离的目的。

7. 卫生理化检验中常用的分析方法有＿＿＿＿、＿＿＿＿、＿＿＿＿、＿＿＿＿。

8. 检验结果的表示方法有＿＿＿＿、＿＿＿＿、＿＿＿＿、＿＿＿＿。

三、简答题

1. 根据误差的性质和来源,可将误差分为哪些种类?

2. 卫生理化检验质量控制措施有哪些?

第九章 | 食品理化检验

09章 数字资源

学习目标

1. **知识目标** 掌握食品样品的制备与保存方法；熟悉食品样品的采集，食品检验项目中常用检验方法的基本原理；了解食品检验项目中常用检验方法的操作步骤及注意事项，食品理化检验的内容及意义。
2. **能力目标** 具有食品样品采集、制备与保存的能力，具有一定食品理化检验水平。
3. **素质目标** 具有吃苦耐劳、团结协作的团队精神，严谨求实的科学态度。检验过程中具备实验室安全意识。

第一节 食品理化检验概述

一、食品理化检验的内容和方法

食品安全事件关系人民身体健康和安全，是社会关注的重大民生问题。为保证食品的安全性及营养价值，重视和加强食品的卫生管理与监督十分必要，食品理化检验就是其中重要的手段之一。

广义的食品理化检验是指研究和评定食品质量及其变化的一门学科，它依据物理、化学、生物化学的一些基本理论和技术，按照国家制订的安全标准技术标准，对食品原料、辅助材料、半成品、成品及副产品的质量进行检验，以确保产品质量合格；狭义的食品理化检验通常是指食品检验机构依据《中华人民共和国食品安全法》规定的安全标准，对食品质量所进行的检验，包括对食品的包装、标志、外观的特性、理化指标以及其他一些卫生指标所进行的检验。

（一）食品理化检验的内容

由于食品种类繁多，组成十分复杂，食品因其检验目的的不同，检验内容和项目也各异。目前食品理化检验主要开展以下内容。

1. 食品营养成分检验　营养成分的检验是食品理化检验的基础内容。食品的基本原料是动植物体及其制品，种类繁多，食品检验主要涉及蛋白质、脂肪、碳水化合物、矿物质、维生素等营养成分测定，为食品营养评价和实用安全提供基础资料。

2. 食品添加剂检验　食品添加剂检验是维护食品生产领域安全和卫生监管的重要途径，也是我国保证"舌尖上安全"的重要环节。主要包括防腐剂、甜味剂等的检验。

3. 有害污染物检验　食品在生产、加工、包装、运输、储存等环节中，可能会产生、引入或污染某些有害物质。其种类繁多，来源各异，主要包括砷、铅、镉、农药残留、兽药残留和黄曲霉毒素等，为食品安全评价和卫生监督提供资料。

4. 常见食品卫生质量检验　我国食品安全国家标准对常见的各类食品的感官指标、理化指标、细菌指标、检验方法等均有规定，为保证食品感官性状良好，营养和卫生指标符合国家相关食品安全标准和卫生法规，对常用的调味品、酒类、食用油脂、奶及其奶制品等进行卫生质量检验。

5. 食品掺伪检验　食品掺伪检验是在食品卫生学和食品毒理学的指导下，检测食品中是否添加了对人体有毒、有害的物质，或违规使用食品添加剂，因使用食品添加剂以次充好、以劣充优等严重卫生问题。食品掺伪检验的任务是依法依规对食品进行营养和卫生检验，维护食品安全和法律的严肃性，确保食用者安全。

6. 食品容器、食具与包装材料检验　食品容器、食具与包装材料污染是现代食品领域的重要问题，与食物直接接触，很多材料成分可迁移到食品中，造成严重后果。这类物质主要是纸、塑料、橡胶等包装材料，搪瓷、陶瓷、金属等包装容器带来的化学污染。通过检验了解各类包装材料和器具的主要卫生问题，熟悉各种包装材料和食品容器中有害物质的检验方法及原理。

（二）食品理化检验的方法

食品理化检验主要是进行定性和定量分析，涉及多种化学分析方法和现代仪器分析方法，但是每种分析方法都有其各自的优缺点。首选中华人民共和国国家标准和国际上通用的标准分析方法。标准方法中有两个以上检验方法时，可根据所具备的条件选择使用，以第一法为仲裁方法；未指明第一法的标准方法，与其他方法属并列关系。

食品理化检验常用的方法分为五大类：感官检查、物理检测、化学分析法、仪器分析法、生物化学分析法。感官检查、物理检测、化学分析法、仪器分析法见第八章第四节。生物化学分析法在食品理化检验中应用较多的主要是酶分析法和免疫学分析法。酶分析法是利用酶作为生物催化剂，具有高效和专一的特征，进行定性或定量的分析方法。在食品理化检验中，酶分析法对于基质复杂的食品样品抗干扰能力强，具有简便、快速、灵敏等优点。可用于食品中维生素及有机磷农药的快速检验。免疫学分析法是利用抗原与抗体之间的特异性结合来进行检测的一种分析方法。在食品理化检验中,可制成免疫亲和柱或试剂盒,用于食品中霉菌毒素、农药残留的快速检测。

在实际工作中,需要根据检验对象、检验要求及实验室的条件等选择合适的分析方法。随着科学技术的发展和电子设备的广泛应用,食品理化检验所采用的分析方法将会不断完善和更新,以达到灵敏、准确、快速简便和绿色环保的要求。

二、食品样品的采集

食品理化检验要从整批食品中抽取一部分来进行检验,并以检验结果对整批食品进行评价。可见,食品样品的采集是食品检验成败的关键。

(一)食品样品采集的原则

食品样品的采集原则应遵循代表性、目的性、时效性、安全性等原则,同时还应当注意采样的合理性,即对于组成不均匀、各部分形态或属性不同的食品,应分别采样,采样方法合乎检验目的和要求。如果发现食品腐败变质或已受污染,可按程度分开采集若干样品,并及时将样品送回实验室。

(二)采集步骤与方法

1. 采样准备 采样前必须审查待测食品的所有资料,包括食用情况、食品监督检验机构、商检部门、兽医检验机构、工厂质检部门等有关检验报告和证明书等;还应尽可能了解其原料来源地点、加工方法、储存、运输、销售等各个环节具体情况;明确采样目的,确定采样件数,准备采样工具。制定合理可行的采样方法。

2. 现场调查 了解待测食品的一般情况,记录食品种类、数量、批号、生产日期、加工方法、储运条件(包括起运日期)、销售卫生情况,包括感官性状、品质、储藏、包装情况等。

3. 采样方法 为使采集的样品具有代表性,一般遵循均匀性或随机抽样原则。抽取的样品必须均匀分布在整批食品的各个部位,抽样过程中保证整批食品的每个产品都有被抽取的机会。当分析的目的是要说明整体的某一特征时,要用典型性来保证代表性,如食品掺伪或食物中毒的检验。

(1)液体、半液体食品

1)贮存在桶、池、罐、缸等大容器内的液体或半流体食品(如植物油、鲜乳、酒类、液态调味品和饮料等),应先充分混匀后再采样。如容量过大,可采用虹吸法按上、中、下三层取出部分样品。对于散装的液体食品,可采用虹吸法在储存池的四角及中心五点分层取样。

2)流动的液体食品,可定时、定量从输出管口取样,混合后再分别进行采样。

3)互不相溶的液体,如油和水的混合物,应首先使不相溶的成分分离,再分别进行采样。

4）小包装的液体、半流体食品应按批号分批取样。同一批号取样件数，250g以上包装不得少于3件，250g以下包装应不少于6件。将相同批号样品混匀后再用采用管分取至采样量混匀样品，可以使用旋转摇荡法、反复倾倒法或使用液体搅拌器。

（2）均匀的固体食品：散装仓储粮食及其他固体食品，应使用固体采样器对每批食品的上、中、下三层和五点（周围四点及中心），分别采取部分样品，混合后按四分法对角取样至采样量；袋装食品不便于打开包装混合取样，可取仓库中不同存放部位若干，于每袋插入固体采样器抽取部分样品，混合后按四分法分取。固体采样器分大型和小型两种（图9-1）。

1）大型采样器适宜于采集大量散装食品。它由金属套管构成，尖端封闭，中端开孔，孔间分隔，各孔表面的活门随采样器顺时针转动而关闭，反时针转动时，活门打开。使用时，先将活门关闭再将其插入样品中，达一定深度时，反时针转动时，活门打开。食品则进入各孔填满各小隔，关闭活门，抽出采样器，则可获得不同层次的食品样品。

2）小型采样器适用于采集袋装食品。它是由空薄壁金属管制成，前尖后圆，管身沿轴方向有缝隙。使用时，将尖端插入包装袋，样品即沿管内壁流出，进行收集。

四分法取样方法，见图9-2。将样品置于一大张方形纸或布上，反复提起四角使样品反复滚动混匀，然后将样品铺平分成相等的四瓣，除去对角的两瓣，将剩下的两瓣按上法再进行混合分瓣，重复操作直至剩余量达到采样量为止。

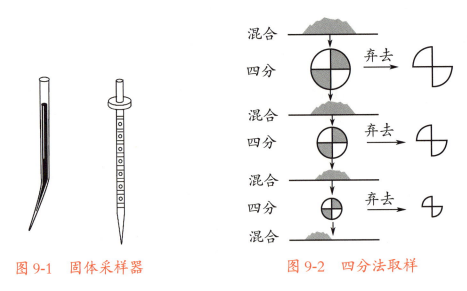

图9-1　固体采样器　　　　　图9-2　四分法取样

（3）不均匀固体食品：对于组成不均匀的肉、鱼、水果、蔬菜等食品，由于本身组成或部位很不均匀，个体大小及成熟程度差异较大，取样时更应注意代表性，可按下述方法进行采样。

1）肉类、水产品等：应按分析项目的要求，分别采取不同部位的样品，混合后作为样品，有时从一只或很多只动物的同一部位取样，混合后代表某一部位的情况。对于小鱼、小虾等，可随机抽取多个样品，切碎、混匀后，按四分法取样，缩减至所需数量；对于个体较大的鱼和肉类，可从若干个体上切割少量可食部分，将肥瘦分开，切碎混匀后，再按四分法缩分至所需数量。

2）果蔬：个体较大的果蔬类食品（如苹果、西瓜、大白菜、萝卜等），可按成熟程度及个体大小的组成比例，选取若干个体，按生长轴纵剖分成4或8份，取对角2份，切碎混匀，缩分至所需采样量。个体较小的果蔬类食品（如葡萄、樱桃、蒜、青菜等），随机抽取若干个整体切碎混匀，缩分至所需采样量。

3）被污染及食物中毒的可疑食品：可根据检验目的，结合食品感官性状、食品污染程度、特征分别采样，这类食品切忌与正常食品相混。

4）小包装食品：如罐头、袋装或听装乳粉、瓶装饮料等，一般可按批号随机抽取数件，在实验室进行粉碎、混匀、分取。

5）采样数量的确定，考虑分析项目的要求、分析方法的要求及被检物的均匀程度三个因素。样品应分成3份，分别供检验、复查和备查用。每份样品数量一般不少于0.5kg或0.5L。检验掺伪食品的样品，与一般的成分分析的样品不同，分析项目事先不明确，采样数量要多一些。

（三）采样的说明与讨论

1. 合理选择采样仪器、设备和容器　一切采样工具，如采样器、容器、包装纸等都应清洁，不得将任何有害物质带入样品中，不得与样品的待测组分发生反应。例如，测定锌的样品不能用含锌的橡皮膏封口；测定汞的样品不能用橡皮塞；测定铅时，容器在盛样前应先进行除铅处理；测定铁时，应避免与铁的工具及容器接触。

2. 设法保持样品原有微生物状况和理化指标　在进行检验之前，保证食品样品成分不发生变化。防止污染、变质、腐败、霉变、挥发、微生物死亡、毒物分解以及水分增减等。例如，做黄曲霉毒素 B_1 测定的样品，要避免阳光、紫外线灯照射，以免黄曲霉毒素 B_1 分解。

3. 分类包装　感官性状极不相同的样品，切不可混在一起，应另行包装，并注明其性质。

4. 样品标签填写准确、详细　盛装样品的器具上要贴牢标签，注明样品名称、采样地点、采样日期、样品批号、采样方法、采样数量、分析项目及采样人。

5. 及时送检　样品采集后，要迅速送往实验室进行分析。运送中要密封、避光，必要时应降温。

三、食品样品的制备

经过采样得到的食品往往数量过多，颗粒太大，组成不均匀，一般不能满足直接检验的要求，检验前需要剔除非食用部分及机械性杂质，并通过粉碎、过筛、混匀等均匀化处理，即样品制备。样品制备的目的就是要保证样品十分均匀，在分析时取任何部分都能代表全部样品的成分。样品制备的方法应根据食品样品的形态来决定。

（一）液体、浆体或悬浮液体

一般将样品摇匀，充分搅拌。固体油脂应加热熔化后进行混匀。常用的搅拌工具是玻璃搅拌棒、液体搅拌器、电动搅拌棒等。

（二）固体样品

应用切细、粉碎、捣碎、研磨等方法将样品制成均匀可检状态。水分含量少、硬度大的固体样品（如谷类）可用粉碎法；水分含量较多、质地软、韧性较强的样品（如果蔬、肉类）可用匀浆法。常用的工具有磨粉机、切割型粉碎机、组织捣碎机、研钵等。颗粒性固体样品的粒度在某些检验项目中有所要求，为了使颗粒的大小均匀，粉碎后的颗粒样品应使用标准筛过筛。常用标准筛的筛号、目数和孔径见表9-1。

表9-1　标准筛目表

筛号	1	2	3	4	5	6	7	8	9
目数	10	24	50	65	80	100	120	150	200
孔径/μm（平均值）	2 000±70	850±29	355±13	250±9.9	180±7.6	150±6.6	125±5.8	90±4.6	75±4.1

摘自《中华人民共和国药典》2020版。

过筛时，要求全部样品都要通过筛孔，不应将未通过筛孔的部分丢弃，未通过的部分应继续粉碎过筛，至全部样品通过为止。反复过筛也是一种混匀过程。

（三）罐头

水果罐头在捣碎前必须清除果核；肉禽罐头应预先清除骨头；鱼类罐头要将调味品（葱、辣椒及其他）分出后再捣碎。常用的捣碎工具是组织捣碎机。在制备样品的过程中，应注意防止易挥发性成分的逸散，避免样品组成和理化性质发生变化。

四、食品样品的保存

食品中含有丰富的营养物质，在适宜的条件下，由于光、热、酶及微生物等作用，其组成和性质会发生变化。因此，食品样品采集后，应尽快分析。若不能立即检验，则应妥善保存防止食品中待测成分的挥发损失和污染，尽量保持样品原有的性状，以保证检验结果的准确性。

（一）保存原则

1. 稳定待测成分　某些待测成分易挥发、分解或氧化，在运输和保存过程中应尽量保持其稳定不变。根据后续的检测方法，可在采样后立即加入某些试剂或采取适当的措施，稳定这些待测成分。例如，维生素 B_1、维生素 B_2、β- 胡萝卜素等见光易分解，所以检测这些成分的食品样品,应在避光条件下保存。维生素 E 易被氧化,在保存和处理过程中应加抗氧化剂(如维生素 C)保护。

2. 防止污染　采集和保存食品样品的各种工具和容器不能含有待测成分及其他干扰分析的物质,避免使样品受到污染。采集好的样品要密封加盖。

3. 防止腐败变质　采集的食品样品应盛放在密封洁净的容器内,并根据食品种类选择适宜的温度或加入合适的制冷剂或防腐剂保存,避免其理化性质发生改变。制冷剂或防腐剂的加入应以不影响分析结果为前提。

4. 稳定水分　水分是食物成分的重要指标,食品的水分含量直接影响到食品中营养成分和有害物质的浓度与组成比例,对测定结果影响很大。对于含水分较高的食品样品,若不能尽快分析,可以先测定水分,将样品烘干后保存,检测结果应根据其中水分的含量,折算为原样品中待测成分的含量。

(二)保存方法

食品样品的保存应做到净、密、冷、快。

1. 净　是指采集样品的工具和保存样品的容器必须清洁干净,不得含有待测成分和其他可能污染样品的成分。

2. 密　是指所采集食品样品的包装应密闭,以稳定水分,防止待测成分挥发损失,避免样品在运输和保存过程中受到污染。

3. 冷　是将样品在低温下运输、保存,以抑制酶的活性和微生物的生长繁殖。

4. 快　是指采样后应尽快分析,避免食品样品变质。

对于检验后剩余的样品,一般应保存一个月,以备需要时复检。保存期限自检验报告书签发之日起计算。易于腐败变质的食品则不予保存。

第二节　食品营养成分检验

食品的营养成分是指天然食品或加工食品中所含对人体健康有营养意义的成分。主要有蛋白质、脂肪、碳水化合物、无机盐、维生素和水分等。

由于食品的种类、生产环境和加工方法等的不同,各类食品所含成分也不同。评价一种食品的质量,不仅要看食品中蛋白质、脂肪和碳水化合物这三大营养成分的含量,还要看维生素、微量元素等其他成分的含量。通过食品营养成分的检验,可掌握不同食品中各种营养成分的种类和数量,为人们科学地认识食品、合理选择食物提供依据,为食品卫生监督、管理和执法、打击伪劣食品提供科学依据。

一、水 分 检 验

水分是食品不可缺少的重要成分,通常不看作营养成分,但它在动植物体内具有极其重要的生理意义。它是营养素和代谢产物的溶剂，是体内化学反应进行的必要条件，能帮助营养素的吸收和废物的运输排泄，在调节体温、润滑关节和肌肉、减少摩擦等方面，都具有重要的作用。

食品中水分的多少，直接影响食品的感官性状，影响胶体状态的形成和稳定。控制食品水分的含量，可防止食品的腐败变质和营养成分的水解。因此，了解食品水分的含量，能掌握食品的基础数据，而且可以将食品的各种成分折算为干样品的百分率，增加了其他测定项目数据的可比性。

食品中水分的存在形式有两种，即游离水（自由水）和结合水。游离水是指存在于动植物细胞外各种毛细管和腔体中的自由水，包括吸附于食品颗粒表面的吸附水；结合水则是指形成食品胶体状态的水，如蛋白质、淀粉的水合作用吸收的水分及糖类、盐类等形成结晶的结晶水。前一种形态存在的水分，易于分离，后一种形态存在的水分，不易分离。如果不加限制地长时间加热干燥，必然使食物变质，影响分析结果。所以，通常所说的食品中的水分含量，是指在一定的温度、一定的时间和规定的操作条件下所失去的游离水的量。

国家标准用于食品中水分的测定方法有直接干燥法、减压干燥法、蒸馏法和卡尔·费休法，具体见 GB 5009.3—2016。

（一）直接干燥法

【原理】 食品中的水分在大气压力为 101.3kPa，温度 101～105℃下蒸发逸出，包括吸湿水、部分结晶水和该条件下能挥发的物质，通过称量干燥前、后样品的质量，计算其差值即为食品中水分的含量。

【操作步骤】

1. 固体样品 准确称取磨细或切碎混匀的样品，放入经干燥至恒重的称量瓶中，加盖，精密称量后，置干燥箱中重复干燥至恒重（前后两次质量差不超过 2mg，即为恒重）。

2. 半固体或液体样品 在蒸发皿内加入海砂及一根小玻棒，置干燥箱中，重复干燥至恒重；然后准确称取试样，置于蒸发皿中，用小玻棒搅匀放在沸水浴上蒸干，再干燥至恒重。

【说明与讨论】

1. 直接干燥法测得的水分含量不能完全排除食品中的结合水，而且在加温过程中，除了水分外，食品中的挥发性物质（如芳香油、醇、有机酸等）亦逸出，所测得的结果实际上是挥发性物质的总量，而不完全是水分的含量。因此本法不适宜于胶体、高脂肪、高糖食品及含有较多高温易氧化、易挥发物质的食品。

2. 高脂肪样品容易被氧化，而使后一次质量反而增加，遇此情况，则应以前一次质量作为恒重。测定蔬菜中的水分含量时，应先将其洗净，将附着的水分晾干或用纱布吸干后再进行测定。

（二）减压干燥法

【原理】 将食品试样置于40～53kPa压力下加热至（60±5）℃去除试样中的水分，再通过烘干前后的质量变化，计算食品中水分的含量。

【操作步骤】 取已恒重的称量瓶准确称取样品2～3g，放入真空干燥箱内并使其达到所需压力（40～53kPa）和温度（55～65℃），减压干燥（约2～3h）后，取出称量瓶放入干燥器内冷却0.5h后称量，并重复以上操作至恒重。

【说明与讨论】

1. 本法适用于胶体样品、高温易分解的样品及水分较多的样品，如淀粉制品、豆制品、罐头食品、糖浆、蜂蜜、蔬菜、水果、味精、油脂等。

2. 本法一般选择压力为40～53kPa，温度为55～65℃。但实际应用时可根据样品性质及干燥箱耐压情况不同而调整压力和温度，如奶粉为53kPa和100℃；干果为53kPa和70℃；坚果和坚果制品为53kPa和95～105℃；糖及蜂蜜为40kPa和60℃等。

3. 使用真空泵时，流入干燥箱内的空气必须是干燥的。

（三）蒸馏法

【原理】 于食品样品中加入与水互不溶解的有机溶剂，使样品中的水分与有机溶剂在低于其沸点下共同蒸馏出来，收集蒸馏液于标有刻度的接收管中，根据所接收水的体积计算水分含量。

【操作步骤】

1. 称取适量样品，放入蒸馏瓶中，加入新蒸馏的甲苯（或二甲苯），连接水分蒸馏器（图9-3），从冷凝管顶端注入甲苯，装满水分接收管。

2. 慢慢加热蒸馏，蒸馏至接收管内的水分体积不再增加时，从冷凝管顶端加入甲苯冲洗。如冷凝管壁附有水滴，可用附有小橡皮头的铜丝擦下，再蒸馏片刻至接收管上部及冷凝，管壁无水滴附着为止，取接收管水层的体积，读取接收管水层的体积。

【说明与讨论】

1. 本法又称为共沸蒸馏法，适用于含水较多又有较多挥发性成分的蔬菜、水果、发酵食品、油脂及香辛料等食品，特别是香辛料，蒸馏法是唯一的、公认的水分测定方法。

2. 有机溶剂的种类很多，各有其优缺点，使用重于水的溶剂，样品浮在上面，不致因过热而炭化，且安全防火，但可能产生乳化现象。轻于水的溶剂应用较为普遍，但需根据样品性质加以选用，对热不稳定的样品，一般采用低沸点的苯、甲苯或甲苯与二甲苯的混合液；对于含有糖分和可分解出水分的样品，宜选用苯作溶剂。

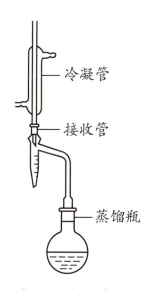

冷凝管

接收管

蒸馏瓶

图9-3　水分蒸馏器

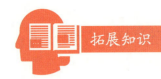

快速检测新技术之卡尔·费休法

近年来,食品中水分测定方法的研究取得了很大进展,建立了多种快速检测新技术,主要有卡尔·费休法、近红外分光光度法和微波炉法等。食品国家安全标准 GB 5009.3—2016《食品安全国家标准 食品中水分的测定》第四法即为卡尔·费休法(Karl Fischer 法)。适用于食品中含微量水分(含量大于 1.0×10^{-3}g/100g)的测定,不适用于含有氧化剂、还原剂、碱性氧化物、氢氧化物、碳酸盐、硼酸等食品中水分的测定。

卡尔·费休法原理:根据碘能与水和二氧化硫发生化学反应,在有吡啶和甲醇共存时,1mol 碘只与 1mol 水作用,反应式如下:

$$C_5H_5N \cdot I_2 + C_5H_5N \cdot SO_2 + C_5H_5N + H_2O + CH_3OH \rightarrow 2C_5H_5N \cdot HI + C_5H_6N[SO_4CH_3]$$

卡尔·费休水分测定法又分为库仑法和体积法。库仑法测定的碘是通过化学反应产生的,只要电解液中存在水,所产生的碘就会和水以 1∶1 的关系按照化学反应式进行反应。当所有的水都参与了化学反应,过量的碘就会在电极的阳极区域形成,反应终止。体积法测定的碘是作为滴定剂加入的,滴定剂中碘的浓度是已知的,根据消耗滴定剂的体积,计算消耗碘的量,从而计量出被测物质水的含量。

二、灰 分 检 验

案例导入

明胶、果胶类胶制品生产厂,用检测灰分来判断胶冻性能,食品出厂还需监测胶制品加工过程中的污染情况。

问题与思考:

1. 如何判断胶制品加工过程中的污染情况?

2. 怎样测定胶制品的灰分含量?

食品中除含有大量有机物外,还含有丰富的无机成分,它们在维持人体正常生理功能、构成人体组织方面有着十分重要的作用。表示无机成分总量的指标就是灰分。

灰分是指食品经高温灼烧后所残留下来的无机物的总称,主要是氧化物或无机盐类(亦称无机物或矿物质)。食品的灰分除总灰分外,按其溶解性还可分为水溶性灰分与水不溶性灰分、酸溶性灰分与酸不溶性灰分。水溶性灰分大部分为钾、钠、镁、钙等氧化物及可溶性盐类;水不溶性灰分除泥沙外,还有铁、铝等金属氧化物和碱土金属的碱式磷酸盐;酸不溶性灰分大部分为污染掺入的泥沙,包括原来存在于食品组织中的二氧化硅。通常所说的灰分是泛指上述各种可溶性与不溶性灰分的总和,即总灰分。实际工作中一般是测定总灰分,必要时可分别测定。

由于食品在灰化时,碳、氢、氮以及某些元素会挥发散失,某些金属氧化物或盐类发生变化,而且食品中还可能混入泥沙、尘埃等杂质,因此,食品中的灰分与食品原料中存在的无机成分在数量和组成上并不完全相同。灰分并不能准确地表示食品中原来的无机成分的总量,高温灼烧后的残留物称为粗灰分。

各种食品具有不同范围和限度的灰分,如果灰分的测定值超出了正常范围,则表明食品有掺伪的嫌疑或混入某些机械性杂质。因此,测定灰分含量可以了解污染情况,判定食品的纯度和品质。

国家标准采用灼烧质量法测定食品中灰分的含量(GB 5009.4—2016)。

【原理】 食品样品经高温灼烧后,有机物被氧化分解,剩下的残留物即为灰分,称量残留物质量,根据残留物的质量和样品的质量,计算灰分的含量。

【操作步骤】

1. 对于一般食品,取适量液态或半固体试样,沸水浴蒸干,电热板炭化至无烟,再置于(550 ± 25)℃马弗炉中灼烧 4h,冷却至室温,称量。反复操作至无炭粒,且前后两次称量之差不超过 0.5mg(即恒重)为止。

2. 对于含磷较高的豆类及其制品、肉禽制品、蛋制品、水产品、乳及乳制品,称取试样后,加入乙酸镁溶液润湿样品,放置 10min,水浴蒸干,同上炭化和灰化;取与加入样品中相同量的乙酸镁溶液 3 份,做试剂空白,当三次实验结果的标准偏差小于 0.003g 时,取算术平均值作为空白值。

【说明与讨论】

1. 炭化时应先用小火再用大火,液体样品应先在沸水浴上蒸干或在 100℃下小心加热蒸干,或使用无灰滤纸吸收大部分样品后再行炭化,以避免样品溅出。如果液体样品量过多,可分次在同一坩埚中蒸干。对于含糖分、淀粉、蛋白质较高的样品,为防止其发泡溢出,炭化前可加数滴辛醇或纯无灰植物油。

2. 在测定蔬菜、水果等含水分多的食物时,应预先测定这些样品的水分,再将这些干燥物继续加温至(550 ± 25)℃灼烧灰化,测定灰分质量。

3. 灰化时间因样品种类、数量不同而异。一般不规定具体时间,而以灼烧至完全呈白色或灰白色并达到恒重为度。

 课堂活动

灰分是标示＿＿＿＿＿总量的一项指标。

三、宏量营养素检验

（一）蛋白质

蛋白质是一种复杂的有机化合物，其中氮是构成蛋白质的特有元素。各种蛋白质的含氮量略有差别，但多数蛋白质的平均含氮量为16%，即1g氮元素相当于6.25g蛋白质，将测得的含氮量乘以该食品的蛋白质换算系数6.25，便可得出该食品的蛋白质含量。

$$蛋白质含量 = 氮元素含量 \times 6.25$$

由于各种食品的蛋白质含氮量不一致，蛋白质换算系数也有所不同。常见食物的蛋白质换算系数，见表9-2。

表9-2　常见食物的蛋白质换算系数

食物名称	换算系数	食物名称	换算系数
大米	5.95	面粉	5.70
玉米、高粱、荞麦	6.24	全小麦、大麦、燕麦、小米	5.83
牛乳及其制品	6.38	肉与肉制品	6.25
栗子、核桃、芝麻	5.30	大豆及其制品	5.71
花生	5.46	西瓜及向日葵种子	5.40

国家标准用于食品中蛋白质含量的测定方法有凯氏定氮法、分光光度法和燃烧法，具体见 GB 5009.5—2016。通常采用的是凯氏定氮法。

凯氏定氮法

【原理】　食品中的蛋白质在催化加热条件下被分解，产生的氨与硫酸结合生成硫酸铵，再碱化蒸馏使氨游离，用硼酸吸收后以硫酸或盐酸标准滴定溶液滴定，根据硼酸的消耗量计算氨含量，再乘以换算系数，即为蛋白质的含量。

反应方程式为：

$$2CH_3CH(NH_2)COOH + 13H_2SO_4 = (NH_4)_2SO_4 + 6CO_2 \uparrow + 12SO_2 \uparrow + 16H_2O$$

$$(NH_4)_2SO_4 + 2NaOH = 2NH_3 \uparrow + 2H_2O + Na_2SO_4$$

$$2NH_3 + 4H_3BO_3 = (NH_4)2B_4O_7 + 5H_2O$$

$$(NH_4)_2B_4O_7 + H_2SO_4 + 5H_2O = (NH_4)_2SO_4 + 4H_3BO_3$$

或

$$(NH_4)_2B_4O_7 + 2HCl + 5H_2O = 2NH_4Cl + 4H_3BO_3$$

凯氏定氮蒸馏装置，见图9-4。

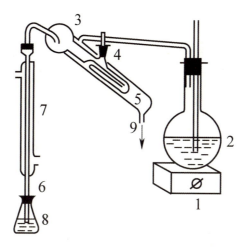

图 9-4　凯氏定氮蒸馏装置

1. 电炉；2. 水蒸气发生瓶；3. 蒸气进口；4. 进样小漏斗及棒状玻璃塞；
5. 反应室；6. 蒸馏液出口；7. 冷凝管；8. 蒸馏液接收瓶；9. 废液出口。

【操作步骤】

（1）样品的消化：准确称取均匀固体样品于凯氏烧瓶中，向瓶内加入硫酸铜、硫酸钾、硫酸，放置过夜后小心加热。待消化液呈蓝绿色并澄清透明后，用水转移并定容。同时做试剂空白试验。

（2）蒸馏：安装好凯氏定氮蒸馏装置，于水蒸气发生瓶内装水至约2/3处，加入数粒玻璃珠，加甲基红指示剂及硫酸数滴，使水呈酸性。取一定量消化液注入反应室，加入氢氧化钠，密塞，经水蒸气蒸馏释放出氨，以含有混合指示剂的硼酸溶液吸收。

（3）滴定：取下接收瓶后，用硫酸标准溶液或盐酸标准溶液滴定至灰色或蓝紫色为终点。同时做空白试验。

【说明与讨论】

（1）所有试剂用无氨水配制，凯氏烧瓶需干燥，样品消化时应在通风橱内进行。

（2）蒸馏装置要严密不漏气。蒸馏时，蒸气发生要充足、均匀；冷凝管末端应在吸收液液面以下；蒸馏前应在安装好吸收液后，方可加入氢氧化钠溶液，而且加碱量要足够，动作要快，防止氨损失；蒸馏过程中火源要稳定，不得中途断火，以免发生样品液的倒吸。蒸馏完毕后，应先将接收瓶离开冷凝管，再断火源，以免发生吸收液倒吸现象。

（3）整个操作过程中必须防止氨的污染。另外要严防酸、碱污染硼酸吸收液，否则会造成较大的测定误差。

（4）凯氏定氮法适用于食品中蛋白质的测定，但不适合用于添加无机含氮物质、有机非蛋白质含氮物质的食品中蛋白质的测定。

（二）碳水化合物

碳水化合物又称糖类。根据能否被氧化剂如托伦试剂、斐林试剂氧化，糖类又可分为还原糖和非还原糖。葡萄糖、果糖、半乳糖等，都为还原糖。双糖中的麦芽糖和乳糖，也属于还原糖。蔗糖不具有还原性,多糖不具有还原性,都属于非还原糖。

无还原性的蔗糖和多糖可在一定温度下经盐酸或糖化酶类水解为有还原性的单糖。如一分子蔗糖经盐酸水解生成一分子葡萄糖和一分子果糖;而一分子淀粉经淀粉酶逐步水解,最终形成多个分子的葡萄糖。其反应式如下:

$$C_{12}H_{22}O_{11}+H_2O \rightarrow C_6H_{12}O_6+C_6+H_{12}O_6$$

蔗糖　　　　　　葡萄糖　　果糖

$$(C_6H_{10}O_5)+nH_2O \rightarrow nC_6H_{12}O_6$$

淀粉　　　　　　葡萄糖

由水解前后反应物的相对分子质量计算可知,一份单糖是由 0.95 份蔗糖或 0.9 份淀粉转化而来。所以,计算蔗糖或淀粉含量时,将 0.95 或 0.9 作为换算系数。

食品中糖类的测定通常以还原糖、蔗糖、淀粉及总糖表示。总糖主要指具有还原性的糖和在测定条件下能水解为还原性单糖的蔗糖以及可部分水解的淀粉。测定糖的方法有物理方法,如旋光法、折光法、比重法等;物理化学方法,如极谱法、光度法、色谱法等;化学方法,如直接滴定法(斐林滴定法)、高锰酸钾法、铁氰化钾法、碘量法等。在诸多化学方法中,均以还原糖的氧化还原反应为基础,所以称为"还原糖的测定"。其中直接滴定法、高锰酸钾法是我国测定食品糖含量的国家标准方法,具体见 GB 5009.7—2016。

1. 还原糖的测定

(1)直接滴定法(斐林滴定法)

【原理】　样品除去蛋白质后,以亚甲蓝作指示剂,用样品溶液直接滴定标定过的斐林试剂,还原糖与斐林试剂作用,达到终点时,稍微过量的还原糖将蓝色的亚甲蓝指示剂还原为无色,而显出氧化亚铜的鲜红色。根据消耗样品溶液的体积计算样品中还原糖的含量。

【操作步骤】

1)样品处理:①乳类、乳制品及含蛋白质的食品类:称取适量样品,置于容量瓶中,加水,摇匀后慢慢加入醋酸锌溶液及亚铁氰化钾溶液,加水至刻度,混匀。静置过滤,备用。②乙醇性饮料:吸取适量样品,置于蒸发皿中,用氢氧化钠溶液中和至中性,在水浴上蒸发至原体积的 1/4 后,移入容量瓶中,加水,混匀,加入醋酸锌及亚铁氰化钾溶液,加水至刻度,混匀。静置,用干燥滤纸过滤备用。③含大量淀粉的食品:称取适量样品,置于容量瓶中,加水,水浴 1h。冷却后加水至刻度,混匀,静置。吸取上清液于另一容量瓶中,加入醋酸锌及亚铁氰化钾溶液,加水至刻度,混匀。静置,用干燥滤纸过滤备用。④汽水等含有二氧化碳的饮料:吸取适量样品置于蒸发皿中,在水浴上除去二氧化碳后,移入容量瓶中,并用水洗涤蒸发皿,洗液并入容量瓶中,再加水至刻度,混匀后,备用。

2)标定斐林试剂:分别准确吸取斐林试剂甲液、乙液,置于锥形瓶中,加水,加入玻璃珠 2 粒,从滴定管中滴加葡萄糖标准溶液,控制在 2min 内加热至沸,趁沸以每两秒 1 滴的速度继续滴加葡萄糖标准溶液,直至溶液蓝色刚好退去为终点,记录消耗葡萄糖标准溶液的总体积。同法平行操作 3 份,取平均值,计算。

3）样品溶液预测：分别准确吸取斐林试剂甲液、乙液，加热至沸，趁沸从滴定管中滴加样品溶液，直至溶液蓝色刚好退去为终点，记录样液消耗的体积（$V_{预测}$）。

4）样品溶液测定：分别准确吸取斐林试剂甲液、乙液，从滴定管中滴加样品溶液，加热至沸，趁沸滴定，直至溶液蓝色刚好退去为终点，记录样液消耗的体积。同法平行操作3份，取其平均值进行计算。

【说明与讨论】

1）此反应是可逆的，当无色亚甲蓝与空气中的氧结合时，又变为蓝色。故滴定时不要离开热源，使溶液保持沸腾，让上升的蒸气阻止空气侵入溶液中。

2）在斐林试剂中加入少量亚铁氰化钾，可使生成的红色氧化亚铜沉淀与亚铁氰化钾发生反应，形成可溶性的无色配合物，使滴定终点变色更明显。

3）斐林试剂甲液与乙液应分别配制，分别储存，临用时取甲、乙液等量混合，以避免酒石酸钾钠铜配合物长期在碱性条件下，慢慢分解析出氧化亚铜沉淀，使试剂的有效浓度降低。

4）每次滴定消耗样品溶液体积控制在与标定斐林试剂时所消耗的葡萄糖标准溶液的体积相近，约为10ml。

5）滴定时要求操作条件完全相同，即所用的锥形瓶规格、加热电炉的功率、滴定速度及滴定消耗的大致体积、终点观察方法和掌握等应尽量一致，以减少误差。

（2）高锰酸钾滴定法

【原理】　样品经除去蛋白质后，其中的还原糖在煮沸和碱性条件下能将斐林试剂中的二价铜还原成氧化亚铜；在酸性条件下，加入硫酸铁，氧化亚铜能使硫酸铁定量还原成硫酸亚铁；用高锰酸钾标准溶液滴定硫酸亚铁，根据高锰酸钾的消耗量可计算氧化亚铜的量，再查氧化亚铜相当的糖量表，即可求得还原糖的含量。其反应式为：

还原糖 + 斐林试剂 → $Cu_2O \downarrow$

$Cu_2O \downarrow + Fe_2(SO_4)_3 + H_2SO_4 \rightarrow 2CuSO_4 + 2FeSO_4 + H_2O$

$10FeSO_4 + 2KMnO_4 + 8H_2SO_4 \rightarrow 5Fe_2(SO_4)_3 + K_2SO_4 + 2MnSO_4 + 8H_2O$

因此，$2KMnO_4 \leftrightharpoons 10FeSO_4 \leftrightharpoons 5Cu_2O \downarrow$，即：$n(KMnO_4) : n(Cu_2O) = 2 : 5$，所以，氧化亚铜的物质的量等于2/5高锰酸钾的物质的量。由于氧化亚铜的摩尔质量为143.08g/mol，则氧化亚铜的克数 $= 2/5 cV \times 143.08$。

上式中：c——高锰酸钾标准溶液的浓度，mol/L；V——滴定时消耗高锰酸钾溶液的体积，L。

【操作方法】

1）样品处理：样品提取液的制备和净化同直接滴定法。

2）样品测定：吸取样品溶液，加入斐林试剂甲液及乙液，于烧杯上盖一表面皿，加热，控制在4min内沸腾，再准确煮沸2min。趁热抽滤，并用热水洗涤沉淀至洗涤液不呈碱性为止。沉淀中分别加入硫酸铁溶液和水，使沉淀完全溶解。以高锰酸钾标准液滴定至微红色为终点。

同时用水代替样品，加与测定样品时相同量的斐林试剂甲、乙液，硫酸铁溶液及水，按同一方法做试剂空白实验。

【说明与讨论】

1）选取具有代表性的样品。对液体样品或半流动体样品，可以充分混匀；固体样品应除去非食用部分，去掉机械性杂质，充分磨细、混匀。

2）对样品的处理要求，是利用还原糖的水溶性，加水浸取，并除去样品中其他固形物质和还原性物质，如蛋白质、脂肪、乙醇、二氧化碳、纤维素、淀粉等。最后得澄清透明液体，溶液的pH应保持中性。溶液中允许含有蔗糖，因蔗糖无还原性，不影响还原糖的测定。如果需要测定蔗糖，可使用同一浸取液，先测出还原糖量，再经水解后测增加的还原糖量，可计算蔗糖含量。

2. 蔗糖的测定

酸水解法

【原理】 样品经除去蛋白质后，其中的蔗糖经盐酸水解转化为还原糖，然后按还原糖的测定方法进行测定。水解前后还原糖含量的差值，再乘以0.95，即为蔗糖的含量。

【操作步骤】

1）水解前样品中还原糖的测定：吸取样品处理液50ml于100ml容量瓶中，加水至刻度，按还原糖测定方法进行测定。

2）水解后还原糖的测定：吸取样品处理液50ml于100ml容量瓶中，加入5ml盐酸溶液（1+1），在68～70℃水浴中加热15min。冷却后加甲基红指示剂2滴，用氢氧化钠溶液（200g/L）中和至中性，加水至刻度，摇匀。按还原糖测定方法进行测定。

【说明与讨论】

1）蔗糖为非还原糖，当蔗糖水解后产生2分子单糖，即可按还原糖进行测定。

2）蔗糖的水解条件如酸度、温度、水解时间远比其他双糖水解的要求低，在水解蔗糖的条件下，其他还原性双糖并不水解，也不破坏原有的单糖。

3）样品液中除了蔗糖外，往往本身还含有还原糖，因此必须在水解蔗糖前后分别测定样品中的还原糖量，水解后增加的还原糖量才是由蔗糖水解产生的。

 课堂活动

_____ 测定是糖类定量的基础。

（三）脂肪

食品中的脂肪有两种形式，即游离脂肪和结合脂肪，大多数食品以游离脂肪为主，结合脂肪含量较少。此外,还有少量脂溶性成分,如高级醇、固醇、蜡质、色素等,与脂肪混在一起,并能溶于乙醚、石油醚等有机溶剂。食品中的游离脂肪能溶于有机溶剂,但乳类脂肪虽然也属于游离脂肪,因脂肪球被乳中酪蛋白钙盐包裹,又处于高度均匀的胶体分散体系中,不能直接被有机溶剂萃取,必须先经氨水处理后才能被萃取。食品中的结合脂肪也不能被有机溶剂萃取,必须在一定条件下进行水解并转变成游离脂肪,方能被萃取。

国家标准用于食品中脂肪含量的测定方法有索氏提取法、酸水解法、碱水解法和、盖勃法,具体见 GB 5009.6—2016。

1. 索氏提取法

【原理】 用无水乙醚或石油醚作溶剂提取食品中的脂肪,蒸去溶剂后称量醚浸出物的质量,用醚浸出物的质量占样品质量的分数表示脂肪的含量。

索氏脂肪提取器见图9-5。

【操作步骤】 将干燥的样品装入滤纸筒中,封口,称重后放入索氏提取器的提取筒内,高度不要超过虹吸管;连接已干燥至恒重的接收瓶,加入有机溶剂至接收瓶内容积的2/3,于水浴上回流提取。提取完毕后,取下接收瓶,回收有机溶剂,待其中的有机溶剂剩下 1～2ml 时,于水浴上蒸干,再于(100±5)℃烘干后称量至恒重。

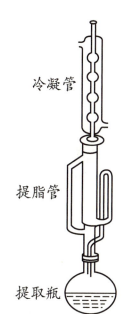

图9-5 索氏脂肪提取器

(冷凝管, 提脂管, 提取瓶)

【说明与讨论】

(1)本法适用于肉制品、豆制品、谷物、坚果、油炸品、中西式糕点等粗脂肪含量的测定,不适合乳品和乳制品。本法测得的脂肪,除中性脂肪外,还含有游离脂肪酸、挥发油、蜡质、磷脂、色素及其他脂溶性物质,所以又称为粗脂肪或醚浸出物。但多数食品中,这些杂质的含量极少,可以忽略不计。

(2)乙醚或石油醚为易燃品,蒸馏、挥散时严禁用电炉或直接火焰,应用电水浴。

(3)样品和醚浸出物在烘箱中干燥时,时间不能过长,以防脂类受热氧化增重,质量增加时以增重前的质量为恒重。

2. 酸水解法

【原理】 食品样品经酸水解后用乙醚提取,除去溶剂即得总脂肪含量。

【操作步骤】 称取样品,加水混匀后加盐酸,待样品水解完全,加入乙醇混合,用乙醚分次提取脂肪,并用石油醚 - 乙醚等量混合液冲洗容器上附着的脂肪,待静置分层后,取上清液,挥干溶剂,干燥、冷却后称量,直至恒重。

【说明与讨论】

(1)酸水解法测得的脂肪为游离脂肪和结合脂肪的总量,适用于加工食品和结块的不溶性样品以及不易除去水分的样品。

（2）用强酸破坏蛋白质和纤维素等组织时，使部分本来能溶于乙醚的碱性有机物质与酸结合成不溶于乙醚的盐类，同时有些物质被破坏而产生另一种物质也进入乙醚中，因此，最后需用石油醚处理提取物。

（3）水解后加乙醇可使蛋白质沉淀，促进脂肪球聚合，同时溶解一些碳水化合物、有机酸等。后面用乙醚提取，因乙醇可溶于乙醚，故需加入石油醚，降低乙醇在醚中的溶解度，使乙醇溶解物残留在水层，并使分层清晰。

四、微量营养素检验

（一）矿物质

除了碳、氢、氧、氮这4种构成水分和有机物质的元素外，其他元素统称为矿物质。

矿物质的检验就是对食品中有关元素的检验，这些元素应是食品中的固有成分，当食品受到污染时，将混入一些对人体有危害的重金属元素，如汞、铅、砷等，则不属于无机盐。通过检验，了解食品中无机盐的种类和含量，有助于指导人们合理膳食，并对加强食品卫生监督，保证饮食安全具有重要意义。

食品中所含无机盐的种类很多，比较重要且常见的有钙、铁、磷等。

1. 钙　为了满足机体对钙的需求，在食品生产中经常人为地添加钙化合物作为营养补充剂和品质改良剂。因此测定食品中的钙具有重要的意义。

国家标准用于食品中钙含量的测定方法有火焰原子吸收光谱法、乙二胺四乙酸（EDTA）滴定法、电感耦合等离子体发射光谱法和电感耦合等离子体质谱法，具体见GB 5009.92—2016。本节重点介绍火焰原子吸收光谱法。

【原理】　样品经过消化后，导入原子吸收分光光度计中，经火焰原子化后，钙吸收422.7nm 的共振线。

【操作步骤】

（1）样品处理：准确称取一定量样品，加入硝酸和高氯酸消化至透明无色。去除多余硝酸，冷却后用氯化镧溶液转移定量。同时做试剂空白试验。

（2）测定方法：将处理好的试样液、试剂空白液和钙元素的标准系列分别导入火焰原子化器进行测定。标准系列的浓度范围 0.5～3.0μg/ml，仪器狭缝、空气及乙炔的流量等其他条件可根据仪器的使用说明调至最佳状态。

【说明与讨论】

（1）样品制备过程中应特别注意避免各种污染。所用设备如电磨、绞肉机、匀浆机、打碎机等必须是不锈钢制品。所用容器必须使用玻璃或聚乙烯制品，用作钙测定的样品不得用石磨研碎。

（2）本法适用于各种食品中钙的测定。

（3）本法钙的检出限为0.1μg，线性范围为0.5～2.5μg。

2. 铁 铁是血红蛋白、肌球蛋白和细胞色素中的重要成分。食品在贮存过程中也常常由于污染了大量的铁而使食品产生金属味，色泽加深和食品中维生素分解等。所以食品中铁的测定不但具有营养学意义，还可以鉴别食品的铁质污染。

国家标准用于食品中铁的测定方法有火焰原子吸收光谱法、电感耦合等离子体发射光谱法和电感耦合等离子体质谱法，具体见 GB 5009.90—2016。本节重点介绍火焰原子吸收光谱法。

【**原理**】 试样经过湿法消化后，导入原子吸收分光光度计中，经火焰原子化后，铁吸收 248.3nm 的共振线，吸收量与其含量成正比，与标准系列比较定量。

【**操作步骤**】

（1）样品制备：样品制备过程中应特别注意各种污染。所用设备如电磨、绞肉机、匀浆机、打碎机等必须是不锈钢制品。所用容器必须使用玻璃或聚乙烯制品。

湿样（如蔬菜、水果、鲜鱼、鲜肉等）用水冲洗干净后，要用去离子水充分洗净。干粉类样品（如面粉、奶粉等）取样后立即装容器密封保存，防止空气中的灰尘和水分污染。

（2）样品消化：准确称取均匀样品于高型烧杯中，加混合酸消化液，上盖表面皿，置于电热板或电沙浴上加热消化，未消化彻底而酸液过少时，再补加几毫升混合酸消化液，继续加热消化，直至无色透明为止。再加几毫升去离子水，加热以除去多余的硝酸。待烧杯中的液体接近 2～3ml 时，取下冷却。将消化液用去离子水洗并转移至 10ml 刻度试管中，加去离子水定容至刻度。同时做试剂空白试验。

（3）系列标准溶液的配制：用铁标准使用液配制系列标准溶液。

（4）测定：将消化好的样液、试剂空白液和铁元素的系列标准溶液分别导入火焰进行测定。

【**说明与讨论**】

在重复性条件下获得的两次独立测定结果的绝对差值不得超过算术平均值的10%。

（二）维生素

食品中维生素的含量，主要取决于食品的品种，不同的维生素相对集中于某些品种的食品中；还与食品的加工储存有关，许多维生素对热、光、氧、pH 的变化很敏感，因而烹调不合理或储存不当都会损失大量维生素。因此，在有些食品中也添加各种维生素，以满足人体代谢的需求。由此可见，测定食品中维生素的含量具有重要的现实意义。

由于维生素的种类较多，在不同食品中含量差异也较大，故分析方法也多种多样。本节主要介绍维生素 A、维生素 B_1 和维生素 C 的测定。

1. 维生素 A 主要介绍高效液相色谱法（GB 5009.82—2016）。

【**原理**】 样品中的维生素 A 经皂化、提取、净化、浓缩后，将其从不可皂化部分提取至有机溶剂中。用高效液相色谱法 C_{30} 或 PEP 反相柱将维生素 A 分离，经紫外检测器检测，并用外标法定量。

（1）样品处理：称取一定量样品，加无水乙醇、维生素 C 和 BHT 混匀加氢氧化钾溶液，于水浴上回流皂化，冷却。皂化后的样品用石油醚 - 乙醚混合液提取，用水洗涤醚层，用 pH 试纸检验至水层不呈碱性，醚层经无水硫酸钠脱水，于 40℃水浴中减压蒸馏并浓缩，用氮气吹干，用甲醇定量，溶液过 0.22μm 有机系滤膜后供高效液相色谱测定。

（2）测定：色谱条件（参考条件）如下。

分析柱：C_{30} 柱（柱长 250mm，内径 4.6mm，粒径 3μm），或相当。

流动相：甲醇 + 水 =98+2。混匀，于临用前脱气。

紫外检测器波长：325nm。

进样量：10μl。

流速：0.8ml/min。

【说明与讨论】

（1）维生素 A 极易被破坏，实验操作应在微弱光线下进行，或用棕色玻璃仪器。

（2）在皂化过程中，应每 5min 摇一下皂化瓶，使样品皂化完全。

（3）提取过程中，振摇不应太剧烈，避免溶液乳化而不易分层。

（4）洗涤时，最初水洗轻摇，逐次振摇强度可增加。

（5）无水硫酸钠如有结块，应烘干后使用。

（6）在旋转蒸发时，乙醚溶液不应蒸干，以免被测样品含量有损失。

（7）用高纯氮气吹干时，氮气不能开得太大，避免样品吹出瓶外，造成结果偏低。

2. **维生素 B_1** 又称硫胺素。食品中维生素 B_1 的测定方法有高效液相色谱法和荧光光度法（GB 5009.84—2016），本节主要介绍荧光光度法。

【原理】 样品中的维生素 B_1 经提取净化后，在碱性铁氰化钾溶液中被氧化成噻嘧色素，在紫外线照射下，噻嘧色素发出荧光。在给定的条件下，去除其他荧光物质干扰后，此荧光强度与噻嘧色素量成正比，即与溶液中维生素 B_1 的含量成正比。将样品与标准发出的荧光强度比较定量，计算维生素 B_1 的含量。

【操作步骤】

（1）样品提取：准确称取均匀性样品，加盐酸溶解，高压加热水解 30min，冷却后取出。调节 pH 为 4.5，淀粉酶和蛋白酶 45～50℃过夜，过滤，即为提取液。

（2）净化：将提取液加入装有人造浮石的盐基交换管中，硫胺素被吸附于人造浮石上，用热水吸取杂质后再用热的酸性氯化钾溶液洗脱硫胺素，收集洗脱液并定容，即得试样精华液。

（3）氧化（噻嘧色素生成）：取两份试样净化液于具塞反应瓶中，避光环境中一瓶加入氢氧化钠溶液，另一瓶加入碱性铁氰化钾溶液，分别作为试剂空白和试样，振摇后加正丁醇萃取。标准净化液进行同样操作。

（4）测定：于激发波长 365nm，发射波长 435nm 处，依次对样品溶液、标准溶液、样品空白、标准空白测定荧光强度，计算样品中硫胺素含量。

【说明与讨论】

（1）本法适用于各类食物中维生素 B_1 测定，但不适用于有吸附维生素 B_1 能力的物质和含有影响噻嗪色素荧光物质的样品。

（2）洗涤剂内常含有荧光物质，故实验中所用的玻璃仪器禁用洗涤剂洗涤，最好用铬酸洗液清洗。

（3）加入铁氰化钾的量要控制适当，要求加入后溶液呈现的黄色保持 15s，否则要增加 1～2 滴，因样品中存在的还原性物质会消耗部分铁氰化钾，使维生素 B_1 氧化不完全。但加入量过多会破坏噻嗪色素。

3. **维生素 C**　又称抗坏血酸。新鲜食品中的维生素 C 主要以还原型的形式存在，故常利用它的还原性进行定量。根据 GB 5009.86—2016，主要检测方法有高效液相色谱法、荧光法和 2,6- 二氯酚靛酚滴定法。本节主要介绍 2,6- 二氯酚靛酚滴定法。

【原理】　总维生素 C 包括还原型、脱氢型和二酮古乐糖酸。样品中还原型维生素 C 经活性炭氧化为脱氢型维生素 C，再与 2,4- 二硝基苯肼作用生成红色脉，根据脉在硫酸溶液中的含量与总维生素 C 含量成正比，进行比色测定。

【操作步骤】　称取适量样品，加入乙酸溶液，匀浆，定容，过滤。取一定体积滤液加入活性炭氧化，再加入硫脲混匀。取 3 支试管分别加入上述氧化液，1 支作为空白，另 2 支加入 2,4- 二硝基苯肼溶液于（37±0.5）℃恒温箱或水浴中，保温 3h，显色，取出后冰水冷却，空白管冷至室温后同样加入 2,4- 二硝基苯肼。向每支试管再滴加 85% 硫酸脱水，室温放置 30min 后于 500nm 波长测吸光值。

【说明与讨论】

（1）大多数植物组织内含有一种能破坏维生素 C 的氧化酶，因此，维生素 C 的测定应采用新鲜样品并尽快用草酸溶液（20g/L）制成匀浆以保存维生素 C。

（2）加入硫酸溶液时，速度不宜过快，且应将试管置于冰浴中，以免温度升高，使样品可能含有的糖等有机物炭化，导致溶液变褐色影响比色。

（3）试管自冰水中取出后，颜色会继续变深，所以，加入硫酸后 30min 应准时比色。

（4）硫脲可防止维生素 C 继续被氧化，且有助于脉的形成。

 拓展知识

高效液相色谱法测定食品中抗坏血酸

测定原理：试样中的抗坏血酸用偏磷酸溶解超声提取后，以离子对试剂为流动相，经反相色谱柱分离，其中 L(＋)-抗坏血酸和 D(－)-抗坏血酸直接用配有紫外检测器的液相色谱仪（波长 245nm）测定；试样中的 L(＋)-脱氢抗坏血酸经 L-半胱氨酸溶液进行还原后，用紫外检测器（波长 245nm）测定 L(＋)-抗坏血酸总量，或减去原样品中测得的 L(＋)-抗坏血酸含量而获得 L(＋)-脱氢抗坏血酸的含量。以色谱峰的保留时间定性，外标法定量。

适用范围：本方法适用于乳粉、谷物、蔬菜、水果及其制品、肉制品、维生素类补充剂、果冻、胶基糖果、八宝粥、葡萄酒中的 L(＋)-抗坏血酸、D(－)-抗坏血酸和 L(＋)-抗坏血酸总量的测定。

第三节　食品添加剂检验

食品添加剂的检验，对食品安全起到了很好的监督、保障和促进作用。

一、防腐剂检验

我国目前允许使用于食品中的防腐剂有苯甲酸及其钠盐、山梨酸及其钾盐、对羟基苯甲酸乙酯、对羟基苯甲酸丙酯、二氧化硫、焦亚硫酸钠（或钾）、丙酸钙（或钠）、脱氢醋酸、双醋酸钠等 30 余种。

国家标准用于测定食品中苯甲酸及其钠盐、山梨酸及其钾盐的方法有液相色谱法和气相色谱法，具体见 GB 5009.28—2016。本节主要介绍液相色谱法。

【原理】　样品经水提取，高脂肪样品经正己烷脱脂、高蛋白样品经蛋白沉淀剂沉淀蛋白，采用液相色谱分离，紫外检测器检测，外标法定量。

【操作步骤】

1. 样品处理　准确称取一定量试样于具塞离心管中，加水，涡旋混匀，于 50℃水浴超声，冷却至室温后加亚铁氰化钾溶液和乙酸锌溶液，混匀，离心，于残渣中加水，涡旋混匀后超声，离心，将水相转移定容，混匀。取适量上清液过 0.22μm 滤膜，待液相色谱测定。

2. 测定　色谱条件（参考条件）如下。

色谱柱：C_{18} 柱，柱长 250mm，内径 4.6mm，粒径 5μm，或等效色谱柱。

流动相：甲醇＋乙酸铵溶液 =5+95。

流速：1ml/min。

检测波长：230nm。

进样量：10μl。

将试样溶液注入液相色谱仪中，得到峰面积，根据标准曲线得到待测液中苯甲酸、山梨酸的质量浓度。

【说明与讨论】

1. 对于高蛋白高脂肪的样品，检验过程中需根据蛋白和脂肪的含量对蛋白沉淀剂和正己烷的加入量和除杂次数进行调整，如样品含油较高，则可以通过少量多次加入正己烷进行除脂肪，已达到预期目的。

2. 待测样品中的苯甲酸、山梨酸和糖精钠均是水溶性的，直接以水作为提取液；对于蛋白含量较高的样品，如肉制品，需要使用蛋白沉淀剂进行除蛋白；对于脂肪含量较高的样品，如固态调味料，需要采用有机溶剂将样品中的脂肪除去。

3. 本方法适用食品中苯甲酸、山梨酸和糖精钠的测定。

 拓展知识

气相色谱法测定食品中苯甲酸和山梨酸

试样经盐酸酸化后，用乙醚提取苯甲酸、山梨酸，采用气相色谱-氢火焰离子化检测器进行分离测定，外标法定量。测定时可参考下列色谱条件。

（1）色谱柱：聚乙二醇毛细管气相色谱柱，内径320μm，长30m，膜厚度0.25μm，或等效色谱柱。

（2）气体流速：载气氮气，流速30ml/min；空气400L/min；氢气40L/min。

（3）温度：进样口温度250℃；检测器温度250℃；柱温程序初始温度80℃，保持2min，以15℃/min的速率升温至250℃，保持5min。

（4）进样量：2μl。

（5）分流比：10∶1。

二、甜味剂检验

常见的天然甜味剂有甘草、甜菊、麦芽糖醇、D-山梨糖醇液等，这类甜味剂对人体无害，使用安全性高，允许使用量一般未作限制。人工甜味剂品种很多，但由于许多都有较大的毒性而不能作为食品添加剂用。目前我国允许使用的人工甜味剂有糖精及糖精钠、环己基氨基磺酸钠（甜蜜素）、天门冬酰苯丙氨酸甲酯（甜味素）等，其中糖精是应用最广泛的人工合成甜味剂。

食品中糖精和糖精钠的测定方法与苯甲酸、山梨酸的相同，见GB 5009.28—2016。

三、合成着色剂检验

着色剂又称色素，以食品着色为主要目的的食品添加剂。按其来源分为天然色素和人工合成色素两类。

天然色素主要是从植物组织中提取，对人体基本无害，少数还具有一定的营养价值。但是色泽不够鲜艳，色调不宜随意调配，着色力弱，且易褪色。合成着色剂常以苯、甲苯、萘等为原料制作而成的，色泽鲜艳、着色力强、色调多、稳定性好、成本低廉。但安全性问题已越来越引起人们的重视。

我国允许使用的合成着色剂都是酸性水溶性色素，能溶于甘油，难溶或微溶于乙醇，不溶于脂肪。除靛蓝外，它们对光、热、酸比较稳定，但耐氧化还原能力较弱，在碱性溶液中容易发生颜色变化或者分解。人工合成色素在酸性水溶液中，能被活化了的聚酰胺或酸性氧化铝强烈吸附，也能使白色脱脂羊毛着色；在碱性溶液中发生解吸作用，色素又转溶于水中。鉴定色素前，利用这种性质，可以将色素从样品中分离和进行色素提纯。

国家标准用于食品中合成着色剂的测定方法为高效液相色谱法（GB 5009.35—2016）。

【原理】 食品中人工合成着色剂用聚酰胺吸附法或液 - 液分配法提取，制成水溶液，注入高效液相色谱仪，经反相色谱分离，根据保留时间定性和与峰面积比较进行定量。

【操作步骤】

1. 试样制备

（1）果汁饮料及果汁、果味碳酸饮料等：如含二氧化碳汽水需加热或超声驱除二氧化碳。

（2）配制酒：加热驱除乙醇。

（3）硬糖、蜜饯类、淀粉软糖：加水，温热溶解，若样液 pH 较高，用柠檬酸溶液调 pH 至 6 左右。

（4）巧克力豆及着色糖衣制品：称取样品，用水反复洗涤色素，到巧克力豆无色素为止，合并色素漂洗液为样品溶液。

2. 色素提取　聚酰胺吸附法：样品溶液加柠檬酸溶液调 pH 至 6，加热至 60℃，将 1g 聚酰胺粉加少许水调成粥状，倒入样品溶液中，搅拌片刻，以 G3 垂熔漏斗抽滤，用 60℃pH 为 4 的水洗涤，然后用甲醇 - 甲酸混合溶液洗涤，再用水洗至中性，用乙醇 - 氨水 - 水混合溶液解吸，直至色素完全解吸，收集解吸液，加乙酸中和，蒸发至近干，加水溶解，定容。经 0.45μm 微孔滤膜过滤，进高效液相色谱仪分析。

液 - 液分配法（适用于含赤藓红的样品）：将制备好的样品溶液放入分液漏斗中，加盐酸、三正辛胺 - 正丁醇溶液，振摇提取，分取有机相，重复提取，直至有机相无色，合并有机相，用饱和硫酸钠溶液洗涤，分取有机相，放蒸发皿中，水浴加热浓缩，转移至分液漏斗中，加正己烷，混匀，加氨水溶液提取，合并氨水溶液层（含水溶性酸性色素），用正己烷洗涤，氨水层加乙酸调成中性，水浴加热蒸发至近干，加水定容。经 0.45μm 微孔滤膜过滤，进高效液相色谱仪分析。

3. 测定　色谱柱：C_{18} 柱，4.6mm × 250mm，5μm。进样量：10μl。柱温：35℃。二极管阵列检测器波长范围：400～800nm，或紫外检测器检测波长：254nm。

【说明与讨论】

1. 由于乙醇和脂肪会影响吸附效果,而蛋白质和淀粉本身会吸附色素,二氧化碳影响液体样品体系,所以样品应先除去乙醇、脂肪、蛋白质、淀粉和二氧化碳等。

2. 本标准适用于饮料、配制酒、硬糖、蜜饯、淀粉软糖、巧克力豆及着色糖衣制品中合成着色剂(不含铝色锭)的测定。

四、抗氧化剂检验

按照溶解性质可将抗氧化剂分为水溶性和脂溶性两大类,前者主要是对食品有护色作用,防止氧化变色,如异抗坏血酸;后者的作用是防止油脂氧化,如丁基羟基茴香醚(butyl hydroxyanisole, BHA)。还可以按照其来源分为天然和合成两类,天然抗氧化剂如茶多酚、维生素 E 等;合成抗氧化剂如丁基羟基茴香醚(BHA)、二丁基羟基甲苯(butylated hydroxytoluene, BHT)、特丁基对苯二酚(tertiary butylhydroquinone, TBHQ)等。

(一) 食品中 BHA、BHT 和 TBHQ 检验

国家标准用于食品中 BHA、BHT、TBHQ 的测定方法有高效液相色谱法、气相色谱质谱法和气相色谱法,具体见 GB 5009.32—2016。

1. 高效液相色谱法

【原理】 油脂样品经有机溶剂溶解后,使用凝胶渗透色谱(GPC)净化;固体类食品样品用正己烷溶解,用乙腈提取,固相萃取柱净化。高效液相色谱法测定,外标法定量。

【操作步骤】

(1)样品处理:样品溶于正己烷中,用乙腈提取 3 次,合并提取液,蒸发浓缩,定容,异丙醇稀释,过滤膜待测。

(2)色谱参考条件:C_{18} 色谱柱(250mm×46mm, 5μm);流动相:A 液 0.5% 甲酸水溶液,B 液:甲醇,梯度洗脱;紫外检测器,波长 280nm。

【说明与讨论】 本方法可同时检测食品中的 BHA、BHT 和 TBHQ,检测限为 20～200mg/kg,样品浓缩采用减压蒸馏,以减少蒸馏时间和 TBHQ 的损失。

2. 气相色谱法

【原理】 用有机溶剂提取样品中的 BHA、BHT 和 TBHQ,经凝胶渗透色谱净化系统(GPC)净化后,用带有火焰离子化检测器的气相色谱仪检测,与标准进行比较,依据保留时间定性、峰面积标准曲线法定量。

【操作步骤】

(1)样品处理:①油脂样品:试样用膜过滤备用;②含有油脂较多的样品:用石油醚提取,减压回收溶剂,滤膜过滤备用;③含有油脂较少的样品:加入乙腈,混合,过滤,重复三次,收集滤液旋转蒸发近干,定容,过滤膜备用。由③处理后得到的滤液可直接进气相色谱仪进行检测;由①和②处理后的滤液需要进行净化:滤液用乙酸乙酯-环己

烷（1+1）定容，涡旋混匀，经 GPC 净化，收集流出液，旋转蒸发近干，乙酸乙酯 - 环己烷（1+1）定容，进行气相色谱分析。

（2）测定：色谱参考条件为二甲基聚硅氧烷毛细管色谱柱（30m×0.25mm），膜厚 0.25μm；程序升温：80℃1min，以 10℃/min 升温至 250℃，保持 5min；检测器温度：250℃；氮气流速 1ml/min。

【说明与讨论】 本方法的检出限 BHA、BHT 为 2mg/kg，TBHQ 为 5mg/kg；样品中含有的油脂量不同，样品的处理方法也不同。

（二）食品中没食子酸丙酯检验

没食子酸丙酯（propyl gallate，PG），又名棓酸丙酯，为白色至淡褐色结晶粉末，无臭味，难溶于水，易溶于乙醇、乙醚、丙二醇、甘油。抗氧化作用优于 BHA 和 BHT。PG 在体内大部分会水解为 4- 氧基 - 甲基没食子酸，然后内聚成葡糖醛酸，最后通过尿液排出体外，毒性较小。

国家标准用于油脂中 PG 的测定方法为比色法，具体见 GB/T 5009.32—2016 第五法。

【原理】 石油醚溶解样品后，用乙酸铵水溶液进行提取，加入亚铁酒石酸盐，没食子酸丙酯与亚铁酒石酸盐反应，在 540nm 波长处测定吸光度值，标准曲线法定量。

【操作步骤】

1. 样品处理　样品用石油醚进行溶解后，加入乙酸铵水溶液提取两次，用水洗涤石油醚层。将乙酸铵提取液和洗涤液合并，定容，用滤纸过滤，滤液备用。

2. 测定　在样品液和没食子酸丙酯的标准溶液中加入显色剂，加水定容，在 540nm 波长处测定吸光度值，与标准比较，计算样品中没食子酸丙酯的含量。

【说明与讨论】 本方法的最低检出限为 50μg；样品处理过程中进行过滤可以减少杂质的干扰；显色剂为硫酸亚铁和酒石酸钾钠的混合溶液，需临用前配制。

五、漂白剂检验

漂白剂可分为氧化型漂白剂和还原型漂白剂，前者是将着色物质氧化分解漂白，如过氧化氢、漂白粉等；后者通过产生的二氧化硫的还原作用使着色物质退色，主要为亚硫酸及其盐类。本节主要介绍食品中二氧化硫的检验。

二氧化硫，又称亚硫酸酐，易溶于水或乙醇，二氧化硫溶于水后，一部分水化合成亚硫酸。二氧化硫在食品中添加应加以限制，二氧化硫使用后二氧化硫最大残留量应符合 GB2760 的规定。

国家标准用于食品中二氧化硫的测定方法有酸碱滴定法、分光光度法和离子色谱法，具体见 GB 5009.34—2022。主要介绍酸碱滴定法。

【原理】 采用充氮蒸馏法处理试样，试样酸化后在加热条件下亚硫酸盐等系列物质释放二氧化硫,用过氧化氢溶液吸收蒸馏物,二氧化硫溶于吸收液被氧化生成硫酸,采用氢氧化钠标准溶液滴定,根据氢氧化钠标准溶液消耗量计算试样中二氧化硫的含量。

【操作步骤】

1. 样品制备　果脯、干菜、米粉类、粉条和食用菌适当剪成小块,再用剪切式粉碎机剪碎,搅均匀,备用。

2. 样品蒸馏　称取样品置于蒸馏装置的圆底烧瓶中,加水,安装好装置,打开回流冷凝管开关,将冷凝管上端的玻璃导管置于锥形瓶中,锥形瓶中加入 3% 过氧化氢溶液作为吸收液。

3. 滴定　向吸收液中加入甲基红指示剂,用氢氧化钠标准溶液滴定至黄色即终点,记录消耗的标准滴定溶液体积。

六、护色剂检验

肉及肉制品中常用的护色剂有亚硝酸盐和硝酸盐,亚硝酸盐毒性较硝酸盐强,但硝酸盐可以转化为亚硝酸盐。过多使用护色剂对人体会产生毒害作用。

国家标准用于食品中亚硝酸盐与硝酸盐的测定方法有离子色谱法和分光光度法,具体见 GB 5009.33—2016。

1. 离子色谱法

【原理】　试样经沉淀蛋白质、除去脂肪后,采用相应的方法提取和净化,以氢氧化钾溶液为淋洗液,用阴离子交换柱分离,电导检测器或紫外检测器检测。以保留时间定性,外标法定量。

【操作步骤】

(1)试样提取

1)称取适量试样匀浆(水果、蔬菜、鱼类、肉类、蛋类及其制品、腌鱼类、腌肉类及其他腌制品),以 80ml 水洗入 100ml 容量瓶中,超声提取 30min,每隔 5min 振摇一次,保持固相完全分散。于 75℃水浴中放置 5min,取出放置至室温,加水稀释至刻度。溶液经滤纸过滤后,取部分溶液于 10 000r/min 离心 15min。取上清液备用。

2)若为乳或乳粉,称取适量,溶于 80ml 水中,摇匀,超声 30min,取出放置至室温,加水稀释至刻度。溶液经滤纸过滤,取上清液备用。

3)取上述备用的上清液约 15ml,通过 0.22μm 水性滤膜针头滤器、C$_{18}$ 柱,弃去前面 3ml(如果氯离子大于 100mg/L,则需要依次通过针头滤器、C$_{18}$ 柱、Ag 柱和 Na 柱,弃去前面 7ml),收集后面洗脱液待测。固相萃取柱使用前需进行活化。

(2)参考色谱条件

1)色谱柱:氢氧化物选择性,可兼容梯度洗脱的高容量阴离子交换柱,如 Dionex IonPac AS11-HC 4mm × 250mm(带 IonPac AG11-HC 型保护柱 4mm × 50mm)或性能相当的离子色谱柱。

2）淋洗液

一般试样：氢氧化钾溶液，浓度为 6～70mmol/L；洗脱梯度为 6mmol/L 30min，70mmol/L 5min，6mmol/L 5min；流速 1.0ml/min。

粉状婴幼儿配方食品：氢氧化钾溶液，浓度为 5～50mmol/L；洗脱梯度为 5mmol/L 33min，50mmol/L 5min，5mmol/L 5min；流速 1.3ml/min。

3）抑制器：连续自动再生膜阴离子抑制器或等效抑制装置。

4）检测器：电导检测器，检测池温度为 35℃；或紫外检测器，检测波长为 226nm。

5）进样体积：50μl（可根据试样中被测离子含量进行调整）。

（3）测定

1）标准曲线：移取亚硝酸盐和硝酸盐混合标准使用液，加水稀释，制成系列标准溶液，从低到高浓度依次进样。得到各浓度标准溶液的色谱图，以亚硝酸根离子或硝酸根离子的浓度（mg/L）为横坐标，以峰高（μS）或峰面积为纵坐标，绘制标准曲线或计算线性回归方程。

2）样品测定：分别吸取空白和试样溶液 50μl，在相同工作条件下，依次注入离子色谱仪中，记录色谱图。根据保留时间定性，分别测量空白和样品的峰高（μS）或峰面积。

【说明与讨论】

（1）试样中测得的亚硝酸根离子含量乘以换算系数 1.5，即得亚硝酸盐（按亚硝酸钠计）含量；试样中测得的硝酸根离子含量乘以换算系数 1.37，即得硝酸盐（按硝酸钠计）含量。

（2）以重复性条件下获得的两次独立测定结果的算术平均值表示，结果保留两位有效数字。在重复性条件下获得的两次独立测定结果的绝对值差不得超过算术平均值的 10%。

2. 分光光度法

【原理】 亚硝酸盐采用盐酸萘乙二胺法测定，硝酸盐采用镉柱还原法测定。试样经沉淀蛋白质、除去脂肪后，在弱酸条件下亚硝酸盐与对氨基苯磺酸重氮化后，再与盐酸萘乙二胺偶合形成紫红色染料，外标法测得亚硝酸盐含量。采用镉柱将硝酸盐还原成亚硝酸盐，测得亚硝酸盐总量，由此总量减去亚硝酸盐含量，即得试样中硝酸盐含量。

【操作步骤】

（1）样品处理：称取 5g 制成匀浆的试样（如制备过程中加水，应按加水量折算）置于 50ml 烧杯中，加饱和硼砂溶液，搅拌均匀，以 70℃ 左右的水约 300ml 将试样洗入 500ml 容量瓶中，于沸水浴中加热 15min，取出置冷水浴中冷却，放置至室温。振荡上述提取液时加入 5ml 亚铁氰化钾溶液，摇匀，再加入 5ml 乙酸锌溶液（220g/L）以沉淀蛋白质。加水至刻度，摇匀，放置 30min，除去上层脂肪，上清液用滤纸过滤，弃去初滤液 30ml，滤液备用。

（2）亚硝酸盐的测定：吸取适量上述滤液于 50ml 带塞比色管中，另吸取亚硝酸钠标准使用液，分别置于 50ml 带塞比色管中。于标准管与试样管中分别加入 2ml 对氨基苯磺酸溶液，混匀，静置 3～5min，各加入 1ml 盐酸萘乙二胺溶液，加水至刻度，混匀，静置 15min，用 2cm 比色，以零管调节零点，于波长 538nm 处测吸光度，绘制标准曲线同时做试剂空白。

（3）硝酸盐的测定

1）镉柱还原：①先以 25ml 氨缓冲液的稀释液冲洗镉柱，控制流速。吸取 20ml 滤液，加 5ml 氨缓冲溶液，混合后注入贮液漏斗，使流经镉柱还原，以原烧杯收集流出液，当贮液漏斗中的样液流尽后，再加 5ml 水置换柱内留存的样液。②将全部收集液如前再经镉柱还原一次，第二次流出液收集于 100ml 容量瓶中，继以水流经镉柱洗涤三次，每次 20ml，洗液一并收集于同一容量瓶中，加水至刻度，混匀。

2）亚硝酸钠总量的测定：吸取 10～20ml 还原后的样液于 50ml 比色管中，依次吸取亚硝酸盐标准使用液，得到结果。

【说明与讨论】

（1）本法适用于食品中亚硝酸盐和硝酸盐的测定。

（2）本法中亚硝酸盐和硝酸盐检出限分别为 1mg/kg 和 1.4mg/kg。

（闫晓华）

第四节　食品中有害污染物的检验

食品中有害污染物，是指食品中混入的对人体健康有害的物质。开展食品中有害污染物的检验，目的在于了解污染物的种类和数量、找出污染源、采取治理措施、预防食品污染，并为食品的卫生管理提供科学依据，保障人民的身体健康。

食品中有害污染物的检验项目，根据有害物的种类可分为：农药残留量、兽药残留量、霉菌毒素、有害元素等。

 课堂活动

食品中有害污染物的检验项目，根据有害物的种类可分为_____、_____、_____、_____。

一、农药残留量检验

食品安全国家标准中，对常见的有机磷农药在不同的食品中的最高允许残留量都作了严格的规定（表 9-3）。

表9-3　主要食品中有机磷农药残留量卫生标准

单位：mg/kg

品种	敌敌畏	乐果	马拉硫磷	对硫磷	甲拌磷	杀螟硫磷	倍硫磷
蔬菜	0.2	1.0	不得检出	不得检出	不得检出	0.4	0.05
水果					不得检出	0.4	0.05
原粮	0.1	0.05	3	0.1			
小麦、玉米、糙米					0.02	0.4	0.05
食用植物油	不得检出	不得检出	不得检出	0.1	不得检出	不得检出	0.01

本节主要介绍气相色谱 - 质谱法（GB 23200.93—2016）测定有机磷农药残留量。

【原理】　试样用水 - 丙酮溶液均质提取，二氯甲烷液 - 液分配，凝胶色谱柱净化，再经石墨化炭黑固相萃取柱净化，气相色谱 - 质谱检测，外标法定量。

【操作步骤】

1. 样品处理　称取一定量制备好的样品，用水和丙酮提取，将提取液过滤，40℃水浴中浓缩。在浓缩提取液中加入氯化钠水溶液和一定体积的二氯甲烷，振摇，静置分层，收集二氯甲烷相。二氯甲烷相经无水硫酸钠脱水后，于40℃水浴中浓缩至近干。加入一定体积的环己烷 - 乙酸乙酯溶解残渣，用 0.45μm 滤膜过滤，净化后，乙酸乙酯溶解并定容，备用。

2. 测定　气相色谱 - 质谱检测，外标法定量。

【说明与讨论】

1. 本标准规定了敌敌畏、二嗪磷、皮蝇磷、杀螟硫磷、马拉硫磷、毒死蜱、倍硫磷、对硫磷、碘依可酯、蝇毒磷等 10 种有机磷农药残留量的气相色谱 - 质谱检测方法。

2. 根据实验条件，还可以采用凝胶渗透色谱法净化提取液。

二、兽药残留量检验

为了降低动物的发病率，减少病死率，改善动物的生长性能，提高动物的食品产出效率，增加经济收入，不可避免要使用兽药。合理使用兽药可以达到理想的效果，以满足人们对动物性食品的需求，但是，如果滥用兽药和饲料添加剂，则会造成动物性食品中兽药残留，人体摄入后会产生危害。

目前，兽药残留检验方法主要有酶联免疫吸附法、免疫胶体金试纸法、气相色谱法、高效液相色谱法、气相色谱 - 质谱联用法、高效液相色谱法 - 质谱联用法及微生物法。

四环素类抗生素是家畜、家禽常用的防病治病药物。其中使用较多的有四环素、土霉素、金霉素。在我国，四环素类兽药允许使用，但有最高残留限量规定。如果滥用，特别是在动物宰杀时休药期不够，容易在动物体内残留，对人体健康带来危害。四环素类MRL为 ≤ 100μg/kg。

本节主要介绍高效液相色谱法（GB 31658.6—2021）测定动物性食品中四环素类药物残留量。

【原理】 试料中残留的四环素类药物，经 Na_2EDTA-Mcllvaine 缓冲溶液提取，固相萃取柱净化，高效液相色谱-紫外法测定，外标法定量。

【操作步骤】

1. 样品制备与贮存　动物肌肉、肝、肾和水产品等用组织捣碎机充分捣碎均匀，密封，于 −18℃以下冷冻存放。

2. 提取

（1）动物肌肉、肝、肾和水产品：准确称取匀质样品，于聚丙烯离心管中，分别用 0.1mol/L EDTA-Mcllvaine 缓冲溶液漩涡混合，于冰水浴中超声提取三次，离心（温度低于15℃），合并上清液，定容，混匀，离心（温度低于15℃），过滤，待净化。

（2）牛奶：精确称取匀质样品，用 0.1mol/L EDTA-Mcllvaine 缓冲溶液溶解定容，之后的操作同（1）。

3. 净化　准确吸取适量提取液，用 HLB 固相萃取柱净化，提取液流尽后，依次用水、甲醇水淋洗，弃去全部流出液。减压抽干，最后用适量甲醇-乙酸乙酯溶液洗脱。将洗脱液吹氮浓缩至干，用少量甲醇-三氟乙酸水溶液溶解残渣。过 0.45μm 滤膜，待测定。

4. 测定　绘制工作曲线，与标准比较定性、定量。

【说明与讨论】

本法适用于动物肌肉、肝、肾、水产品、鸡蛋、牛奶等样品中土霉素、四环素、金霉素、多西环素残留量的测定。

三、黄曲霉毒素检验

食品安全国家标准用于食品中黄曲霉毒素 B 族和 G 族的测定方法有同位素稀释液相色谱-串联质谱法、高效液相色谱法-柱前衍生法、高效液相色谱法-柱后衍生法、酶联免疫吸附筛查法和薄层色谱法，具体见 GB 5009.22—2016。本节主要介绍同位素稀释液相色谱-串联质谱法。

【原理】 试样中的黄曲霉毒素 B_1、黄曲霉毒素 B_2、黄曲霉毒素 G_1、黄曲霉毒素 G_2，用乙腈-水溶液或甲醇-水溶液提取，提取液用含 1% Triton X-100 的磷酸盐缓冲溶液稀释后（必要时经黄曲霉素固相净化柱初步净化），通过免疫亲和柱净化和富集，净化液浓缩、定容和过滤后经液相色谱分离，串联质谱检测，同位素内标法定量。

【操作步骤】

1. 样品制备 一般固体样品(如谷物及其制品、坚果及籽类)采样量需大于1kg,用高速粉碎机将其粉碎、过筛,使其粒径小于2mm孔径试验筛,混合均匀后缩分至100g,储存于样品瓶中,密封保存,供检测用。

2. 样品提取 一般固体样品称取5g试样(精确至0.01g)于50ml离心管中,加入100μl同位素内标工作液振荡混合后静置30min,加入20.0ml乙腈-水溶液(84+16)或甲醇-水溶液(70+30),涡旋混匀,置于超声波/涡旋振荡器或摇床中振荡20min(或用均质器均质3min),在6 000r/min下离心10min(或均质后玻璃纤维滤纸过滤),取上清液备用。

3. 样品净化(免疫亲和柱净化)

(1)上样液的准备:准确移取4ml上清液,加入46ml 1% Triton X-100的PBS(使用甲醇-水溶液提取时可减半加入),混匀。

(2)免疫亲和柱的准备:将低温下保存的免疫亲合柱恢复至室温。

(3)试样的净化。

4. 测定 按优化好的仪器条件进行测定。

【说明与讨论】

1. 该法适用于谷物及其制品、豆类及其制品、坚果及籽类、油脂及其制品、调味品、婴幼儿配方食品和婴幼儿辅助食品中AFT B$_1$、AFT B$_2$、AFT G$_1$和AFT G$_2$的测定。

2. 整个分析操作过程应在指定区域内进行。该区域应避光(直射阳光)、具备相对独立的操作台和废弃物存放装置。在整个试验过程中,操作者应按照接触剧毒物的要求采取相应的保护措施。

四、重金属检验

食品污染的化学元素以镉最为严重,其次是汞、铅、砷等。

(一)食品中铅的测定

国家标准用于食品中铅的测定方法有石墨炉原子吸收光谱法、电感耦合等离子体质谱法、火焰原子吸收光谱法和二硫腙比色法,具体见GB 5009.12—2017。本节介绍石墨炉原子吸收光谱法。

【原理】 试样消解处理后,经石墨炉原子化,在283.3nm处测定吸光度,在一定浓度范围内铅的吸光度值与铅含量成正比,与标准系列比较定量。

【操作步骤】

1. 样品处理 称取适量混匀样品采用湿法消解或干法灰化后稀硝酸溶解,蒸馏水定容,同时做试剂空白试验。

2. 测定 石墨炉原子吸收分光光度计测定,标准曲线法定量。

【说明与讨论】

1. 该法中所有玻璃器皿均需要用硝酸溶液(1+5)浸泡过夜,用去离子水冲洗干净。

2. 在样品采集和试剂制备过程中应避免污染。

（二）食品中镉的测定

国家标准测定食品中镉含量的方法有石墨炉原子吸收光谱法,具体见 GB 5009.15—2014。

 课堂活动

1. 石墨炉原子吸收光谱法测定食品中镉含量是食品安全国家标准方法。

A. 正确　　　　B. 错误

2. 在日本发生的著名的公害病"痛痛病"就是镉污染大米引起的。

A. 正确　　　　　B. 错误

【原理】　样品经灰化或酸消解后,注入原子吸收分光光度计石墨炉中,电热原子化后吸收 228.8nm 共振线,在一定浓度范围内,其吸光度值与镉含量成正比,采用标准曲线法定量。

【操作步骤】

1. 样品预处理

（1）样品制备:在采样和制备过程中,应注意不使样品污染。粮食、豆类去杂质后,磨碎,过 20 目筛,储存于塑料瓶中,保存备用;蔬菜、水果、鱼类、肉类及蛋类等水分含量高的鲜样用食品加工机或匀浆机打成匀浆,储于塑料瓶中,保存备用。

（2）样品消解:可根据实验室条件选用以下任一方法消解。

1）压力消解罐消解法。

2）干法灰化。

3）微波消解。

4）湿消解法。

2. 测定

（1）仪器准备:根据各自仪器性能,调至最佳状态。

（2）绘制标准曲线。

（3）样品测定:分别吸取样液和试剂空白液各 10μl 注入石墨炉,测其吸光度值,代入标准系列的一元线性回归方程中求得样液中镉的含量。

（4）基体改进剂的使用:对有干扰的样品,则注入适量的基体改进剂-磷酸铵溶液（20g/L）（一般＜5μl）消除干扰。绘制镉标准曲线时也要加入与样品测定时等量的基体改进剂。

1. 所有玻璃器皿需用稀硝酸浸泡，用水冲净后使用，蒸馏水中不得含镉。

2. 干法处理样品时，要防止高温条件下，镉与器皿之间的黏滞损失，尤其当样品灰分呈碱性时，黏滞损失加剧。

 拓展知识

水 俣 病

四大公害病是日本在高速经济发展期，由产业活动所排出的有害物质而引起的疾病。世界著名的水俣病就是四大公害病之一，该病就是由工业生产排出有害元素所致。事件发生在 1953—1956 年，日本熊本县水俣湾一家氮肥股份公司排放的含汞废水污染水体，最终转变为甲基汞蓄积在水中的鱼贝类中，使附近长期大量食用这种鱼贝类的居民中毒受害。患者症状表现为轻者口齿不清、步履蹒跚、面部痴呆、手足麻痹变形，重者精神失常，或酣睡，或兴奋，身体弯弓高叫，直至死亡。

第五节　食品掺伪检验

在食品的生产加工和销售过程中，掺假、掺杂、伪造等不法现象屡有发生，严重影响食品安全，干扰市场经济，危害消费者的身体健康。《中华人民共和国食品安全法》明确规定：禁止生产经营用非食品原料生产的食品或者添加食品添加剂以外的化学物质和其他可能危害人体健康物质的食品，或者用回收食品作为原料生产的食品；禁止生产经营混有异物、掺假、掺杂或者感官性状异常的食品。因此，食品掺伪检验是食品检验工作的重要任务之一。

一、概　　述

（一）食品掺伪的概念

食品掺伪是掺假、掺杂和伪造的总称，这三者之间没有明显的界限，在同一种食品中可能同时存在。

食品掺假是指向食品中非法掺入外观、物理性状或形态与该食品相似的非同种类物质。掺入的物质足以以假乱真，在外观上难以鉴别，常需借助一定的设备和方法才能确定。如小麦粉中掺入滑石粉，味精中掺入食盐，食用油中掺入地沟油，食醋中掺入游离矿酸等。

食品掺杂是指向食品中非法掺入非同一类或同种类的杂物，以增加食品的重量。如大米中掺入砂石,糯米中掺入大米,辣椒粉中掺入红砖木,木耳中掺入铁屑等。

食品伪造是指人为用一种或几种物质进行加工仿造,以冒充某种食品在市场销售的违法行为。如用工业乙醇兑制白酒,用工业明胶、六偏磷酸钠、海藻、甲醛等原料生产鱼翅丝等。

非食用物质是指在食品中添加的不能食用且会对人体健康造成危害的非法添加物。那些不属于传统食品原料、不属于批准使用的新资源食品、不属于原卫生部公布的食药两用或作为普通食品管理物质,也未列入国家食品安全国家标准《食品添加剂使用标准》(GB 2760—2014)、《食品营养强化剂使用标准》(GB 14880—2012)及我国法律法规允许使用物质之外的物质,均为非食用物质。

(二)食品掺伪的特点

随着化工和食品加工业的发展,食品掺伪的手段也日趋复杂,掺入的物质种类和数量也不尽相同,根据食品掺伪的目的与方式,其特点主要有以下几方面。

1. 利用市场价格差掺假谋利 掺入的物质往往价廉易得,且物理性状与被掺食品相似,以达到通过增加食品的净含量来谋利的目的。例如,将价格低廉的水掺入价格高的白酒、啤酒、奶类中;将砂石掺入大米中等。

2. 将食品进行伪装、粉饰 不法生产者和经营者为了扩大销量、迎合消费者的心理,对食品进行调味、调色,加以精致漂亮的包装,甚至将劣质食品通过包装、加工粉饰进行销售。例如,标示今年生产的月饼却使用已过期变质的月饼馅,加工、包装后出售。

3. 非法延长食品保质期 食品都有一定的保质期,使用非食品防腐剂或超出食品防腐剂最高使用限量以延长食品保质期,如用甲醛处理的水发海产品,食后对人体健康造成较大危害。

4. 生产和销售不符合国家法规 掺伪食品多数是小厂、非法个体作坊或地下工厂生产出来的,销售途径非常复杂,销售地点多选在乡村集贸市场或偏僻商店等。

掺伪食品对公众健康的危害主要取决于违法添加的非食用物质的种类和性质。若添加物原属于正常食品或原辅料,这些添加物可能会降低所掺入食品的营养价值,干扰市场经济;某些添加的非食用物质在食用后可能对消化道黏膜产生刺激和损伤,或具有明显的毒害作用及蓄积毒性,出现急性、慢性中毒,甚至还可能产生致癌、致畸、致突变等作用。

二、常见食品掺伪成分检验

(一)牛乳掺伪检验

牛乳掺伪物质种类繁多,通常可分为以下几类:非电解质类,如尿素、蔗糖等;胶体物质,如米汁(米汤)、淀粉、豆浆、明胶等;电解质类,如食盐、硝酸钠、芒硝、碳酸铵、石灰水、氢氧化钠等;防腐剂类,如甲醛、硼酸(或硼砂)、苯甲酸(或苯甲酸钠)、水杨酸(或水杨酸钠)、过氧化氢等;抗生素类,如青霉素等;其他杂质,如皮革水解物、尿液等。

正常牛乳的理化指标比较稳定：相对密度（20℃/4℃）为 1.027～1.032，酸度为 12～18°T，乳清相对密度为 1.027～1.030。当掺入上述物质时，其相对密度等理化指标会发生不同的改变。

 课堂活动

1. 正常牛乳的理化指标比较稳定：相对密度（20℃/4℃）为 1.027～1.032。
   A. 正确　　　　　B. 错误
2. 正常乳清相对密度为 1.027～1.030。
   A. 正确　　　　　B. 错误

1. 掺水检验　正常牛乳的密度在 1.027～1.032，牛乳掺水后相对密度降低，可用相对密度计法测定。但要注意掺水又掺入电解质等其他物质时，相对密度可能正常。

2. 掺入中和剂检验　其目的是降低牛乳酸度以掩盖牛乳的酸败，防止牛乳煮沸时发生凝固结块现象。常见的有碳酸铵、碳酸钠、碳酸氢钠、氢氧化钠、石灰水等碱性物质，可用玫瑰红酸法和溴甲酚紫法检验。玫瑰红酸法是向被检牛乳中加入玫瑰红酸的乙醇溶液，若出现玫瑰红色，表示牛乳中加有过量的中和剂。溴甲酚紫法是在被检牛乳中加入溴甲酚紫的乙醇溶液，出现天蓝色则表示牛乳中有过量的中和剂。

3. 掺入食盐检验　可通过鉴定氯离子的方法检验。向牛乳中加入一定量的铬酸钾溶液和硝酸银溶液，由于正常牛乳中氯离子含量低（0.09%～0.12%），硝酸银主要与铬酸钾反应，生成红色铬酸银沉淀。如果牛乳中掺入氯化钠，则与硝酸银反应生成氯化银白色沉淀，并与铬酸钾沉淀共存呈黄色。当取样量为 1ml 时，乳中氯离子含量大于 0.14% 可检出。

4. 掺入蔗糖检验　利用蔗糖与间苯二酚反应生成红色化合物，或利用蔗糖与蒽酮试剂反应生成蓝绿色化合物进行检验。

5. 掺入豆浆检验　可用脲酶检验法鉴定。豆浆中含有脲酶，脲酶催化水解碱 - 镍缩二脲后，与二甲基乙二肟的乙醇溶液反应，生成红色沉淀。

6. 掺入淀粉或米汤检验　淀粉遇碘变蓝色。取适量待检乳样，煮沸，冷却后加入几滴碘乙醇溶液。如出现蓝色，说明乳样中掺有淀粉或米汤。

7. 掺入皮革水解物检验　皮革水解物是指将破旧皮革制品及厂家生产时剩下的边角料，经过化学处理，水解生成的粉状物，因其氨基酸含量较高，添加到乳及乳制品中可以提高蛋白质含量。但由于皮革水解物中存在皮革加工过程中使用的一些化学品残留，如六价铬、工业染料、有机致癌物等，食用后可能危害健康，是非法添加的非食用物质。由于皮革水解物中含有乳蛋白不含有的 L- 羟脯氨酸，且其含量较高，达 10% 以上。利用这一特性，可通过测定羟脯氨酸以鉴定乳与乳制品中是否添加了皮革水解物。乳与乳制品中 L- 羟脯氨酸的测定可以采用分光光度法、高效液相色谱法和液相色谱 - 串联质谱法，具体见 DBS 22/008—2012。

（二）乳粉掺伪检验

乳粉有全脂乳粉、脱脂乳粉、部分脱脂乳粉和调制乳粉，每种乳粉都有相应的食品安全国家标准，如果不符合要求，可能存在掺伪。乳粉中掺伪的物质有的源于牛乳原料，有的是直接加在乳粉中。所以在牛乳中可能出现的掺伪物质，在乳粉中都有可能出现，检验方法同牛乳中掺伪物质。

（三）辣椒粉掺伪检验

辣椒粉是指以茄科植物辣椒属辣椒或其变种的果实经干燥、粉碎、不添加其他成分（抗结剂除外）等工序制成的非即食性粉末。

1. 感官检验　正常辣椒粉应呈红色或红黄色，颜色不染手。粉末均匀、松散，有辣椒固有的香辣味，刺激性强而持久，没有霉变或虫害。掺伪辣椒粉呈砖红色，肉眼可见木屑碎片或绿叶残片，辛辣气味不浓或闻不到。

2. 灼烧检验　取少许试样置于瓷坩埚中，加热灼烧至冒烟，正常辣椒粉发出浓厚的呛人气味。掺假的辣椒粉则只见青烟，辣味不浓。

3. 掺入红砖粉检验　将少许试样粉末，加入饱和氯化钠溶液 10～15ml 充分振摇，放置片刻，辣椒粉因相对密度小而浮于上面，掺入的红砖粉，因相对密度大而沉于试管底部。

4. 掺入苏丹红检验　苏丹红是人工合成的红色工业染料，主要包括 Ⅰ、Ⅱ、Ⅲ 和 Ⅳ 四种类型，具有致突变性和致癌性，禁止使用于食品中。由于苏丹红使用后不容易退色，将其掺入辣椒中可以弥补辣椒放置久后变色的现象，保持辣椒鲜亮的色泽。

第六节　常见食品的卫生质量检验

我国食品卫生标准对常见各类食品的感官指标、理化指标、细菌学指标、检验方法均有规定。一般要求感官性状良好，不应含有异物及有毒、有害化学物质，食品添加剂的使用范围应符合食品添加剂的卫生标准和卫生法规，不得含有致病微生物或发生腐败现象，不应掺假或抽减其营养成分等。

本节重点介绍酱油、食用植物油、酒类、乳及乳制品的卫生质量检验。

一、酱　　油

（一）概述

酱油是生活中一种十分受欢迎的调味品，其色泽红亮，具有独特的酱香味，滋味鲜美。酱油主要是由富含蛋白质或淀粉的原料及其副产物在微生物酶的作用下发酵制成的液体调味品，如大豆、小麦及麸皮等制成的酱油。酱油的成分比较复杂，除食盐外还含有多种氨基酸、糖类、有机酸、色素及香料等成分，以咸味为主，亦有鲜味、香味等。它能增加和改善菜肴的味道，还能增添或改变菜肴的色泽，有助于促进食欲。按照生产工艺，酱油可分为酿造酱油和配制酱油。按照食用方法分为烹调酱油和餐桌酱油。按照用途分类，酱油一般有老抽和生抽两种，生抽颜色较淡，味道咸，主要用于提鲜；老抽颜色浓稠，咸味淡，用于提色。

 拓展知识

谷 氨 酸 钠

酱油中有18种氨基酸，其中以谷氨酸含量最多，谷氨酸与盐作用会生产谷氨酸钠，谷氨酸钠具有提鲜的作用，因此是酱油鲜味的主要来源之一。日常生活中常用的调味品味精和鸡精的主要成分也是谷氨酸钠。适当食用味精和鸡精对人体不产生影响，但是使用时应掌握好用量。尤其是婴幼儿大量食用味精后，会使血液中的锌转变成谷氨酸锌经尿液排出体外，从而导致锌缺乏。缺锌会导致食欲减退、厌食偏食、生长发育迟缓、皮炎等情况。

（二）测定意义

《食品安全国家标准 酱油》（GB 2717—2018）规定酱油具有一定的色、香、味、营养及安全要求。氨基酸态氮是衡量酱油品质优劣的一项重要指标，其含量的高低决定了酱油的鲜味和营养价值。一般来说氨基酸态氮含量越高，酱油的等级就越高，品质就越好。GB 2717—2018规定，酱油中氨基酸态氮的含量应该 $\geq 0.4g/100ml$。

（三）测定方法

《食品安全国家标准 食品中氨基酸态氮的测定》（GB 5009.253—2016）规定氨基酸态氮的测定方法有酸度计法和比色法。本节主要介绍酸度计法。

【原理】 利用氨基酸的两性作用，加入甲醛以固定氨基的碱性，使羧基显示出酸性，用氢氧化钠标准溶液滴定后定量，用酸度计测定终点。

【操作步骤】

1. 称量或吸取一定量试样，用水溶解或稀释定容。

2. 混匀后吸取20.0ml置于烧杯中，加60ml水，开动磁力搅拌器，用氢氧化钠标准溶液滴定至酸度计指示pH为8.2，记下消耗氢氧化钠标准滴定溶液的毫升数，可计算总酸含量。

3. 加入10.0ml甲醛溶液，混匀。

4. 再用氢氧化钠标准滴定溶液继续滴定至pH为9.2，记下消耗氢氧化钠标准滴定溶液的毫升数，同时做空白试验。

【说明与讨论】

1. 加入甲醛后应该立即测定，如放置时间过久，甲醛会聚合而影响测定结果的准确性。

2. 实验操作中使用搅拌子时，要注意缓慢提速，转速适中，避免溶液溅出，防止搅拌子损坏玻璃电极。

3. 在滴定过程中，滴入碱液后电位还需要一定时间才能平衡，所以滴定速度不能过快，尤其是近终点时应该缓慢滴定，防止超过终点。

4. 测得的氨基酸态氮乘以蛋白质换算系数可求得样品的蛋白质含量。

5. 该法可同时测定酱油中总酸。

二、食用植物油

（一）概述

油脂是人体必需的营养成分之一，主要为人体提供能量和必需脂肪酸，有助于脂溶性维生素的吸收，还能够有效地改善食物的风味及质感。油脂分为动物脂肪和植物油两大类。动物脂肪包括猪油、牛油、羊油、鱼油等；植物油则是以植物油料或植物原油为原料制成的食用油脂。常见的植物油脂有大豆油、花生油、玉米油、菜籽油、芝麻油等。根据《中国居民膳食指南（2022）》，烹调油的建议摄入量为每天25～30g。

我国卫生标准规定，植物油脂应当在原料、感官及理化指标等各个方面符合标准要求与有关规定，要具有代表有本身特性的理化常数，这是鉴定植物油脂种类及卫生质量的重要依据。

（二）测定意义

油脂在储存时间过长或者储存条件不当的情况下容易发生一系列的化学变化和感官性状的恶化，这种现象称为油脂的酸败。酸败的油脂品质劣变，营养价值降低，产生的有害物质还会危害到人体的健康。《中华人民共和国食品安全法》第九章第一百二十四条第四款明确规定，禁止生产经营油脂酸败的食品或食品添加剂。

油脂的酸败过程主要包括水解和氧化两种形式。油脂水解会释放出游离脂肪酸，使油脂酸度上升。油脂中不饱和脂肪酸中的双键会与空气中的氧反应生成过氧化物，过氧化物再继续分解为脂肪酸、醛、酮、醇等低分子物质。油脂酸败过程中产生的物质可以作为评价其酸败程度的指标。水解性酸败常用酸价作为评价指标，氧化性酸败则采用过氧化值和羰基价等指标来反映。

课堂活动

1. 油脂分为_____和_____两大类。
2. 油脂的酸败过程主要包括_____和_____两种形式。

（三）酸价的测定

酸价是指中和 1g 油脂中的游离脂肪酸所需氢氧化钾的质量。《食品安全国家标准　植物油》（GB 2716—2018）规定，食用植物油酸价不能超过 3mg/g，油脂酸价越小，即油脂中脂肪酸含量越少，说明油脂质量越好，新鲜度和精炼度也越好。

《食品安全国家标准　食品中酸价的测定》（GB 5009.229—2016）规定酸价的测定方法有冷溶剂指示剂滴定方法、冷溶剂自动电位滴定法和热乙醇指示剂滴定法。本节主要介绍冷溶剂指示剂滴定法。

【原理】　用有机溶剂将油脂试样溶解成样品溶液，再用氢氧化钾标准滴定溶液中和滴定样品溶液中的游离脂肪酸，以指示剂相应的颜色变化来判定滴定终点，最后通过滴定终点消耗的标准滴定溶液的体积计算油脂试样的酸价。

【操作步骤】　称取一定量油脂试样，加入 80ml 乙醚 - 异丙醇混合液和 3 滴酚酞指示剂，充分振摇溶解试样。再用装有氢氧化钾标准滴定溶液的滴定管对试样溶液进行滴定，当试样溶液出现微红色，且 15s 内无明显退色时为滴定的终点，同时做空白试验。

【说明与讨论】

1. 实验前后应将所使用的器皿清洗干净，尤其是碱式滴定管，需要进行排气和润洗。本实验在滴定时由于所耗标准溶液的体积较小，应小心缓慢地操作，以免滴过终点。

2. 对于深色泽的样品，可以改用百里香酚酞指示剂或碱性蓝 6B 指示剂。滴定时，当颜色变为蓝色时为百里香酚酞的滴定终点，碱性蓝 6B 指示剂的滴定终点为蓝色变红色。该法测定米糠油（稻米油）的酸价只能用碱性蓝 6B 指示剂。

3. 未经过精炼的粗制油品酸价值通常也会较高，所以应当正确理解酸价在作为指标判断油脂酸败程度时体现的非敏感性。

（四）过氧化值的测定

过氧化值是指油脂中不饱和脂肪酸被氧化形成过氧化物的含量。油脂氧化酸败早期，油脂中不饱和脂肪酸中的双键会与空气中的氧反应生成过氧化物，由于过氧化物不稳定，还会进一步分解，因此在氧化酸败后期会产生脂肪酸、醛、酮、醇等小分子物质，过氧化值则会降低。所以，过氧化值是油脂酸败的中间产物，可以作为油脂酸败早期的一项重要指标。

国家标准用于食品中过氧化值的测定方法有滴定法和电位滴定法，具体见GB 5009.227—2016。本节主要介绍滴定法。

【原理】　制备的油脂试样在三氯甲烷和冰醋酸中溶解，其中的过氧化物与碘化钾反应生成碘，用硫代硫酸钠标准溶液滴定析出的碘，计算出过氧化值含量。

【操作步骤】　准确称取一定量样品，置于碘量瓶中，加入 30ml 三氯甲烷 - 冰醋酸混合液，轻轻振摇使试样完全溶解。准确加入饱和碘化钾溶液，塞紧瓶盖，并轻摇，在暗处放置 3min，取出加 100ml 水，摇匀，立即用硫代硫酸钠标准溶液滴定析出的碘，至淡黄色时，加淀粉指示剂，继续滴定并强烈振摇至溶液蓝色消失为终点，同时进行空白试验。

【说明与讨论】

1. 三氯甲烷和冰醋酸等刺激性试剂,应该在通风橱里操作。

2. 本方法中使用的所有器皿不得含有还原性或氧化性物质,磨砂玻璃表面不得涂油。

3. 碘单质容易挥发,滴定时不要剧烈摇动溶液。

4. 为防止碘单质被空气中氧气氧化,应该放置在暗处,析出碘后应立即滴定,滴定速度适当加快。

三、乳及乳制品

(一)概述

乳品类物质营养丰富,富含蛋白质、钙及维生素等,容易被消化吸收,深受人们喜爱。通常乳品类物质能够满足老年人、体弱者、患者、孕妇和婴幼儿等特殊人群对营养的需要,是一类较为理想的食品,尤其对婴幼儿的营养摄取十分重要。日常生活中人们主要饮用的是牛乳,其次是羊乳。生乳是指从符合国家有关要求的健康奶畜乳房中挤出的无任何成分改变的常乳,没有加外源物质,也没有经过加工。为了延长保存时间或便于运输储存,常常以牛乳、羊乳等生乳为主要原料加工制成各种乳制品。目前,市面上销售的乳制品形式多种多样,包括液态乳制品(巴氏杀菌乳、灭菌乳、发酵乳、调制乳)、半固态乳制品(炼乳、奶油)、固态乳制品(干酪、再制干酪、乳粉、乳清粉、乳糖和酪乳粉)等。

我国针对乳及乳制品的理化检测项目主要有对色泽、气味和滋味、组织状态等感官方面的要求,对非脂乳固体、蛋白质、脂肪、酸度等理化指标的要求以及对污染物限量、真菌毒素限量、食品添加剂和营养强化剂等作出了规定。本节主要介绍乳及乳制品中非脂乳固体、酸度及脂肪的测定。

(二)非脂乳固体的测定

乳及乳制品加热除去水分所得的干物质为总固体,由总固体含量减去乳中脂肪含量即为非指固体的含量,所以乳及乳制品中非脂乳固体是除脂肪和水分之外的物质总称。其组成主要为蛋白质、糖类及矿物质等。《食品安全国家标准 生乳》(GB 19301—2010)规定乳及乳制品中非脂乳固体含量不得低于8.1g/100g。《食品安全国家标准 乳和乳制品中非脂乳固体的测定》(GB 5413.39—2010)规定了生乳、巴氏杀菌乳、灭菌乳、调制乳、发酵乳中非脂乳固体的测定方法——重量法。

【原理】 先分别测定出乳及乳制品中的总固体含量、脂肪含量(如添加了蔗糖等非乳成分含量,也应扣除),再用总固体减去脂肪和蔗糖等非乳成分含量,即为非脂乳固体。

【操作步骤】 在平底皿盒中加入一定质量石英砂或海砂,干燥至恒重。准确称取一定量试样于恒重的皿内,置水浴上蒸干,擦去皿外的水渍,于(100±2)℃干燥箱中干燥,冷却,称量,反复干燥称量至恒重,恒重即前后两次质量相差不超过0.5mg。

【说明与讨论】

1. 样品干燥时可加入经过处理的海砂,防止样品结块,从而提高干燥效率。

2. 干燥时恒重是关键步骤,在该法中要求前后两次干燥称重,其质量差不超过 0.5mg。

(三)乳及乳制品酸度的测定

乳及乳制品酸度是反映其新鲜程度及品质的一项指标。我国乳及乳制品酸度通常采用滴定法测定,用符号°T 表示。《食品安全国家标准 生乳》(GB 19301—2010)规定,正常牛乳酸度为 12～18°T,酸度低于 12°T 可提示有掺杂或掺假的可能,酸度高于 18°T 可视为不新鲜乳。

《食品安全国家标准 食品酸度的测定》(GB 5009.239—2016)规定了酸度测定的方法有酚酞指示剂法、pH 计法和电位滴定仪法。本节主要介绍酚酞指示剂法。

【原理】 试样经过处理后,以酚酞作为指示剂,用 0.1000mol/L 氢氧化钠标准溶液滴定至中性,根据消耗氢氧化钠溶液的体积数计算试样的酸度。

【操作步骤】 称取一定量样品于锥形瓶中,用一定体积的水将样品复溶,搅拌后静置。向一只装有相同体积水的锥形瓶中加入参比溶液,混合,得到标准参比颜色。向装有样品溶液的锥形瓶中加入酚酞指示液,用碱式滴定管向该锥形瓶中滴加氢氧化钠溶液,直到颜色与参比溶液的颜色相似,且 5s 内不消退,整个滴定过程应在 45s 内完成。记录所用氢氧化钠溶液的毫升数,同时做空白试验。

【说明与讨论】

1. 滴定过程中向锥形瓶中吹氮气,防止溶液吸收空气中的二氧化碳。

2. 空白所消耗的氢氧化钠的体积应不小于零,否则应重新制备和使用符合要求的蒸馏水。

(四)脂肪的测定

乳中的脂肪又可称为乳脂。从存在形式上来看,乳类脂肪属于游离脂肪,但却是以脂肪球的状态存在的。由于脂肪球被酪蛋白钙盐所包裹,所以不能直接用乙醚等有机溶剂提取,需要先用氨水处理,使酪蛋白钙盐被破坏,待释放出游离的脂肪后才能用有机溶剂提取。《食品安全国家标准 生乳》(GB 19301—2010)规定,生乳、巴氏杀菌乳、灭菌乳、发酵乳等乳类食品脂肪含量不得低于 3.1g/100g。

《食品安全国家标准 食品中脂肪的测定》(GB 5009.6—2016)中适用于乳及乳制品中脂肪的测定方法有碱水解法和盖勃法。本节主要介绍碱水解法。

 课堂活动

1. 从存在形式上看,乳类脂肪属于游离脂肪,因此可以直接被有机溶剂提取。

    A. 正确   B. 错误

2. 我国食品安全国家标准规定了正常牛乳酸度为12～18°T。

    A. 正确   B. 错误

【原理】 用无水乙醚和石油醚抽提样品的碱(氨水)水解液,通过蒸馏或蒸发去除溶剂,测定溶于溶剂中的抽提物的质量。

【操作步骤】 准确称取充分混匀试样于抽脂瓶中。加入 2.0ml 氨水,充分混合后立即将抽脂瓶放入(65±5)℃的水浴中,加热 15～20min,不时取出振荡,取出后冷却至室温。加入一定体积乙醚,塞上瓶塞振荡提取。加入一定体积石油醚,塞上瓶塞振荡提取。离心或静置后,将上层液倒入脂肪收集瓶中。再次用无水乙醚和石油醚进行第 2 次和第 3 次抽提。收集提取液,除去脂肪收集瓶中的溶剂,将脂肪收集瓶放入(100±5)℃的烘箱中干燥,冷却后称量。重复以上操作直至恒重(直至两次称量的差不超过 2mg)。

【说明与讨论】

1. 淀粉试样酶水解时,为了检验淀粉是否水解完全可加入碘溶液,如无蓝色出现说明水解完全,否则将抽脂瓶重新置于水浴中,直至无蓝色产生。

2. 加有机溶剂抽提时按约 100 次/min 振荡 1min,也可采用手动振摇方式,但均应注意避免形成持久乳化液。

 拓展知识

鲜乳质量的感官检验方法

感官鉴别鲜乳,主要指的是眼观其色泽和组织状态、嗅其气味和尝其滋味。

1. 色泽鉴别

良质鲜乳——为乳白色或稍带微黄色。

次质鲜乳——色泽较良质鲜乳为差,白色中稍带青色。

劣质鲜乳——呈浅粉色或显著的黄绿色,或是色泽灰暗。

2. 组织状态鉴别

良质鲜乳——呈均匀的流体,无沉淀、凝块和机械杂质,无黏稠和浓厚现象。

次质鲜乳——呈均匀的流体,无凝块,但可见少量微小的颗粒,脂肪聚黏表层呈液化状态。

劣质鲜乳——呈稠而不匀的溶液状,有乳凝结成的致密凝块或絮状物。

3. 气味鉴别

良质鲜乳——具有乳特有的乳香味,无其他任何异味。

次质鲜乳——乳中固有的香味稍有或有异味。

劣质鲜乳——有明显的异味,如酸臭味、牛粪味、金属味、鱼腥味、汽油味等。

4. 滋味鉴别

良质鲜乳——具有鲜乳独具的纯香味,滋味可口而稍甜,无其他任何异常滋味。

次质鲜乳——有微酸味(表明乳已开始酸败),或有其他轻微的异味。

劣质鲜乳——有酸味、咸味、苦味等。

第七节　常见化学性食物中毒的快速鉴定

化学性食物中毒的快速检验是指在化学性食物中毒发生时,采用一系列快速检验方法对可疑含有毒物的检品进行定性或半定量分析。主要目的是尽快查明中毒原因及毒物的性质,为抢救中毒患者和采取预防中毒措施提供可靠依据,并为防止今后出现类似中毒事件提供有价值的参考资料是非常重要的。此外,在开发新食品资源和接受公安部门委托工作时,也常常需要对可能存在的化学性毒物进行鉴定。

一、果蔬中农药残留量的快速鉴定

随着农业生产的发展,农药的品种、产量和使用量在不断增加。由于多数农药都有不同的毒性,常因生产、使用、保管不当,造成误食误用等中毒事故。特别是在蔬菜、水果生产中常使用有机磷、氨基甲酸酯农药,因没能遵循安全使用规则造成食物中毒事件时有发生,因此有必要了解水果、蔬菜中有机磷和氨基酸酯类农药残留量的快速鉴定方法。

本节介绍用速测卡法快速检测蔬菜中有机磷和氨基甲酸脂类农药残留量(GB/T 5009.199—2003)。

【原理】　胆碱酯酶能催化靛酚乙酸酯(红色)水解为靛酚(蓝色)和乙酸,而有机磷和氨基甲酸酯类农药对胆碱酯酶有抑制作用,会使胆碱酯酶对靛酚乙酸酯水解的催化效率降低,水解及变色的过程发生改变,由此可判断出样品中是否存在高剂量的有机磷或氨基甲酸酯类农药。

 课堂活动

有机磷和氨基甲酸酯类农药对胆碱酯酶有抑制作用。

A. 正确　B. 错误

【操作步骤】

1. 整体检验

(1)采集有代表性的果蔬样品,擦去表面泥土,剪成1cm左右见方碎片,取5g放入带盖瓶中,加入10ml缓冲液,振摇50次,静置2min以上。

（2）取少量提取液于速测卡的白色药片上，放置 10min 以上进行预反应，有条件时在 37℃恒温装置中放置 10min。预反应后的药片表面必须保持湿润。

（3）将速测卡对折，使红色药片与白色药片叠合发生反应，并用手捏 3min 或用恒温装置恒温 3min。

每测定一批样品都应设一个缓冲液的空白对照卡。

2. 表面测定法（粗筛法）

（1）擦去果蔬表面的泥土，滴 2～3 滴缓冲液于果蔬表面，用另一果蔬块（叶）在滴液处轻轻摩擦。

（2）取一片速测卡，将果蔬上的液滴滴在白色药片上。

（3）放置 10min 以上进行预反应，有条件时在 37℃恒温装置中放置 10min。预反应后的药片表面必须保持湿润。

（4）将速测卡对折，使红色药片与白色药片叠合发生反应，并用手捏 3min 或用恒温装置恒温 3min。

每测定一批样品都应设一个缓冲液的空白对照卡。

【结果计算】 与空白对照卡比较，白色药片不变色或略带浅蓝色均为阳性结果。白色药片变为天蓝色或与空白对照卡相同，为阴性结果。

对阳性结果的样品，可用其他方法进一步确定具体的农药品种和含量。

速测卡对部分农药的检出限见表9-4。

表9-4 速测卡对部分农药的检出限值

农药名称	检出限/（mg·kg^{-1}）	农药名称	检出限/（mg·kg^{-1}）
甲胺磷	1.7	美曲磷酯	0.3
对硫磷	1.7	乐果	1.3
水胺硫磷	3.1	久效磷	2.5
马拉硫磷	2.0	甲萘威	2.5
氧化乐果	2.3	好年冬	1.0
乙酰甲胺磷	3.5	呋喃丹	0.5
敌敌畏	0.3		

【说明与讨论】

1. 葱、蒜、萝卜、韭菜、芹菜、香菜、茭白、蘑菇、番茄等蔬菜和部分水果汁液中，含有对酶有影响的植物次生物质，容易产生假阳性。处理这类样品时，可采用整株（粒）果蔬浸泡提取，以减少色素的干扰。

2. 当温度低于 37℃时，酶反应的速度较慢，药片加液后放置反应时间相对延长，延长时间的确定应以空白对照卡用手指（体温）捏 3min 时可以变蓝，即可进行下一步操作。但要注意样品与空白放置的时间应一致。

二、砷、汞的快速鉴定

在金属毒物的食物中毒中，出现较多的是砷、汞、铅、铋、锑、钡、铬中毒等，其中以砷和汞化合物最为多见。最常见的砷化物为三氧化二砷（砒霜或白砒），农业上用的粗制品呈微红色，俗称红砒，其他的砷化物有砷酸盐和亚砷酸盐等。三氧化二砷的中毒量为 $0.005\sim0.05g$，致死量为 $0.1\sim0.3g$；氯化汞的中毒量为 $0.1\sim0.2g$，致死量为 $0.5g$。

砷和汞的检验，一般采取经典的"雷因许法"为基本定性实验，呈阳性反应时，表示样品中可能含有砷或汞，现场监测时可作基本定论并采取相应措施，条件许可或中毒物定性时可再分别加以确证。

（一）预试验

检验方法——雷因许法（铜丝法）。

【原理】 金属铜在盐酸酸化的样品溶液中，能使砷、汞等还原成元素状态或生成铜合金沉积于铜丝表面，显不同的颜色和光泽，初步判断这些金属是否存在。

【操作步骤】 取样品适量，加水呈粥状，加水约 0.5g 氯化亚锡，再加入总体积 1/5 的无砷盐酸，投入铜丝数段，小火加热煮沸 30min。注意及时补加热水，保持体积不减少。

取出铜丝，小心用水、醇、丙酮依次洗净晾干，观察铜丝表面。如铜丝未变色，一般可否定砷、汞的存在（阴性结果）；如铜丝变色（阳性结果），则可按表 9-5 推测样品中可能存在的金属毒物，再分别进行确证试验。

表 9-5　金属毒物使铜丝变色的情况

铜丝变色情况	可能存在的毒物
灰色或黑色	砷化合物
银白色	汞化合物
灰紫色	锑化合物
灰白色	银化合物
灰黑色	铋化合物
黑色	亚硫酸盐，硫化物

【说明与讨论】

1. 亚硫酸和硫化物能使铜丝变黑，混淆反应结果。为了避免此干扰，可将样品加入盐酸后，先在水浴上加热 10min，除去硫化氢和二氧化硫气体，然后再投入铜丝。

2. 酸度是本反应的关键性条件。样品中盐酸浓度应保持在 2%～8%，如果酸度过低，反应不能进行，或进行极慢；如果酸度过高，易引起砷和汞的挥发损失。故在加热煮沸过程中，如水分减少，应补加热水，以保持原来酸的浓度。

（二）确证试验

检验方法——升华法。

【原理】 砷受热氧化成三氧化二砷，升华后在管壁上冷却，呈现四面体或八面体结晶，用显微镜观察；汞受热升华后在管壁上冷却，呈现黑色光亮小圆球，用显微镜观察。

【操作步骤】 取雷因许试验阳性的铜丝，小心洗净晾干后，放入一端熔封的毛细管中。将熔封端用小火缓缓加热，切勿转动或移动毛细管，若有砷存在，毛细管上部有白霜样光辉结晶。在显微镜下观察，结晶呈闪光的四面体或八面体结晶。若有汞存在，呈现黑色不透明小圆球。

【说明与讨论】

1. 在升华时要注意特别控制好温度，若加热太快，容易使升华物逸出损失，或者升华物颗粒太小不易鉴别；若温度太低则不易升华。所以要操作熟练，缓缓加热，控制温度，使升华结晶逐渐形成。

2. 在加热升华时，为了保证升华物不致逸出，可在升华管的中间较细部位，用一湿毛巾包上使之冷却，升华物便凝在管壁上。

三、氰化物的快速鉴定

氰化物是指含有氰酸根的化合物，常见的氰化物如氰化钾、氰化钠、氰化氢均为剧毒物质。在实际工作中，较多见的是氰氢酸、氰化钾与氰化钠中毒。

氢氰酸为无色液体，沸点为 26.5℃，易挥发，因穿透性大，扩散迅速，杀伤力强，主要用于重蒸消毒、灭虫。如粮仓、船舱内部虫害的防治。某些植物种子，如苦杏仁、枇杷仁、银杏中含有氰苷，误食后可引起氢氰酸中毒。

氰化钾与氰化钠均为白色固体，易吸潮，易溶于水，水溶液呈碱性。吸收空气中的二氧化碳能放出氰化氢气体。工业上应用时与酸接触产生氢氰酸。在电镀、冶炼、染料、鞣革、照相、制版等方面常用到氰化钾与氰化钠。氰化钾与氰化钠也是犯罪分子投毒暗杀的主要毒品之一。

鉴定氰化物中毒的快速方法有：苦味酸试纸法、普鲁士蓝法和对硝基苯甲醛法。常用苦味酸试纸法进行预试验，用普鲁士蓝法进行确证试验。

（一）预试验

检验方法——苦味酸试纸法。

【原理】 氰化物在酸性溶液中，生成挥发性氰化氢气体，遇碱性苦味酸试纸生成红色异性紫酸钠，预示有氰化物存在。

1. 鉴定氰化物中毒的快速方法有：苦味酸试纸法、普鲁士蓝法和对硝基苯甲醛法。

    A．正确   B．错误

2. 鉴定氰化物中毒的快速方法常用苦味酸试纸法进行确证试验。

    A．正确   B．错误

【操作步骤】

1. 采样 若为口服氰化物引起中毒者，应采取呕吐物或胃液为检样，并采集可疑食物样品；若为吸入氰化氢气体中毒的，可采取血液为检样。

2. 测定 迅速取样品 10～20g，置于 100ml 锥形瓶中，加水适量浸没样品。另取大小合适的塞子，中央打一小孔，孔内插入一支内径 0.5～0.7cm、长 5cm 的玻璃管，管内悬挂一条用碳酸钠溶液润湿的苦味酸试纸条，其下端伸出管外。

向锥形瓶中加入 10ml 酒石酸酸化后，立即塞上塞子，置 40℃水浴上温热 40min，如试纸显红色，可能有氰化物存在。

【说明与讨论】

1. 氰化物毒性剧烈，作用迅速，因此，具有中毒急、死亡快的特点。往往在几分钟内就会引起死亡，来不及抢救。所以，凡是突然急速死亡的中毒案例，按常规应首先怀疑是氰化物中毒。

2. 由于氰化物性质不稳定，易分解、易挥发。因此，发生氰化物中毒后，应及时采样，快速分析。

（二）确证试验

检验方法——普鲁士蓝法。

【原理】 氰化物在酸性溶液中，生成氢氰酸逸出，被硫酸亚铁-氢氧化钠试纸吸收产生亚铁氰化物，酸化后与高铁离子作用生成蓝色的亚铁氰化高铁，即普鲁士蓝。

【操作步骤】 取预试验阳性样品 5～10g 于锥形瓶中，加水调成粥状，再加酒石酸溶液或盐酸溶液（6mol/L）使之呈明显酸性。如样品为血样，可先加三氯乙酸沉淀蛋白质后再酸化。加酸后迅速将硫酸亚铁-氢氧化钠试纸罩在瓶口，并用橡皮筋固定。放在小火上微微煮沸数分钟，取下硫酸亚铁-氢氧化钠试纸，在试纸中央滴加三氯化铁溶液 1 滴，再滴加盐酸溶液 1～2 滴。如有氰化物存在，试纸呈蓝色。

【说明与讨论】

1. 普鲁士蓝法灵敏度高，最低检出量为 20μg，是确证氰化物快速而实用的方法。

2. 在酸性溶液中，氰酸盐能产生氰化氢干扰测定，如能肯定样品中无氰酸盐存在，此法可作为氰化物的确证实验。

　　本章学习重点是食品样品的采集、制备与保存。学习难点是食品营养成分、食品添加剂、食品中有害污染物、食品掺伪物质、常见食品的卫生质量检验、常见化学性食物中毒的快速鉴定的原理及操作步骤等。在学习过程中注意归纳总结各种检验方法原理，部分内容结合实训项目进行强化训练，以培养学生严谨认真的工作习惯、实验探究的学习能力和团结协作的团队精神，提高学生的实践操作能力及分析解决问题的能力。

（杨　颖）

思考与练习

一、名词解释

1. 感官检验　　2. 还原糖　　3. 灰分　　4. 油脂酸败　　5. 油脂过氧化值

6. 化学性食物中毒

二、简答题

1. 简述食品卫生检验的内容。

2. 简述食品样品的采集原则。

3. 简述食品样品的保存方法。

4. 简述食品安全国家标准规定的食品中镉的测定原理。

5. 什么是食品掺伪？食品掺伪的特点有哪些？

6. 结合乳及乳制品中脂肪的存在形式简述碱水解法测定脂肪的原理。

7. 什么是雷因许试验？如何对预实验为阳性的有毒金属进行确证试验？

第十章 ｜ 水质理化检验

10章 数字资源

1. **知识目标** 掌握水的物理性状和化学指标中常见检验项目的概念；熟悉生活饮用水采集和保存方法，熟悉水的物理性状和pH的检验方法；了解采样的质量控制、检验项目的测定顺序，水的化学指标检验方法。

2. **能力目标** 能根据检测项目正确采集和保存水样，具有水样预处理和检验的能力；能正确进行检验结果的处理和计算。

3. **素质目标** 具备与不同岗位人员沟通能力；树立团队协作精神；具备检验质量控制意识。

为了保障人民群众的身体健康，做到合理用水、安全用水，还以"绿水青山"，国家相继颁布了各类水质的卫生标准规范以及相配套的标准检验方法。

水及其中杂质共同表现出来的综合特征称为水质，衡量水中杂质含量的具体尺度称为水质指标，该指标可反应水中杂质的种类和数量，用于判断水质的优劣及是否符合要求。从卫生学角度出发，《生活饮用水卫生标准》（GB 5749—2022），可将水质指标归纳为微生物指标、毒理指标、感官性状和一般化学指标、放射性指标四大项。水质检验的任务就是了解水的物理性状、化学性质和微生物特性等情况，定量测定水体中所含杂质的种类和数量，客观评价水体的理化性质。其检测结果不仅可为水资源的开发利用提供科学依据；还可用来鉴定经净化处理的水质是否符合生活饮用水卫生标准或某些工业用水标准；更可判断水源水受工业废水污染的程度，并为采取废水处理措施和制订废水排放标准提供科学依据。

第一节　水样的采集和保存

水样采集和保存是水质分析的重要环节之一。科学的采样和保存方法是保证获得的水样具有代表性，且不受意外污染，反应水体的实际情况，确保检验结果准确可靠的前提和关键。工作中可通过制定合理的采样方案确保采集水样的代表性。保存的方法应根据检验项目的性质和测定方法而定。若有待测项目不能立即分析的，水样应以适当的方法保存，以免水质变化而失去代表性。

本节重点介绍《生活饮用水标准检验方法　水样的采集和保存》（GB/T 5750.2—2006）。

一、水样的采集

水样采集的质量是决定水质理化检验质量的前提。水样的采集应根据检验项目和对水体监测的目的，在调查研究水体地质、水文等影响水质变化的诸多因素的基础上，设计采样方案，如：采样位置、采样设备、采样时间、采样方法等。

（一）制定采样方案

采样前应收集原有的水质检验资料，详细调查待测水体的水文、气候、地质、地貌特征，水体沿岸城市分布、工业布局、水源分布、排污情况和城市的给水情况等情况。再根据监测目的和要求制订详细的采样计划，包括：检测项目和采样数量、采样点、采样时间和次数的确定，采样设备的选择，采样人员的分工，交通工具的选择以及安全保证措施等。

1. 采样设备的选择与清洗　根据监测项目性质和采样方法，选择适宜材质的清洁的采样器。采样的工具、盛放水样的容器应由惰性材料制成，化学性能稳定，大小形状适宜，不易吸附待测成分。为了便于运输和使用，最好在此基础上选择易于密封和开启，不易破损，容易清洗并可反复多次使用的工具和容器。常用的采样设备包括采样瓶、采集器和测定溶解性气体采样装置。实际工作中，应根据水体的具体情况和检验项目的要求选择合适的采样设备。

（1）采样瓶：盛装水样。一般为能用塞或盖紧紧密封的硼硅玻璃瓶或聚乙烯塑料瓶。

1）选择采样瓶的基本原则：①为避免造成对水样的污染，采样瓶不能含有或沾污与水样中待测组分相同的物质；②采样瓶不能吸收或吸附待测组分，不能与待测组分发生反应。

因此，测定金属成分的水样时不能用硼硅玻璃瓶盛装；测定有机物的水样时不能用聚乙烯塑料瓶盛装；测定氟化物水样时只能用塑料瓶而不能用玻璃瓶。

2）采样瓶的清洗原则：采样前为减少对样品的污染或其他相互作用，必须洗涤容器内壁。容器的洗涤方法既与样品的组成成分有关，又与检验项目有关。①通常是将选好的采样瓶用水和洗涤剂洗刷干净,以除去灰尘、油垢,然后用自来水冲洗干净即可。②新瓶则需置于10%的盐酸或稀硝酸中浸泡24h,取出沥干,用自来水漂洗干净,最后用去离子水充分荡洗3次,加盖保存。严重的旧瓶则用少量重铬酸钾-硫酸洗液洗涤,再用水冲洗7~10次,最后用蒸馏水淋洗,晾干备用。③测铬的水样瓶禁用铬酸洗液洗涤,可用合成洗涤剂刷洗;④盛装采集的水样前,采样瓶还要用被采的水样荡涤2~3次。⑤不用盛装过含高浓度待测组分溶液的采样瓶采集水样,以防待测组分残留。如盛放汞溶液的玻璃瓶会有高浓度汞残留,用浓硝酸都不易洗净。

(2)采样器:根据采样方法,通常使用的采样器有两种:自动采样器和手工采样器。在选择时,还要考虑是否适合采样的条件和要求。

1)自动采样器:有便携式自动采水器、冷藏型玻璃纤维体采样仪、微电脑江河水质采样器等直读式仪器。适用于深水,可按一定的时间间隔或连续地采集水样,亦可分层采样,吸程可达10m。省时省力,安全高效。但受水样性质限制,不能用于采集测定悬浮性固体的水样。

2)手工采样器:有多种采样器或装置供选择。简便、灵活,适用于各种水样的采集。①塑料水桶:适用于水体中除溶解氧、油类、细菌学指标等有特殊采样要求以外的大部分水样和水生生物监测样品的采集,主要采集表层水,但可能混有部分水面以下一定深度的水,故采集的是混合水样,这在实际工作中是允许的。具体操作方法是:在绳子末端系一只水桶,投入水体,使桶口迎着水流方向浸入水中,待水充满桶后迅速将桶提出水面,最后转移至采样瓶中(注意:在正式取样前,塑料水桶应用被采水样荡涤2~3次;采集过程中应避免水面漂浮物进入采样桶)。②深水采样器和简易装置:适用于采集深层水。将一个容器为2~3L的细口瓶套在金属框中,框底部用一铅块来增加重量,便于沉入水中,框上系有带刻度的绳子,便于控制采样深度,瓶口塞有带细绳瓶塞(图10-1)。采集水样前先洗净干燥2~3L的细口瓶,将其套在金属框中,连接起瓶塞装置,检查是否可靠。然后将深水采样器慢慢沉入水中。达到预定深度后,上提细绳打开瓶塞,使水样进入瓶内,待水充满(不再冒气泡)后,放松细绳瓶塞回落盖塞,将采样器迅速提出水面。简易的深水采样器是将采样瓶固定在铁架台上,塞住瓶塞,待瓶沉到一定深度后上提绳子拉开瓶塞,使水样流进瓶中。③测溶解气体水样采样器和简易装置:该水样要求隔绝空气,故须用测溶解气体水样专用采样器(图10-2)。

采样时将采样器或采样装置迅速沉入水中至一定的深度,上提细绳打开流入口的塞子,使水样流入采样瓶或小瓶,驱除瓶内全气,继而溢出流入采样器中或进入大瓶中,直至采样器或大瓶充满水样(水面不再有气泡冒出),迅速提出水面,将采样瓶或小瓶取出并用瓶塞塞紧(瓶内不能留有空气)。

这种采样设备也可当作深水采样器,采集一定深度的水样。

2. 确定采样点 不同水体采样点的确定方法不同。

(1)自来水:采样点应设在水厂的汲水处和出水处,以了解水源水的水质情况及处理后是否符合标准。若检查自来水在管道输送过程中变异情况，应在管网系统的不同地方采集水样。

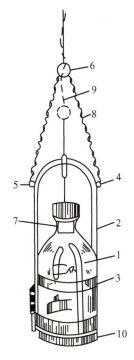

图 10-1　深水采样器

1. 水样瓶；2~3. 采水瓶架；4~5. 控制平衡挂钩；6. 固定采水瓶绳挂钩；7. 瓶塞；8. 采水瓶绳；9. 开瓶塞软绳；10. 增重铅块。

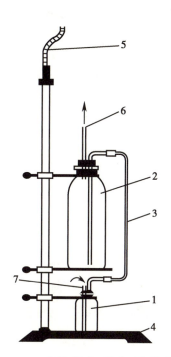

图 10-2　测溶解气体水样采集器

1. 小采样瓶；2. 大采样瓶；3. 橡胶管；4. 铁架台；5. 带刻度绳子；6. 排气口；7. 水流入口。

（2）河水：根据河流的大小、流量大小，在不同的横断面和不同的深度处设置采样点（表 10-1）。

表 10-1　不同流量的河流采样点的设置（横断面）

年平均流量 /(m³·s⁻¹)	河流分类	采样点数
＜5	小溪流	2
5~150	小河	4
150~1 000	河流	6
＞1 000	大河	至少 6 个点，随流量增大适当增加点数

注：在离岸边一定距离的河底采样时，不要搅动底层。

设置监测断面后，应根据水面的宽度确定断面上的采样垂线，再根据采样垂线处水深确定采样点的数目和位置（表 10-2）。

表 10-2　不同深度的河流采样点的设置（垂直线）

水深 /m	采样点数及位置	说明
≤5	1（水面下 0.5m）	水深不足 1m，在 1/2 水深处
5～10	2（水面下 0.5m，河底以上 0.5m）	河流冰冻时，在冰下 0.5m 处
>10	3（水面下 0.5m，1/2 深，河底以上 0.5m）	若有充分数据证明垂线上水质均匀，可减少采样点数

（3）湖水和水库水：采样点应设在入口、出口及中心处，并按水的深度在垂直方向采样，具体可参考河水的采样要求。

（4）地下水：地下水的采样点一般设置在水井及泉水的涌水处。

3. 确定采样量　不同的监测项目对水样的用量要求不同。采样量应能满足欲测项目的需要，即根据检验项目的多少和测定方法来确定采集水样的体积。根据所用检测方法分别进行计算，实际采样量应在计算值的基础上再适当增加 20%～30%。检验水质的常规项目，一般采集 3～5L 水样。若待测的项目很多，可适当增加采样量，一般采集 5～10L。对于特殊检验项目，如测溶解氧要现场固定溶解氧，应单独采样检验。如果采样器的容积有限，一次采样不能满足所需样品量时，应多次采集，并在较大容器中将各次采集的样品混匀后再装入样品容器中。但需注意，用于现场检验项目（如 pH）的水样，不能带回实验室供其他项目测定用。

（二）各类水样的采集方法

水样的采集方法取决于水样检验的目的要求和水源的性质。

1. 管网水水样的采集　自来水和具有抽水设备的井水或泉水，通过管道输送，称为管网水。采集时，应先放水数分钟，使沉积在管道中的杂质和陈旧水排出，再收集水样于瓶中。

2. 地表水水样的采集　流过或汇集在地球表面上的水，包括海、洋、江、河、湖泊、水库、池塘水等，称为地表水，也叫地面水。对河流湖泊等进行污染调查时应从整个水域来考虑，合理设置采样点，建立起水体污染检测网，及时准确地报告污染情况和水体中各种有害物质的分布规律和动态变化。对一个水系进行污染调查时，一般要设置背景断面和控制断面。背景断面是提供环境背景值（未受或极少受到人类活动影响的区域环境内水体中物质种类和含量），具有判断水体污染程度的参比和对照作用。因此，应设置在远离城市、交通干线、农药和化肥施用区、居民密集区、工业区等处。控制断面是需要控制污染物排放的采样处，因而应设置在水系沿岸大城市、大型工矿区、工业集中区、大型排污口的下游河段等处以及城市的主要饮水源、水产资源集中的区域、主要风景游览区等处。湖泊、水库需要设置对照断面、控制断面和削减断面。断面具体位置应设在：入出湖、库的河流汇合口处；湖、库沿岸主要排污口，不同功能水域处；湖、库中心和水流流向及滞流区。湖、库无明显功能分区时,可用网格法均匀布设检测垂线,无须设置断面(图 10-3)。在设置完断面后再根据采样点的位置,选择不同的采集器采集水样。采表层水样用塑料水桶或直接使用采样瓶;采集有一定深度的水样用深水采样器。一般要求至少距岸边 1~2m、距水面 0.2~0.5m、距水底 0.1~0.15m 处采集水样。

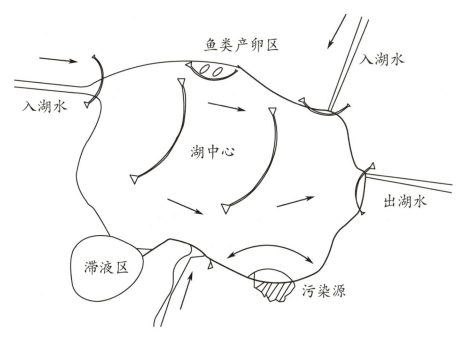

图 10-3　湖库检测断面布设图

3. 没有抽水设备的井水水样的采集　采集井水或地面水的深层水样时,可使用专用的水样采集器。与采集一定深度的地面水水样的方法相同,用深水采样器或简易装置采集水样。

4. 生活污水和工业废水水样的采集　生活污水的成分由于受人们的生活习惯、作息时间及食物的季节性等因素的影响,复杂且不断变化。不同时刻水质状况可能不同。工业废水会受生产工艺、原材料、生产时间等影响,变化更大,成分也不稳定。为保证采集的水样具有代表性,常采用以下几种采样方法。

(1)间隔式等量采样:适宜于采集流量较恒定的废水或污水的水样。每隔相同时间,采集等体积的水样混合均匀后,从中分取部分水样供分析。通常采集一昼夜的水样,间隔时间根据水质变化的情况确定。

(2)平均比例混合采样:适宜于采集生活污水和流量变化的废水或污水。根据流量按比例采样,即流量大时多采,流量小时少采,混合均匀后取部分供分析。但若有总废水池,则从中采一次混合均匀的水样即可。

(3)连续比例混合采样:适用于废水流量不恒定、水质有变化时的采样。在有连续比例采样器的条件下,在一段时间内,按流量比例连续采集并混合均匀的水样。

(4)瞬间采样:简单方便,用于了解废水或污水在每天不同时间的成分变化。每隔一定时间,如1、2h甚至几分钟,采集一次水样,并分别进行检验分析。对一些水质略有变化的废水也可采集瞬时的废水水样。

（5）单独采样:主要考虑使样品具有代表性。针对废水或污水的某一部分或在特定的时间,采集水样进行全量分析。废水中有些组分的分布很不均匀,如油类和悬浮物等,一定时间后会浮在水面或沉入水底;有些组分在放置过程中很容易发生变化,如溶解氧、硫化物等,如果从全部分析样品中取出一部分进行这些项目的分析,其结果往往不准确。因此,应单独采样,分别进行分析。

5. 测溶解气体水样的采集　单独采集并隔绝空气,以避免空气中相应的气体溶入水样或水样中溶解的待测气体组分挥发逸出。

（1）管网水:先放水数分钟,将橡胶管一端套在水龙头上,一端插至采样瓶底部,使水样缓缓装满瓶子并向外溢出数分钟（溢出水样的体积至少是采样瓶容积的6倍）,取出橡胶管,迅速盖紧瓶塞,注意不得留有气泡。

（2）水源水:在没有抽水设备的江、湖、水库、井等水源水中采集测溶解气体水样,应使用专用的测溶解气体水样采集器或简易装置采集。

（三）采样质量控制

采样过程中采用质量控制样品（简称"质控样品"）评价采样质量。质控样品有现场空白样、运输空白样、现场平行样和现场加标样或质控样。通过对质控样品的分析来跟踪控制水样采集进程。

1. 现场空白样　指在现场以纯水做样品,按测定项目的采样方法和要求,与样品相同条件下装瓶、保存、运输,直至送交实验室分析。比较现场空白样与室内空白的测定结果,可了解采样过程中操作步骤与环境条件对样品质量的影响。

2. 运输空白样　是以纯水做样品,在实验室装瓶带到采样现场后再与样品一起返回实验室。运输空白样可用来测定样品运输、现场处理和贮存期间或由容器带来的总污染,每批样品至少有一个空白样。

3. 现场平行样　是指在同等条件下,采集平行样密码送实验室分析,测定结果可反映采样与实验室测定的精密度。若实验室精密度受控,则主要反映采样过程精密度变化状况。现场平行样应占样品总量的10%以上,一般每批样品至少采集两组平行样。

4. 现场加标样　是指取一组现场平行样,将实验室配制的一定浓度的被测物质的标准溶液加入其中一份已知体积的水样中,另一份不加标,按样品要求进行处理,送实验室分析。将测定结果与实验室加标样对比,掌握测定对象在采样、运输过程中的准确度变化情况。

5. 现场质控样　是指将标准样与样品基体组分接近的标准控制样带到采样现场,按照样品要求处理后与样品一起送实验室分析。

二、水样的保存

（一）水样保存的必要性

水样采集的原则是尽快检测。但各种水质的水样，在从采集到实验室分析的过程中会因物理、化学和生物化学变化影响水质而失去其对所处水体的代表性，无法真实反映所代表的水体。水样保存就是通过采取相应的措施，可能消除或降低多种因素的影响，保证水样的代表性。影响水样组分改变的因素可归纳为以下三方面。

1. 物理因素　光照、温度、压力、静置或振荡、密封或敞露等条件以及容器材质的不同都会使水样中的组分发生变化。如水中的溶解氧、CO_2 等挥发性组分会受气温、气压变化而改变；金属离子可被玻璃瓶壁吸附；有机物能被塑料瓶吸收或吸附；长时间静置会使某些组分沉淀析出。

2. 化学因素　氧化还原反应、沉淀反应及 pH 的变化会使水样中某些组分发生改变。如 CO_2 含量的改变会引起 pH 的变化；六价铬在低 pH 环境中易被还原为三价铬；低价铁易被氧化成高价铁；铁、锰价态的改变会引起沉淀或溶解；胶体的絮凝沉淀等。

3. 生物化学因素　水中微生物的新陈代谢，不仅会消耗某些组分，还会改变某些组分的性质。如溶解氧、生化需氧量的改变；有机物的分解；将硝酸盐还原为氨等。

（二）水样保存方法

水样采集后应及时分析，否则需采取适当措施妥善保存。常用保存方法有冷藏或冷冻、密封和避光、控制 pH、加入化学试剂如不影响测定的保存剂、过滤与分离后保存等。冷藏或冷冻可以减缓各种物理变化、化学反应速度，并抑制生物活性。实际工作中应根据监测指标的理化性质、所用检验方法选择适当的保存方法。水质检测中部分项目的水样保存方法见附表 Ⅲ。

三、检验项目的测定顺序

检验项目的性质不同，在水中的稳定性也不同。检验项目多时应遵循正确的测定顺序，以确保检验结果的有效性和准确性。

1. 现场测定项目　变化很快的项目如水温、pH、溶解性气体（O_2、Cl_2、CO_2、H_2S）等应在采样现场测定。若现场不便操作，如 pH，可于 2～5℃保存，6h 内测定；溶解氧，应在现场加试剂将氧固定，于 4～8h 内测定。

2. 当天测定项目　臭和味、色度、浑浊度、氨（以 N 计）、亚硝酸盐（以 N 计）、硝酸盐（以 N 计）、阴离子合成洗涤剂、六价铬、总铬、挥发性酚、氰化物等。

3. 7d 内测定项目　砷、总硬度、硫酸盐、高锰酸盐指数（以 O_2 计）、化学需氧量（COD_{Cr} 法）、悬浮性固体、溶解性固体等。

4. 最后测定项目　铁、锰、铜、锌、铅、镉、汞、硒等可放置于最后分析。

1. 不同流量的河流采样点设置不同。

    A. 正确　　　　　　　B. 错误

2. 应将采样点设置在下风口。

    A. 正确　　　　　　　B. 错误

3. 检验项目可以不必考虑水体性质,随时检测。

    A. 正确　　　　　　　B. 错误

第二节　水的物理性状和 pH 检验

　　水的物理性状和 pH 指标是反应水体质量和天然性状的一般理化指标,包括水的臭和味、色度、浑浊度、水温和 pH 等,其中前三项指标是《生活饮用水卫生标准》中的常规检验项目,又称为感官性状,主要依靠检验者的感觉器官即视觉、嗅觉、味觉、触觉和听觉等进行检验。后两项指标(水温和 pH)是水源水及地表水的检验项目,又称物理指标,主要是使用简单仪器进行检测,操作方法虽简单,但却是其他项目检验的基础,对进一步测定项目指标有提示或指导意义,因此列为首先测定的项目。

一、水 温 检 验

(一)概述

　　水温即水体温度,是水质理化检验必须测定的项目之一。影响水温的主要因素是气温和热污染,如各种工业、企业排出的冷却水可使地面水的温度升高,受热污染的地面水流入地下水中可使地下水水温升高。同一地区或区域,如发现温暖季节地下水水温出现突然升高或降低的异常变化,在多数情况下,表明有可能出现污染。突然升高,就有可能是地面水流入,即使是清洁的地面水流入地下致使地下水水温上升也有可能导致水源水的微生物繁殖、生长,有机物腐败分解,并放出大量热量使水温升高。

(二)测定意义

　　除本身作为水的质量指标以外,水温还是水质分析中 pH、电导率等测定项目的基础数据,反应和影响这些水质项目的检测结果。水温的异常变化不仅在一定程度上提示水源被污染;对水质混凝沉淀、氯化消毒处理的效果也有直接影响;还会影响水中微生物的繁殖和水的自净作用及水生动、植物的生长。

(三)测定方法

　　水温应在采样现场测定,同时测定气温,做好记录。常用测定方法为物理检查法,即使用棒状水银温度计、酒精温度计或颠倒温度计、数显式热敏电阻温度计、语音式热敏电阻温度计、卫星遥感检测法等测量水温。《水质 水温的测定》（GB/T 13195—1991）中规定用温度计或颠倒温度计测定法测定水温，该法适用于井水、江河水、湖泊和水库水以及海水水温的测定。在测定表层水温时，一般使用经过校正的棒状水银温度计（分度0.1～0.2℃）测量。用深水温度计、热敏电阻测温计、颠倒温度计测定不同深度或地下水的温度或进行连续测定比较方便（分度为 0.1～0.2℃）。

二、水中臭和味检验

（一）概述

臭和味是指被检水体可以闻到的气味和可以尝出的味道，属于感官检验的项目。即用鼻嗅气味，用口、舌尝滋味。洁净的天然水无臭无味。当从水中能嗅到气味或尝出味道时，则说明水体中存在有臭和味的物质，这些物质可能是天然水本身溶解的杂质，如含有大量有机物时，带有甜味；硫酸镁多时有苦味；铁盐多时有铁锈味；钠盐多时有咸味；地下水流经含有机土矿层时，有酸味；流经含硫矿层时，可带有硫化氢气体。也很可能是由污染物造成的，如天然水若被富营养化会造成绿藻，原生物等大量繁殖，产生腥臭；污染的大量有机物质被厌氧菌分解可以产生硫化氢、氨等气体；含煤焦油产品或酚类化合物的污水，如遇到氯气或含氯消毒剂，则产生特殊的氯酚臭；受到粪便及其他有机物时，产生异臭味。水的某些特殊臭和味，可作为水污染的指标。由地质原因产生的臭和味可能对健康无害，但是可以影响水的感官性状。

（二）测定意义

臭和味属于感官检验项目。水有异臭异味是水质不良的标志之一。检验水的臭和味，可以初步判定污染物的性质和类别，同时对评价水处理的效果及追踪污染源都有实际意义。《生活饮用水卫生标准》（GB 5749—2022）规定，生活饮用水是供人生活的饮水和用水，应无异臭、异味，感官性状良好。

（三）测定方法

臭和味的程度很难用数量表示，只能用文字描述水样中臭和味的性质，用适当的词语描述强度，判定等级。《生活饮用水标准检验方法 感官性状和物理指标》（GB/T 5750.4—2006）中用嗅气和尝味法测定臭和味。该法适用于生活饮用水及其水源水的臭和味检验。对于味的检验则必须确认待检水样对人是安全无害的。如果待测水有可能受到细菌、病毒、寄生虫及其有害物质的污染或外观不良等，则可采用臭（味）阈值法（稀释法）测臭。

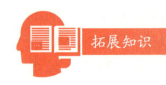

臭(味)阈值法测臭

使用无臭水(活性炭处理过的自来水或纯水)稀释待测水样,直到能嗅出最低可辨臭气时的浓度称为臭阈浓度,水样稀释到臭阈浓度时的稀释倍数称为臭阈值。水样污染愈严重,臭阈值愈大。因为不同的检验人员嗅觉敏感程度有差别,即使同一个检验人员在不同时刻或过度工作中嗅觉敏感度也不一样,应采取群检方式,一般情况下不少于5人。另外,各人对臭特征以及产臭物质浓度的分辨及反应均不同,所以。对同一水样并无绝对的臭阈值。测试检臭人员嗅觉敏感程度的物质为邻甲酚或正丁醇,要避免选定人员的嗅觉特别灵敏或特别迟钝。

三、水中色度检验

(一)概述

色度即水的颜色,是指水中的溶解性物质或胶体状物质所呈现的类黄色乃至黄褐色的程度。水的色度有两种表示方法,即"表色"和"真色"。表色是指对水样不做处理测定的色度,它是由水中悬浮物和可溶性有色物质产生的颜色。真色是指去除水中悬浮物后测得的色度,它是由水中可溶性有色物质产生的。通常所说的色度指的是真色。纯水是无色透明的。清洁水的水层浅时为无色,深时为深蓝或浅绿色。天然水中存在腐殖质、泥土、浮游生物、多种金属离子等,随其浓度不同会使水体呈现不同颜色。各种污染物,会使水呈现不同颜色。泥沙的混入、植物性有机物的溶入、水体流经含硫化合物矿床或被高铁化合物时,使水呈现淡黄色甚至褐色;含酚类物质的使水色变红;各类工业废水中,如纺织、印染、造纸、食品、有机合成、装矿等工业排放的废水中,常含有大量的染料、生物色素及有色悬浮微粒等,可以使水呈现更加复杂的颜色;生活污水因含有大量的氮、磷等有机物质,进入水体后,引起藻类及其他浮游生物迅速繁殖,水面会出现绿色、红色、乳白色、棕色等颜色,当同时有泡沫聚集在水体表面时,就会产生"赤潮"(出现在海湾中)或"水华"(出现在江河湖泊中)的现象,甚至还会引起水体溶解氧量下降,水中厌氧菌大量繁殖,水中鱼类及其他生物大量死亡、腐烂,造成水体发黑变臭。水的色度严重影响着轻工业产品的质量和水生生物的生长。

(二)测定意义

水有颜色可以在一定程度上反映水体是否被污染;减弱水的透光性,影响水生生物的生长;水有颜色也可使某些轻工业产品如食品、造纸、纺织、饮料等质量下降。因此,测定水的色度,可在一定程度上显示水的污染及污染程度,为其他项目或水处理提供依据。

（三）测定方法

对于色调复杂或污染严重的水样以及废水，可采取文字描述结合稀释倍数法测定色度。测定较为清洁的、带有黄色色调的天然水和饮用水的色度，常采用铂-钴标准比色法（GB/T 5750.4—2006），以度数表示结果。为使标准比色液与被测水样的色调接近，故采用氯铂酸钾和氯化钴配制标准比色液。但氯铂酸钾试剂价格贵，故常用重铬酸钾代替氯铂酸钾，称为铬钴比色法。测定原理是：用氯铂酸钾和氯化钴配制成与天然水黄色色调相同的标准系列，与水样目视比色测定。规定 1L 水中含有 1mg 铂 [以 $(PtCl)^{2-}$ 形式存在] 和 0.5mg 钴时所具有的颜色为 1 度，并作为色度的通用单位。本法最低检测色度为 5 度。

《生活饮用水卫生标准》（GB 5749—2022）规定，生活饮用水色度不超过 15 度（铂钴色度单位/度），并不得呈现其他异色。

拓展知识

水源水及水的色度测定——稀释倍数法

对于色调复杂或污染严重的水样以及废水，可采取文字描述结合稀释倍数法测定色度。即利用文字描述水样颜色的种类，如：深蓝色、黑褐色、棕黄色、暗紫红色等。再根据色度的大小，取一定体积的水样成倍数地稀释（用纯水作对照），直接与对照水样颜色一致，记录此时的稀释次数 n，稀释倍数 $=2^n$。

也可参考臭阈值的测定及计算方法，做任意稀释倍数的测定。

四、水的浑浊度检验

（一）概述

当水中含有不溶于水的悬浮物和胶体物时，会吸收或散射射入水中的光线而影响其透过，使水浑浊。浑浊度是表示水中悬浮物等对光线透过时所发生的阻碍程度，是水的一种光学性质表示法。地面水常含有泥沙、腐殖质、藻类、浮游生物和其他微生物等，浑浊度较高，地下水一般较少浑浊。当地下水流经矿床时，可溶解矿物质而形成胶体（如低铁矿）产生浑浊。水浑浊度不仅与悬浮物的含量有关，而且与悬浮物的颗粒粒径、形状、折射指数有关，与其密度、浓度的直接关系很小。

（二）测定意义

浑浊的天然水一般无害，但由生活污水或工业废水的污染而形成的浑浊水，则往往是有害的。因此，浊度可作为了解污染程度的指标之一，并作为评价水净化过程中除去颗粒物效果的指标。水的浑浊度与许多其他指标有关，高浊度水与水的味道和颜色有关。浑浊度对饮用水的微生物学质量有明显影响。吸附在颗粒物表面的微生物，由于颗粒物表面吸附了一些营养物质,比水中游离的微生物生长得更迅速。大量微生物所形成的颗粒又能保护细菌和病毒,使其免受消毒剂的作用,影响消毒效果。

由于产生浑浊的物质构成成分和颗粒大小不同,沉降速度不同,而且细微的颗粒也会由于聚合而沉降,使浑浊度发生变化,故浑浊度测定应在采样后尽快进行。我国卫生标准规定 1L 蒸馏水中含 1mg 一定粒度的 SiO_2 为 1 度。

(三)测定方法

《生活饮用水标准检验方法 感官性状和物理指标》(GB/T 5750.4—2006)中规定,浑浊度的测定方法有福尔马肼标准散射仪比浊法和福尔马肼标准目视比浊法。浑浊度测定结果以福尔马肼散射浊度单位(NTU)表示。其中散射仪比浊法为首选方法,而目视比浊法要求不高。《生活饮用水卫生标准》(GB 5749—2022)规定生活饮用水浑浊度不超过1NTU,特殊情况下不超过 5NTU。

福尔马肼目视比浊法的测定原理:硫酸肼与六亚甲基四胺在适当温度下经一定时间聚合形成福尔马肼,用作浑浊度标准液。在相同条件下,将水样的散射光强度与福尔马肼标准混悬液的散射光强度进行目视比浊。散光强度越大,表示浑浊度越高。

NTU 规定:将 5.00ml 10g/L 硫酸肼溶液与 5.00ml 100g/L 的六亚甲基四胺溶液至于100ml 容量瓶中,混匀,在(25±3)℃反应 24h(福尔马肼混悬液)。加水至标线,混匀。规定此标准混悬液的浑浊度为 400NTU。

五、水的 pH 测定

(一)概述

在离子强度极小的溶液中,活度系数接近于 1,此时 pH 可简单表示为氢离子活度的负对数:$pH=-lg[H^+]$。pH 反映水的酸碱程度。天然水体的 pH 与土壤性质、气候和降水量等因素有关。因空气中 CO_2 的影响,天然水一般呈弱碱性,pH 在 6～9 之间。《生活饮用水卫生标准》(GB 5749—2022)明确要求,饮用水的 pH 应在 6.5～8.5 之间。

(二)测定意义

pH 对水质的变化、生物繁殖的消长、腐蚀性、水处理的效果均有影响。微生物对于pH 的适应生长范围是比较广的,pH 为 5.5～8.2 时最适合铁细菌的生长,铁细菌的大量繁殖会形成"红水"。pH 低于 7 时,被硫污染的水因生成硫化氢而散发臭鸡蛋味,氯化作用因趋向三氯化氮的生成而产生令人厌恶的刺激性味道。pH 提高,水会产生苦味,色度会增加。当水的 pH 降低时,水中的某些有毒物质离解(如氯化物转化为氢氰酸),毒性增强,导致人或其他生物中毒。当水中 pH 升高时,不仅使铵盐转化为氨的浓度增加,而且毒性也增大(对渔业来说,pH=8 时的毒性是 pH=7 时毒性的 10 倍)。此外,水体中 pH 与人民生活、工农业生产都有关系。如大气中二氧化碳浓度、酸雨、工业三废、生活污水、粪便等物。这些因素会使水的 pH 发生明显变化,常常提示水体被污染,会影响水中某些物质的存在状态，有可能使有害、有毒物质释放出来而给人类及其其他生物带来危险。例如：SO_2、NOx 造成酸雨，酸雨使土壤 pH 降低，其中的镉、锰、铅、尿等重金属形成可溶性的化合物，易被冲刷而进入水体，造成水污染。因此，pH 既是水质检验中的重要指标，又是其他检验项目必须测定的参数。

（三）测定方法

《生活饮用水标准检验方法 感官性状和物理指标》（GB/T 5750.4—2006）中规定，水样的 pH 测定常用玻璃电极法和标准缓冲溶液比色法。比色法操作简便，仪器简单，测定误差小于 0.2pH 单位，但受水样颜色、浑浊度、高含盐量、胶体物、氧化剂、还原剂等的影响，只适于测定色度和浑浊度较低的生活饮用水及其他水源水。电极法测定 pH 属于直接电位分析法，通过测定指示电极的电位值而获得被测物质含量。不受上述干扰物的影响，准确度高，适于测定各种水样的 pH。因此，在医药卫生、食品、化工、环保等领域的应用日趋广泛。但因大气中二氧化碳易溶入水而影响 pH，所以水样采集后应尽快进行，最好在现场测定。

课堂活动

1. 生活饮用水常见物理指标测定方法、原理。
2. 臭和味的分级。
3. 色度分类和表示方法。
4. 浑浊度 NTU 的表示方法及含义。

第三节　水的化学指标检验

水的化学指标较为复杂，多达几百万种以上。根据检测项目成分通常可分为有机和无机成分，其中有机成分又由于种类繁多，很难对其一一进行定性定量检验。因此，通常采用综合项目指标来间接反映水体受到有机物污染的状况，即测定"三氧""三氮"。一些对人体健康毒害作用较大的有机污染物常采用各种物质的专用指标，如挥发酚类、醛、酮、三氯甲烷；无机成分包括金属成分如总硬度、铁锰锌、铬的测定和非金属成分如卤化物、氰化物、砷、硒的测定。

一、有机成分检验

（一）水中有机物综合指标检验

水中有机物综合指标主要有"三氧"：溶解氧（DO）、需氧量（OD）、生化需氧量（BOD_5^{20}），"三氮"：水中氨（以 N 计）、亚硝酸盐（以 N 计）和硝酸盐（以 N 计），总有机碳

（TOC），总需氧量（TOD）等。其中BOD_5^{20}、OD、TOC、TOD、氨、亚硝酸盐氮是目前最常用的有机污染综合指标。

水中有机物可被氧化为无机物，这一转化过程称为有机物的无机化过程。此过程可在需氧微生物的作用下进行，需消耗水中溶解的氧。当然，也可直接使用氧化剂氧化。

1. "三氧" 水中溶解氧（DO）、需氧量（OD）或化学需氧量（COD_{Cr}法）、生化需氧量（BOD_5^{20}）。

（1）溶解氧：是指溶解于水中的分子态氧，以$\rho(O_2)$表示，单位为mg/L。

水中溶解氧的含量与空气中的氧分压、大气压力及水温有密切关系。当水温达恒定时，空气中的氧分压越高，水中溶解氧含量越高；当空气中氧分压恒定时，水温越低，水中溶解氧含量也就越高。水中溶解氧是有机物氧化分解、水体自净和水生物生存的必要条件。当水体受到人、畜粪便等有机物污染时，有机物分解将消耗水中的溶解氧，如消耗的溶解氧多于由空气中补充的氧时，会使水中所含溶解氧逐渐减少，甚至趋近于零，此时水中厌氧菌繁殖活跃，有机物发生腐败，水体发黑、变臭，水质恶化，并影响水生生物的生存，水中溶解氧 < 4mg/L 时，许多鱼类就会窒息死亡。因此，水中溶解氧含量可反映有机物污染情况。为保证水源质量和发展渔业生产，《地表水环境质量标准》（GB 3838—2002）规定Ⅲ类水域溶解氧 ≥ 5mg/L，用以评价水质的卫生状况和限制有机物对水源的污染。

测定水中溶解氧的方法有碘量法、修正碘量法、膜电极法。清洁水常用碘量法，受污染的地面水和工业废水用修正碘量法或膜电极法。碘量法测定水中溶解氧的原理是：在水样中加入硫酸锰和碱性碘化钾溶液，硫酸锰和氢氧化钠反应生成氢氧化锰，氢氧化锰迅速与水中的溶解氧反应生成含氧氢氧化锰，含氧氢氧化锰又与过量的氢氧化锰反应生成偏亚锰酸锰棕色沉淀。再加入硫酸，偏亚锰酸锰将碘化钾氧化释放出碘。以淀粉为指示剂，用硫代硫酸钠标准溶液滴定碘，根据硫代硫酸钠标准溶液的消耗量，计算水中溶解氧的含量。

膜电极法是根据分子氧透过薄膜的扩散速率来测定水中溶解氧的，此法简便、快速、干扰少，适于现场测定。

（2）生化需氧量（BOD）：是指在有溶解氧的条件下，需氧微生物在分解水中有机物的生物化学氧化过程中所消耗的溶解氧量，以$\rho(O_2)$表示，单位为mg/L。它是以水样在一定温度（20℃）下，于密闭容器中保存一定时间（一般为5d）后，溶解氧的减少量来表示，也包含了占比很小的氧化硫化物、亚铁等无机还原性物质所消耗的氧量。目前国内外广泛采用的标准方法是美国公共卫生协会于1963年公布的20℃五日生化需氧量稀释法即20℃五天培养法（BOD_5）。

水中有机物含量越多，微生物分解有机物时消耗的溶解氧也越多，即BOD值越高。因此，BOD值是间接反映水体被有机物污染程度及衡量生化处理过程中净化效率的综合指标。为保护水源不受有机物污染，《地表水环境质量标准》（GB 3838—2002）规定Ⅲ类

水域 BOD_5 必须 ≤ 4mg/L。

（3）需氧量（OD）：是指在规定条件下，用强氧化剂高锰酸钾氧化 1L 水中还原性物质所需要的氧化剂的量，折算成 O_2 的量。《生活饮用水卫生标准》（GB 5749—2022）中称为高锰酸盐指数（以 O_2 计），单位为 mg/L，限值 3mg/L。

酸性高锰酸钾法测定水中需氧量的原理：高锰酸钾在酸性溶液中将还原性物质氧化，过量的高锰酸钾用草酸标准溶液回滴还原，根据高锰酸钾消耗量来计算高锰酸盐指数（以 O_2 计）。

2.“三氮” 指水中氨（以 N 计）、亚硝酸盐（以 N 计）、硝酸盐（以 N 计）。它们是水中含氮有机物的分解产物。因此，可通过测定水中无机物的方式，反映水中有机物的污染情况。通过“三氮”的测定，评价水体受有机物污染和自净状况。

（1）氨（以 N 计）：包括游离氨（NH_3）和铵离子（NH_4^+）形式存在的氨。两者的组成比例取决于水的 pH。水中氨除主要来源于生活污水中含氮有机物在微生物作用下的分解产物外，还来自合成氨、焦化等工业废水及施用氮肥的农田排水。水中含氮有机物在微生物作用下的无机化过程，是水体自净的方式之一。水中的溶解氧越充足，无机化过程进行得越彻底，最终产物为硝酸盐，若无机化过程进行得不彻底，其产物可能是氨、亚硝酸盐。在无机化过程中，病原微生物会逐渐消亡。

水中有机氨、氨、亚硝酸盐、硝酸盐之间可通过生物化学反应相互转化。如氨在某些需氧菌作用下，可先转化为亚硝酸盐后再转化为硝酸盐；在无氧条件下，厌氧菌又可使硝酸盐还原成亚硝酸盐、氨等。测定水中含氨化合物有助于评价水体受污染和自净状况。《生活饮用水卫生标准》（GB 5749—2022）中氨（以 N 计）为非常规指标，含量不超过 0.5mg/L。

《生活饮用水标准检验方法 无机非金属指标》（GB/T 5750.5—2006）中规定其测定方法有纳氏试剂分光光度法、水杨酸-次氯酸盐分光光度法、电极法和滴定法。分光光度法具有灵敏、稳定和操作简便等特点；电极法测定范围宽，不需要对水样进行预处理，氨测定的再现性和电极寿命尚存在一些问题；滴定法用于氨含量较高的水样。

纳氏试剂分光光度法的原理：水中的氨与纳氏试剂在碱性条件下反应，生成黄至棕色的胶体配合物，颜色深浅与氨含量成正比。

（2）亚硝酸盐（以 N 计）：指亚硝酸盐中的氮。当粪、尿及污水等进入水中后产生氨，在有氧条件和微生物的作用下，氨被氧化亚硝酸盐和硝酸盐；在溶解氧含量较少的水中，如深井水中，硝酸盐氮还可被还原为亚硝酸盐氮，甚至是氨氮。所以水中亚硝酸盐氮是含氮有机物分解的中间产物，是反映水体被有机物污染的指标之一。在判断水体污染及净化程度时，必须将亚硝酸盐氮含量、硝酸盐氮和氨结合考虑，在《生活饮用水卫生标准》（GB 5749—2022）中指标分别表示为亚硝酸盐（以 N 计）、硝酸盐（以 N 计）和氨（以 N 计）。一般认为水中检出亚硝酸盐氮，表示水中有机物的分解正在激烈地进行，水体正在净化，污染的危险性依然存在。

亚硝酸盐进入人体后,可将亚铁血红蛋白氧化为高铁血红蛋白,使其失去运输氧的能力,出现组织缺氧症状;还可与仲胺类物质反应生成具致癌性亚硝胺类物质。亚硝酸盐不稳定,一般天然水中含量不会超过 0.1mg/L,《地表水环境质量标准》(GB 3838—2002)规定Ⅲ类水域亚硝酸盐氮含量不超过 0.15mg/L。生活饮用水中不应含有亚硝酸盐(以 N 计)。

《生活饮用水标准检验方法 无机非金属指标》(GB/T 5750.5—2006)中规定水中亚硝酸盐氮的测定方法为重氮偶合分光光度法。该方法灵敏,选择性强,适用于各类水中亚硝酸盐氮的测定。

重氮偶合分光光度法测定亚硝酸盐氮的原理:在 pH1.7 以下的磷酸介质中,水中亚硝酸盐与对氨基苯磺酰胺发生重氮化反应,生成重氮盐,再与盐酸萘乙二胺发生偶合反应,生成紫红色的偶氮染料,于 540nm 处进行比色定量。

(二)水中有机物指标检验

水中有机物质种类很多,通过有机污染项目指标的检验,只能从总体上反映水中有机物的含量。但由于有些有机物对人和其他生物体有很强的毒害作用,有些能明显使水体的感观性状发生改变,如产生异臭、异味、发泡等,有些则很难通过水的自净作用被氧化分解,故这类有机物须单独检验。《生活饮用水卫生标准》(GB 5749—2022)规定,水中有机成分的常规指标有挥发酚类、阴离子合成洗涤剂、四氯化碳、三氯甲烷等 43 项,而拓展指标则达 54 项。而酚类多有异臭,特别是苯酚等,在饮用水加氯消毒时能形成臭味更强烈的氯酚,引起饮用者的反感。所以挥发酚类在《生活饮用水卫生标准》(GB 5749—2022)中不是毒理指标而是感观指标。

1. 挥发酚类 酚是羟基与苯环或稠苯环直接连接而形成的化合物。大多数酚类化合物为无色晶体,微溶于水,易溶于乙醇和乙醚等有机溶剂。酚有一定酸性,能和碱直接反应生成易溶于水的酚盐。酚类化合物也易被氧化成有色的醌类化合物。根据连接在苯环上的羟基数目不同,酚分为一元酚、二元酚和多元酚。沸点都在 230℃以下,可随着水蒸气一起蒸馏出来的一元酚(除对 - 硝基酚外),被称为挥发性酚类化合物,简称挥发酚类。沸点在 230℃以上,不被水蒸气蒸馏出来的二元酚和三元酚,被称为不挥发酚类。

由于水中微生物对酚类化合物具有很强的分解能力,所以天然水中一般不含酚类化合物。但当水体受到工业废水等的污染,就可能含酚类化合物。因为酚是合成树脂、合成纤维、合成氨以及木材防腐等十分重要的化工原料,是炼油、炼集、煤气等工业生产的副产品,农业上也用各种氯酚酸作除草剂。

酚的毒性较大。人体摄入一定量时,可出现急性中毒症状,长期饮用被酚污染的水,可引起头晕、出疹、瘙痒、贫血及各种神经系统症状。酚类多有异臭,特别是苯酚等,在饮用水加氯消毒时能形成臭味更强烈的氯酚,引起饮用者的反感。当水中含低浓度(0.1~0.2mg/L)的酚类时,可使生长的鱼肉有异味,当浓度 > 5mg/L 时,会造成鱼类中毒死亡；也不宜用含高浓度酚的废水灌溉农田，否则会使农作物减产或枯死。《生活饮用水卫生标准》（GB 5749—2022）规定，挥发酚类（以苯酚计）不得超过 0.002mg/L；《地表水环境质量标准》（GB 3838—2002）规定，Ⅲ类水域水中挥发酚类（以苯酚计）不得超过 0.005mg/L。

《生活饮用水标准检验方法 感官性状和物理指标》（GB/T 5750.4—2006）中规定的测定挥发酚类的主要方法有 4-氨基安替吡啉三氯甲烷萃取分光光度法和 4-氨基安替吡啉直接分光光度法。

4-氨基安替吡啉直接分光光度法的测定原理：酚类化合物在 pH=10.0±0.2 的介质中，有铁氰化钾的存在下，与 4-氨基安替吡啉反应，生成红色的安替吡啉染料，直接比色定量。

2. 三氯甲烷/四氯化碳　三氯甲烷属于挥发性氯化消毒副产物，沸点较低，易挥发，微溶于水，易溶于醇、苯、醚及石油醚有机溶剂。稳定性差，450℃以上发生热分解，能进一步氯化为 CCl_4。在光照下遇空气逐渐被氧化生成剧毒的光气，故需保存在密封的棕色瓶中。常加入 1% 乙醇以破坏可能生成的光气。

三氯甲烷主要用来生产氟利昂、染料和药物，在医学上，常用作麻醉剂。可用作抗生素、香料、油脂、树脂、橡胶的溶剂和萃取剂。与 CCl_4 混合可制成不冻的防火液体。其危害是作用于中枢神经系统，具有麻醉作用，吸入或经皮肤吸收可引起急性中毒。慢性影响主要为引起肝脏损害，并有消化不良、乏力、头痛、失眠等症状。

《生活饮用水卫生标准》（GB 5749—2022）规定，三氯甲烷不得超过 0.06mg/L；《地表水环境质量标准》（GB 3838—2002）规定，集中式生活饮用水地表水源地三氯甲烷的标准限值为 0.06mg/L。

三氯甲烷的检测方法有顶空气相色谱法、顶空毛细管柱气相色谱-质谱法、吹脱捕集气相色谱法。其中顶空气相色谱法为国家标准方法。《生活饮用水标准检验方法 有机物指标》（GB/T 5750.8—2006）中规定的三氯甲烷和四氯化碳的测定方法为填充柱气相色谱法和顶空毛细管柱气相色谱法。前者适用于生活饮用水及其水源水中三氯甲烷、四氯化碳、三氯乙烯、二氯一溴甲烷、四氯乙烯、一氯二溴甲烷和三溴甲烷的测定。其中三氯甲烷、四氯化碳的最低检测质量浓度分别为 0.6μg/L、0.3μg/L。后者适用于生活饮用水及其水源水中三氯甲烷、四氯化碳的测定，最低检测质量浓度分别为 0.2μg/L、0.1μg/L。

顶空毛细管柱气相色谱法测定水中三氯甲烷、四氯化碳含量的原理：将被测水样置于密封的顶空瓶中，在一定的温度下经一定时间的平衡，水中的三氯甲烷、四氯化碳逸至上部空间，并在气液两相中达到动态的平衡，此时，三氯甲烷、四氯化碳在气相中的浓度与它在液相中的浓度成正比。通过对气相中三氯甲烷、四氯化碳浓度的测定，可计水样中三氯甲烷、四氯化碳的浓度。

二、无机成分检验

（一）无机非金属指标

水中非金属成分很多，广义包含类金属和非金属及其盐类、有机物、各种微生物等，有的已归到其他类别，如挥发酚类等有机物已划为有机成分指标中，氨、亚硝酸盐氮、硝酸盐氮被归类到有机污染项目中。对尚未归类的其他项目指标，如硫酸盐、氰化物、卤化物（氟、氯、碘）、砷、硒、磷、硼等，统属无机非金属成分。在水质理化检验中，它们有的属于一般化学指标，有的属于毒理指标，测定其含量可反映水体受污染情况和评价水质。本节主要介绍氟化物指标。

最常见的氟化物有 Na_3AlF_6（冰晶石）、CaF_2（萤石）和 $Ca_5F(PO_4)_3$（氟磷灰石）等。氟化氢在空气中常呈雾状，有毒，可溶于水而成为氢氟酸，是一种弱酸，但可以腐蚀玻璃，因此，氢氟酸常保存在铅皿或聚乙烯塑料瓶中。

氟是人体生长发育过程中所必需的一种微量元素，人体各组织中都含有氟，但主要积聚在牙齿和骨骼中。适量的氟是人体所必需的，发挥着相应的生理功能，如预防龋齿、预防老年骨质疏松。氟缺乏或过多均会对机体产生不良影响，若机体长期摄入氟不足，会增加患龋齿的风险（尤其是婴幼儿），但摄入过多，则会引起氟中毒，如氟斑牙和氟骨症。氟化钠对人的致死量为 6～12g，饮用水含 2.4～5mg/L 则可出现氟骨症。成人每日需摄入 2～3mg，一般通过饮水与食物获取。因此，控制水中氟化物含量，在饮水卫生方面有着重要的意义，我国集中式供水常进行加氟或脱氟处理，以使饮水中氟含量达到适宜的浓度。

为了确保居民饮水安全和身体健康，《地表水环境质量标准》（GB 3838—2002）规定，Ⅰ类、Ⅱ类和Ⅲ类地表水均 < 1.0mg/L（以 F 计，下同），Ⅳ类和Ⅴ类地表水 ≤ 15mg/L。《生活饮用水卫生标准》（GB 5749—2022）规定的限值为 1.0mg/L。《污水综合排放标准》（GB 8978—2002）规定的一级标准为不超过 10mg/L，低氟地区水中氟最高也不超过 30mg/L。

《生活饮用水标准检验方法 无机非金属指标》（GB/T 5750.5—2006）中规定，测定水中氟化物含量的方法为氟离子选择电极法、氟试剂分光光度法、茜素磺酸锆目视比色法以及离子色谱法等。

（二）金属指标

水中常见的金属指标较多，常见的有水中的砷、铁、铜、锰及铬。摄入不足或过多对人体健康都会产生影响。

1. 砷　砷在自然界中存在十分广泛，含量为 2～5mg/kg。砷的化合物有 +3、+5 两种价高，自然界中多以重金属的砷化物和硫化物的形式存在于矿石中。常见的化合物有三氧化二砷（As_2O_3，俗称砒霜）、五氧化二砷（As_2O_5）等。一般情况下，水中含有微量的砷，淡水的砷含量一般不超过 0.01mg/L，海水砷含量在 0.06～0.03mg/ml。水中（尤其是淡水）的砷基本上为无机砷，其价态跟水的基本性状尤其是 pH 有关。海水中的无机砷可被细菌甲基化为甲基砷、二甲基砷。人为污染主要是工业废水的排放，如制药、玻璃、造纸、采矿、制革、染料、油漆等的生产性废水，以及农业生产中化肥、杀虫剂和农药的使用。高砷水可通过离子交换技术或硫化物、铁盐和铝盐除去。

正常人体组织中的砷含量为 $20 \sim 70\mu g/kg$，水中砷主要通过消化道进入人体，As^{5+} 比 As^{3+} 易吸收。砷具有较强的蓄积毒性，可与角蛋白结合，使皮肤、毛发和指甲的砷含量明显升高。血液中的砷则易与血红蛋白结合，不易通过血脑屏障，但可通过胎盘屏障对胎儿造成影响。

《生活饮用水卫生标准》（GB 5749—2022）规定砷的限量为 0.01mg/L，《地表水环境质量标准》（GB 3838—2002）中规定的Ⅰ类、Ⅱ类和Ⅲ类标准的限值也均 ≤ 0.05mg/L。

《生活饮用水标准检验方法 金属指标》（GB/T 5750.6—2006）中用于砷的测定方法有氢化物原子荧光法、二乙氨基二硫代甲酸银分光光度法（Ag-DDC）、锌 - 硫酸系统新银盐分光光度法。Ag-DDC 法仪器设备简单、精密度和准确度较高、易于推广应用，是目前水砷检测中较常用的分析方法，其线性范围在 $0.01 \sim 0.5mg/L$。

Ag-DDC 法测定砷的原理：锌与酸作用产生新生态氢。在碘化钾和氯化亚锡存在时，As^{5+} 还原为 As^{3+}，As^{3+} 与新生态氢反应生成砷化氢气体，通过用乙酸铅棉花去除硫化氢的干扰，然后与溶于三乙醇胺 - 三氯甲烷中的二乙基二硫代氨基甲酸银作用，生成棕红色的胶态银，比色定量。

2. 铬　铬广泛存在于自然界中，水体和大气中均含有微量的铬。工业上将铬应用于金属器具的涂镀，以增加器具的金属光泽和抗腐蚀性能。钢铁冶炼、耐火材料、电镀、制革、颜料和化工等工业生产以及燃料燃烧排出的含铬废气、废水和废渣等都是铬的污染源。铬有多种价态，其中最为常见的是 Cr^{3+} 和 Cr^{6+}。铬的毒性与价态有关。三价铬是人体必需的微量元素，它通过参与机体的糖、脂肪、核酸和蛋白质代谢，在防治动脉粥样硬化、冠心病、高血压、脑血管疾病、糖尿病以及促进生长发育、延长寿命等许多方面发挥着重要作用。六价铬对人体具有较强的毒性。由于六价铬具有蓄积性，长期用含铬量较高的水，机体有发生慢性中毒的可能，可刺激和腐蚀消化道，引起呕吐、腹泻，甚至内脏出血。

《生活饮用水卫生标准》（GB 5749—2022）规定，生活饮用水中铬（六价）不得超过 0.05mg/L。

《生活饮用水标准检验方法 金属指标》（GB/T 5750.6—2006）中规定水中六价铬的测定方法是二苯碳酰二肼分光光度法。测定原理：在酸性条件下，铬（Cr^{6+}）与二苯碳酰二肼（$C_{13}H_{14}N_4O$）反应，生成紫红色的水溶性配合物，于 540nm 波长处测定吸光度，以标准曲线法定量。

　　本章学习重点是生活饮用水的采集与保存方法,水的物理性状和化学指标中常见检验项目的概念。学习难点是水的物理性状和化学指标的检验原理和方法。在学习过程中注意采样点的选择、水样采集与保存的影响因素,并会选择正确的检测方法进行水质指标测定,提高归纳总结、运用知识解决问题的能力和团结协作的团队精神。

（孟丹丹）

 思考与练习

一、选择题

1. 铂-钴标准比色法测定水的色度,其测定范围是( )度

　　A. 0～50　　　　　B. 5～50　　　　　C. 0～35　　　　　D. 5～35

2. 测定水的色度的标准方法是( )

　　A. 稀释倍数法　　　　　　　　B. 铂-钴比色法

　　C. 铂-钴标准比色法　　　　　D. 电导分析法

3.《生活饮用水卫生标准》(GB 5749—2022)规定,生活饮用水色度不超过( )度

　　A. 5　　　　　　B. 10　　　　　C. 15　　　　　D. 20

4.《生活饮用水卫生标准》(GB 5749—2022)规定生活饮用水的浑浊度应为( ) NTU

　　A. 不少于0.5　　B. 不超过1　　C. 至少为1.5　　D. 不超过1.5

5. 对不同浑浊度范围读数的精度要求不同,若浑浊度为10～100NTU,则读数精度为( )

　　A. 1NTU　　　　　B. 5NTU　　　　　C. 10NTU　　　　　D. 50NTU

6. 记录水温,一般应准确至( )℃

　　A. 0.1　　　　　B. 0.3　　　　　C. 0.5　　　　　D. 1.0

二、简答题

1. 什么叫水质? 什么叫水质指标? 水质指标可分成哪几类?

2. 简述水质的感官性状和物理指标都有哪些? 其卫生学意义是什么?

第十一章 | 空气理化检验

11章 数字资源

1. **知识目标** 掌握空气中有害物质的存在状态、空气样品的采集方法；熟悉空气采样体积的换算、有害物质浓度的表示方法；了解空气中粉尘、无机污染物、有机污染物的检验。
2. **能力目标** 学会采样仪器的使用，能够采集各类空气样品。
3. **素质目标** 具有吃苦耐劳、团结协作的团队精神，养成严谨的科学态度。

空气是人类赖以生存的重要环境因素。人体通过与外界不断进行气体交换，从空气中吸入生命所必需的氧气，并将机体代谢过程中所产生的二氧化碳等气体随呼吸排出体外。因此，空气质量与人体健康息息相关。因此，经常性地监测空气中有害物质的浓度，对保护大气环境和劳动卫生以及职业病防治工作显得非常重要。

空气检验包括公共场所空气卫生检验和车间（劳动场所）空气检验。本章就大气和车间空气检验一并展开讨论。

第一节 空气理化检验概述

一、空气中有害物质的存在状态

有害物质在空气中的存在状态取决于它的生产过程和理化性质。

（一）气体和蒸气

气体通常没有确定的形状，其分子可以在空间自由运动。一些有害物质常温下就是气体，逸散到空气中仍为气体，如一氧化碳、二氧化硫、氯气、氟化氢等。蒸气则是指液体或固体因蒸发或升华而形成的气态物质。有些液体或固体物质，由于具有挥发或升华的性质，如水、苯、汞与酚、萘等，能以蒸气状态逸散到空气中。气体和蒸气是以分子状态分散于空气中，扩散情况与其相对密度、温度及气流等因素有关，相对密度小的向上飘浮，相对密度大的向下沉降，温度高易扩散，并可随气流以相同的方向和相等速率扩散。

（二）气溶胶

气溶胶是固体或液体的微小颗粒分散飘浮于空气中的分散体系。根据形成方式的不同，可分为固态分散性气溶胶、固态凝聚性气溶胶、液态分散性气溶胶和液态凝聚性气溶胶四种类型。分散性气溶胶是固体或液体物质在破碎或振荡时，产生的微粒悬浮在空气中形成的，如碾碎石英石产生的石英粉尘，喷洒农药时产生的微小液滴。凝聚性气溶胶是由过饱和蒸气遇冷凝聚或金属蒸气在空气中氧化聚集而成，如饱和水蒸气形成的雾滴，金属冶炼时形成的金属氧化物悬浮颗粒等。通常气溶胶粒子直径为 $0.1\sim10\mu m$。其中的微粒不停地向各个方向做不规则的运动。它移动的速率随颗粒的大小和空气流速不同而异。

按存在的形态不同，气溶胶又可为尘、烟、雾三种。

1. 尘　粒径大于 $0.1\mu m$ 的固态分散性气溶胶称为尘。尘一般是由固体物质在自然风化或人工粉碎过程中形成，如碾碎石英时常有石英粉尘飞扬。另外，粉末状物质如水泥在使用过程中逃散到空气中的颗粒，也称为尘。

粒径大于 $10\mu m$ 的微粒，由于本身的重力作用，在静止空气中能迅速降落到地面，称为降尘。如果降尘量大，说明该地区烟尘污染严重；粒径小于 $10\mu m$ 的微粒，因自身的质量较轻，能在空气中飘浮较长时间，称为飘尘。例如，粒径 $10\mu m$ 的微粒降落到地面一般需要 $4\sim9h$，粒径 $1\mu m$ 的需要 $19\sim98d$。

2. 烟　粒径小于 $0.1\mu m$ 的固态凝聚性气溶胶统称为烟。它是物质未完全燃烧过程中逸出的细小炭粒，或是固体物质因加热熔融而产生的蒸气，遇冷或被氧化后凝结而成。如燃煤时产生的煤烟，熔铅过程中产生的铅烟，电焊时产生的锰烟等。由于烟的粒径小，降落曲折缓慢，能长时间悬浮于空气中，易发生扩散。

3. 雾　液态分散性气溶胶和液态凝聚性气溶胶、粒子直径在 $0.1\sim10\mu m$ 之间的，统称为雾。在常温下呈液体的物质，当其在生产过程中因受热而形成蒸气逸散到空气中，遇冷后以尘埃为核心而凝聚成微滴悬浮于空气中，这属液态凝聚性气溶胶。喷洒农药时形成的雾滴，在金属处理车间或电镀车间的酸槽中，当电解和化学反应产生大量气泡时，将酸液带入空气中形成酸雾，这些均属液态分散性气溶胶。液态凝聚性气溶胶和液态分散性气溶胶的颗粒之间，在外形上并无区别，都呈球形。在静止空气中，以等速下降。

空气污染物存在的状态非常复杂，其在空气中飘浮、扩散的规律以及其随空气流动的速度也不同。所以，应根据被测物质在空气中的存在状态，选用不同的采样方法和采样仪器，以达到最高的吸收效率，从而使采集的空气样品中有害物质的浓度符合客观实际情况。

PM$_{2.5}$

PM(particulate matter),中文叫作颗粒物。PM$_{2.5}$是指环境空气中空气动力学当量直径小于等于2.5μm的颗粒物,又称细颗粒物。它能较长时间悬浮于空气中,可以直接进入肺泡,所以也称为可入肺颗粒物。其在空气中含量浓度越高,就代表空气污染越严重。PM$_{2.5}$粒径小,面积大,活性强,它对空气质量和能见度等有重要的影响,且易附带有毒、有害物质(例如,重金属、微生物等),且在大气中的停留时间长、输送距离远,因而对人体健康和大气环境质量的影响更大。

二、采 样 原 则

(一)采样方法的确定原则

采样方法的选择,应根据有害物质品种及其理化性质、在空气中存在状态、逃散情况(是连续性的还是间断性的)以及测定方法的检出限等方面来确定。若用浓缩法采样,吸收材料可首先考虑固体吸附剂及滤膜,如固体吸附剂及滤膜都不适合,再考虑用吸收液。选择的吸收材料除有高的采样效率和低的空白值外,还要适应分析方法的要求。

(二)采样点的选择原则

应根据测定目的选择合适的采样点,使采得的样品具有良好的代表性。同时,以尽可能少的样品达到测定目的。

了解有害物质的污染程度和对人体的危害情况时,采样点应选择有害物质浓度最高、劳动者接触时间最长的地点,并在呼吸带相近位置(一般在离地面1.5m左右)进行采样;了解有害物质的污染范围时,应在有害物质发生源的不同方向、不同距离,特别在发生源的下风向及其左右范围等地点进行设点采样;评价卫生防护设施或措施的效果时,应根据情形设置采样点,于设施和措施实施前后分别采样。例如评价通风排毒装置的效果,除应在使用这些设施前后分别在操作点呼吸带进行采样对比外,必要时还可在有害物质有可能遣散的地点设点采样。

(三)采样时机和采样持续时间的确定

采样时机是指在什么时间采样。采样时机应根据采样目的和有害物质逸散情况进行选择,以保证样品具有代表性。要求所采集的空气样品能反映出有害物质浓度的变化情况时,则须选择浓度最高、中等及最低的不同时段或不同的季节进行采样。采样持续时间取决于有害物质的排出情况,若有害物质的逸散是连续的、微量的,采样则应持续较长的时间;如有害物质的逸散是间断性的,如加料、出料的瞬间,则需要在此短暂的时间内完成采样,以测定其瞬间浓度。采样时间一般为 15min,最短不小于 5min,最长一般不大于 60min。一次采样时间不足 5min,可在 15min 内采样 3 次,每次采集所需空气样品体积的 1/3。用监测仪器测定时,可 3min 读数 1 次,15min 内测定 5 次,算出平均值。

（四）采气速率和样品数的确定

应根据有害物质的存在状态和采集装置确定采气速率,确保被测物质被充分吸收或阻留。每个采样点需采集的样品数根据采样时机和每个采样时机重复采样的次数(个数)决定。一般每个采样时机可重复采集 2～3 次,每次采集 2 个样品,必要时可适当增加。

 拓展知识

采样注意事项

1. 采样前的调查与设计　①进行现场调查:了解有害物质的存在状态、逸散情况、干扰物质等,选好采样点,确定采样方法与检验方法;②做好采样设计:设计包括采样目的,采样方法和仪器,采样地点、高度、时机、次数、采样速率和采气量,采集的样品数,样品的保管和运送,采样的组织分工和进程等;③采样器材的准备:检查、校准采集器材,如滤膜(滤纸)、采集器、吸收液(吸附剂)、记录表格以及温度计、气压计、秒表等准备,检查整套采样装置连接尤其是吸收管和流量计进气口位置的装置顺序是否正确、是否漏气、是否能正常运行等。

2. 采样过程与记录　每个采样点都应采集平行样品和空白样品,同时测定采样时的气象条件如气温、气压、气湿和风速等,以排除采样测定的干扰因素,保证采气体积的换算。采样时,注意保持采样流量和自身防护,防止吸收液冷冻或蒸发,并详尽如实做好有关记录。记录包括:①样品编号;②采样时间,准确到年、月、日、时、分;③采样点、采样位置与有害物质发生处相隔距离和上下风向;④采样速率、采气量以及气温、气压;⑤采样方法,以便于测定结果的计算和分析、评价以及检查测定误差等。

3. 采样后保存与处理　样品应进行适当的处理后妥善保管和及时送检,并根据其是否易挥发和变质等情况,采取相应的防护措施,防止样品的污染、损失或变质。用吸收管采样后,其中心管内壁往往黏附多量被测物质,特别是对蒸气、雾、烟害物质,应设法将其溶于吸收液中,否则测定结果往往显著偏低(可用吸球对准吸收管的出气口轻轻按气,使吸收液从中心管上升至管口,然后放松吸球,使吸收液自然降落,重复 2～3 次,即可将黏附在中心管内壁的有害物质溶于吸收液中)。如吸收液易挥发,应将吸收液补充到原有体积。用滤膜(滤纸)采集烟尘后,应及时用镊子将其从采样夹内取出,并按采样面向内对折 2～3 次后放入采样盒内,以防烟尘脱落损失。

三、采 样 方 法

空气样品的采集方法,通常分为集气法和浓缩法两大类。

(一)集气法

将空气样品直接收集在一个容器中再带回实验室进行分析的采样方法,称为集气法,也称直接采样法。集气法适用于采集以气体或蒸气状态的污染物,当空气中有害物质浓度较高或测定方法的检出限较小、采集少量空气(一般在1L以下)即能满足分析方法的要求时,可使用集气法采样。用集气法采样所测得的结果,只代表空气中某种有害物质瞬间或短时间内的平均浓度。

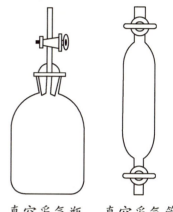

真空采气瓶　　真空采气管

图 11-1　玻璃集气瓶

集气法所用的容器有各种样式的玻璃集气瓶、注射器、橡皮袋、塑料袋等。集气瓶的容量一般为300~1 000ml(图11-1),其采气量就相当于集气瓶本身的容积。所以,采样前每只集气瓶的容积应先进行测量。

集气法采集空气样品的方法有以下几种。

1. 注射器采样法　用注射器(通常选用100ml)直接采集现场空气样品,是集气法最简单易行的方法。吸取和放出气体只需推动注射器活塞即可。注射器采样法常用于气相色谱的采样。

2. 塑料袋采样法　用塑料袋或橡皮带作为采样容器,采集不与橡皮或塑料袋发生作用的气体(如一氧化碳、二氧化碳等);其方法是用大注射器抽取现场空气后再注入塑料袋内。但某些物质对橡皮、塑料具有渗透或化学作用,如氯乙烯气体对橡皮和塑料渗透作用非常迅速,应忌用球胆或塑料袋采样。

3. 置换采样　有双口的集气瓶连接在抽气动力上(单口瓶可安装具有长短玻璃管的橡皮塞,将短管连接抽气动力),抽取比集气瓶容积大 6~10 倍的空气,使瓶中原有的空气全部被置换出来。若采样现场无电源或需防爆时,也可用不与被测物质起反应的水、食盐水等液体注满集气瓶代替抽气动力,到现场开始采样时再将集气瓶内的液体放掉,被测空气即置换并充满于集气瓶内。

4. 真空采样　采样前先用真空泵将具有活塞的集气瓶内的空气抽出,使瓶中剩余压力为 1 333.2Pa(10mmHg)左右,关闭活塞。然后带到采样地点,打开活塞,待被测空气充满于瓶内,关闭活塞即可。需注意的是集气瓶应为硬质厚玻璃做成,而且抽真空时应将集气瓶放在厚布袋中,以防止炸裂而发生伤人事故。活塞应涂以耐真空油脂,以便开启和防漏气。

集气瓶抽真空的装置(图11-2)。将集气瓶连接闭口压力计一端的活塞拧开。闭口压力计预先用水银装满至封口顶端(顶端不能留有气泡和水滴),另一端水银面保持在接近 U 型管的底部。启动真空泵后，集气瓶的压力逐渐下降，当闭口压力计顶端水银柱下降至两端水银面相差为 10mm 时，集气瓶中剩余压力即为 1 333.2Pa。

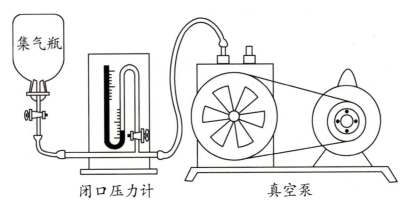

图 11-2　集气抽真空装置

采气体积可根据集气瓶容积和剩余压力，按下式计算：

$$V = V_p \times \frac{p - p'}{p}$$

式中：V——实际采气的体积，L；V_p——集气瓶的容积，L；p'——采样时的大气压力，Pa；p——抽真空后集气瓶内的剩余压力，Pa。

（二）浓缩法

将一定体积的现场空气通过装有不同采样材料的空气采集器，使有害物质被吸收、吸附或阻留，从而使有害物质与空气分离并被浓缩。这种采样方法称为浓缩法，也称富集法。当空气中有害物质浓度较低或满足分析方法检出限的要求，常采用浓缩法。浓缩法采样所测得的结果是采样期间被测物质在空气中的平均浓度。由于有害物质的理化性质和在空气中的存在状态不同，必须根据采集的对象选用不同的采集器、采样材料和不同的采样速度，以保证有害物质与空气完全分离，达到采样的高效率。

1. 气体和蒸气的采集

（1）溶液吸收法：是利用空气中被测物质能迅速溶解于吸收液中或与吸附剂迅速发生化学反应而被采集。当空气通过吸收液时，在气泡和液体的界面上，被测组分的分子由于溶解作用或化学反应很快进入吸收液中，由于存在浓度梯度和高速运动，气泡中被测物质分子迅速扩散到气液界面上，从而被吸收液吸收而与空气分离。

常用的吸收液有水、水溶液、有机溶剂、吸收剂溶液等。吸收液的选用要适合分析方法的要求，并能迅速溶解被测物质或与之迅速起化学反应，有良好的吸收效果。如氟化氢、氯化氢等易溶于水，可用水作吸收液；用盐酸副玫瑰苯胺分光光度法测二氧化硫时，可用四氯汞钾水溶液作吸收液；采集四氯化碳可用丙酮作吸收液。最理想的吸收液不仅能吸收被测物质，而且可兼作显色剂。例如，用盐酸萘乙二胺溶液作吸收液测定氮氧化物，用硝酸银溶液作吸收液测定硫化氢等，它们既是吸收液，同时又是分析时的显色剂。

（2）固体吸附剂采样法：利用空气通过装有固体吸附剂的小柱时，空气中的有害物质被吸附剂吸附、阻留或与固体吸附剂上的物质作用，从而达到浓缩的目的。采样后，通过解吸或溶剂洗脱，使被测组分从固体吸附剂上释放出来进行测定。

理想的固体吸附剂应具有良好的机械强度，稳定的理化性质、通气阻力，强的吸附力和易于解吸等性能。常用的颗粒状固体吸附剂有活性炭、硅胶、活性氧化铝和各种活性土等。它们是多孔性物质，具有较大的比表面积。其中前者属非极性物质，后三者属极性物质。由于极性物质能彼此强烈吸引，而水又是强极性的，所以极性吸附剂能富集空气中的水蒸气。因此，常用硅胶、活性氧化铝在短时间内从空气中采集较高浓度的气体和蒸气，而且当被采集的气体或蒸气较干燥时，在采样结束前，吸附剂仍不至于被水蒸气所饱和。而活性炭则常用来吸附空气中的有机气体和有机蒸气。

2. 气溶胶的采集　当物质以气溶胶状态存在于空气中时，如用气泡通过吸收液的方法采样，则采样效果较差。因为气泡中的气溶胶微粒，不像气体分子那样能很快地扩散到气液界面。所以，必须改变采集管的型式，使烟、雾、尘以较快的速率撞到固体表面才容易被吸收或阻留。

采集气溶胶的方法主要有滤料采样法和冲击式吸收管法。

（1）滤料采样法：是将滤料（滤纸或滤膜）安装在采样夹上，空气通过滤料时，空气中的悬浮颗粒物被阻留在滤料上，根据滤料上采集的污染物的质量和采样体积，计算出空气中污染物的浓度。

常用的滤料（滤纸或滤膜）有聚氯乙烯滤膜、玻璃纤维滤纸等，它们具有体积小、重量轻、易存放、携带方便，保存时间较长等优点。由于滤料（滤纸或滤膜）是由纤维交织而成的网状薄膜，具有较好的透气性，对 $0.1\mu m$ 以上的固体颗粒有较高的阻留率，当空气通过采样夹时，被测物质即被阻留或吸附在滤料（滤纸或滤膜）上。其阻留可达 96%～99%。滤纸适用于雾、烟、尘气溶胶的采集，滤膜因其具有较强的静电作用和憎水性，只适用于采集烟、尘气溶胶，不适用于采集雾状气溶胶。

（2）冲击式吸收管法：冲击式吸收管主要用于采集烟、尘等气溶胶，由于采气流量大，被测物质随气流以很快的速度从内管的下口冲向吸收液的底部，因惯性作用而被吸收液吸收。冲击式吸收管中进气玻璃管末端的孔径、大小和瓶底与管口的距离，对采样效率有很大影响。

四、采 样 仪 器

采集空气的仪器称为空气采样器。空气采样器的种类和型号很多，按采集的对象可分为气体采样器和粉尘采样器；按使用的方式可分为个体采样器、携带式采样器、固定式采样器；按使用动力可分为无动力采样器（渗透式或扩散式个体采样器）和动力式采样器；按流量大小可分为大流量采样器、低流量采样器等。但除了无动力采样器外，空气采样器一般都是由采集器、抽气动力和流量计三大部分组成。

（一）采集器

采集器是采集空气样品的装置，分为液体采集器和固体采集器两类，前者盛放液体吸收液，后者装有滤纸（滤膜）等固体材料。由于有害物质在空气中存在的状态不同，检验方法不同，选用的采集器也应不同。常用的采集器种类有：

1. 气泡吸收管（图11-3）　由内管和外管两部分组成。内管上孔内径为 3.5mm，底口孔径为 1mm，底口与吸收管底部的距离为 5mm。外管用于盛吸收液，其下部细小，目的是使吸收液的液柱增高，以增加空气与吸收液的接触时间；上部粗大，主要是起缓冲作用，以避免吸收液在采样时溅出。采样时，空气由内管上孔进入，经过吸收液从外管排出。当空气通过内管底口时即形成细小的气泡，并自下向上通过吸收液，此时被测物质即迅速扩散到气液界面而被吸收于吸收液中。

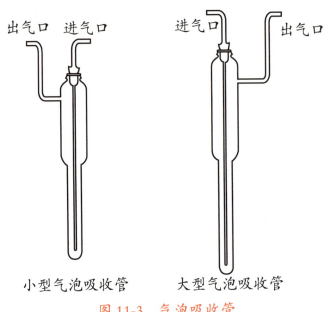

出气口　进气口　　　　进气口　　出气口

小型气泡吸收管　　　　大型气泡吸收管

图 11-3　气泡吸收管

气泡吸收管有大型和小型两种规格，大型气泡吸收管可盛 5～10ml 吸收液，采样速率一般为 0.5L/min，小型气泡吸收管可盛 1～3ml 吸收液，采样速率一般为 0.3L/min。气泡吸收管主要用于采集气体、蒸气状态的物质。使用时，常将两只同型号的气泡吸收管串联采样，以便使被测物质吸收完全。

2. 多孔玻板吸收管（图11-4）　有直型和 U 型两种。直型的结构及采样原理与气泡吸收管基本相同，所不同的是其内管底部有一片用玻砂烧结的多孔小玻板，当空气自上向下通过多孔玻板时，大气泡分散形成许多小气泡，同时又使气泡的运动速度减少，从而大大增加空气与吸收液的接触面积。U 型的粗管底部亦有一片用玻砂烧结的多孔玻板，空气自细管进入吸收管，自下向上通过多孔玻板，在吸收液中形成大量细小气泡，大大增加了空气与吸收液的接触面积，使被测物质吸收得更完全。多孔玻板吸收管可盛 5～10ml 吸收液，采样速率直型一般为 0.5～1L/min、U 型为 0.5L/min，适用于采集气体蒸气、雾及部分烟状态的物质。由于其采样效率较气泡吸收管有显著的提高，通常使用单管采样，当被测物浓度较高时，采用双管串联采样。

3. 冲击式吸收管（图 11-5） 外形与直型多孔玻板吸收管相同，外管下部相对较粗，其内管为进气口，内径为 3.5mm，底口孔径为 1mm，底口与吸收管瓶底的距离为 5mm。可盛 10ml 吸收液，采样速率一般为 3～5L/min。

4. 滤膜（滤纸）采样夹（图 11-6） 采样夹有单层和多层之分。单层采样夹放一张滤膜（滤纸），双层采样夹可放一张或两张滤膜（滤纸）串联采样。采样速率一般为 5～20L/min。滤料采样夹用优质塑料制成，采样时要根据采集大气样品、采集作业场所样品的不同要求，选择直径适当的滤料和滤料垫。滤料采样夹的气密性要好，用前要进行相关性能检查。

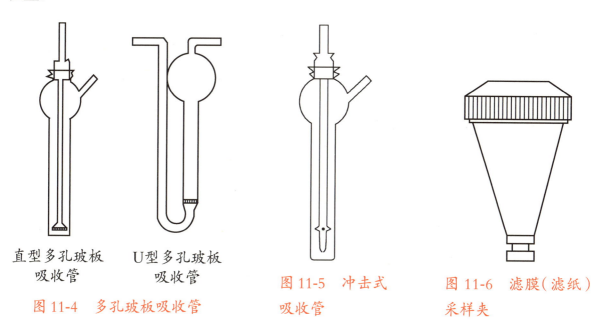

直型多孔玻板
吸收管

U型多孔玻板
吸收管

图 11-4　多孔玻板吸收管

图 11-5　冲击式
吸收管

图 11-6　滤膜（滤纸）
采样夹

5. 固体颗粒采样管（图 11-7） 是一种管内填充有固体颗粒（通常是硅胶或活性炭）的玻璃管。主要用于采集气体和蒸气状物质。硅胶、活性炭对无机和有机气体、蒸气分别有很强的吸附力，在一定条件下当空气通过填充有硅胶或活性炭的采样管时，气体、蒸气状有害物质即被吸附和富集。由于活性炭管易于制备、储运和价廉，已被普遍用作个体采样器上的采集管。而硅胶用相应的显色剂预先浸渍（已浸渍了显色剂的固体颗粒称为指示胶）后，既有吸附作用又有显色作用，常用于各种型号的快速检气管中，以致用检气管对空气中有害物质进行采样时，即可在指示胶上显色，同时完成了定量测定。

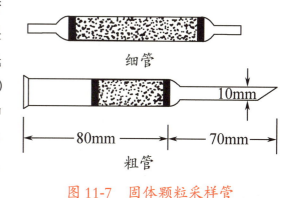

细管

10mm

80mm　　　　70mm

粗管

图 11-7　固体颗粒采样管

6. 集气瓶　常用的玻璃集气瓶有大小二种。大瓶容量一般为 1 000ml，小瓶为 300ml 左右。可用置换采样或真空采样。真空采样时，应先集气瓶的气密性，方法是：向瓶中加少量水，塞上磨口塞，抽真空后关闭活塞，取下集气瓶，将瓶子倒放并使瓶内水覆盖住瓶塞，若磨口塞及活塞处有气泡冒出，则表明漏气。集气瓶适合采集气体、蒸气状态污染物。

（二）抽气动力

抽气动力是使空气通过采集器的动力装置。应根据采样方法的流量和采样体积选择合适的抽气动力。常用的抽气动力有手抽气筒、电动抽气机、压缩空气吸引器等。

1. 手抽气筒（图 11-8）　是一只金属制成的圆筒，内带活塞，往返拉动活塞即可连续抽气（100ml 注射器连接上三通活塞可代替手抽气筒）。手抽筒较轻便，每次能抽 100～150ml 空气，采样速率可用手来控制，适用于无电源、采气量较小、速率较慢的短时间采样，例如检气管法、溶液法中的快速测定采样。其设备简单，携带方便，但使用前应检查是否漏气和校正其容积（可用 100ml 注射器的容积来校正）。检查是否漏气的简易方法是将吸气口套上橡胶管并夹紧，用力抽拉手柄，然后慢慢松手，若活塞不能自动返回原处，则表明漏气。

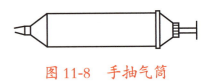

图 11-8　手抽气筒

2. 电动抽气机　是应用最普遍的抽气动力。常用的有以下几种。

（1）吸尘机：其适用于流速较大、阻力较小的采集器作抽气动力。例如用滤纸或滤膜采样夹采集烟、粉尘时，常用吸尘机作采气动力。

（2）薄膜泵：其小巧轻便，噪声小，采气量不大，适用于阻力和流速均较小的采样。用气泡吸收管、多孔玻板吸收管采样时，常用其作为抽气动力。

（3）刮板泵：其轻便、易于携带，适用于大小流速和各种类型的采集器作较长时间的采气动力。

用电动抽气机采样，需要串联流量计，从采样流量（L/min）和采样时间（min）计算出采气体积。

（三）气体流量计

测量气体流量的仪器称为气体流量计。气体流量计的种类很多，有转子流量计、孔口流量计、皂膜流量计（图 11-9）、湿式流量计（图 11-10）等。孔口流量计和转子流量计轻便，易于携带，适合于现场采样；皂膜流量计和湿式流量计比较准确，常用来校正其他流量计。实际工作中最常用的流量计是转子流量计（图 11-11）。转子流量计由一根上粗下细的锥形玻管和一个可以沿着锥形玻管上下浮动的转子构成。转子一般用铜、铅等金属或有机玻璃、塑料做成。当空气自下而上通过锥形玻璃管时转子便上升。气流速率越大，转子升得越高，当气流恒定时，转子就悬浮于一定的高度。在一定气流速率条件下，转子上升的

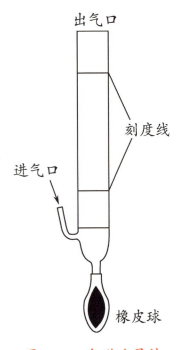

图 11-9　皂膜流量计

高度与转子的质量和玻璃管的锥度成反比。因此,小流量转子流量计所用的转子质量都较轻、较小,玻璃管的锥度和管径也较小而大流量转子流量计则相反。为防止流量计的转子质量发生变化而造成计量误差,在使用前应进行校正(可用皂膜流量计或湿式流量计校正)。

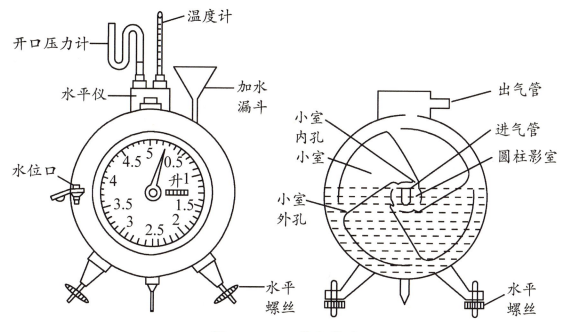

图 11-10　湿式流量计

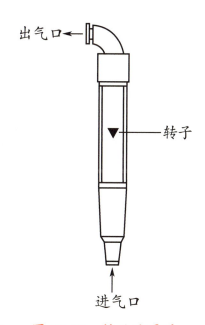

图 11-11　转子流量计

采样前,应将转子流量计的旋钮关至最小,开机后由小到大调节流量至所需的刻度,使用前,应在收集器和流量计之间接一个小型缓冲瓶,以防止吸收液流入流量计而损坏采样器。若现场空气湿度大,常于吸收管与转子流量计之间接上一只干燥管,以防止湿气凝结在转子上改变转子质量。

1. 转子流量计和孔口流量计一般用来校正其他流量计。

    A. 正确   B.错误

2. 皂膜流量计和湿式流量计常用于现场采样流量的测量。

    A. 正确   B.错误

五、采样体积的换算与有害物质浓度的表示方法

（一）采样体积的换算

在测定空气中有害物质时，由于采样是在不同气象条件下进行的，而气体的体积又随气温和气压不同而变化。为了使污染物的测定结果具有可比性，必须将所采集空气的体积换算成标准状态下的体积后，再计算空气中有害物质的浓度。标准状态下的体积是指 0℃、大气压 101.325kPa（760mmHg）下采集的空气体积。根据采样气体的体积与温度、气压的关系，按下式可换算出标准状态下的体积（V_0）：

$$V_0 = V_1 \times \frac{273 \times P}{(273+t) \times 101.325}$$

式中：V_0——标准状态下的采样体积，L；V_1——采样地点气温为 t℃时所采集空气的体积，L；P——采样地点的大气压，kPa；t——采样地点的气温，℃。

若采用其空瓶采样，应先记下瓶内剩余压力，并按下列公式换算成标准状态下的采样体积（V_0）：

$$V_0 = \frac{273 \times (P-p)}{(273+t) \times 101.325} \times V_1$$

式中：V_0——标准状态下的采样体积，L；V_1——采样地点气温为 t℃时所采集空气的体积，L；P——采样地点的大气压，kPa；p——集气瓶内剩余压力，即闭口压力计的读数，kPa；t——采样地点的气温，℃。

（二）空气污染物浓度的表示方法与换算

1. 空气污染物浓度的表示方法   单位体积空气中空气污染物的含量，称为该物质在空气中的浓度。浓度的表示方法有两种：一种是质量浓度，另一种是体积浓度。

（1）质量浓度：是以每立方米空气中含空气污染物的毫克数表示（mg/m^3），这是我国法定的计量单位之一。也可以每升空气中含空气污染物毫克数表示（mg/L）。两者的关系为：

$$1mg/L = 1\,000mg/m^3$$

质量浓度表示法适用于气体、蒸气和气溶胶各种存在状态的物质。

（2）体积浓度：是以每立方米空气中含空气污染物的毫升数表示，单位是 ml/m^3。体

积浓度表示法只适用于以气体或蒸气状态存在的物质。

在我国,空气中有害物质的最高容许浓度规定是以 mg/m³ 表示。但在实际工作中,除用规定的表示方法外,为了计算方便,有时也用体积浓度表示法。

需注意的是:国外多数参考文献中所列浓度,其空气体积是以气温 25℃、气压 101.325kPa(760mmHg)为基准的,在这种状态下,1mol 气体体积为 24.45L。因此,在与国外进行两种浓度换算时,应将上述公式中的 22.4 改为 24.45,亦即国外多数文献中所指 1mg/m³ 浓度,相当于我国标准的 1.09mg/m³。

2. 空气中有害物质浓度的计算 采样后,被阻留在吸收液或吸附剂中的被测物的总量 $m(\mu g)$ 与空气中被测物质浓度 $\rho(mg/m^3)$、采样流量 $R(L/min)$ 和采样时间 $t(min)$ 成正比。采样流量和采样时间的乘积就是采样体积 $V(L)$。以公式表示如下:

$$M=\rho \times R \times t=\rho \times V$$

即空气中有害物质的浓度 $\rho(mg/m^3)$:

$$P=\frac{m}{R \times t}=\frac{m}{V}$$

由吸收液或吸附剂中被测物质的总量 m 计算出空气中被测物质的浓度,是采样时间内的平均浓度。如果应用个体采样器连续采样一个工作班或一天时间,所测得的空气中有害物质的浓度则是日时间加权平均浓度。

第二节 空气中粉尘检验

粉尘是指能较长时间悬浮在空气中的粒径大于 0.1μm 的固体粒子。它是污染车间空气和环境大气,影响人体健康的重要因素之一。

由于粉尘的种类繁多,其对人体健康的影响也因其理化性质、浓度、接触时间及作用部位等情况不同而不同。所以,在评价空气中粉尘对人体的危害程度时,不仅要注意粉尘的浓度,还要注意其化学组成,例如粉尘中游离二氧化硅的含量等。因此,粉尘的测定内容从性质上说,应包括量(粉尘浓度)的测定和质(尘粒的分散度、形态、相对密度、游离二氧化硅等)的测定。现就实际工作中常进行的粉尘浓度、粉尘分散度、粉尘游离二氧化硅含量测定的方法分别叙述。

一、粉尘浓度的检验

粉尘浓度是指单位体积空气中所含粉尘的质量或数量。粉尘在空气中的浓度,直接决定粉尘对人体的危害程度,在工作场所和环境空气中,粉尘的浓度越高,吸入量越多,对人体的危害越重。粉尘浓度测定的方法很多,有滤膜测尘法、分级采样测尘法、X 线衍射测尘法、分光光度法等,都归属于质量法和计数法这两大类。到目前为止,各国对测尘方法的应用还不一致,对各种测尘方法的评价也有所不同。然而实践证明,质量法能够比较正确地反映粉尘的客观情况。许多研究结果也都表明:空气中粉尘的质量浓度,与尘肺发病率之间存在着剂量-效应关系。

《环境空气质量标准》(GB 3095—2012)中,粉尘的最高容许浓度是采用质量浓度(mg/m³)。目前我国统一采用的测定粉尘的方法是滤膜质量法(GBZ/T 192.1—2007)。

1. 滤膜的准备

(1)称量:用镊子取下滤膜两侧的夹衬纸,将滤膜放在分析天平上称量并记录。

(2)装滤膜夹:打开滤膜夹,将已称量的滤膜毛面向上平铺于锥形环上,旋紧固定环,储于样品盒中。

2. 粉尘样品采集

(1)选择采样点:根据测定目的和要求选好测尘点。若测定车间空气中的粉尘浓度,则将采样器架设于工人经常活动的范围、粉尘分布较均匀的呼吸带处(即离地面1.5m处)。

(2)安装采样仪器:先用两个装有滤膜(未称量的滤膜即可)的滤膜夹装入采样器旋紧,开动采样器并调节至所需的流量。然后关停采样器,换上已称量的滤膜夹。

(3)采样:启动采样器开始采样,立即记录采样的起始时间。并根据采样点的粉尘及滤膜上所需粉尘增量,确定采样的持续时间;记录滤膜编号、气体流量、采样时间及其采样情况等。采样结束后,用镊子将滤膜从滤膜夹上卸下,受尘面向内折叠几次,用衬纸包好,储于样品盒中,带回检验室。

3. 称量 将采样后的滤膜从样品盒中取出,置于分析天平上称量,记录质量。

二、粉尘中游离二氧化硅检验

游离二氧化硅是指未与金属及其氧化物结合的二氧化硅(石英),常以结晶形态存在,其化学式为 SiO_2,是硅的最稳定的化合物。在水中溶解度极小,在盐酸溶液[$c(HCl)=0.1mol/L$]中溶解度为 27mg/L,在氢氧化钠溶液[$c(NaOH)=0.4mol/L$]中溶解度为85mg/L。与氢氧化钾、氢氧化钠熔融时,生成相应的硅酸盐类。

游离二氧化硅是地壳表面的主要成分,在自然界分布极广,所以接触游离二氧化硅粉尘的机会是很多的。如在矿山的采掘、开山筑路、开凿隧道、修建水利、采石等的风钻凿岩和爆破中;在石英粉厂、玻璃厂、陶瓷厂等的原料破碎、研磨、筛选、拌料和机械铸造的清砂、喷砂等过程。

长期吸入较高浓度的游离二氧化硅粉尘(矽尘),可能会引起一种以肺组织纤维化为主的全身性疾病(硅沉着病)。我国卫生标准(GB 11725—1989)规定,粉尘中游离二氧化硅含量在10%以下时,其空气中的最高容许浓度滑石粉尘为 4mg/m³,水泥粉尘为 6mg/m³,煤尘为 10mg/m³;含量在10%以上的粉尘为 2mg/m³,含量在80%以上时,不超过 1mg/m³。

目前，测定粉尘中游离二氧化硅含量的方法有焦磷酸质量法、氟硼酸质量法、碱溶钼蓝比色法、X线衍射法和红外光谱测定法等。其中，焦磷酸质量法（GBZ/T 192.4—2007）是我国应用最广的一种测定方法，具有设备简单、精密度和准确度都较好的特点。

1. 采样

（1）滤膜采集空气中的粉尘：将直径75mm滤膜对折两次使之成漏斗状，固定于滤膜采样夹内，在呼吸带高度，以15～30L/min的流量速度采尘约0.5g。

（2）采沉积尘：在采样地点的生产设备或其他物体上相当于呼吸带高度处，采集沉降积尘约1g。

2. 分析

（1）将采集的粉尘样品置于105℃烘箱中干燥2h，稍冷，用玛瑙研钵研细，贮于干燥器中备用。

（2）准确称取0.1～0.2g粉尘于小烧杯中加入焦磷酸15ml及硝酸铵数毫克，搅拌，使样品全部湿润，置于可控温高温电炉上迅速加热至245～250℃，并用小玻璃棒不断搅拌，保持15min。

（3）取下小烧杯，冷却至40～50℃，将小烧杯内容物缓慢倒入盛有40ml热蒸馏水的250ml烧杯中，一边倒入一边搅拌，充分混匀，并用热蒸馏水冲洗温度计、小玻璃棒和小烧杯数次，洗液一并倒入烧杯中，最后使体积为150～200ml。

（4）取慢速定量滤纸对折成漏斗状，放入标准长颈漏斗中用水湿润。将上述溶液煮沸，稍静置，倒入漏斗中，然后每次用热的盐酸溶液10ml洗涤杯内粉尘，并移入漏斗中，再用热水洗至滤液呈中性为止。

（5）将带有沉渣的滤纸折数次，放入已恒重的瓷坩埚中，先在80℃烘箱中烘干，再放在电炉上加热使其炭化，最后放于800～900℃控温高温电炉中灼烧30min进行灰化。待炉内温度降至200℃左右时，取出，稍冷，放于干燥器中冷却1h，称至恒重，记录质量。

三、粉尘分散度检验

分散度是指粉尘颗粒被粉碎的细小程度，即各种大小不同的粉尘粒子所占的百分比。分散度分为粒子分散度和质量分散度。单位质量中，粉尘的颗粒数愈多，其粒子分散度愈高；反之，则粒子分散度愈低。单位质量中，粉尘粒径愈小的颗粒占总质量的百分比愈大，质量分散度愈高，反之，则质量分散度越低。

因质量分散度测定复杂，我国现行卫生标准采用的是粒子分散度。其测定方法可用滤膜溶解涂片法和格林沉降器法（GBZ/T 192.3—2007）。

（一）滤膜溶解涂片法

1. 粉尘标本的制备　将采有粉尘的过氯乙烯纤维滤膜放入小烧杯或小试管中，加入醋酸丁酯1～2ml溶解滤膜，用玻棒充分搅拌，使之成为均匀的粉尘混悬液。然后用玻璃滴管吸取混悬液一滴于载玻片上，均匀涂布，待自然挥发出现一层粉尘薄膜后即成涂片。

2. 目镜测微尺的标定　将物镜测微尺放在显微镜载物台上，把目镜测微尺放于目镜镜筒内；先在低倍镜下找到物镜测微尺的刻度线并将刻度线移至视野中央，然后换成高倍镜，调至刻度线清晰；移动载物台，使物镜测微尺的任一刻度线与目镜测微尺的任一刻度线相重合，然后再找出两尺再次相重合的另一刻度线，分别数出两条重合刻度线间目镜测微尺和物镜测微尺的刻度数，并按下式计算出目镜测微尺每个刻度的间距（μm）：

$$目镜测微尺每刻度的间距（μm）=\frac{a}{b}×10$$

式中：a——物镜测微尺的刻度数；b——目镜测微尺的刻度数；10——物镜测微尺每刻度的间距（μm）。

3. 分散度的测量　将粉尘标本置于载物台上，先用低倍镜找到粉尘粒子，然后换上高倍镜，用目镜测微尺随机测量每颗尘粒的大小。每个标本至少测量 200 个尘粒，算出百分数。

（二）格林沉降器法

1. 采样前的准备

（1）将格林沉降器用乙醇棉球擦净，盖玻片和载玻片用重铬酸 - 硫酸洗液浸泡 24h，取出用自来水冲洗，再用蒸馏水淋洗后烘干，使其处于无尘干燥保存备用。

（2）将盖玻片放入格林沉降器底座的方形凹槽中，然后将焊有圆筒的滑板推回底座，使格林沉降器处于采样前的密闭状态。

2. 采样

（1）在采样点距离地面 1.5m 高度，将格林沉降器的圆筒从底座中全部推出，以滑板部分盖住盖玻片为准，再打开圆筒盖。

（2）将格林沉降器上下移动 2～3 次，然后再将圆筒推回底座，使其正处于盖玻片上方，同时迅速将圆筒盖盖上。

（3）将采样后的格林沉降器，在不受震动及温度变化不大的场所静置 3h，然后将该尘样的盖玻片从沉降器中取出。用火柴棒取少量凡士林，涂在盖玻片的四个角上，再用载玻片覆盖到盖玻片上，使其固定在载玻片上。最后在载玻片上贴上标签，带回实验室测定分散度。

3. 目镜测微尺的标定同滤膜溶解涂片法。

4. 分散度的测量同滤膜溶解涂片法。

 课堂活动

1. 空气中的颗粒物大多来自人为因素。

　　A. 正确　　　　B. 错误

2. 造成空气中雾霾的首要污染物是PM$_{2.5}$。

　　A. 正确　　　　　　B. 错误

3. 测定空气中游离二氧化硅的样品必须用玻璃瓶盛装。

　　A. 正确　　　　　　B. 错误

第三节　空气中无机污染物检验

空气中无机污染物按化学成分，可分为金属及其化合物，如铅、汞、锰、铬及其化合物等；非金属及其化合物，如砷、磷、硫及其化合物和氮的氧化物等。人类生活、生产活动，特别是化学燃料（煤和石油）的大量使用，使许多有害物质如烟尘、SO$_2$、NO$_2$、CO等无机污染物排放到空气中，使空气中有害物质的浓度增加，已经严重威胁到人体健康乃至人类的生存。

空气中无机污染物不仅造成全球性的大气环境问题，如温室效应、酸雨、臭氧层的破坏等，还严重威胁人体的健康，对地球的整个生态系统和国民经济的发展造成极其严重的影响。本节主要介绍空气中二氧化硫、氮氧化物等无机污染物的检验。

一、二氧化硫检验

二氧化硫（SO$_2$）又名亚硫酸酐，为无色、具有强烈臭味的刺激性有害气体。标准状态下的密度2.86g/L，对空气的相对密度为2.26。易溶于水而部分生成亚硫酸，亦可溶于乙醇和乙醚。空气中的二氧化硫能与大气中的水蒸气结合生成硫酸雾，同时二氧化硫还可经日光或某些金属粉尘（如工业烟尘中的氧化镁等）的催化作用，被氧化成三氧化硫。硫酸雾和三氧化硫比二氧化硫的危害更大。

二氧化硫是空气中最常见、最重要的污染物，年排放量很大，居有害气体排放量的前列。目前，我国已将空气中二氧化硫的含量列为城市空气卫生质量评价的指标之一。

我国《居住区大气中有害物质的最高容许浓度》（TJ36—79）规定，SO$_2$的一次最高容许浓度为0.50mg/m^3、日平均最高容许浓度为0.15mg/m^3。《室内空气质量标准》（GB/T 18883—2022）规定，室内空气中SO$_2$不超过0.50mg/m^3（1h均值）。

测定空气中二氧化硫的方法比较多，如常规分析的盐酸副玫瑰苯胺分光光度法；仪器分析的库仑滴定法和电导分析法；快速检验中的碘淀粉比色法和硝普钠检气管法。其中，甲醛吸收-副玫瑰苯胺分光光度法（HJ 482—2009）和四氯汞盐吸收-副玫瑰苯胺分光光度法（HJ 483—2009）为我国现行环境空气中二氧化硫测定的标准方法。本节介绍HJ甲醛吸收-副玫瑰苯胺分光光度法。

1. 采集样品　取一支多孔玻板吸收管，内装10ml吸收液，以0.5L/min速度抽取7.5L空气样品。采样时吸收液应注意避光。采样后封闭吸收管进、出气口，样品可在冰箱内保存一周。另取一支吸收管，内装 10ml 吸收液，带到现场，但不抽取空气，作对照管。

采样时除记录采样时间、速率外，还应记录采样时的气温和气压。

2. 用亚硫酸钠标准溶液配制标准系列　在样品管和标准管依次加入氨基磺酸钠、甲醛和盐酸副玫瑰苯胺溶液，进行显色反应，在 577nm 波长下以蒸馏水为参比测定吸光度，以吸光度值对二氧化硫含量绘制标准曲线。减去空白值后，计算出空气中二氧化硫的含量。

二、氮氧化合物检验

氮氧化物是氮的各种氧化物的总称，常以 NO_x 表示。它包括一氧化二氮（N_2O）、一氧化氮（NO）、二氧化氮（NO_2）、三氧化二氮（N_2O_3）、四氧化二氮（N_2O_4）、五氧化二氮（N_2O_5）等六种形式氮的氧化物。通过分解、相互反应、或与氧反应相互转化。其中 NO_2 和 N_2O_4 是不同形式的同种氧化物，在常温下为 NO_2 和 N_2O_4 的混合物，高温（≥ 140℃）为 NO_2，低温（≤ 0℃）时为 N_2O_4。在氮氧化物中，不同形式氧化氮的化学稳定性不同，以一氧化氮和二氧化氮的化学性质相对稳定，所以它们在卫生学上的意义比其他氮氧化物更为重要。同时，由于各种氮氧化物都易转化或者分解成一氧化氮和二氧化氮，所谓氮氧化物的污染实际上是指以一氧化氮和二氧化氮为主的污染。因此，空气卫生检验中的氮氧化物主要指一氧化氮和二氧化氮。

我国《居住区大气中有害物质的最高容许浓度》（TJ36—79）规定，居住区氮氧化物（换算成 NO_2）的一次最高容许浓度 $0.15mg/m^3$，《室内空气质量标准》（GB/T 18883—2022）规定，室内空气中 NO_2（1h 均值）为 $0.20mg/m^3$。

空气中氮氧化物的测定方法主要有盐酸萘乙二胺分光光度法、化学发光法。化学发光法属于仪器分析法，灵敏度高，反应速率快，选择性好，是世界卫生组织全球监测系统作为监测大气氮氧化物的标准方法。但是该法仪器成本昂贵，目前我国难以普及使用。盐酸萘乙二胺分光光度法（HJ 479—2009）是我国现行空气中测定氮氧化物的标准检验方法。具体见实训十三。

第四节　空气中有机污染物检验

空气中的有机污染物种类非常多，根据化合物的沸点，可分为高挥发性有机化合物（VVOC）、挥发性有机化合物（VOC）、半挥发性有机化合物（SVOC）和颗粒有机化合物（POM）。常压下，沸点为 50～250℃各种有机化合物属于 VOC。按其化学结构可进一步分为烷烃类、芳烃类、烯烃类、卤烃类、酯类和醛酮类等。最常见的有苯、甲苯、二甲苯、苯乙烯、三氯乙烯、三氯甲烷、三氯乙烷、二异氰酸酯和二异氰酸甲苯酯等。在工业生产环境的空气中，挥发性有机化合物的浓度常常达到比较高的水平，是工作场所空气污染治理的重点监测内容。近年来，大量使用的建筑材料和装修材料、办公用品、生活日用品、家用燃料以及吸烟，造成室内有机化合物的污染。大多数有机化合物都具有毒性，可引起人体的过敏反应，造成感官异常刺激，也能引发癌症、心血管疾病和肝脏及肾功能障碍。它们可能还会引起先天畸形和不孕不育。挥发性有机物很容易与氧气和其他氧化剂发生化学反应，释放出更加危险的毒素。所以挥发性有机化合物是室内空气污染检测的重要指标。本节主要介绍空气中甲醛及苯及其同系物等有机污染物的检验。

一、甲 醛 检 验

甲醛，无色液体，具有强烈的刺激性气味。相对密度 1.06，沸点 20℃，熔点 −92℃。能与水、乙醇、丙酮等有机溶剂按任意比例混溶。液体在较冷时久贮易浑浊，在低温时则形成三聚甲醛沉淀。蒸发时有一部分甲醛逸出，但多数变成三聚甲醛。甲醛为强还原剂，在微量碱性时还原性更强。在空气中能缓慢氧化成甲酸。其蒸气与空气形成爆炸性混合物，遇明火、高热能引起燃烧爆炸。在一般商品中，都加入 10%～12% 的甲醇作为抑制剂，否则会发生聚合。甲醛具有使蛋白质凝固的功能，因而可以杀菌、防腐。35%～40% 甲醛水溶液称为"福尔马林"，是一种有效的杀菌剂和防腐剂，用于外科手术器械的消毒、种子保存和浸制生物标本。

甲醛是室内空气主要污染物之一。甲醛主要经呼吸道进入体内，也可经皮肤进入人体。《室内空气质量标准》（GB/T 18883—2022）规定：居室空气中甲醛的最高容许浓度为 0.08mg/m³（1h 均值）；《公共场所卫生指标及限制要求》（GB 37488—2019）规定公共场所空气中甲醛最高容许浓度为 0.10mg/m³；工作场所空气中甲醛最高容许浓度为 3mg/m³。

甲醛的测定方法可分为分光光度法、色谱法（气相色谱、高效液相色谱）、电化学分析法、荧光分析法和化学发光法。其中常用的是分光光度法和气相色谱法。分光光度法包括 4- 氨基 -3- 联氨 -5- 巯基 -1，2，4- 三氮杂茂（简称 AHMT）分光光度法、酚试剂（3- 甲基 -2- 苯并噻唑酮腙盐酸盐，简称 MBTH）分光光度法、乙酰丙酮分光光度法、变色酸分光光度法、盐酸副玫瑰苯胺分光光度法。《公共场所卫生检验方法　第 2 部分：化学污染物》（GB/T 18204.2—2014）中甲醛的测定方法有 AHMT 分光光度法、酚试剂分光光度法、气相色谱法、光电光度法和电化学传感器法。本节主要介绍 AHMT 法。

1. 采样　用装有 5ml 吸收液的气泡吸收管，以 0.5L/min 流速采气 20L，并记录采样时的气温和大气压力。

2. 配制标准系列　在样品管和标准管中分别家人氢氧化钾溶液和 AHMT 溶液，上下颠倒混匀，室温下放置 20min 后再加入高锰酸钾溶液，充分摇匀，放置 5min，在 550nm 波长下，以水做参比，测定各管吸光度，绘制标准曲线。根据标准曲线计算空气中甲醛的浓度。

二、苯、甲苯、二甲苯检验

苯、甲苯、二甲苯属同系物，为无色、有特殊芳香气味易挥发液体，难溶于水，易溶于乙醚、乙醇、丙酮、三氯甲烷、二硫化碳等有机溶剂。苯的沸点为 80.1℃，ρ_{20}=0.878 7g/ml，蒸气相对密度为 2.71（对空气）。空气中的苯蒸气的体积比浓度在 1.3%～2.65% 时可爆炸；甲苯的沸点为 110.5℃，ρ_{20}=0.866 9g/ml，蒸气相对密度为 3.2（对空气），空气中甲苯蒸气的体积比浓度在 1.6%～6.8% 时可爆炸；二甲苯蒸气相对密度为 3.7（对空气）。二甲苯有三种异构体，即邻、间、对二甲苯。

苯、甲苯、二甲苯是重要的化工原料，广泛用于药物、农药、香料、炸药、染料、合成橡胶、合成纤维、合成洗涤剂等生产。同时，苯、甲苯、二甲苯又是优良的有机溶剂，在制药工业、橡胶加工、有机合成、油漆业及印刷业中，常用苯、甲苯、二甲苯作为溶剂和稀释剂，所以，苯、甲苯、二甲苯是生产环境空气中较常见的有机毒物。

苯、甲苯、二甲苯易挥发，常以蒸气状态存在于劳动场所空气中，进而污染环境空气。苯、甲苯、二甲苯的蒸气主要经呼吸道进入人体，皮肤仅能吸收少量。苯吸收后约 50% 以原形重新由呼气呼出，其余的在体内代谢为苯酚、对苯二酚、邻苯二酚。在苯的同系物中，苯的毒性最大，甲苯和二甲苯均属于低毒类物质。它们的代谢产物分别是马尿酸和甲基马尿酸。短时间内吸入大量的甲苯和二甲苯蒸气后，主要表现为中枢神经系统的麻醉作用和自主神经功能紊乱以及黏膜、皮肤刺激症状。长期接触者，可出现不同程度的神经衰弱综合征。

苯、甲苯和二甲苯是常见的空气污染物，通常是三者的蒸气常共同存在于劳动环境空气中。因此，在分析时必须使三者互不受干扰，而又能达到分别测定的目的。《公共场所卫生检验方法 第 2 部分：化学污染物》（GB/T 18204.2—2014）中的测定方法有毛细管气相色谱法和便携式气相色谱法。本节介绍热解吸 / 毛细管气相色谱法。

1. 采集样品　在采样地点取下活性炭管两端的塑料帽，两端孔径至少 2mm，与采样器入口连接，并垂直放置，以 0.5L/min 的速度抽取 20min。采样后将管的两端套上原塑料帽，带回实验室分析，样品冷藏可保存 5d。另带一支活性炭管至采样现场但不抽取空气，与样品管同样处理同时分析，作为对照。记录采样现场的温度和气压。

2. 绘制标准曲线，做样品测定的计算系数。

色谱分析参考条件：色谱柱温度：90℃；检测室温度：150℃；气化室温度：150℃；载气：氮气，50L/min。

（1）标准曲线的绘制：取 3 个 50ml 容量瓶，先加入少量二硫化碳，用 10μl 注射器准确量取一定量的苯、甲苯和二甲苯，分别注入容量瓶中，加二硫化碳至刻度线，配制成一定浓度的储备液。临用前取一定量的储备液用二硫化碳逐级稀释成苯、甲苯、二甲苯含量为 0.005μg/ml，0.01μg/ml，0.05μg/ml，0.2μg/ml 的混合标准液。分别取 1μl 进样，测量保留时间及峰高，每个浓度重复 3 次，取平均值。以苯、甲苯、二甲苯的含量（μg/μl）为横坐标,平均峰高（mm）为纵坐标绘制标准曲线。并计算回归线斜率，以斜率的倒数 Bs[μg/（μl·mm）]做样品测定的计算系数。

（2）用混合标准气体绘制标准曲线：用微量注射器准确量取一定量的苯、甲苯、二甲苯（于20℃时，1μl 苯质量为 0.878 7mg，甲苯质量为 0.866 9mg，邻、间、对二甲苯质量分别为 0.880 2mg、0.864 2mg、0.861 1mg）分别注入 100ml 注射器中，以氮气为本底气，配成一定浓度的标准气体。取一定量的苯、甲苯和二甲苯标准气体分别注入同一个 100ml 注射器中混合，再用氮气逐级稀释成 0.02～2.0μg/ml 范围内 4 个浓度点的苯、甲苯、二甲苯的混合气体。取 1ml 进样，测量保留时间及峰高。每个浓度重复测量 3 次，取峰高平均值。分别以苯、甲苯、二甲苯的含量（μg/ml）为横坐标，平均峰高（mm）为纵坐标，绘制标准曲线。并计算回归线斜率，以斜率的倒数 Bs[μg/（μl·mm）]做样品测定的计算系数。

3. 样品测定　与标准系列测定相同的操作条件进行样品测定。

（1）二硫化碳提取法进样：将活性炭倒入具塞刻度试管中，加 1ml 二硫化碳，塞紧管塞，放置 1h，并每 5h 振摇一次。取 1μl 进色谱柱，用保留时间定性，用峰高定量。每个样品测定 3 次，求峰高平均值。同时，用未经采样的活性炭管按样品管同样操作，测量空白管平均峰高。

（2）热解吸法进样：将已采样的活性炭管与 100ml 注射器相连，置于热解吸装置上，用氮气 50～60ml/min 的速率于 350℃下解吸，解吸体积为 100ml，取 1ml 解吸气进色谱柱，用保留时间定性，用峰高定量。每个样品测定 3 次，求峰高平均值。同时，用未经采样的活性炭管按样品管同样操作，测量空白管平均峰高。

本章小结

　　本章学习重点是空气中有害物质的存在状态、空气样品的采样方法。学习难点为空气采样体积的换算、各类空气样品的采集及采样仪器的使用。在学习过程中注意理论和实践相结合的原则，在理论学习和实验操作的过程中提升学生科学的思维方式、严谨的工作态度，强化学生环境保护意识，为学生未来进一步学习相关知识和技能奠定基础。

（张海云）

思考与练习

一、名词解释

1. 粉尘　　2. 气溶胶　　3. 集气法　　4. 浓缩法　　5. 粉尘浓度

二、填空题

1. 空气中有害物质的存在状态通常可分为_____、_____和_____。

2. 空气样品的采集方法一般分为_____和_____。

3. 采集器可分为_____和_____。

4. 聚氯乙烯滤膜最高使用温度为_____。

5. 粉尘分散度的主要测定方法为_____和_____。

6. 空气采样仪器由_____、_____和_____组成。

7. 焦磷酸重量法测定粉尘中游离二氧化硅,温度要求控制在_____。

8. 三氧化铬氧化管,可将_____氧化成_____。

9. 气泡吸收管常用于采集_____和_____状态的物质。

10. 滤膜重量法测定粉尘浓度,要求粉尘增重量在_____范围。

三、简答题

1. 简述空气样品的采样原则。

2. 简述盐酸萘乙二胺测定空气中氮氧化物的原理及注意事项。

第十二章 | 土 壤 检 验

12章 数字资源

土壤是地球表面生物圈的一个组成部分,提供陆生植物所需的营养源和水分,是植物进行光合作用,进行能量交换的场所。土壤 - 植物 - 动物系统,在人类活动中仍然是输送太阳能的主要传递者。在陆生生态系统中,土壤 - 生物系统进行着全球性的能量和物质循环及转化。土壤不仅是农业生产资源,还是一种环境要素。由于人类大规模的生产生活等活动,改变了土壤发育的生态环境,使土壤本身受到了破坏。防止和保护土壤不被污染成了人类十分重要的任务。

第一节 概 述

我国的土壤环境总体形势严峻、不容乐观,部分地方污染严重。2014 年 4 月环境保护部和国土资源部发布的《全国土壤污染状况调查公报》显示,我国土壤总的点位超标率为 16.1%,耕地土壤点位超标率为 19.4%。从污染类型看,以无机型为主,有机型次之,复合型污染比重较小,无机污染物超标点位数占全部超标点位的82.8%。从污染物超标情况看,镉、汞、砷、铜、铅、铬、锌、镍8种无机污染物点位超标率分别为7.0%、1.6%、2.7%、2.1%、1.5%、1.1%、0.9%、4.8%;六六六、滴滴涕、多环芳烃3类有机污染物点位超标率分别为0.5%、1.9%、1.4%。与水体和大气污染相比,土壤污染具有隐蔽性、滞后性和难可逆性。特别是重金属污染,因为难以降解,导致重金属对土壤的污染基本上不可逆转。2016年5月28日我国发布了《土壤环境保护和污染治理行动计划》(俗称"土十条"),要求开展土壤污染调查,掌握土壤污染状况,重点监测土壤中镉、汞、砷、铅、铬等重金属和多环芳烃、石油烃等有机污染物,目标是在2030年使受污染耕地安全利用率与污染地块安全利用率都达到95%。

一、土壤环境背景值与土壤环境容量

(一)土壤环境背景值

1. 土壤环境背景值概念　土壤背景值理论上是指未受或少受人类活动(特别是人为污染)影响的土壤环境本身的化学元素组成和含量。从本质上说,"不受人类活动影响"只是一个相对概念,确定土壤背景值所需要的"零污染"土壤样本是不存在的。因而土壤环境背景值只是代表土壤环境发展中的一个历史阶段的、相对意义上的数值,是一个范围值,而不是一个确定值。

2. 土壤环境背景值的确定　为了确定土壤背景值,应在远离污染源的地方采集样品,分析测定化学元素的含量。在此基础上运用数理统计等方法,检验分析结果,然后取分析数据的平均值(或数值范围)作为背景值。

3. 土壤背景值的意义

(1)它是研究和确定土壤环境容量,制定土壤污染风险管控标准的依据。

(2)它是土壤环境质量评价,特别是土壤风险评估的基本依据。

(3)土壤背景值也是研究污染元素和化合物在土壤环境中的化学行为的依据。

(4)土壤环境背景值可作为土地利用及其规划,生产布局与管理,土壤生态、施肥和污水灌溉、食品卫生、环境医学研究的参比数据。

(二)土壤环境容量

1. 土壤环境容量的概念　土壤环境容量是指在一定环境单元、一定时限内遵循环境质量标准,既保证农产品质量和生物学质量,同时也不使环境污染时,土壤能容纳污染物的最大负荷量。土壤环境容量受多种因素的影响,包含土壤性质、污染物种类和含量、污染历程等,因而土壤环境容量是通过对自然环境、社会经济、污染状况等调查,对污染物生态效应、环境效应、物质平衡等研究而确定的一个临界含量,是在区域土壤指标标准下,土壤免遭污染所能接受的污染物的最大负荷。

2. 土壤环境容量的应用

（1）制定土壤环境标准/风险管控标准：通过对土壤环境容量的研究，在以生态效应为中心，全面考察环境效应、化学形态效应、元素净化规律的基础上提出各元素的土壤基准值，能更好地为区域性土壤环境标准或风险管控标准的制定提供依据。

（2）制定农田灌溉用水水质和水量标准：制定农田灌溉水质标准，把水质控制在一定浓度范围是避免污水灌溉引起污染的重要措施。用土壤环境容量制定农田灌溉水质标准，既能反映区域性差异，也能因区域性条件的改变而制定地方标准。

（3）制定污泥施用量标准：通过污泥农用过程带入农田的污染物不可忽视。一般来说，污泥中污染物含量决定着污泥允许施入农田的量，即污泥农用的允许用量决定于污泥中污染物的含量和每年每公顷农田容许输入的污染物最大量。

（4）区域土壤污染物预测和土壤环境质量评价：土壤污染预测是防止土壤污染的重要依据。土壤环境容量可以用于土壤污染预测，如预测若干年后土壤中重金属累积的量。

课堂活动

问答：
土壤环境容量可以有哪些应用？

（三）我国土壤环境风险管控标准

为保障土壤生态环境免受土壤污染的不利影响，《土壤环境质量 农用地土壤污染风险管控标准（试行）》（GB 15618—2018）和《土壤环境质量 建设地土壤污染风险管控标准（试行）》（GB 36600—2018），将土壤环境质量要求按照用途的不同进行了分类规定。

在土壤环境质量标准中使用了土壤污染风险筛选值和土壤污染风险筛选管制值来控制土壤环境质量。以《土壤环境质量 农用地土壤污染风险管控标准（试行）》（GB 15618—2018）为例，土壤污染风险筛选值是指农用地土壤中污染物含量等于或者低于筛选值时，对农产品质量安全、农作物生长或土壤生态环境的风险低，一般情况下可以忽略；超过该值的，对农产品质量安全、农作物生长或土壤生态环境可能存在风险，应当加强土壤环境监测和农产品协同监测，原则上应当采取安全利用措施。土壤污染风险管制值是指农用地土壤中污染物含量超过管控值的，食用农产品不符合质量安全标准，农用地土壤污染风险高，原则上应当采取严格管控措施。表12-1和表12-2列出了两项标准中部分金属元素在不同土壤类型中的质量标准。

表 12-1　农用地土壤污染风险筛选值(基本项目)

单位：mg/kg

序号	污染物项目[a,b]		风险筛选值			
			pH ≤ 5.5	5.5 < pH ≤ 6.5	6.5 < pH ≤ 7.5	pH > 7.5
1	镉	水田	0.3	0.4	0.6	0.8
		其他	0.3	0.3	0.3	0.6
2	汞	水田	0.5	0.5	0.6	1.0
		其他	1.3	1.8	2.4	3.4
3	砷	水田	30	30	25	20
		其他	40	40	30	25
4	铅	水田	80	100	140	240
		其他	70	90	120	170
5	铬	水田	250	250	300	350
		其他	150	150	200	250
6	铜	果园	150	150	200	200
		其他	50	50	100	100
7	镍		60	70	100	190
8	锌		200	200	250	300

[a] 重金属和类金属砷均按元素总量计。

[b] 对于水旱轮作地，采用其中较严格的风险筛选值。

表 12-2　农用地土壤污染风险管制值

单位：mg/kg

序号	污染物项目	风险管制值			
		pH ≤ 5.5	5.5 < pH ≤ 6.5	6.5 < pH ≤ 7.5	pH > 7.5
1	镉	1.5	2.0	3.0	4.0
2	汞	2.0	2.5	4.0	6.0
3	砷	200	150	120	100
4	铅	400	500	700	1 000
5	铬	800	850	1 000	1 300

讨论：

土壤污染风险筛选值与土壤污染风险管制值的区别与联系。

二、土壤检验的采样准备

1. 明确采样目的　土壤样品采集的目的主要有：

（1）测定土壤性状与肥力学性质：通过不定期采样，测定土壤质地、孔性、土壤有机质、大量和微量元素等理化性状和土壤 pH、电导率、氧化还原电位等土壤环境指标，为科学研究、植物营养诊断与配方施肥、土壤改良等经营管理提供基础数据。这类采样服务于科学研究或生产实践，通常可采用机械分层采样，并不严格区分土壤的发生层次。

（2）编制土壤图：必须按照土壤类型和剖面的发生层次采样，分析项目主要为土壤矿物性质、化学性质等。通常需要挖掘土壤剖面或用土钻采集特定层次土样，有时需要采集原状土样。编制土壤图的采样通常是一次性的。

（3）土壤健康与安全评价：采集土样进行分析，通过对某些污染物质总量及形态的分析测试，分析评价区域土壤健康状况，以及对生态环境和人类健康的可能影响。这类采样通常需根据特定条件和目的制订采样计划，一般采样点较多，可使用机械采样。若涉及物质迁移性较强，可采集水样和植物样辅助评价。

2. 明确采样类型　采样类型可分为两种，即扰动样品和原状样品。扰动样品不要求保持土壤的原有结构，土粒是松散的且允许相互运动，扰动样品适宜于大部分测定项目；原状样品要求保持土壤的原有结构，需要特定的采用工具（如环刀）和方法，适用于测定土填物理、生物等性状及某些化学性质（如氧化还原电位）。

按采集方法又可分为单点采样和混合采样。单点采样即每个样品只采集一个点（可为扰动或原状样品）；混合样品是由若干个按特定方法布设样点的样品混合而成，仅适用于扰动样品。

3. 制定采样时间、频率与数量

（1）采样时间：土壤性状（如水分、有效养分、pH 等）可随时间不同而有变化，其原因可能有施肥、植物吸收、土壤有机物矿化、雨水淋溶等。一般地，某些有效养分水平在冬季或早春较高而夏末秋初较低，分析土壤养分供应宜在晚秋或早春采样。长期定位试验中，每年的采样时间应固定，同一时间采集的土样才具有比对意义。

（2）采样频率：采样频率决定于研究目的。对于土壤性状演变，在初期（2～4 年）采样频率可密一些。无人为干扰的全量养分，一般 3～5 年分析一次即可；有效养分试验初期可每年采集1次,然后2或3年一次。另外,对于分析质地较轻土壤(砂土)中移动性较大的养分(NO_3^-、SO_4^{2-}等)时,采样频率宜高一些。

(3)采样量:采样量依据分析项目进行估算,对有保存价值的样品应适当多采,仅做一次分析可少采。以化学分析为目的的样品量通常不少于500g,而作为"标准样"(分析标准)则至少要采集2kg。

4. 选择采样工具　采样工具应包括但不限于:工具包、GPS、罗盘、相机、土铲、卷尺、小刀、土钻、环刀、锤子、塑料布、样品袋、绳子、铅笔、采样标签、记录本等。

第二节　样品的采集和制备

一、不同类型土壤样品的采集

土壤样品采集的基本原则包括代表性、典型性、实时性和防污染性。具体操作时应依据土壤地理学区域特征、土壤性状的垂直、水平及人为活动的时空异质性,结合采样目的确定样品类型,采样时间、频率及采样工具等。

1. 混合样　混合样可为表层(0~20cm)土样混合,也可为不同深度对应层次土样的混合,适用于采样区内土壤比较均一的扰动土样。

(1)采样点数确定:一般情况下一个采样区的采样点可在20~30个范围内,水田田块在0.5hm²以下时,可设10个样点即可,森林调查的标准地内可设5~10个点,原则上不得少于5个点。

(2)采样点的配置:采样点的配置常可采用随机、分区随机、系统布点和非系统布点法等。

随机布点法适用于所研究的土壤形状是随机分布,或在采样区是分布均匀的,或土地利用历史相同且地形地貌一致的。若划定区域较大可用随机表(参阅统计类资料)确定采样地点,若采样区域不大,可采用"S"形(也称"之"字形)布点(图12-1)。随机布点法可得到:土壤性状的平均值和置信限,但不能获得分布特征,一般常用于土壤肥力学性质研究。

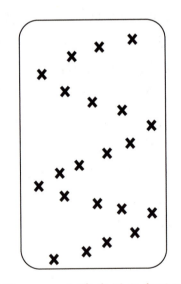

图 12-1　土壤采样点布置图

分区随机布点法适用于土壤性状有显著变异,或地形地貌、耕作历史有显著不同时,应按土壤类型、颜色、地势等分为亚区后进行随机布点。这种方法可获得亚区内的变异状况和特点。

系统布点法的典型代表是方格法或样线(带)法,将研究区域进行均分构成采样区域,在每一个分区内采集8~10个小样构成混合样。这种布点方法不仅可以获得土壤性状的均值,还可以了解其变异规律和界限。

非系统布点法广泛应用于土壤肥力研究,特别是试验小区采样。一般按"X、W、N"等形状的线段布置采样点。采用该方法的前提是土壤性状均匀,因此不适用于点源污染或点源变异研究。

(3)采样:表层混合样品可轻轻去除地表枯枝落物和草本植物后,用土铲在确定的采样点切取上下厚度相同的土壤样品,放置到塑料布上。若需采集不同深度土样,可用土钻采集对应深度的土样,并将同一层次的土样放置在同一塑料布上构成混合样品。

(4)混合保存:将多点采集的土样掰碎混匀,初步除杂(弃去土壤侵入体等非土成分)。采用"四分法"(图12-2)保留预设样品量(无特别要求为1kg左右)后装入布袋,布袋内外应附上标签,写明样品编号、采集时间、采集地点、采集人和采样层次等信息,同时应在记录本上记录土壤样品和区域地形、植被、土地利用和人为干扰等信息。

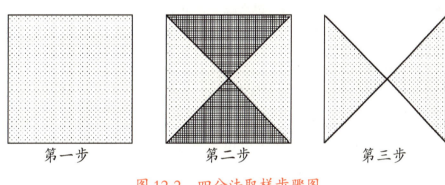

图 12-2　四分法取样步骤图

2. 原状样品　土壤原状样品一般可用环刀法采集,在一个具体采样点的采集步骤包括:

(1)重复采样点的设置:由于土壤物理性状如土壤密度、孔隙度和持水特性具有高度的空间异质性,一般推荐在每个采样点采集3个重复样品。表层原状样品可按等边三角形布设采样点,边长可为20～60cm。

(2)取样:用锤子轻敲环刀手柄,将环刀竖直打入对应土层,当从观察孔看到土壤时立即停止;挖出环刀,用小刀将两端削平,获得已知体积的原状土柱。

(3)保存:视待测土壤性状保存土柱,若需保留原状土应小心轻放。可在环刀外粘贴标签,记录样品编号,同时在记录本上记录样品信息。

二、土壤样品的处理与保存

(一)土壤样品的处理

土壤样品处理的目的包括:

1. 剔除土壤侵入体(如植物残茬、昆虫、砖块等)和新生体(如铁锰结核、石灰结核等)。

2. 适当磨细,充分混匀,降低称样误差,提高全量分析时的反应速率和反应效果。

3. 使样品可长期保存,不致霉变。

土壤样品一般可处理成较大粒径(＜2mm 或＜1mm)用于土壤物理性质和有效需要养分分析,处理成较小粒径(＜0.149mm)用于化学全量分析。

土壤样品处理过程包括风干、磨细和混合分样。

(二)需要的器材与试剂

牛皮纸、土壤筛、硬纸板、木棒、瓷研钵、小勺、铅笔、标签、广口瓶等。

(三)操作步骤

1. 风干　将土样粉碎,平铺在干净的牛皮纸上,摊成薄层放于室内阴凉通风处风干7～10d,其间经常翻动加速水分蒸发。

2. 碾压过筛　"四分法"保留300～500g 风干土,放在硬纸板上,挑出有机残体和石块等,用木糖碾压,使通过其 2mm 筛,留在筛上的土块倒在硬纸板上重新碾碎;如此反复进行使其全部过筛。最后留在筛上的碎石称重后保存,以备计算砾石含量。若发现新生体,也应挑出并称重保存。

3. 研磨过筛　将通过 2mm 筛的土样混匀后平铺在硬纸板上,摊成规则的性状,采用网格法用小勺挑出 30～50g 土样,放入研钵中反复研磨,使全部通过 0.149mm 土壤筛。

4. 保存　将＜2mm 土样和＜0.149mm 土样分别放入磨口广口瓶内,贴上标签,注明编号、筛孔及其他样品的信息等。

(四)其他注意事项

1. 样品处理粒径的依据为土壤粒级的划分,实际操作时应依据测试项目的标准而定。如采用国际制测定土壤粒径分布应过 2mm 筛,采用中国制应过 1mm 筛。

2. 土样风干的时间与天气有关,空气干燥时风干较快,反之较慢。

3. 风干可能导致土壤某些性状发生改变,例如:水溶态有机氮减少,无机氮增加;水溶性和弱酸溶性磷增加;SO_4^{2-} 增加;含硫化物或硫元素土壤的 pH 下降;交换性锰增加;湿润地区有机质含量高的土壤中大颗粒比重、持水量和可塑性增加。

4. 样品风干过程中切忌阳光曝晒,并防止酸、碱等气体或灰尘的污染。

5. 碾压过筛时只能用木棒反复碾压,不可敲打或用研钵研磨,否则可能破坏单个矿物晶粒,导致土壤速效养分含量测定结果偏高,细土粒增加。

6. 碾压和研磨过筛均要求使全部土壤样品通过对应土壤筛,不可弃置未压碎的较大土粒。

7. 标准样品是用以核对各次成批样品的分析结果,特别是结果要用于各个实验室协作分析方法的研究和改进时需要设有标准样品。标准样品需长期保存,贴上标袋后应以石蜡封存,并附各项分析结果。

第三节　土壤常规物理性质检验

一、土壤干物质和水分的检验

土壤干物质含量是指土壤中干残留物的质量分数；土壤水分含量是指在105℃下土壤中蒸发的水的质量占干物质质量的质量分数。

进行土壤干物质和水分含量的测定有两个目的：一是为了解田间土壤的实际含水状况，以便及时进行灌溉、保墒或排水，以保证作物的正常生长。二是风干土样水分的测定，为各项分析结果计算的基础。前一种田间土壤的实际含水量测定，目前测定的方法很多，本章节主要介绍风干土样水分的测定。

风干土中水分含量受大气中相对湿度的影响。它不是土壤的一种固定成分，在计算土壤各种成分时不包括水分。因此，一般不用风干土作为计算的基础，而用烘干土作为计算的基础。分析时一般都用风干土，计算时就必须根据水分含量换算成烘干土。

测定时把土样放在105~110℃的烘箱中烘至恒重，则失去的质量为水分质量，即可计算土壤水分百分数。在此温度下土壤吸着水被蒸发，而结构水不致破坏，土壤有机质也不致分解。其测定主要依据《土壤　干物质和水分的测定　重量法》（HJ 613—2011）进行。

（一）适用范围
本标准适用于所有类型土壤中干物质和水分的测定。

（二）方法原理
土壤样品在（105±5）℃烘至恒重，以烘干前后的土壤质量差值计算干物质和水分的含量，用质量分数表示。

（三）样品的制备
1. 风干土样　取适量新鲜土壤样品平铺在干净搪瓷盘或玻璃板上，避免阳光直射，且环境温度不超过40℃，自然风干，去除石块、树枝等杂质，过2mm样品筛。将>2mm的土块粉碎后过2mm样品筛，混匀，待测。

2. 新鲜土样　取适量新鲜土壤样品撒在干净、不吸收水分的玻璃板上，充分混匀，去除直径大于2mm的石块、树枝等杂质，待测。

（四）测定步骤
1. 风干土样的测定　具盖容器和盖子于（105±5）℃下烘干1h，稍等，盖好盖子，然后置于干燥器中至少冷却45min，测定带盖容器的质量m_0，精确至0.01g。用样品勺将10~15g风干土壤试样转移至已称重的具盖容器中，盖上容器盖，测定总质量m_1，精确至0.01g。取下容器盖，将容器和风干土壤试样一并放入烘箱，在（105±5）℃下烘干至恒重，同时烘干容器盖。盖上容器盖，置于干燥器中至少冷却45min，取出后立即测定带盖容器和烘干土壤的总质量m_2，精确至0.01g。

2. 新鲜土样的测定　具盖容器和盖子于(105±5)℃下烘干1h,稍等,盖好盖子,然后置于干燥器中至少冷却45min,测定带盖容器的质量m_0,精确至0.01g。用样品勺将30～40g新鲜土壤试样转移至已称重的具盖容器中,盖上容器盖,测定总质量m_1,精确至0.01g。取下容器盖,将容器和新鲜土壤试样一并放入烘箱,在(105±5)℃下烘干至恒重,同时烘干容器盖。盖上容器盖,置于干燥器中至少冷却45min,取出后立即测定带盖容器和烘干土壤的总质量m_2,精确至0.01g。

（五）结果的计算

土壤样品中的干物质含量W_{dm}和水分含量W_{H_2O},分别计算如下:

$$W_{dm} = \frac{m_2 - m_0}{m_1 - m_0} \times 100$$

$$W_{H_2O} = \frac{m_1 - m_2}{m_2 - m_0} \times 100$$

式中:W_{dm}——土壤样品中的干物质含量,%;W_{H_2O}——土壤样品中的水分含量,%;m_0——烘干空铝盒质量,g;m_1——带盖容器及风干土壤或带盖容器及新鲜土壤试样的总质量,g;m_2——带盖容器及烘干土壤的总质量,g。

测定结果精确至0.1%。

（六）质量控制

测定风干土壤样品,当干物质含量＞96%,水分含量≤4%时,两次测定结果之差的绝对值应≤0.2%(质量分数);当干物质含量≤96%,水分含量＞4%时,两次测定结果的相对偏差应≤0.5%。

测定新鲜土壤样品,当水分含量≤30%时,两次测定结果之差的绝对值应≤1.5%(质量分数);当水分含量＞30%时,两次测定结果的相对偏差应≤5%。

 课堂活动

试计算:

有一新鲜土壤样品,水分含量两次的测定结果分别为35.35%和35.05%,则其测定的相对偏差是多少?这两组测定结果是否符合质量控制的要求?

二、土壤pH检验

土壤的酸碱度是土壤重要的基本性质之一,是土壤形成过程和熟化培肥过程的一个指标。酸碱度对土壤养分存在的形态和有效性、土壤的理化性质、微生物活动以及植物生长发育都有很大的影响。由于大多数植物必需营养元素的有效性与土壤pH有关,根据土壤pH可以相当于评估土壤中养分的状况。总的来看,土壤对植物生长所必需的大多数营养元素，于 pH 在 6～7 范围内有效度最高。土壤中细菌适宜于中性和微碱性土壤，在此条件下，其活动旺盛，有机质分解快，固氮作用强，因而土壤有效氮的供应较好；而在强酸性土壤中，其活性急剧下降，此时真菌活动占优势，土壤有效氮的供应不足。此外，各类土壤所含的盐基种类和数量取决于它们的酸碱度，而各类土壤的酸碱性与特定的生物、气候、地形、母质以及成土过程的时间均有密切的关系。

土壤 pH 的测定一般采用无二氧化碳的蒸馏水作浸提剂；酸性土壤由于交换性氢离子和铝离子的存在，采用氯化钾溶液作浸提剂；中性和碱性土壤，为了减少盐类差异带来的误差，采用氯化钙溶液作为浸提剂。浸提剂与土壤的比例通常为 2.5：1，盐土采用 5：1，枯枝落叶或泥炭层采用 10：1 浸提液经平衡后，用酸度计测定浸提液中的 pH。具体可参照《土壤 pH 值的测定电位法》（HJ 962—2018）。

三、土壤有机质检验

土壤有机质特指土壤中的各种动植物残体在土壤生物的作用下形成的一类特殊的高分子化合物（腐殖质）。土壤有机质含量不仅是土壤肥力的重要指标，也是重要的碳库，全球土壤有机碳库约为 1 500Pg，是大气碳库的 2 倍。

（一）土壤有机质组成与分布

土壤有机质的主要元素组成是 C、O、H、N，分别占 52%～58%、34%～39%、3.3%～4.8%、3.7%～4.1%，其次是 P 和 S，C/N 比在 10 左右。根据分解程度、组成与特性，土壤有机质总体上可分为有机残体、非腐殖物质和腐殖类物质。有机残体包括未分解的动植物残体和活的有机体，在国内被称作土壤有机物。活的有机体一部分是土壤动物和作物根系。另一部分是土壤微生物体，占土壤有机质总量的 2%～12%。非腐殖物质指与已知的有机化合物具有相同结构的单一物质，包括：碳水化合物、碳氢化合物（如石蜡）、脂肪族有机酸、醇类、酯类、醛类、树脂类、含氮化合物，这一类物质可占腐殖质总量的 5%～15%。土壤腐殖质类物质是动植物残体在特定条件下分解合成的一类高分子有机化合物。目前并没有全面掌握其化学结构，根据颜色和溶解性一般被分为：富啡酸、胡敏酸和胡敏素等。腐殖质类物质占腐殖质总量的 85%～95%。

（二）有机质的测定

根据原理不同，土壤有机质测定方法主要分为两类：第一类是燃烧法，主要包括干烧法和灼烧法。第二类是化学氧化法，主要包括湿烧法、重铬酸钾容量法和比色法。燃烧法和化学氧化法是根据有机碳释放的 CO_2 量或者是氧化有机碳消耗的氧化剂的量来确定有机质含量，是一种碳成分直接测定法。

随着对土壤的深入研究和光谱技术的发展，在研究土壤光谱特征基础上，通过对土壤有机质光谱特征的分析，可实现对有机质含量的推导。其相对土壤有机碳直接测定法而言，是一种有机质间接测定法。因此，根据不同的测定原理可将现今有机质测定方法

分为 CO_2 检测法、化学氧化法、灼烧法和土壤有机质光谱测定法。本节主要介绍重铬酸钾容量法(外加热法)。

1. 测定原理　在加热条件下,用过量的重铬酸钾-硫酸溶液氧化土壤有机碳,多余的重铬酸钾用硫酸亚铁标准溶液标定,以样品和空白消耗重铬酸钾的差值计算出有机碳量。

2. 操作步骤

(1)称样:称取过 0.25mm 孔径筛的风干试样 1g(称样量根据有机质含量范围而定,精确至 0.000 1g),放入硬质试管中。

(2)加入氧化剂:用移液管准确加入 10ml 0.4mol/L 重铬酸钾-硫酸溶液,摇匀并在每个试管口插入一个玻璃漏斗。

(3)加热:将试管逐个插入铁丝笼中,再将铁丝笼沉入已在电炉上加热至 185～190℃ 的油浴锅内,使管中的液面低于油面,要求放入后油浴温度下降至 170～180℃,待试管中的溶液沸腾时开始计时,此刻必须控制电炉温度防止溶液剧烈沸腾,其间可轻轻提起铁丝笼在油浴锅中晃动几次,以使液温均匀,并维持在 170～180℃,后将铁丝笼从油浴锅中提出,冷却片刻,擦去试管外的石蜡溶液。

(4)转移溶液:把试管内的消煮液及土壤残渣无损地转入 250ml 三角瓶中,用水冲洗试管及小漏斗,洗液并入三角瓶中,使三角瓶内溶液的总体积控制在 50～60ml。

(5)滴定:向三角瓶中加 3 滴邻菲罗啉指示剂,用硫酸亚铁铵标准溶液滴定剩余的重铬酸钾,溶液变色由橙黄经蓝绿,再突变到棕红时即为滴定终点。

(6)空白试验:每批分析时,必须同时做 2 个空白试验,即称取大约 0.2g 灼烧过的浮石粉或土壤代替土样,其他步骤与土样测定相同。

3. 结果计算

$$有机质含量(g/kg) = \frac{c \times (V_0 - V) \times 0.003 \times 1.724 \times 1.10}{m} \times 1\,000$$

式中:V_0——空白试样所消耗硫酸亚铁铵标准溶液体积,ml;V——试样测定所消耗硫酸亚铁铵标准溶液体积,ml;c——硫酸亚铁铵标准溶液的浓度,mol/L;0.003——1/4 碳原子的毫摩尔质量,g;1.724——由有机碳换算成有机质的系数;1.10——氧化校正系数;m——风干试验的质量,g;1 000——换算成每千克含量。

平行测定结果用算术平均值表示,保留三位有效数字。

第四节　土壤中无机污染物测定

土壤中的无机污染物主要有锌、铜、铅、镉、镍、镉、汞、砷等重金属和非金属元素。无机污染物质的测定可以采用常规的比色法、原子吸收分光光度法和等离子体发射光谱法等。比色法有较高的灵敏度和准确性,能满足一般分析的要求,但操作比较烦琐,测定干扰因素多。原子吸收分光光度法（AAS）包括火焰原子吸收分光光度法和石墨炉原子吸收分光光度法，对无机污染物分析灵敏度高、准确、干扰因素少、操作方便，已广泛应用于重金属元素的测定。

一、土壤中铅、镉、铬测定

土壤中的铅、镉、铬的测定通常采用酸消解后利用原子吸收分光光度法进行测定，测定的标准有《土壤和沉积物 铜、锌、铅、镍、铬的测定 火焰原子吸收分光光度法》（HJ 491—2019）、《土壤质量 铅、镉的测定 KI-MIBK 萃取火焰原子吸收分光光度法》（GB/T 17140—1997）等。这些方法分别使用了酸消解或是碘化钾 - 甲基异丁酮（KI-MIBK）萃取后测定，本节主要介绍常用的酸消解的方法。

（一）方法原理

土壤经酸消解后，试样中的铅、镉、铬在空气 - 乙炔火焰中原子化，其基态原子分别对铅、镉、铬的特征谱线产生选择性吸收，其吸收强度在一定范围内与铅、镉、铬的浓度成正比。该方法适用于各类土壤中铅、镉、铬的测定。铅、镉、铬的最灵敏吸收线波长分别为 283.3nm、228.8nm 和 357.9nm。

（二）试样准备

采集的土壤样品在实验室风干、破碎、过筛后保存备用。同时进行土壤干物质的测定。

1. 电热板消解法　称取 0.2～0.3g 样品于 50ml 聚四氟乙烯坩埚中，用水润湿后加入 10ml 盐酸，于通风橱电热板上 90～100℃加热，使样品初步分解，待消解液蒸发至剩余约 3ml 时，加入 9ml 硝酸，加盖加热至无明显颗粒，加入 5～8ml 氢氟酸，开盖，于 120℃加热飞硅 30min，稍冷后，加入 1ml 高氯酸，于 150～170℃加热至冒白烟，加热时应经常摇动坩埚。若坩埚壁上有黑色炭化物，加入高氯酸加盖继续加热至黑色炭化物消失，再开盖，加热赶酸至内容物不流动的液珠状。加入 3ml 硝酸溶液，温热溶解可溶性残渣，全量转移至 25ml 容量瓶中，用硝酸溶液定容至标线，摇匀，保存于聚乙烯瓶中，静置，取上清液待测，于 30d 内完成分析。

2. 微波消解法　准确称取 0.2～0.3g 样品于消解罐中，用少量水润湿后加入 3ml 盐酸、6ml 硝酸、2ml 氢氟酸，按照微波消解仪的操作进行样品消解。试样定容后，保存于聚乙烯瓶中，静置，取上清液待测。于 30d 内完成分析。

同时进行空白试验。

（三）分析步骤

1. 仪器测量条件　根据仪器操作说明书调节仪器至最佳工作状态。参考测量条件如表 12-3 所示。

表 12-3　仪器参考测量条件

元素	铅	镉	铬
光源	锐线光源 （铅空心阴极灯）	锐线光源 （镉空心阴极灯）	锐线光源 （铬空心阴极灯）
灯电流/mA	8.0	8.0	9.0
测定波长/nm	283.3	228.8	357.9
狭缝宽度/nm	0.5	0.5	0.2
火焰类型	中性	中性	还原性(测定时应调节燃烧器高度, 使光斑通过火焰的亮蓝色部分)

2. 标准曲线的绘制　分别吸取一定体积的铅、镉和铬的标准溶液于 50ml 容量瓶中, 用 0.1mol/L 的 HCl 溶液或 0.1mol/L 的 HNO$_3$ 溶液定容,即为铅的标准系列溶液浓度为 0.00mg/L、0.50mg/L、1.00mg/L、5.00mg/L、8.00mg/L、10.0mg/L,镉和铬的标准系列溶液浓度为 0.00mg/L、0.10mg/L、0.50mg/L、1.00mg/L、3.00mg/L、5.00mg/L。将上述标准溶液使用与样品同样条件上机测定,读取吸光值,绘制标准曲线。

3. 试样测定　按照与建立标准曲线相同的仪器条件进行试样的测定,并进行空白试验。

（四）结果计算

土壤中铅、镉和铬的含量 W_i (mg/kg):

$$W_i = \frac{(\rho_i - \rho_{0i}) \times V}{m \times W_{dm}}$$

式中:W_i——土壤中元素的质量分数,mg/kg;ρ_i——试样中元素的质量浓度,mg/L;ρ_{0i}——空白试样中元素的质量浓度,mg/L;V——消解后试样的定容体积,ml;m——土壤样品的称样量,g;W_{dm}——土壤样品的干物质含量,%。

（五）结果表示与质量控制

当测定结果小于 100mg/kg 时,结果保留至整数位;当测定结果大于或等于 100mg/kg 时,结果保留三位有效数字。

铅、镉和铬的平行样测定结果相对偏差应 ≤ 20%。

 课堂活动

试计算:

某一土样,通过测定干物质含量为 96%,称取样品 0.250 0g 经过消解后定容至 50ml, 采用原子吸收光谱法测定试样中铅的质量浓度为 0.320mg/L,空白试验中铅的质量浓度为 0.002mg/L,试计算该土壤样品中铅元素的含量是多少?结果如何正确表示?

二、土壤中汞的测定

汞是对生物体有毒性的污染元素之一。含汞污水大量倾入江河时,造成土壤和水体中的汞不断富集,在生物体内能从无机汞转化为有机汞(即甲基汞),而且以有机汞的形式存在于生物体内。一般非污染土壤表土含汞不超过 0.4mg/kg,背景值小于 0.1mg/kg。《土壤质量 总汞、总砷、总铅的测定 原子荧光法 第 1 部分:土壤中总汞的测定》(GB/T 22105.1-2008)和《土壤和沉积物 总汞的测定 催化热解/冷原子吸收分光光度法》(HJ 923—2017)规定土壤中总汞的测定方法有原子荧光法和冷原子分光光度法。本节主要介绍冷原子吸收分光光度法。

(一)方法原理

土壤样品经燃烧催化炉后,经干燥、热分解及催化反应,各形态汞被还原成单子汞,单质汞进入齐化管生成金汞齐,齐化管快速升温将金汞齐中的汞以蒸气形式释放出来,以氮气或干燥清洁的空气作为载气,将汞蒸气吹出进行冷原子吸收测定,汞蒸气对 253.7nm 特征谱线产生吸收,在一定浓度范围内,吸收强度与汞的浓度成正比。

(二)试样制备

采集的土壤样品在实验室风干、破碎、过筛后保存备用。同时进行土壤干物质的测定。

1. 测汞仪的工作流程　测汞仪的工作流程如图 12-3 所示,将样品在进样舟中直接称量后,以高纯氧气为载气,通过自动进样器送入燃烧催化炉,经干燥除去水分,然后逐渐升温进行分解灰化,在这个过程中,样品中所有形态的汞均转化成氧化汞。氧化汞经过催化管时,被其中的还原剂还原生成单质汞,单质汞与齐化管中的金反应生成金汞齐。在确保完全吸附后,金汞齐被瞬间(3~4s)加热至 850℃,金汞齐发生可逆反应,在解吸炉中释放出汞蒸气,进入冷原子吸收光谱仪,根据样品的汞含量选择经过低浓度吸收池或高浓度检测池,在 253.7nm 波长下测定吸光值,所有的标样与样品采用相同的进样测定方式。

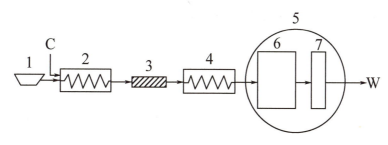

图 12-3　测汞仪的工作流程图

1- 样品舟;2- 燃烧催化炉;3- 齐化管;4- 解吸炉;5- 冷原子吸收分光光度计;6- 低浓度检测池;7- 高浓度检测池;C- 载气;W- 废气。

2. 仪器的测定条件　按照仪器操作说明书对仪器的气路进行连接并进行气密性检查,最佳分析条件可参考:干燥温度200℃,干燥时间10s,分解温度700℃、分解时间140s,催化温度600℃,汞齐化加热温度900℃、汞齐化混合加热时间12s、载气流量100ml/min、检测波长253.7nm。

3. 标准曲线的绘制　标准曲线分为低浓度标准系列溶液和高浓度标准系列溶液两组,低浓度标准系列溶液配制的浓度系列是进样量为100μl时,汞含量分别为0ng、5.0ng、10.0ng、20.0ng、30.0ng、40.0ng和50.0ng;高浓度标准系列溶液配制的浓度系列是进样量为100μl时,汞含量分别为0ng、50.0ng、100.0ng、200.0ng、300.0ng、400.0ng和500.0ng。

根据测定样品类型,选择合适的标准系列溶液置于样品舟中,按照仪器参考条件依次进行标准系列溶液的测定,记录吸光值。以各标准系列溶液的汞含量为横坐标,以其对应的吸光值为纵坐标,分别建立低浓度或高浓度标准曲线。

4. 试样的测定　称取0.1g样品于样品舟中,按照与标准曲线建立相同的仪器条件进行样品的测定。取样量可根据样品浓度适当调整,推荐取样量为0.1~0.5g。

同时使用石英砂代替样品按照与样品相同的测定步骤进行空白试验。

（三）结果计算与表示

详见《土壤和沉积物　总汞的测定　催化热解/冷原子吸收分光光度法》(HJ 923—2017)。

（四）注意事项

实验中产生的废物需要集中收集,并做好相应标识,委托有危险废物处理资质的单位进行统一处理。

课堂活动

问答:
请简述冷原子吸收法测定土壤中汞含量的原理与步骤。

三、土壤中砷的测定

砷是有毒环境污染元素。大量研究资料表明,被砷污染的土壤可能使农作物大量减产,同时砷有剧毒,长期食用砷污染的粮食、蔬菜、水果以及水产品等能引起砷慢性中毒。

土壤中砷的常用定量方法有砷斑法,但该方法的精密度较差,常作为半定量的方法。《土壤质量　总汞、总砷、总铅的测定　原子荧光法　第2部分:土壤中总砷的测定》(GB/

T 22105.2-2008）和《土壤和沉积物汞、砷、硒、铋、锑的测定 微波消解／原子荧光法》（HJ 680—2013）规定了土壤中砷的测定方法为氢化物发生原子荧光光谱法。该方法操作简单，灵敏度高，最低检出限量为 0.02μg，是土壤中总砷测定较好的方法。

（一）测定原理

土壤经盐酸 - 硝酸消解后，消解液中的砷在酸性溶液中与硼氢化钾反应，生成砷化三氢气体。在氩氢火焰中形成基态原子，在砷元素灯发射光的激发下产生原子荧光，原子荧光强度与试液中砷元素含量成正比。

（二）试样制备

采集的土壤样品在实验室风干、破碎、过筛后保存备用。同时进行土壤干物质的测定。

1. 样品的消解　称取风干、过筛的土壤样品 0.1～0.5g 置于溶样杯中，用少量实验用水润湿。在通风橱中，先加入 6ml 盐酸，再慢慢加入 2ml 硝酸，混匀使样品与消解液充分接触。若有剧烈化学反应，待反应结束后再将溶样杯置于消解罐中密封。将消解罐装入消解罐支架后放入微波消解仪的炉腔中按照推荐的升温程序进行微波消解，程序结束后冷却。待罐内温度降至室温后再通风橱中取出，缓慢泄压放气，打开消解罐盖。使用玻璃小漏斗插于 50ml 容量瓶的瓶口，用慢速定量滤纸将消解后溶液过滤、转移到容量瓶中，用蒸馏水洗涤消解罐与沉淀，将所有洗涤液并入容量瓶中，最后用蒸馏水定容至标线，混匀。

移取 10.0ml 试液置于 50ml 容量瓶中，加入 5.0ml 盐酸和 10.0ml 硫脲和抗坏血酸混合溶液，混匀。室温放置 30min，用实验用水定容至标线，混匀，待测。

2. 仪器的测定条件　原子荧光光度计开机预热，按照仪器使用说明书将仪器的参数设定为灯电流 40～80mA，负高压 230～300V，原子化器温度 200℃，载气流量为 300ml/min，屏蔽气流量为 800ml/min，测定波长为 193.7nm，进行砷元素的测定。

3. 标准曲线的绘制　移取一定体积的砷标准溶液于 50ml 容量瓶中，分别加入 5.0ml 盐酸、10ml 硫脲和抗坏血酸混合溶液，室温放置 30min（室温低于 15℃时，置于 30℃水浴中保温 20min），用蒸馏水定容至标线，混匀，配制成浓度分别为 0.00、1.00、2.00、4.00、6.00、8.00、10.00μg/L 的系列标准溶液。

以硼氢化钾溶液为还原剂、盐酸溶液（5+95）为载流，由低浓度到高浓度顺次测定标准溶液的原子荧光强度。用扣除零浓度空白的标准系列原子荧光强度为纵坐标，溶液中砷浓度（μg/L）为横坐标，绘制标准曲线。

4. 试样的测定　将制备好的试样导入原子荧光光度计中，按照与绘制标准曲线相同的仪器工作条件进行测定。如果被测元素浓度超过标准曲线浓度范围，应稀释后重新进行测定。

同时将制备好的空白试验样品导入原子荧光光度计中，按照与绘制标准曲线相同的仪器条件进行测定。

（三）结果计算与表示

详见《土壤和沉积物　汞、砷、硒、铋、锑的测定　微波消解／原子荧光法》。（HJ 680—2013）

（四）注意事项

实验中产生的废物需要集中收集，并做好相应标志，委托有危险废物处理资质的单位进行统一处理。

第五节　土壤半挥发性有机污染物测定

一、土壤中多环芳烃残留量测定

多环芳烃（PAHs）是指分子中含有两个或两个以上苯环的碳氢化合物。多环芳烃（PAHs）广泛存在于自然界，种类达 100 多种，大部分的 PAHs 具有较强的致癌、致畸变和致突变性等而对人类的健康和生态环境产生潜在的威胁。PAHs 是许多国家优先控制的有毒有机污染物之一，PAHs 污染也是世界各国所面临的重大环境与公共健康问题之一。

（一）多环芳烃的理化性质

PAHs 可分为芳香稠环型及芳香非稠环型。芳香稠环型是指分子中相邻的苯环至少有两个共用碳原子的碳氢化合物，如萘、蒽、菲、芘等；芳香非稠环型是指分子中相邻的苯环之间只有一个碳原子相连的化合物，如联苯、三联苯等。人们习惯上指的多环芳烃即稠环芳烃。大多数国家对环境污染物中多环芳烃的检测有 16 种，分别为萘、苊烯、苊、芴、菲、蒽、荧蒽、芘、苯并（a）蒽、屈、苯并（b）荧蒽、苯并（k）荧蒽、苯并（a）芘，茚并（1，2，3-cd）芘、二苯并（a，h）蒽、苯并（g，h，i）芘。PAHs 大多不溶于水，易溶于苯类芳香性溶剂中；PAHs 大多具有大的共轭体系，因此其溶液具有一定的荧光性。

（二）多环芳烃的污染来源

土壤中的 PAHs 主要来源于污水灌溉、大气中 PAHs 干湿沉降、农用污水污泥施用、秸秆焚烧等过程。在土壤中，大多数的 PAHs 因较强的疏水性趋向于分配到土壤颗粒上，并与天然有机物发生相互作用，很少保留在水体中。PAHs 进入土壤后，最初是快速到达土壤的疏水表面，接着迁移到土壤基体中不易到达的部分。PAHs 在土壤和土壤之间分配程度是由 PAHs 和土壤的物理化学性质决定的，如 PAHs 的溶解度、土壤颗粒的大小、土壤有机质的含量、pH 和温度等。

（三）多环芳烃的测定

《土壤和沉积物　多环芳烃的测定　气相色谱－质谱法》（HJ 805—2016）规定了土壤中 PAHs 的测定方法为气相色谱－质谱法。

1. 测定原理　土壤中的多环芳烃采用合适的萃取方法（索氏提取、加压流体萃取等）提取，根据样品基体干扰情况选择合适的净化方法对提取液净化、浓缩、定容，经气相色谱分离、质谱检测，对土壤样品中的 16 种 PAHs 进行定性定量分析。

2. 样品的采集与制备　采集的土壤样品应于洁净的磨口棕色玻璃瓶中保存。运输过程中应密封、避光、4℃以下冷藏。若不能及时分析，应于 4℃以下冷藏、避光、密封保存，10d 内需分析完。采集的土壤样品置于搪瓷或玻璃托盘中，除去枝棒、叶片、石子等异物，充分混匀。称取 20g 新鲜样品进行脱水，加入适量无水硫酸钠，掺拌均匀，研磨成细粒状。

3. 提取　提取方法可以采用索氏提取、加压流体萃取等方法。

索氏提取：在制备好的土壤样品中加入 80.0μl 替代物中间液，将全部样品小心转入纸质套筒中，将纸质套筒置于索氏提取器回流管中，在圆底溶剂瓶中加入 100ml 丙酮 - 正己烷混合剂，提取 16～18h，回流速度控制在每小时 4～6 次。收集提取液。

如果提取液存在明显水分，需要过滤和脱水。在玻璃漏斗上垫一层玻璃棉或玻璃纤维滤膜，加入 5g 无水硫酸钠，将提取液过滤至浓缩器皿中。再用少量丙酮 - 正己烷混合溶剂洗涤提取容器 3 次，洗涤液并于漏斗中过滤，最后再用少量丙酮 - 正己烷混合溶剂冲洗漏斗，全部收集至浓缩器皿中，待浓缩。

4. 浓缩　可以采取氮吹浓缩或旋转蒸发浓缩。

5. 净化　参照 HJ 805—2016 进行。

6. 测定和计算　参照 HJ 805—2016 进行。

7. 结果表示与质量控制　当测定结果小于 1mg/kg 时，小数点位数的保留与方法检出限一致；当测定结果大于或等于 1mg/kg 时，结果最多保留三位有效数字。

多环芳烃的平行样测定结果相对偏差应≤ 30%。

 课堂活动

讨论：

哪些人类活动会引起土壤中多环芳烃的累积？

二、土壤中六六六、滴滴涕残留量测定

六六六（HCH）、滴滴涕（DDT）是两种常见的有机氯农药。有机氯农药是一类人工合成的毒性较低、残留期长的广谱杀虫剂，主要用于果蔬、粮食作物生产过程中的病虫害防治。多数有机氯农药因难以通过物理、化学或生物途径等降解而在环境中长期存留，其危害性已被国际社会广泛关注。《关于持久性有机污染物的斯德哥尔摩公约》中首批列入受控的 12 种持久性污染物中，其中 8 种为有机氯农药。土壤中六六六和滴滴涕的来源主要是农业生产过程中病虫害防治过程中农药的使用。

（一）六六六和滴滴涕的风险管控标准

由于有机氯农药的长期残留性,在人体内蓄积作用,会对人体造成多方面危害,为此各国对它们在环境中的卫生标准都进行了严格的限制。在《土壤环境质量 农用地土壤污染风险管控标准(试行)》(GB 15618—2018)和《土壤环境质量 建设用地土壤污染风险管控标准(试行)》(GB 36600—2018)中对这两种有机氯农药的土壤污染风险筛选值和土壤污染风险管制值进行了限定,农用土壤的风险筛选值如表12-4所示。

表12-4　农用土壤六六六和滴滴涕的风险筛查值

序号	污染物项目	风险筛选值
1	六六六总量[a]	0.10mg/kg
2	滴滴涕总量[b]	0.10mg/kg

[a] 六六六总量为 α-六六六、β-六六六、γ-六六六、δ-六六六四种异构体的含量总和。

[b] 滴滴涕总量为 p,p'-滴滴伊、p,p'-滴滴滴、o,p'-滴滴涕、p,p'-滴滴涕四种衍生物的含量总和。

（二）测定方法

六六六和滴滴涕在环境样品中残留浓度低,干扰物质多且组分复杂,需要根据不同的环境样品与实验室的具体情况以及测定的主要目的来确定不同的前处理方法。目前前沿的前处理技术如固相萃取、微波辅助萃取、加速溶剂萃取、超临界流体萃取等都可以应用于这类污染物的分析。本节主要介绍《土壤质量 六六六和滴滴涕的测定 气相色谱法》(GB/T 14550—2003)。

1. 测定原理　将土壤中的六六六和滴滴涕用丙酮-石油醚提取,以浓硫酸净化,用带电子捕获检测器的气相色谱仪测定。

2. 样品的采集与制备　采集的样品,风干去杂物,研碎过60目筛,充分混匀,取500g装入样品瓶中备用。采集的样品需尽快分析,如暂时不能分析需保存于−18℃冷冻箱中。

3. 提取　准确称取20g土壤置于小烧杯中,加蒸馏水2ml,硅藻土4g,充分混匀,无损地移入滤纸筒内,上部盖上一片滤纸,将滤纸筒装入索氏提取器中,加100ml石油醚-丙酮(1∶1),用30ml浸泡土样12h后在75~95℃恒温水浴上加热提取4h,待冷却后,将提取液移入300ml的分液漏斗中,用10ml石油醚分三次冲洗提取器及烧瓶,将洗液并入分液漏斗中,加入100ml硫酸钠溶液,振摇1min,静置分层后,弃去下层丙酮水溶液,留下石油醚提取液待净化。

4. 净化　浓硫酸净化法(A法):适用于土壤、生物样品。在分液漏斗中加入石油醚提取液体积的十分之一的浓硫酸,振摇1min,静置分层后,弃去硫酸层(注意:用浓硫酸净化过程中,要防止发热爆炸,加浓硫酸后,开始要慢慢振摇,不断放气,然后再较快振摇),按上述步骤重复数次,直至加入的石油醚提取液二相界面清晰均呈透明时止。然后向弃去硫酸层的石油醚提取液中加入其体积量一半左右的硫酸钠溶液。振摇十余次。待其静置分层后弃去水层。如此重复至提取液呈中性时止（一般2～4次）。石油醚提取液再经装有少量无水硫酸钠的筒型漏斗脱水，滤入250ml平底烧瓶中，用旋转蒸发器浓缩至5ml，定容10ml，供气相色谱测定。

5. 测定和计算　测定条件：石英弹性毛细管柱DB-17，30m×0.25mm（i.d.）。

温度：柱温采用程序升温方式：150℃保持1min，以8℃/min速度升温至280℃。

进样口温度220℃，检测器（ECD）温度320℃。气体流速：氮气1.0ml/min，尾吹37.25ml/min。

本章小结

　　本章学习重点是掌握土壤环境背景值、土壤环境容量与土壤环境风险管控标准等概念，掌握土壤干物质和水分以及有机质的测定方法，能根据具体任务制定土壤采样方案与采集和制备土壤样品，了解我国土壤污染防治的目标举措。学习难点在于本章节的内容在以往的知识体系中涉及较少，需要正确理解土壤环境背景值与土壤环境容量之间的联系与区别，在土壤无机污染物测定中，理解相应的测定方法并能根据检测结果计算土壤中目标元素的含量等难度较大。学习过程中，在掌握基本概念的基础上，可以配合一些分析化学类的书籍，对目标物含量测定标准曲线法以及有效数字的修约等内容进行进一步学习。通过本章的学习，应更加关注土壤污染问题，能够对土壤污染事件以及我国土壤污染状况调查普查工作等提出自己的见解。

（保琦蓓）

 思考与练习

一、名词解释

1. 土壤环境背景值　　　　2. 土壤环境容量　　　　3. 土壤污染风险筛选值

4. 土壤污染风险管制值　　5. 土壤干物质含量　　　6. 土壤水分含量

7. 土壤有机质

二、简答题

1. 影响土壤环境自我净化能力的因素有哪些？

2. 土壤环境容量的应用有哪些？

3. 土壤混合样的采集需要哪些步骤？

4. 风干土壤与新鲜土样的干物质和水分含量检测步骤存在哪些异同？

5. 举例叙述土壤中1～2种无机污染物的检测方法。

第十三章 | 职业卫生检验

13章 数字资源

学习目标

1. **知识目标** 掌握噪声、高温和高频电磁场等物理性危害因素的基本概念；熟悉职业卫生常用术语；了解噪声、高温和高频电磁场的危害及其检验方法。
2. **能力目标** 具有职业卫生检验的能力。
3. **素质目标** 具备职业道德感、一定的沟通能力和检验质量控制意识，树立团队协作精神。

《职业病危害因素分类目录》列举粉尘、化学因素、物理因素、放射性因素、生物因素及其他因素等6类职业病危害因素。目前，我国接触职业有害因素的人数超过5亿人，有毒有害企业超过1 600万家，涉及行业达30种类型。职业卫生检验是职业卫生服务的首要环节，检验职业病危害因素在职业病防治工作中起着重要作用。

第一节 职业卫生检验概述

一、基本概念

（一）职业卫生常用术语

1. **职业卫生** 以劳动者和作业环境为对象，通过识别、评价、预测和控制不良职业环境中有害因素，研究生产劳动中生产工艺过程、劳动过程和作业环境因素等劳动条件对劳动者健康影响的规律或危害程度，从而提出如何改善劳动条件、防止职业病危害的侵袭，预防职业病发生，以达到保护和增进劳动者的健康，提高劳动能力的目的的学科。

2. **职业病** 指用人单位的劳动者在职业活动中，因接触粉尘、放射性物质和其他有毒、有害物质等因素而引起的疾病。

3. 职业病危害因素　在职业活动中产生和/或存在的、可能对职业人群健康安全和作业能力造成不良影响的因素或条件，包括化学、物理、生物等因素。

4. 职业病危害因素检验　指对工作场所劳动者接触的职业病危害因素进行采样、测定、测量和分析计算。

 课堂活动

用人单位的劳动者在职业活动中，因接触粉尘、放射性物质和其他有毒、有害物质等因素而引起的疾病称为_____。

（二）职业病危害因素的分类

根据《职业病危害因素分类目录》（国卫疾控发〔2015〕92号），职业病危害因素共459种，其中粉尘51+1种、化学因素374+1种、物理因素14+1种、放射性因素7+1种、生物因素5+1种、其他因素3种。

本章着重介绍物理性职业病危害因素的检验（表13-1）。

表13-1　《职业病危害因素分类目录》中所列举的物理因素

序号	物理因素
1	噪声
2	高温
3	低气压
4	高气压
5	高原低氧
6	振动
7	激光
8	低温
9	微波
10	紫外线
11	红外线
12	工频电磁场
13	高频电磁场
14	超高频电磁场
15	以上未提及的可导致职业病的其他物理因素

二、物理因素的特点

与化学因素相比,物理因素具有如下特点:

1. 作业场所中的物理因素,除了激光是人工产生的以外,大部分在自然界中存在,是人体生理活动或从事生产劳动所必需的。

2. 每一种物理因素都具有特定的物理参数。

3. 对物理因素的检测不属于"质量"分析,多为综合参数(能)的测量,并且测量值常常为一个比值,不宜简单进行数学运算。

4. 物理因素的检验必需使用特定的检验仪器,可在工作场所直接进行测量并获取检验结果,一般不需要实验分析。

第二节 工作场所物理因素检验

为保护劳动者健康,评价人体对工作场所和生活环境中有毒物质的暴露水平,常需进行工作场所物理因素的检验。本节主要介绍常见的噪声、高温和高频磁场检验。

一、噪 声 检 验

生产性噪声是指生产过程产生的一切声音,其频率和强度没有规律,听起来使人厌烦的声音。

生产性噪声对人体的危害主要是听觉系统危害。长期在噪声的作用下,劳动者可能出现听力逐渐下降,引起听觉疲劳。若长年累月置于强烈噪声的反复作用下,内耳器官将发生器质性病变,造成永久性听阈位移,也叫噪声性耳聋。在一次或数次极强如猛烈的爆炸声会震破耳鼓,严重的会导致全聋。根据《职业病分类和目录》,噪声性耳聋属我国法定的职业病。

(一)概述

1. 噪声的单位　噪声的频率单位为赫兹(Hz),强度单位为分贝(dB)。

2. 噪声的分类

(1)稳态噪声:采用声级计"慢档"动态特性测量时,在测量时间内,被测声源的声级起伏不大于 3dB(A)的噪声。例如,纺织行业的织布机、纺纱机开启后持续工作,车间内噪声始终保持平稳状态。

(2)非稳态噪声:采用声级计"慢档"动态特性测量时,在测量时间内,被测声源的声级起伏大于 3dB(A)的噪声。例如,机械加工行业的铣床、钻床、车床、打磨等作业产生的噪声。

3. 计权声压级和 A 计权声级

(1)计权声压级(声级):指为了模拟人耳听觉,在声级计内设有一种能够模拟人耳的听觉特性,把电信号修正为与听感近似值的网络,是衡量噪声强弱的主观评价量。

(2)A计权声级(L_A):用A计权测得的声级,通常用符号L_A表示,单位是dB(A)。A计权声级能够较好地反映人耳对噪声的强度与频率的主观感觉。A声级主要适用于连续稳态噪声的测量。其数值可在声级计上直接读取。

(3)等效连续A声级(L_{Aeq}):在规定时间内,对间歇暴露的几个不同的A声级,以能量平均的方法,用一个A声级来表示该时间段内的噪声大小。通常用符号$L_{Aeq\,T}$表示(简写为L_{eq}),单位是dB(A)。其数值可在积分声级计上直接读取。

(二)噪声的检验方法

噪声的检验方法按《工作场所物理因素测量 第8部分:噪声》(GBZ/T 189.8—2007)规定执行。

1. 检验仪器

(1)声级计:2型或以上,具有A计权,"S(慢)"档。

(2)积分声级计或个人噪声剂量计:2型或以上,具有A计权、"S(慢)"档和"Peak(峰值)"档。

2. 检验方法

(1)现场调查:工作场所的面积、空间、工艺区划、噪声设备布局等;绘制略图;工作流程的划分、各生产程序的噪声特征、噪声变化规律等预测量,判定噪声是否稳态、分布是否均匀;工作人员的数量、工作路线、工作方式和停留时间等。

(2)测点选择

1)测点数量:工作场所声场分布均匀[测量范围内A声级差别<3dB(A)],选择3个测点,取平均值;工作场所声场分布不均匀时,应将其划分若干声级区,同一声级区内声级差<3dB(A)。每个区域内,选择2个测点,取平均值;劳动者工作是流动的,在流动范围内,对工作地点分别进行测量,计算等效声级。

2)测量高度:劳动者工作时耳部的高度,站姿为1.50m,坐姿为1.10m。

3)声级计的传声器指向:指向声源的方向。

(3)测量频率:稳态噪声的工作场所,每个测量点应平均测量3次后,取平均值;非稳态噪声的工作场所,根据声级变化(声级波动≥3dB)确定时间段,测量各时间段的等效声级,并记录各时间段的连续时间。

3. 测量声级的计算

(1)稳态噪声:检测点测量3次,取平均值。

(2)非稳态噪声:按声级相近的原则把一天的工作时间分为n个时间段,用积分声级计测量每个时间段的等效声级L_{Aeq,T_i},按照下面公式计算全天的等效声级:

$$L_{Aeq,T}=101g\left(\frac{1}{T}\sum_{i=1}^{n}T_i10^{0.1L_{Aeq,T_i}}\right) \quad dB(A)$$

式中:$L_{Aeq,T}$——全天的等效声级;L_{Aeq,T_i}——时间段T_i内等效声级;T——这些时间段的总时间;T_i——i时间段的时间;n——总的时间段的个数。

4. 注意事项

（1）在进行现场测量时，测量人员应注意个体防护。

（2）测量应在正常生产情况下进行。工作场所风速超过3m/s时，传声器应戴风罩。应尽量避免电磁场的干扰。

（3）测量仪器固定在三角架上，置于测点；若现场不适于放置三角架，可手持声级计，但应保持测试者与传声器的间距＞0.5m。

课堂活动

1. 在规定时间内，对间歇暴露的几个不同的A声级，以能量平均的方法，用一个A声级来表示该时间段内的噪声大小，称为_____。

2. 测量噪声时，测量的高度为劳动者工作时耳部的高度，站姿为_____，坐姿为_____。

3. 测量应在正常生产情况下进行。工作场所风速超过3m/s时，传声器应戴风罩。

A. 正确　　　　　B. 错误

二、高温检验

案例

患者，45岁，男性，某建筑工地搬运工，2020年7月26日中午12时上班（最高气温达39.3℃）。至下午3时患者感到头晕、乏力、胸闷，并逐渐加重，后晕倒。送往医院临床诊断为职业性重症中暑。

（一）概述

1. 高温作业　在生产劳动过程中工作地点平均WBGT指数（湿球黑球温度）≥25℃超过规定限值的劳动。

WBGT指数又称湿球黑球温度指数，是综合评价人体接触作业环境热负荷的一个基本参量，单位为摄氏度（℃）。

2. 高温作业的类型　按其气象条件可分为以下3种基本类型。

（1）高温强热辐射作业（干热型）：高气温和热辐射强度大，而相对湿度较低的作业环境，人体受到对流热和辐射热的作用。例如，冶金工业的炼铁、炼钢和火力发电厂等作业。

（2）高温高湿作业（湿热型）：高气温和高气湿，而热辐射强度不大的作业环境。例如，印染和造纸等作业。

（3）夏季露天作业：除受太阳的直接辐射作用外，还受到加热的地面和周围物体二次辐射源的附加热作用。例如，夏季的农田劳动、建筑、搬运等露天作业。

3. 高温作业的危害 高温作业可使劳动者出现头晕、心慌、烦、口渴、无力等直接临床表现，同时可能导致生理功能的改变，例如水盐代谢失衡、消化系统紊乱和泌尿系统不适等。

高温环境下发生的急性疾病为中暑，按发病机制和临床表现的不同，分为以下3种基本类型。

（1）热射病：由于体内产热和受热超过散热，引起体内蓄热，导致体温调节功能发生障碍。有不同程度的意识障碍，重症患者可有肝肾功能异常等，是中暑最严重的一种，病情危重，病死率高。

（2）热痉挛：是由于水和电解质的平衡失调所致。明显的肌痉挛时有收缩痛，痉挛呈对称性，轻者不影响工作，重者痉挛甚剧，患者神志清醒，体温正常。

（3）热衰竭：是热引起外周血管扩张和大量失水造成循环血量减少，颅内供血不足而导致发病。表现为先有头昏、头痛、心悸、恶心、呕吐、出汗，继而昏厥，血压短暂下降，一般不引起循环衰竭，体温多不高。

（二）高温的检验方法

高温的检验方法按《工作场所物理因素测量 第7部分：高温》（GBZ/T 189.8—2007）规定执行，采用工作场所高温作业 WBGT 指数测量方法。

WBGT 综合考虑空气温度、风速、空气湿度和辐射热四个因素，由黑球、自然湿球、干球三个部分温度构成。黑球温度是将温度计的水银球放入一个直径为 15cm、外涂黑色的空心铜球的中心测得的温度，用以反映环境的热辐射状况。湿球温度是用湿棉纱包裹温度计的水银球情况下测出的温度，为大气湿度饱和情况下的温度。干球温度是在温度计的水银球不加任何包被的情况下测出的温度为大气温度，俗称气温。

1. 检验仪器

（1）采用 WBGT 指数测定仪直接测量，WBGT 指数测量范围为 21～49℃。

（2）采用干球温度计、自然湿球温度计、黑球温度计，在同一地点分别测量，再通过下列公式计算得到 WBGT 指数。

1）室内作业：WBGT= 湿球温度（℃）×0.7+ 干球温度（℃）×0.3。

2）室外作业：WBGT= 湿球温度（℃）×0.7+ 黑球温度（℃）×0.2+ 干球温度（℃）×0.1。

2. 测量方法

（1）现场调查：了解每年或工期内最热月份工作环境温度变化幅度和规律；工作场所的面积、空间、作业和休息区域划分及隔热设施、热源分布、作业方式等一般情况；工作流程包括生产工艺、加热温度和时间、生产方式等；工作人员的数量、工作路线、在工作地点停留时间、频度及持续时间等。

（2）测点选择

1）测点数量：工作场所无生产性热源，选择 3 个测点，取平均值；存在生产性热源的工作场所，选择 3～5 个测点，取平均值；工作场所被隔离为不同热环境或通风环境，每个区域内设置 2 个测点，取平均值。

2）测点位置：测点应包括温度最高和通风最差的工作地点；劳动者若是流动作业时，应在流动范围内，相对固定工作地点分别进行测量，再计算时间加权 WBGT 指数。

3）测量高度：立姿作业为 1.5m；坐姿作业为 1.1m。当作业人员实际受热不均匀时，应分别测量头部、腹部和踝部，立姿作业为 1.7、1.1、0.1m；坐姿作业为 1.1、0.6 和 0.1m。WBGT 指数的平均值按下列公式计算：

$$WBGT=(WBGT_{头}+2×WBGT_{腹}+WBGT_{踝})/4$$

式中：WBGT——WBGT 指数平均值；$WBGT_{头}$——测得头部的 WBGT 指数；$WBGT_{腹}$——测得腹部的 WBGT 指数；$WBGT_{踝}$——测得踝部的 WBGT 指数。

3. 测量时间

（1）常年从事接触高温作业，在夏季最热月测量；不定期接触高温作业，在工期内最热月测量；从事室外作业，在最热月晴天有太阳辐射时测量。

（2）作业环境热源稳定时，每天测 3 次，工作开始后及结束前 0.5h 分别测 1 次，工作中测 1 次，取平均值。如在规定时间内停产，测定时间可提前或推后。

（3）作业环境热源不稳定，生产工艺周期性变化较大时，分别测量并计算时间加权平均 WBGT 指数。

（4）测量持续时间取决于测量仪器的反应时间。

4. 注意事项　现场测量时，测量人员应注意个体防护。

 课堂活动

1. WBGT 指数是综合评价人体接触作业环境热负荷的一个基本参量，单位为摄氏度（℃）。

A. 正确　　　　B. 错误

2. 高温环境下发生的急性疾病为中暑，按发病机制和临床表现的不同可分为三种基本类型。

A. 正确　　　　B. 错误

3. 高温检测时，当作业人员实际受热不均匀时，应分别测量头部、腹部和踝部。

A. 正确　　　　B. 错误

三、高频电磁场检验

（一）概述

高频电磁场是指频率为 100kHz～30MHz，相应波长为 10m～3km 范围的电磁场，高频电磁场的电场强度单位为 V/m，高频电磁场的磁场强度单位为 A/m。

接触高频电磁场的职业主要有：无线电通信、高频加热（高频焊接、高频切割等）及高频医疗设备使用等。在一定时间和强度的辐射下，会使劳动者的健康受到一定危害。

高频电磁场对人体的危害主要通过两种方式：①直接辐射人体组织使之温度升高，直至高温痉挛致死；②直接作用于神经-内分泌系统或细胞生物膜，症状表现为轻重不一的类神经症：全身无力，易疲劳、头晕、头痛、胸闷、心悸、睡眠不佳、多梦、记忆力减退、多汗、脱发等。受危害者脱离接触，并接受对症治疗后多可以恢复健康。

（二）检验方法

高频电磁场的检验方法按《工作场所物理因素测量 第 2 部分：高频电磁场》（GBZ/T 189.8—2007）规定执行。

1. 检验仪器　选择量程和频率适合于所测量对象的检验仪器，即量程范围能够覆盖（10～1 000）V/m 和（0.5～50）A/m，频率能够覆盖 0.1～30MHz 的高频场强仪。

2. 检验方法

（1）测量前应按照仪器使用说明书进行校准。

（2）测量操作位场强时，一般测量头部和胸部位置。当操作中其他部位可能受到更强烈照射时，应在该位置予以加测。

（3）测量高频设备场强时，由远及近，仪器天线探头距离设备不得小于 5cm，当发现场强接近最大量程或仪器报警时，应立刻停止前进。

（4）手持测量仪器，将检测探头置于所要测量的位置，并旋转探头至读数最大值方向，探头周围 1m 以内不应有人或临时性地放置其他金属物件。磁场测量不受此限制。

（5）每个测点连续测量 3 次，每次测量时间不应小于 15s，并读取稳定状态的最大值。若测量读数起伏较大时，应适当延长测量时间，取三次值的平均数作为该点的场强值。

3. 注意事项

（1）在进行现场测量时，测量人员应注意个体防护。

（2）不同操作岗位的测量结果应分别计算和评价。

 课堂活动

1. 高频电磁场的电场强度单位为 V/m，高频电磁场的磁场强度单位为 A/m。

　A. 正确　　　　　B. 错误

2. 在进行现场测量时,测量人员应注意个体防护。

    A. 正确   B. 错误

本章小结　　本章学习重点是噪声、高温和高频电磁场等物理性危害因素的基本概念、职业卫生常用术语。学习难点是噪声、高温和高频电磁场等物理性危害因素的检验方法。在学习过程中注意区别职业卫生、职业病、职业病危害因素等定义,比较噪声、高温和高频电磁场等物理性危害因素的基本概念,提高学生归纳总结、运用知识解决问题的能力。

（陈海玲）

思考与练习

填空题

1. 职业病是指用人单位的劳动者在职业活动中,因接触_____、_____和其他有毒、有害物质等因素而引起的疾病。

2. 职业病危害因素是指在职业活动中产生和 / 或存在的、可能对职业人群健康安全和作业能力造成不良影响的因素或条件,包括_____、_____和_____等因素。

3. 用人单位的劳动者在职业活动中,因接触粉尘、放射性物质和其他有毒、有害物质等因素而引起的疾病称为_____。

4. 噪声的频率单位为_____,强度单位为_____。

5. 声级波动小于_____的噪声为稳态噪声。

6. 测量噪声时,测量高度为劳动者工作时耳部的高度,站姿为_____米,坐姿为_____米。

7. 高温作业是指在生产劳动过程中工作地点平均_____（湿球黑球温度）≥ 25℃超过规定限值的劳动。

8. 在生产劳动过程中工作地点平均 WBGT 指数（湿球黑球温度）≥ 25℃超过规定限值的劳动,称为_____。

9. 高温环境下发生的急性疾病为中暑,按发病机制和临床表现的不同,分为_____、_____和_____ 3 种基本类型。

10. 测量噪声时,测量高度立姿作业为_____米,坐姿作业为_____米。

11. 频率为 100kHz～30MHz,相应波长为 10m～3km 范围的电磁场,称为_____。

12. 高温作业指的是在生产劳动过程中工作地点平均 WBGT 指数超过_____的劳动。

第十四章 | 生物材料检验

14章 数字资源

《职业病分类与目录》（国卫疾控发 [2013]48 号）列举了铅及其化合物、汞及其化合物、镉及其化合物等职业性化学中毒。环境中的有害物质常常存在于大气、劳动场所空气、水体、食物及土壤中，并能通过呼吸道、消化道、皮肤黏膜进入人体，后以原来形态或经过生物转化的代谢产物排出体外。在劳动卫生和职业病防治工作中，常需要进行血液、尿液等生物材料中化学有毒物质的检验，从而评价人体接触有毒有害物质的水平及其对机体造成的危害程度，为职业健康风险评价提供重要的参考依据。

第一节 生物材料检验概述

一、基 本 概 念

（一）定义

1. 生物材料 是人体体液（血液）、排泄物、分泌物、毛发、指甲以及组织脏器等的总称。

2. 生物材料检验 是研究生物材料中化学物质及其代谢产物，或由化学物质引起人体产生的生物学效应指标变化的检验。

3. 生物标志物 从功能上一般分为接触（暴露）生物标志物、效应生物标志物和敏感性生物标志物。它是反映生物系统与外源化学、物理和生物因素之间进行相互作用的任何测定指标，主要是化学物质在生物体内形成的代谢产物，以及可以测定的系统、器官、组织、细胞及亚细胞结构或功能的改变或可能发生改变的生化指标。可用于疾病诊断、判断疾病分期或者用来评价新药或新疗法在目标人群中的安全性及有效性，目前主要用于接触评价、健康危害评价及职业医学诊断等。

4. 正常参考值 是指正常人（无明显肝、肾及血液系统疾病，无职业有害因素接触史）的生物样品中某种成分的含量或生化指标值。

5. 生物接触限值 是指劳动者在职业活动过程中长期反复接触，对绝大多数接触者的健康不引起有害作用的容许接触水平。生物接触限值可作为评价有害因素对人体健康造成影响时的依据。

 课堂活动

下列物质属于生物材料的是（　　　）

A. 血液　　　　B. 尿液　　　　C. 头发　　　　D. 饮用水

（二）检验内容

在进行生物材料检验时，需选择理想的检验指标，反映一个或一类特定化学物质的接触程度。生物材料检验内容主要有：

1. 有毒物质原形检验 大多数金属和非金属无机毒物吸收进入机体后，经体内分布、代谢，除部分被蓄积外，都能以不同的比例随尿液排出。因此，可采集血液、尿液、头发等生物样品，经处理后，可以直接测定有毒物质的含量，如血铅的检验。

2. 有毒物质代谢产物检验 大多数有机毒物质进入机体后，在体内发生生物转化，生成一些具有特异的监测指标的代谢产物，此时只能检验它们的代谢产物来间接反映原毒物在体内吸收的情况。如检验尿中苯酚排出量可反映苯的接触程度；检验尿中马尿酸的含量可反映甲苯的接触程度；检验尿中对硝基苯酚的含量可反映硝基苯的接触程度。

3. 生物效应指标检验 有毒物质进入机体后，干扰或破坏机体的正常生理生化功能，导致某些代谢产物的增多或减少。所以，可选择适当的生物效应指标作为接触有毒物质的检验指标。如铅中毒，血中锌原卟啉（ZPP）和红细胞中游离原卟啉（FEP）含量升高。

生 物 监 测

生物监测是指定期而系统地收集人体生物材料,定期(有计划)地检测其中的化学物质或其代谢产物的含量,或由它们所引起的生物学效应水平,以评价人体接触有害物质的程度及可能的健康影响。生物材料检验是生物监测的基础和重要组成部分,生物监测需要通过生物材料检验来实现。

二、样品的采集和保存

获得代表性的样品是生物材料检验的第一步。生物材料检验的样品主要来自人体或人体排泄物,本节重点介绍最具有代表性的样品——血液和尿液的采集和保存。如何正确地采集样品,并在样品运输和保存过程中,防止样品变质,稳定待测成分,是关系检验结果能否真实反映机体对特定化学物质的接触程度的重要步骤。

（一）血液的采集和保存

化学物质进入机体后都会首先被血液吸收,血液中化学物质的浓度可反映机体近期的接触水平,对判断人体受危害情况具有重要意义。血液具有含量稳定、波动小、取样时污染机会少以及不受肾功能影响等优点,是最为理想的生物材料检验样品。根据检验目的的不同,血液标本可分为全血、血浆和血清。关于血液标本的收集和处理可参考《临床化学检验血液标本的收集与处理》(WS/T 225—2002)。

1. 血液标本的类型及采集方法

（1）全血:采集血液标本后,立即注入有抗凝剂的真空采血管中,轻轻转动采血管使血液与抗凝剂充分混合。

（2）血清(或血浆)和红细胞:将血液缓慢注入干燥采血管(或加有抗凝剂的采血管)中,于室温下放置15～30min,经离心分离后,上清液为血清(或血浆),沉淀为红细胞。

血液标本通常采集的是静脉血或末梢血。静脉血的采集部位通常选择肘前静脉,如此处静脉不明显,亦可采用手背、手腕、腘窝和外踝部静脉。采集量至少是0.1ml,当样品量要求大于0.5ml时,应取静脉血。末梢血的采集部位通常是无名指或中指的指尖内侧,婴儿宜采集足底两侧的中部或后部。末梢血不单纯是毛细血管血,而是微动脉、微静脉和毛细血管的混合血,因此采末梢血时不得用力挤压采血部位,应让其自然流出,弃去第一滴血,避免血液样品被组织液稀释。

2. 血液标本的保存　当血液标本不能立即测定时,应选择合适的条件、方式予以保存。如果血液标本临时存放过夜,可放在 +4℃冰箱保存。血液标本需要保存1个月以上,应存于−20℃环境中,需要保存3个月以上时,分离后置于−70℃环境中。

血液标本应在 2～10℃条件下运送，应避免振动和温度的改变。测定酶活性的血液标本，必须尽快分析，放置时间长，酶活性会降低。

抗 凝 剂

能够阻止血液凝固的化学试剂或物质，称为抗凝剂或抗凝物质。常见的抗凝剂有肝素、草酸盐、枸橼酸盐、EDTA 和氟化钠等。肝素是一种良好的抗凝剂，不会改变血样的化学组成或引起毒物的变化，一般不会干扰测定。草酸盐（钾、钠或铵盐）能与血液内的钙离子结合形成不溶性草酸钙，可阻止血液凝固。柠檬酸盐、氟化钠和 EDTA 等抗凝剂可能引起被测组分发生变化或干扰某些毒物的测定，较少使用。

（二）尿液的采集和保存

为了检测一作业工人甲苯的接触情况，采集其工作班末尿测定尿中马尿酸含量为 0.5g/L。

问题与思考：

班末尿是一种什么类型的尿液？

绝大多数毒物及其代谢产物，都是经肾脏随尿液排出的。尿液容易得到和收集，收集时无疼痛，受检者容易接受，是常用的生物材料检验样品，适用于金属毒物、水溶性物质和代谢产物的检验。关于尿液标本的种类和收集方法可参考 WS/T 348—2011《尿液标本的收集及处理指南》。

1. 尿液标本的种类及采集方法　根据采集时间或检测项目的不同，尿液可分为全日尿、晨尿、随机尿和定时尿。

（1）全日尿：又称 24h 尿或昼夜尿。全日尿是取 24h 尿液混合，尿量多，不受某些毒物排出无规律的影响，也不受饮水和排汗量的影响，分析结果比较稳定，代表性好，但收集、运输和保存比较困难。职业接触者一般不采集 24h 尿（住院患者除外）。

（2）晨尿：指清晨起床后在未进早餐和其他活动之前采集的第一次尿液。晨尿不受当天饮食的影响，尿液较浓，成分较稳定，采样简单方便。实践证明，晨尿与全日尿的测定结果并无显著差异。因此，在劳动卫生与职业病的调查、诊治中，常用晨尿代替全日尿。

（3）随机尿：指收集任意一次尿液送检。虽然采集方便，但往往使分析结果的波动性大。

（4）定时尿：指收集班前、班中、班末或班后的尿液。班前指进入工作岗位前1h，班中指开始工作后2h至下班前1h，班末指下班前1h内，班后指下班后1h内。测定定时尿可以了解短时间内某些毒物在机体的吸收、转化和代谢的情况。

2. 尿液标本的收集容器　尿液通常收集在清洁、无渗漏、无颗粒、不与尿液发生反应的样品容器中，如硬质玻璃瓶、聚乙烯瓶、聚四氟乙烯瓶等，容器的容积应≥50ml。对光照影响测定结果的项目，应选用棕色瓶盛放尿液。容器需要用3%硝酸浸泡过夜，再用纯水多次清洗干净。检测有机化合物的尿样应收集在玻璃或铝合金容器中，尿样采集应大于50ml。

3. 尿液标本的保存　常温下尿液易腐败变质，原则上采尿后应尽快测定（2h内），如不能立即分析，应妥善保存。

（1）低温保存：不能立即分析的尿液应置于4℃条件下保存，可抑制微生物生长，维持尿液pH恒定，但不能超过6h。如需长期保存，则贮存于−20℃冰箱，特别是对于代谢物质的检查（如尿中粪卟啉等）。冷冻的尿液测定前可于40℃水浴中加温解冻，放置室温后，用力振摇混匀后再取样。

（2）化学防腐：对定时尿液标本和样本收集后2h内无法进行分析或要分析的尿液成分不稳定时，可根据检验项目采用相应的保护剂或防腐剂。常见的防腐剂有甲醛、甲苯、浓盐酸、硼酸、碳酸钠等。如可于尿液中加入5～10mg/L的三氮化钠或1%三氯甲烷抑制细菌生长。检验金属元素含量时，可加入0.5%～1%硝酸酸化，既能防止尿液腐败，又能防止金属盐类沉淀或器壁吸附。

由于饮水、出汗等因素影响，尿液中物质浓度常发生较大波动。为使检验结果具有可比性，应取部分尿液尽快测定尿比重或肌酐含量，以对检验结果进行校正。

 拓展知识

常用的尿液防腐剂

为了避免尿液中待测物的挥发、在容器中的滞留损失、尿液腐败等，可适当加入保护剂和防腐剂对尿液进行保存。常用的防腐剂有甲苯、二甲苯、三氯甲烷、麝香草酚以及醋酸、浓盐酸等。例如，检验尿铅、尿汞等样品，常在1 000ml尿液中加入5ml浓硝酸，以防腐、防盐类沉淀和防止汞挥发及容器壁的吸附。加入的任何保护剂和防腐剂，都不能影响检验结果或引入外来干扰。

第二节　常见项目的检验

为保护人体健康,评价人体对工作场所和生活环境中有毒物质的暴露水平,常需进行生物材料中有毒物质的检验,如血铅检验、尿汞检验、尿氟检验、血镉检验、发砷检验等。本节仅介绍常见的血铅检验和尿汞检验。主要检验流程如图 14-1 所示。

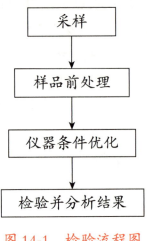

图 14-1　检验流程图

一、血 铅 检 验

 案例导入

患者,男,44 岁,某有色金属加工厂(冰铜冶炼)工人,工龄 5 年。患者于 2016 年 7 月 5 日在上班时感头晕、乏力、腹胀、腹痛、恶心欲吐。曾在当地卫生院静脉滴注液体 3d,无好转,且腹痛难忍,乏困,站立不稳,便秘。在某医院住院治疗。查血常规示白细胞 7.7×10^9/L,红细胞 4.2×10^{12}/L,血红蛋白 120g/L,血小板 9.5×10^9/L,血铅 3.26μmol/L,心电图、胸片、B 超、电解质检查均无异常。8 月 4 日和 9 月 4 日复查血铅为 2.23μmol/L 和 1.89μmol/L,病情好转出院。对该企业的焙烧工段和配料工段的铅尘浓度进行了现场测定,超过国家标准。该患者临床诊断为职业性急性中度铅中毒。

铅(Pb),灰白色重金属,原子量 207.2,密度 11.34g/cm³,非人体必需元素。铅及其化合物可经呼吸道、皮肤和消化道进入人体,对人体有毒,可在体内蓄积。铅中毒主要危害神经、造血、消化系统和肾脏,可严重影响婴幼儿和少年儿童的生长发育和智力。血液中的铅大部分与红细胞结合,随后逐渐以磷酸铅盐的形式蓄积于骨骼中,取代骨中的钙。沉积在骨骼中的铅半衰期可长达 27 年。进入体内的铅主要通过尿液和粪便排出,部分经乳汁、胆汁、月经、汗液、唾液、头发、指甲等排出。

血铅和尿铅为接触和铅负荷的主要生物监测指标。尿铅的含量可反映铅从体内排出的情况，但受许多因素的影响，尿铅检验结果与临床诊断不相符合。血铅检验不受环境和人为的污染，也不受肾脏排泄功能的影响，可直接反映体内吸收的铅含量。

依据《血中铅的测定》（GBZ/T 316—2018），血铅的检验方法有石墨炉原子吸收光谱法、电感耦合等离子体质谱法和原子荧光光谱法，适用于职业接触人群血中铅的测定。本节介绍最常用的石墨炉原子吸收光谱法（GBZ/T 316.1—2018）。

1. 血液标本采集　依据《职业人群生物监测方法总则》（GBZ/T 295—2017）进行。早晨空腹采集静脉血置于枸橼酸钠抗凝剂真空管中并混匀。血液标本置于4℃冰箱中可保存1周，在-20℃低温冰箱可保存半年。

2. 血液标本处理　将冷冻血液标本恢复到实验室温度。取血液标本0.15ml置于1.5ml具塞聚乙烯离心管内，加入0.60ml 5%硝酸溶液，立即盖好盖子，强力振摇，然后在旋涡混合器上振摇5min，以10 000r/min离心5min，上清液供测定。

3. 血液标本检验　调整原子吸收分光光度计至最佳状态，在283.3nm波长下，测定血铅含量，具体可参照GBZ/T 316.1—2018。

拓展知识

铅中毒的其他监测指标

铅接触调查和铅中毒诊断还可以通过检验红细胞中游离原卟啉（FEP）和血中锌原卟啉（ZPP）进行。铅的毒性作用可抑制血红素合成酶，使原卟啉（FEP）不能与铁结合，体内锌离子被络合于原卟啉Ⅳ，致使红细胞中游离原卟啉（FEP）或锌原卟啉（ZPP）增高。具体检验方法可参照WS/T 22—1996《血中游离原卟啉的荧光光度测定方法》和WS/T 92—1996《血中锌原卟啉的血液荧光计测定方法》。

课堂活动

1. 铅是人体必需元素。

    A. 正确　　　　　　　B. 错误

2. 铅是人体有害元素。

    A. 正确　　　　　　　B. 错误

3. 铅在体内会蓄积。

    A. 正确　　　　　　　B. 错误

二、尿汞检验

汞（Hg），俗称水银，银白色液态过渡金属，原子量200.6，密度13.55g/cm³，是一种常见的有毒重金属元素。各种形态的汞均有毒性，可通过呼吸道、消化道和皮肤等途径被人体吸收，主要损害神经系统和肾脏，对口、黏膜和牙齿有不良影响。甲基汞（CH_3Hg）是人体内有机汞的主要存在形式之一，有剧毒。

接触金属汞和无机汞化合物的生物监测指标主要有尿汞和血汞，接触有机汞的生物监测指标主要有血汞和发汞，其中血汞为接触有机汞（尤其是甲基汞）的首选生物监测指标。

汞在体内主要分布于肾和肝，主要通过肾脏随尿排出。因此，尿汞含量的测定，可帮助了解是否接触汞以及接触的程度。

尿汞的测定方法较多，常用的有冷原子吸收分光光度法（WS/T 25—1996）、二硫腙萃取分光光度法（WS/T 24—1996）和原子荧光光度法。其中，氢化物发生-原子荧光光度法具有灵敏度高，检出限低，精准度高，能实现多元素同时分析以及自动化程度高等优点，在汞的检测中已得到广泛应用。

1. 尿液采集　采集接触6个月后工作班前尿液样品，及时取部分样品测尿比重。尿液中加入一定量氢氧化钠或少量盐酸，防止容器对汞的吸附，不能加入防腐剂，避免生成沉淀而使汞损失。

2. 尿液处理　用湿消化法消解尿液。吸取10.0ml尿样于50ml锥形瓶中，加入5ml硝酸-高氯酸混合酸（4：1，V/V），于电热板上低温消化（微沸）1h，然后升高温度继续消化，待出现大量高氯酸白色烟雾，至溶液呈无色透明约0.5ml，否则再补加少许混合酸，继续消化。取下锥形瓶，冷至室温。尿液中各种形式的汞转化为二价汞。

3. 检验　调整原子荧光光度计至最佳状态，尿中二价汞被还原成汞蒸气，在原子化器中，汞原子吸收193.7nm波长，发射出原子荧光。按照仪器操作规程，测定尿汞含量。

 课堂活动

1. 汞是人体必需元素。

　　A. 正确　　　　　B. 错误

2. 汞是人体有害元素。

　　A. 正确　　　　　B. 错误

3. 有机汞的毒性比无机汞的毒性强。

　　A. 正确　　　　　B. 错误

　　本章学习重点是生物材料、生物材料检验、生物标志物、正常参考值、生物接触限值等概念，生物样品的采集和保存。学习难点是生物材料检验内容及检验方法。在学习过程中，注意区别生物材料、生物材料检验、生物标志物、正常参考值、生物接触限值等概念，并结合实训项目进行强化训练，提高学生归纳总结、运用知识解决问题的能力及团结协作的精神。

（陈海玲）

 思考与练习

填空题

1. 人体体液（血液）、排泄物、分泌物、毛发、指甲以及组织脏器等称为＿＿＿＿＿＿＿。

2. 从功能上，生物标志物一般分为＿＿＿＿＿＿＿、＿＿＿＿＿＿＿和＿＿＿＿＿＿＿。

3. 劳动者在职业活动过程中长期反复接触，对绝大多数接触者的健康不引起有害作用的容许接触水平称为＿＿＿＿＿＿＿。

4. 生物材料检验内容主要有＿＿＿＿＿＿＿、＿＿＿＿＿＿＿和＿＿＿＿＿＿＿。

5. 采集血液标本后，立即注入有抗凝剂的真空采血管中，轻轻转动采血管使血液与抗凝剂充分混合，得到的血液类型是＿＿＿＿＿＿＿。

6. 将血液缓慢注入干燥采血管中，于室温下放置 15～30min，经离心分离后，上清液为＿＿＿＿＿＿＿。

7. 将血液缓慢注入加有抗凝剂的采血管中，于室温下放置 15～30min，经离心分离后，上清液为＿＿＿＿＿＿＿。

8. 将血液缓慢注入干燥采血管（或加有抗凝剂的采血管）中，于室温下放置 15～30min，经离心分离后，沉淀为＿＿＿＿＿＿＿。

9. 对常见的生物材料血液、尿液，若不能及时分析，应置于＿＿＿＿＿＿＿条件下保存。

10. 根据采集时间或检测项目的不同，尿液可分为＿＿＿＿＿＿＿、＿＿＿＿＿＿＿、＿＿＿＿＿＿＿和＿＿＿＿＿＿＿。

11. 清晨起床后在未进早餐和其他活动之前采集的第一次尿液，称为＿＿＿＿＿＿＿。

12. 用石墨炉原子吸收光谱法测定血中铅的含量，铅的特征波长为＿＿＿＿＿＿＿。

13. 汞的化合物有无机汞和有机汞两大类，两者毒性相比，有机汞＿＿＿＿＿＿＿无机汞（填：大于／等于／小于）。

14. 了解短时间内某些毒物在机体的吸收、转化和代谢的情况，应采集＿＿＿＿＿＿＿。

实 训 指 导

实训一　空气污染案例讨论

【实训目的】

1. 掌握烟雾事件产生的原因与危害。

2. 学会分析空气污染事件并提出针对性的防控措施。

【案例一】　1952年,地处泰晤士河河谷地带的英国首都伦敦仍用煤发电,距市中心不远有许多工厂,居民家庭用煤取暖,蒸汽机车拖着列车穿梭于伦敦和各大城市之间,对卡车和小汽车尾气污染也不加控制。1952年12月5日～9日,伦敦城市上空处于高压中心,气温在 −3～4℃,连续几日无风,空气静止,风速表读数为零,大雾笼罩着伦敦城,能见度极低,大气呈逆温状态。当时正是冬季,城市大量燃煤,排放的煤烟粉尘在无风状态下蓄积不散,烟和湿气积聚在大气层中,致使城市上空连续四五天烟雾弥漫,空气中的污染物浓度不断增高,烟尘浓度最高达 $4.46mg/m^3$,为平时的 10 倍。SO_2 的最高浓度达到 $1.34mg/m^3$,为平时的 6 倍。二氧化硫可刺激呼吸道平滑肌内的末梢神经感受器,使气管或支气管收缩,气道阻力和分泌物增加。烟尘所含三氧化二铁等金属氧化物,可催化二氧化硫氧化成硫酸雾,而硫酸雾的刺激作用是二氧化硫的 10 倍左右。在高浓度的二氧化硫和烟尘的暴露下,数千市民出现胸闷、咳嗽、咽痛、呕吐、呼吸困难等症状,患有慢性呼吸道疾病或心脏病的人更加敏感,死亡人数骤增。12月5日～9日,仅仅只是 5d 时间,因空气污染直接或间接死亡人数高达 4 000 余人,包括因支气管炎死亡 704 人(为正常时期的 9 倍)、因冠心病死亡 281 人(为正常时期的 2.4 倍)、因肺结核死亡 77 人(为正常时期的 5.8 倍)。在此后两个月内,还陆续有 8 000 余人死于这次烟雾事件诱发的肺炎、肺癌、流行性感冒等呼吸系统疾病。对当时的数据进行重新分析后表明,这次事件造成的超额死亡人数高于以前的估计,达 12 000 人。

【问题讨论】

1. 请分析造成此次污染事件的原因是什么?

2. 此次污染事件对人群产生哪些危害?

3. 应如何预防此类污染事件的发生?

【案例二】　洛杉矶市位于美国西南海岸,西面临海,三面环山,是个气候温暖、风景宜人的地方。20 世纪 30 年代中期在该地区开发石油以来,特别是第二次世界大战之后,当地的工业迅速发展,人口激增,从 20 世纪 40 年代初开始,每年从夏季至早秋,只要是晴朗的日子,城市上空就会出现一种弥漫天空的浅蓝色烟雾,使整座城市上空变得浑浊不清。这种烟雾使人眼睛发红、咽喉疼痛、呼吸憋闷、头昏、头痛。该城市先后于 1943 年、1946 年、1954 年、1955 年发生光化学型烟雾事件,起初的调查认为,SO_2 污染可能是洛杉矶烟雾事件发生的主要原因。在采取措施控制石油精炼等工业的 SO_2 排放量后,大气中的烟雾发生并未减少。后来发现烟雾是由汽车尾气中的氮氧化物和挥发性有机物在日光紫外线的照射下,经过一系列的光化学反应生成的刺激性很强的浅蓝色烟雾,其主要成分为臭氧、醛类以及各种过氧酰基硝酸酯(通称为光化学氧化剂)。当时洛杉矶有 350 万辆汽车,每天消耗约 1 600 万升汽油。由于汽车气化器的气化效率低,汽车漏油、汽油挥发、不完全燃烧和汽车排气,每天向城市上空排放大量石油烃废气、一氧化碳、氧化氮和铅烟,每天仅挥发性有机物就有 1 000 多吨排入大气。特别是在 1955 年事件期间,气温高达 37.8℃,持续一周多,致使哮喘和支气管炎发病率明显增加,因呼吸系统衰竭死亡的 65 岁以上的老人达 400 多人。

【问题讨论】

1. 结合案例一,比较两类烟雾事件的发生条件。

2. 如何防止类似事件的发生?

(朱丹丹)

实训二　饮用水的消毒

【实训目的】

1. 掌握漂白粉中有效氯含量、饮用水中余氯及需氯量测定的原理。

2. 熟悉有效氯、余氯、需氯量的概念。

3. 了解饮用水氯化消毒的意义。

一、漂白粉中有效氯含量的测定(碘量法)

(一)实验原理

在酸性溶液中,漂白粉中有效氯与碘化钾反应而析出碘,再用硫代硫酸钠标准溶液滴定,根据硫代硫酸钠标准溶液的用量计算出漂白粉中有效氯的含量。反应式如下:

$$2KI + 2CH_2COOH \rightarrow 2CH_2COOK + 2HI$$

$$2HI + Ca(OCl)Cl \rightarrow CaCl_2 + 2H_2O + I_2$$

$$I_2 + 2Na_2S_2O_3 \rightarrow Na_2S_4O_6 + 2NaI$$

(二)器材与试剂

1. 器材　研钵;250ml 碘量瓶;150ml 烧杯;25ml 移液管;碱式滴定管。

2. 试剂

(1)0.05mol/L 硫代硫酸钠标准溶液:称取 26g 硫代硫酸钠及 0.2g 碳酸钠,加入适量煮沸过的冷水使之溶解,并稀释至 1 000ml,混匀,放置一个月后过滤标定。

标定方法:称取经 105℃干燥 2h 的分析纯碘酸钾两份,每份约 0.1500g,分别放入 250ml 的碘量瓶中;于每瓶中各加入 100ml 蒸馏水,加热使碘酸钾溶解;再各加碘化钾 3g 和冰醋酸 10ml,置于暗处 5min,用待标定的硫代硫酸钠滴定至溶液呈淡黄色时,加入 0.5% 淀粉溶液 1ml 继续滴定至蓝色刚退去即为终点,记录用量;硫代硫酸钠的当量浓度计算如下式:

$$Na_2S_2O_3 \text{ 溶液的浓度(mol/L)} = \frac{m(KIO_3) \times 1\,000}{\text{硫代硫酸钠用量(ml)} \times 35.669}$$

式中：m——碘酸钾的质量；35.669——碘酸钾的摩尔质量。

最后以两份的平均值表示结果。

临用前取 0.10mol/L 硫代硫酸钠标准溶液，加新煮沸过的冷水稀释制成 0.050 0mol/L。

（2）0.5% 淀粉溶液：称取 0.5g 可溶性淀粉，加入约 5ml 水，搅拌均匀后缓缓倾入 100ml 沸水中，随加随搅拌，煮沸 2min，放冷，备用。临用时配制。

（3）碘化钾。

（4）冰醋酸。

（三）实验步骤

1. 取漂白粉晶 2 片放入研钵研成粉末或直接准备粉末状漂白粉，称取 0.71g，加少量蒸馏水用玻璃棒拌成糊状，再加蒸馏水使成悬浮液，倒入 100ml 容量瓶中，用蒸馏水冲洗研钵 3 次，将洗液全部倒入容量瓶，振荡容量瓶混匀溶液，然后加蒸馏水至刻度线定容。

2. 取 250ml 碘量瓶，加入 80ml 蒸馏水及 0.75g（10% 碘化钾溶液 7.5ml）左右碘化钾，使之溶解，再加入 2ml 冰醋酸。

3. 用 25ml 移液管从容量瓶内取出 25ml 样品悬浮液，放入 250ml 碘量瓶内，此时溶液立刻呈棕色，振荡均匀后静置 5min。

4. 滴定管加入 0.05mol/L $Na_2S_2O_3$ 标准液，振荡碘量瓶进行滴定，至淡黄色，然后加入 0.5% 淀粉溶液 1ml，此时溶液呈蓝色，继续滴定至蓝色刚退去为止，记录 $Na_2S_2O_3$ 标准液用量。

5. 计算

$$有效氯(Cl_2, \%) = \frac{V \times 0.050\ 0 \times \dfrac{70.91}{2\ 000} \times \dfrac{100}{25} \times 100}{0.71} = V\%$$

式中：V——0.05mol/L $Na_2S_2O_3$ 溶液用量，滴定时用去的 0.05mol/L $Na_2S_2O_3$ 的毫升数，即代表实验所用漂白粉晶中所含有效氯的百分数。

（四）注意事项

1. 漂白粉晶片应充分研磨，以便溶解释放有效氯。

2. 硫代硫酸钠滴定到溶液变浅黄色时应减慢速度，以防滴过终点。

二、饮用水中余氯的测定

（一）实验原理

在 pH 小于 2 的酸性溶液中，余氯与 3，3'，5，5'-四甲基联苯胺（以下简称四甲基联苯胺）反应，生成黄色的醌式化合物，用目视比色法定量。本方法可用重铬酸钾溶液配制永久性余氯标准色列。

（二）仪器与试剂

1. 仪器　恒温水浴箱；50ml 具塞比色管。

2. 试剂

（1）氯化钾-盐酸缓冲液（pH2.2）：称取 3.7g 经 100～110℃ 干燥至恒重的氯化钾，用纯水溶解，再加 0.56ml 盐酸（ρ_{20}=1.19g/ml），并用纯水稀释至 1 000ml。

（2）盐酸溶液（1+4）。

（3）3，3'，5，5'-四甲基联苯胺溶液（0.3g/L）：称取 0.03g 3，3'，5，5'-四甲基联苯胺，用 100ml 盐酸溶液分批加入并搅拌使试剂溶解（必需时可加温助溶），混匀，此溶液应无色透明，储存于棕色瓶中，在常温下可使用 6 个月。

（4）重铬酸钾 - 铬酸钾溶液：称取 0.155 0g 经 120℃干燥至恒重的重铬酸钾及 0.465 0g 经 120℃干燥至恒重的铬酸钾，溶解于氯化钾 - 盐酸缓冲溶液，并稀释至 1 000ml。此溶液生成的颜色相当于 1mg/L 余氯与四甲基联苯胺反应生成的颜色。

（5）Na_2EDTA 溶液（20g/L）。

（三）实验步骤

1. 永久性余氯标准比色管（0.005～1.0mg/L）的配制：按实训表 2-1 所列用量分别吸取重铬酸钾 - 铬酸钾溶液注入 50ml 具塞比色管中，用氯化钾 - 盐酸缓冲液稀释至 50ml 刻度，在冷暗处保存可使用 6 个月。

实训表 2-1　永久性余氯标准比色溶液的配制

余氯 /（mg·L^{-1}）	重铬酸钾 - 铬酸钾溶液 /ml	余氯 /（mg·L^{-1}）	重铬酸钾 - 铬酸钾溶液 /ml
0.005	0.25	0.40	20.0
0.01	0.50	0.50	25.0
0.03	1.50	0.60	30.0
0.05	2.50	0.70	35.0
0.10	5.00	0.80	40.0
0.20	10.0	0.90	45.0
0.30	15.0	1.00	50.0

注：若水样余氯大于 1mg/L 时，可将重铬酸钾 - 铬酸钾溶液的浓度提高 10 倍，配成相当于 10mg/L 余氯的标准色，配制成 1.0～10mg/L 的永久性余氯标准色列。

2. 于 50ml 具塞比色管中，先加入 2.5ml 四甲基联苯胺溶液，加入澄清水样至 50ml 刻度，混合后立即比色，所得结果为游离余氯；放置 10min，比色所得结果为总余氯，总余氯减去游离余氯即为化合余氯。

（四）注意事项

1. pH 大于 7 的水样可先用盐酸溶液调节 pH 为 4 再行测定。

2. 水样中铁离子大于 0.12mg/L 时，可在每 50ml 水样中加 1～2 滴 Na_2EDTA 溶液，以消除干扰。

3. 水温低于 20℃时，可先温热水样至 25～30℃，以加快反应速度。

4. 测试时，如显浅蓝色，表明显色液酸度偏低，可多加 1ml 试剂，就出现正常颜色。若加试剂后出现橘色，表示余氯含量过高，可改用余氯 1.0～10mg/L 的标准系列，并多加 1ml 试剂。

三、饮用水中需氯量的测定

（一）实验原理

在水中加入不同量的氯，经一定接触时间后，用 3, 3', 5, 5' - 四甲基联苯胺比色法测定剩余氯，根据需氯量曲线求出最低需氯量。

（二）器材与试剂

1. 器材　250ml 碘量瓶；50ml 具塞比色管；恒温水浴箱。

2. 试剂

（1）3，3'，5，5'-四甲基联苯胺溶液及永久性余氯标准比色溶液：见饮用水中余氯的测定。

（2）0.1%有效氯标准液：称取适量已知有效氯的漂白粉，加入少量蒸馏水调成糊状，加蒸馏水稀释至200ml，迅速过滤一次，测定其有效氯含量，配得1%左右有效氯标准溶液；然后吸取适量1%左右有效氯溶液，用需氯量为零的蒸馏水稀释至100ml，配成0.10%有效氯标准溶液，此液易分解，必须临用时配制。

（3）需氯量为零的蒸馏水：若实验室的蒸馏水不含氨及亚硝酸盐，取蒸馏水煮沸5min，放冷后即可使用。或取蒸馏水3L置于5L蒸馏瓶中，加入0.20～0.30ml1%有效氯溶液，盖紧玻璃塞，用力振荡，放置过夜。第二日将蒸馏水曝于日光下照射，以破坏水中余氯或用活性炭脱氯。

（三）实验步骤

1. 取10个250ml碘量瓶，编好号数，分别加入200ml水样，然后用滴定管分别加入0.00ml、0.25ml、0.50ml、0.75ml、1.00ml、1.50ml、2.00ml、3.00ml、4.00ml、5.00ml 0.1%有效氯标准液，盖好瓶塞，摇匀，置于暗处。记录水温和时间（加氯溶液时，每瓶间隔2～3min，以便有充分的时间测定余氯）。

2. 经过预定的接触时间（如30或60min）后，从每瓶中取出50ml水样，放于预先加有2.5ml四甲基联苯胺溶液的50ml具塞比色管中混匀，置于暗处20min后比色测定总余氯。

3. 以余氯值为纵坐标，加氯量为横坐标绘制需氯量曲线，根据预期氯化结果所需的余氯量，从需氯量曲线中查得加氯量。

4. 计算

需氯量（Cl_2，mg/L）＝加氯量（Cl_2，mg/L）－余氯量（Cl_2，mg/L）

（四）注意事项

结果报告中应注明水温和接触时间。

（朱丹丹）

实训三　食物中毒案例讨论

【实训目的】

1. 掌握引起食物中毒的原因、临床表现、诊断及治疗原则。

2. 熟悉食物中毒调查和处理的方法。

3. 了解食物中毒案例分析的过程。

【案例一】　2021年8月22日上午11时，家住某城区的张某出现发热、腹痛、腹泻、恶心、呕吐等症状急诊入院。体检发现：体温39.5℃，腹部有压痛，大便为水样便，带有黏液。此后，居住在其周围的一些居民因相似的症状体征入院就诊。到24日早晨7时，同辖区内共有60户、117人因相似的症状体征到医院或门诊观察治疗。

[问题讨论一]

1. 当门诊医生接诊第一例患者时，首先可能会做何诊断？当同天接到数例症状体征相似的患者时，应该如何考虑？

2. 如果怀疑是食物中毒，应该做何处理？

根据医师对每位患者的询问，发现所有患者在8月22日都食用过居住在该区的某个体商贩刘某出售的自制酱马肉,故医师立即向市场监督管理部门和卫生行政部门报告,怀疑食物中毒,要求市场监督管理部门和卫生行政部门派人深入调查。

区疾病预防控制中心的医师从8月22日到24日深入医院和患者家庭,了解发病情况,并采集了大量的有关食物、餐具及患者分泌物样品,及时送实验室进行检测。

[问题讨论二]

1. 按食物中毒的调查处理原则,食物中毒的调查必须包括哪些工作?

2. 要确诊为何种类型的食物中毒,最关键的工作是什么?

根据疾病预防控制中心的调查报告,此次食物中毒的原因与发病人员食用刘某自制的酱马肉有关。

8月20日晚,刘某在自家院子里屠宰从市场上购买的马,在一个破陋的棚子里加工制作酱马肉,周围卫生条件很差,生熟马肉均使用同一工具和容器。从8月21日下午到22日凌晨共加工3锅100多斤酱马肉,并置于盛过生马肉的菜筐内,放在气温35℃左右的院子里,22日早晨在路边出售。

此次食物中毒调查报告还有下列一些资料:

(1)发病率:进食酱马肉198人,发病186人,发病率93.9%,住院及门诊观察观察117人,占发病人数的59.1%。

(2)潜伏期:186例患者中,潜伏期最短的为3h,最长的为84h,71%的患者在12~30h内发病。

(3)临床症状:患者主要症状为发热、头痛、头晕、腹泻、腹痛、恶心、呕吐;个别患者出现休克昏迷,患者发热最低37.5℃,最高不超过40℃;76%的患者体温为38~39.5℃;大便多为水样便,带有黏液,腹部有压痛。

(4)治疗与病程:重者静脉滴注或肌内注射庆大霉素、维生素C、地塞米松,轻型患者口服小檗碱。大部分患者2~3d痊愈,个别患者病程达1周。预后良好,无后遗症。

[问题讨论三]

1. 此事件是何种性质的食物中毒?根据上述资料,能否确定是何种细菌、何种化学毒物或何种有毒动植物引起的食物中毒?

2. 造成此食物中毒的原因是什么?

3. 对此食物中毒的患者处理,关键应注意哪些方面?

4. 如何防止此类事件的发生?

【案例二】 2020年9月,某小学416名学生在该校食堂进食早餐后约1h,陆续有44名学生出现恶心、呕吐、腹痛症状,部分有发热、腹泻。经调查,该校早餐供应给的食物包括火腿汉堡、油条、豆沙包、绿豆粥、鸡蛋,这44名学生全部进食了火腿汉堡,未进食者未发病。发病学生被送往当地医院治疗,市疾病预防控制中心工作人员在第一时间赶到现场进行调查采样。

[问题讨论一] 该案例属什么性质?试分析此事件的原因。

在一个群体中有众多进食同一食物的人员同时发病,症状基本相同,首先应考虑食物中毒。在本案例中,早餐包括火腿汉堡、油条、豆沙包、绿豆粥、鸡蛋。而发病的44名学生均进食了火腿汉堡,未食用者未发病,因此,火腿汉堡可能为引起中毒的可疑食物,应及时报告市场监督管理局和疾病预防控制中心对中毒患者呕吐物、粪便、剩余火腿汉堡等进行致病因素检测和中毒原因调查。

根据调查分析,中毒发生的原因是近期气温较高,火腿汉堡放置时间较长(超过10h),且无任何防护措施,使食物中可能污染细菌(疑为金黄色葡萄球菌,可采样检验确定)并不断大量繁殖和产生毒素,导致食用后引起中毒。

[问题讨论二] 应采取哪些处理措施?怎样预防此类事件的发生?

发现疑似食物中毒患者后,除妥善救治患者外,应立即上报当地市场监督管理局和疾病预防控制中心进行调查取证,采样分析,协助救治患者,追踪可疑食物火腿汉堡的生产销售来源,并对相关人员进行体检和培训。同时,责令食堂停业和整顿,封存可疑食物,对加工场所和用具责令进行清洗消毒。

为预防此类事件的发生,首先应加强食品卫生监督和管理。食品从业人员应持证上岗、落实工作场所和用具的清洗消毒工作、规范食品原料采购与保存等。另外,要加强食品安全教育、宣传和培训,警钟长鸣,从源头上杜绝食物中毒的发生,确保群众舌尖上的安全。

(李永华)

实训四　营养调查与评价

【实训目的】

1. 熟悉营养调查的内容。

2. 掌握膳食计算的方法、根据膳食计算结果对膳食进行评价并提出膳食改进建议。

【案例】 某中职在校男生,年龄19岁,身高180cm,体重90kg,通过回顾性调查方法获得其一日三餐食物摄入情况见实训表4-1,请根据表中所列食谱,计算该男生一日三餐提供的能量和各种营养素在质和量上能否满足其需要,对其膳食和营养状况进行评价并提出膳食改进意见。

实训表4-1　某大学生一日食谱

食物	早餐		午餐		晚餐	
	食谱	食物重量/g	食谱	食物重量/g	食谱	食物重量/g
主食	大米粥	粳米50	大米饭	籼米150	米饭	籼米150
	馒头	富强粉100	馒头	富强粉50		
副食	榨菜	榨菜25	红烧肉	猪肉50	卤蛋	鸡蛋50
			炒小白菜	小白菜300	炒芹菜	芹菜250
				酱油10		花生油10
				盐5		酱油10
				花生油10		盐5
					豆腐干	豆腐干20

1. 膳食计算

(1)计算其一日膳食中食物提供的能量和各种营养素的量并填入实训表4-2。此表中的内容,除籼米和芹菜外,其他食物所含能量和各种营养素均已计算出。籼米和芹菜所含能量和各种营养素的计算参考实训表4-3籼米和芹菜的食物成分表。

实训表 4-2　一日膳食中食物提供的能量和各种营养素的量

食物名称	粗重/g	食部/%	食入量/g	蛋白质/g	脂肪/g	碳水化合物/g	能量/kcal	钙/mg	β-胡萝卜素/mg	维生素A/IU	维生素B$_1$/mg	维生素B$_2$/mg	尼克酸/mg	维生素C/mg
粳米	50	100	50	3.4	0.7	38.4	174	4	0	0	0.11	0.03	0.8	0
富强粉	150	100	150	14.1	2.1	112.5	525	38	0	0	0.36	0.11	3.0	0
籼米	300	100												
猪肉	50	100	50	4.8	29.9	0.5	290	3	0	0	0.27	0.06	2.1	0
芹菜	250	67												
榨菜	25	100	25	1.0	0	2.3	13.2	70	0.01	0	0.01	0.02	0.2	0
小白菜	300	100	300	6.0	1.2	3.9	51	225	3.9	0	0.06	0.24	1.8	138
鸡蛋	50	85	42.5	6.2	4.9	0.7	72	23	0	612	0.07	0.13	0	0
豆腐干	20	100	20	3.8	1.3	1.3	33	23	0	0	0.01	0.01	0	0
酱油	20	100	20	0.4	0	3.4	15.2	19	0	0	0	0.03	0.3	0
盐	10	100	10	0	0	0	0	0	0	0	0	0	0	0
油	20	100	20	0	20	0	180	0	0.01	0	0.01	0	0	0
总计	—	—	—											

实训表4-3　籼米、芹菜的食物成分（每100g可食部）

食物名称	食部/%	蛋白质/g	脂肪/g	碳水化合物/g	能量/kcal	钙/mg	β-胡萝卜素/mg	维生素A/IU	维生素B₁/mg	维生素B₂/mg	尼克酸/mg	维生素C/mg
籼米	100	8.8	1.0	76.8	351	10	0	0	0.16	0.05	2.0	0
芹菜	67	1.2	0.2	3.3	20	80	0.34	0	0.02	0.06	0.4	8

（2）计算该生一日膳食中食物提供的能量和各种营养素的摄入量，并与参考摄入量比较，计算相对比并填入实训表4-4。

实训表4-4　能量和各种营养素摄入量与参考摄入量的比

类别	能量/kcal	蛋白质/g	脂肪/g	碳水化物/g	钙/mg	维生素A/μgRAE	维生素B₁/mg	维生素B₂/mg	尼克酸/mg	维生素C/mg
摄入量										
参考摄入量	2 600	65	—	—	800	800	1.4	1.4	15	100
相对比/%		—	—							

说明：①计算视黄醇当量时，β-胡萝卜素及维生素A均折合成视黄醇活性当量（retinol activity equivalents，RAE）。1IU 维生素A=0.3μgRAE。1μgβ-胡萝卜素 =1/12μgRAE≈0.084μgRAE。②能量和各种营养素评价标准：摄入量占参考摄入量的90%及以上为正常；低于80%为不足；低于60%为缺乏。

（3）计算该生一日膳食中三大产能营养素的摄入量及所产生的能量占总能量的百分比，并填入实训表4-5。

实训表4-5　三大产能营养素摄入量及产能比

类别	摄入量/g	产生能量/kcal	占总能量比/%	建议要求/%
蛋白质				10~15
脂肪				20~30
碳水化合物				50~65
总计		—		100

（4）计算该生一日膳食中蛋白质的来源百分比，并填入实训表4-6。

实训表4-6　蛋白质来源百分比

类别	摄入量/g	占总蛋白质比/%	建议要求/%
动物类＋大豆类			30~50
谷类＋蔬菜类			50~70
总计			100

（5）计算该生一日膳食中三餐的能量分配百分比，并填入实训表4-7。

实训表 4-7　一日三餐能量分配百分比

餐次	能量/kcal	占总能量比/%	建议要求/%
早餐			25～30
午餐			30～40
晚餐			30～35
总计			100

2. 营养状况评价　计算该男生的BMI值，判断其营养状况；从能量和各种营养素的摄入量、三大产能营养素产能占总能量的百分比、蛋白质的来源比及一日三餐的能量分配百分比等方面对其膳食进行评价，并提出膳食改进的建议。

（李永华）

实训五　职业中毒案例讨论

【实训目的】

1. 掌握常见职业中毒事故的原因识别、中毒症状和特点、诊断和处置的基本原则。
2. 熟悉常见职业中毒事故的报告流程、开展现场职业卫生调查和个案流行病学调查方法。
3. 了解职业中毒处置流程和中毒案例分析过程。

2021年6月7日，×市医院接诊×公司3名员工以"腹痛、腹胀、腹泻或便秘、恶心、无食欲、乏力"为主诉的患者，后陆续出现多例类似症状的患者，随即报告×市卫生健康局和×市疾病预防控制中心，×市卫生健康局命令×市疾病预防控制中心和×市卫生健康监督所，立即组织专业技术人员和卫生监督员赶往某公司对事故现场和原因进行调查。

[问题讨论1]

1. 医院门诊医生同一天接到同一公司3例症状相同患者就诊时，可能会作何诊断？
2. 当同天接到多例相似症状体征的患者时，应如何处理？

一、企业基本情况

某公司位于×市工业区内，该企业是一家蓄电池厂，主要生产各类铅酸蓄电池和铅钙极板，属电池制造业（C384），《建设项目职业病危害风险分类管理目录》（国卫办职健发〔2021〕5号）将该行业纳入严重职业病危害风险类别，生产中工作场所主要产生的职业病危害因素为铅尘铅烟。铅是一种质地较软、具有易锻性的灰色金属，加热到400℃以上时即有大量铅蒸气逸出，在空气中迅速氧化为氧化亚铅，并凝集成铅烟，污染生产环境。铅烟可以经呼吸道和消化道进入人体内，进入人体后可损伤血液及造血系统、神经系统、消化系统和肾脏等重要脏器。该企业直接接触铅尘铅烟一线人员有84人。该企业一线人员主要为三班倒工作制，每班8h；部分岗位为两班倒工作制，每班12h，作业人员每周工作6d。该企业生产工人在作业过程中接触的职业危害主要有铅尘铅烟、高温、噪声和粉尘等。

1. 该案例属什么性质?
2. 按职业中毒调查处理原则,你认为职业中毒调查应包括哪些工作?

二、中毒病例调查情况

病例1:王×,男,45岁,无饮酒史。于2015年3月4日在×市疾病预防控制中心参加职业岗前体检,体检结论显示"未检出接触铅职业禁忌证和疑似职业病",次日入职于该企业熔铅车间,上班时长12h,自述在岗期间有佩戴防护口罩。2021年4月1日以来,王×陆续出现"腹痛、腹胀、便秘、恶心、乏力"症状,随后在企业卫生所就诊,未好转,6月7日到×市医院检查治疗,院诊断"腹痛待查?",检查血铅为3.8μmol/L、血红蛋白为108g/L,贫血,经使用金属络合剂依地酸钙钠驱铅治疗后病情好转,出院诊断"铅中毒"。7月20日,王×签署解除劳动关系合同书后离职,未进行离岗时的职业健康体检和职业病诊断。

病例2:黄×,男,48岁,既往在农村干农活,无饮酒史。于2016年3月15日在×疾病预防控制中心参加职业岗前体检,体检结论显示"未检出接触铅职业禁忌证和疑似职业病",入职于该企业铅粉制造车间,上班时长12h,自述在岗期间有佩戴防护口罩。2021年4月27日以来,黄×陆续出现"腹痛、腹胀、腹泻、恶心、乏力"症状,6月7日上班时出现症状加重,随后在×市医院就诊,入院诊断"腹痛待查",检查红细胞锌原卟啉(ZPP)≥3.41μmol/L、血铅为3.5μmol/L、血红蛋白为122g/L,经使用金属络合剂依地酸钙钠驱铅治疗后病情好转,出院诊断"铅中毒"。7月26日,黄×签署解除劳动关系合同书后离职,未进行离岗时的职业健康体检和职业病诊断。

病例3:杨×,男,51岁,既往无接毒史,无饮酒史。于2016年4月20日在×市疾病预防控制中心参加职业岗前体检,体检结论显示"未检出接触铅职业禁忌证和疑似职业病",2021年4月22日入职于该企业熔铅车间,上班时长12h(在车间外的休息室或食堂就餐,经常在工作岗位上喝饮料或茶水),自述在岗期间有佩戴防护口罩。5月25日以来杨×出现"食欲缺乏、呕吐、头晕、腹绞痛、便秘"等症状,6月7日住×市医院治疗,入院诊断"腹痛待查",经检查红细胞锌原卟啉(ZPP)≥4.22μmol/L、血铅为4.1μmol/L,血红蛋白为105g/L,贫血,经使用金属络合剂依地酸钙钠驱铅治疗后病情有好转。杨×出院后经X市疾病预防控制中心诊断为职业性慢性中度铅中毒。

三、现场职业卫生学调查

(一)原料种类和产品

生产原料主要为合金铅锭、硫酸和电池壳等,产品主要为铅钙合金极板和各类铅酸蓄电池产品。

(二)个人防护用品及卫生防护设施情况

该企业配备个人防护用品包括:耳塞、防尘口罩、单滤盒半面罩呼吸器、半面罩、橡胶手套、一次性普通口罩。调查时车间未能提供防护用品每天的领用记录,现场实际查看两个事故车间及周围车间时发现耳塞几乎不用,仅佩戴一次性普通口罩,铅作业相关岗位部分工人有佩戴单滤盒半面罩呼吸器。

卫生防护设施包括:工业风扇、抽风机、微负压上送下排通风系统、集流抽风系统。现场察看事故车间熔铅车间和铅粉制造车间通风效果较差(抽风机风力微弱,无法完全抽出铅尘铅烟)。

(三)职业危害因素监测情况

自2017年以来,该企业有开展职业病危害预评价和职业病危害因素控制效果评价工作,已向卫生行政部门申报职业病危害项目。每年开展1次的职业卫生检测或职业病危害因素现状评价检测,最近一次的检测报告日期为 2021 年 4 月 30 日,但企业未开展由专人负责的职业病危害因素日常监测工作。2021 年 4 月 30 日铅相关岗位空气中铅尘铅烟浓度检测报告显示设置检测点 20 个,超出限值 9 个。

(四)职业健康体检情况

现场抽查 20 位工人,该企业未能提供季 ×(上岗时间 2021 年 5 月 3 日)、邓 ×(上岗时间 2019 年 10 月)、李 ××(上岗时间 2019 年 8 月)、王 ×(上岗时间 2017 年 2 月)、方 ×(上岗时间 2014 年 5 月)5 人的岗前职业健康体检报告;未能提供林 ×(上岗时间 2019 年 3 月)、陈 ×(上岗时间 2016 年 8 月 22 日)、廖 ×(上岗时间 2020 年 7 月)3 人岗中职业健康体检报告。

(五)职业卫生管理制度情况

有职业卫生管理制度,并提供了相关材料。

(六)事故车间调查情况

该企业发生事故车间为熔铅车间(工人 8 人)和铅粉制造车间(工人 8 人),熔铅工艺流程:合金铅锭→铅融化→传统铸板→板栅时效→单片涂板→固化干燥→极板分切→极板储存;铅粉制造工艺流程:合金铅锭→铅粉制造→和膏(含铅)→单片涂板。熔铅车间和铅粉制造车间,通风效果较差,调查时作业工人有佩戴防尘口罩,据该工人口述,该车间上班时间 12h(中间休息 2h,未到专门休息室),另走访熔铅和铅粉制造车间两位工人,其上班时间 12h(就餐时边吃边干,未到专门休息室),上班期间仅佩戴普通一次性口罩。

四、检测结果

根据 × 安全环保科技有限公司 2021 年 4 月 30 日对该公司开展的工作场所空气中化学有害因素检测结果,显示:该企业 20 个接触铅岗位的最高容许浓度(铅尘< 0.05mg/m³、铅烟< 0.03mg/m³)中有 9 个不符合国家职业卫生标准要求。

[问题讨论 3]

1. 造成这种中毒的原因是什么?

2. 如何防止类似中毒事件发生?

3. 应采取哪些处理措施?怎样预防?

五、结论

根据以上调查结果,判断这是一起由铅引起的一般级(Ⅳ级)慢性职业中毒事件,接触人员 84 人,发现职业性慢性铅中毒 3 人。

六、中毒原因分析

1. 一线工人工作时间过长,且工人作业时不使用或不当使用个人防护用品。

2. 铅尘铅烟极易挥发到工作场所空气中,且工作车间密闭通风排毒设备效果不好,可通过呼吸道和消化道进入人体内引起中毒。

3. 没有在上岗前及在岗期间对工人定期开展职业健康知识培训。

4. 未落实企业职业病危害因素日常监测工作。

5. 未按规定组织工人开展上岗前、在岗期间及离岗时的职业健康体检。

6. 用人单位工作场所与休息场所未分开,上班期间休息、用餐在生产车间内。

七、中毒风险评估

企业若不及时改进生产工艺,不加强指导及督促工人个人防护用品的使用等,今后有可能再次出现类似的职业中毒事件。

（一）对某公司下达卫生监督意见书，对存在的问题立即整改，落实职业病防护措施

1. 组织中毒的另 2 位工人向有职业病诊断资质的医疗卫生单位申请职业病诊断。

2. 立即组织有接触职业危害因素的一线工人开展应急职业健康检查。

3. 尽快改进生产工艺，实行密闭式作业，控制熔铅温度，减少铅蒸气逸出，在铅相关岗位设置有效的局部通风排毒装置，并定期维护检修，确保将有害因素降至国家职业卫生标准以下。

4. 接触化学有害因素的相关岗位工人应穿工作服上班，班后强制洗浴并更衣，禁止将工作服带回家。

5. 加强工人职业病危害告知、劳动保护及职业健康教育，督促工人规范使用防护用品，让工人了解铅危害后果及防护措施等，提高自我保护意识，养成良好的卫生习惯，自觉改变其不健康行为与工作生活方式。

6. 定期开展职业病危害因素日常监测工作。

7. 依法开展上岗前、离岗后职业健康体检，定期组织在岗工人进行职业健康体检，接触铅的工人应按规定频次进行岗中体检。

8. 缩短连续工作时间，增加工间休息时间，且用餐、休息应到专门用餐、休息室。

（二）对某公司进行监督执法检查，对违法违规行为依法查处

（王治国）

实训六　不良行为和生活方式对健康影响的案例讨论

【实训目的】

1. 掌握影响健康的主要行为生活方式。

2. 熟悉不良行为生活方式影响健康的机制。

3. 了解不良行为生活方式产生原因。

【案例一】　张某，男性，1949 年出生，自幼家境贫寒，初中毕业 16 岁便参加了工作，就职东北野外某勘探队。野外作业条件十分艰苦，常常一块馒头就白水咽着过一天，基本吃不着什么蔬菜，更不用说新鲜的水果，一般都是靠随身带点咸菜调味，慢慢地每位队员都口重嗜咸。20 世纪 50—60 年代的东北，特别是冬天，天寒地冻，气温达到 −40℃，人们裹得严严的才能出门。为了做好充足的御寒，当时野外作业的人员，最常用的方法就是饮用白酒，抵御寒冷。傍晚，围坐在火炕上斟着小酒，也其乐融融。自从进入野外勘探队，张某便也在勘探队员熏陶下学会了饮酒驱寒。而勘探队枯燥的工作环境里，队员们常常靠吸烟消遣业余生活，16 岁的张某也很快就学会了吸烟。

在勘探队工作数年后，20 世纪 70 年代，30 来岁的张某调动工作回到了城市，在一家运输队，当起了长途货车司机，每日开车奔波各地，不分白昼，运动量开始骤减。由于工作出色，没过多久又转为给领导开车，虽然 20 世纪 70 年代末 80 年代初人民生活水平普遍不高，但是由于张某给领导开车，因此常常有吃喝的机会，大鱼大肉的也比别人吃得多一些，慢慢的体重也增加了。那时张某已经结婚，婚后继续保持着自己的口味，而且烟酒不忌。

1. 张某的工作经历都包含了哪些社会因素?

2. 这些因素对健康有哪些影响?

3. 张某生活中有哪些不良的行为和生活方式?请思考有哪些原因导致了这些不良行为和生活方式?

【案例二】 20世纪90年代初,40多岁的张某开始时常感觉自己有头晕症状,只是偶尔发作,因此并未注意,几年后,单位为职工进行了一次体检,才发现血压已达200/100mmHg,被医生确诊为高血压,开始吃药控制血压,医生建议其健康饮食,多运动,且戒烟酒。张某每日遵医嘱按时吃药,但是对于烟酒及饮食则基本还是照常,血压也始终保持200/100mmHg左右,居高不下。

[问题讨论2]

1. 为何张某每日遵医嘱按时吃药,但是血压仍然居高不下?

2. 利用所学知识,你认为高血压以及其他一些慢性疾病的治疗和预防应该注意哪些事项?

【案例三】58岁的张某偶然一次体检中发现肺叶有阴影,经过确诊为中期肺癌,并很快安排手术切除,术后张某终于意识到正是自己多年积习才导致自己肺癌的发病,并于术后戒烟戒酒,并开始尽量锻炼身体。张某于肺癌手术后2年,癌症复发,病逝。

[问题讨论3]

1. 结合案例,请思考影响健康的因素有哪些?

2. 何为心身疾病?张某所患高血压和恶性肿瘤是否是心身疾病?分析患病原因。

3. 有哪些行为和生活方式可以促进健康?结合自身生活环境,日常生活中个人应该注意哪些事项?

(杜 珍)

实训七　食品样品的制备和保存

【实训目的】

1. 掌握苹果、青菜、大米、大排等几种食品的制备方法。

2. 熟悉样品的保存方法。

3. 了解食品样品的保存原则。

【实训原理】 采样是指从整批被检食品中抽取一部分有代表性的样品,供分析化验用。食品样品在检验前需要剔除非食用部分及机械性杂质,并通过粉碎、过筛、混匀等均匀化处理,这项工作即为样品制备。样品制备的目的就是要保证样品十分均匀,在分析时取任何部分都能代表全部样品的成分。

样品制备的方法应根据食品样品的形态来决定。①新鲜蔬菜、水果:将试样用去离子水洗净,晾干后,取可食部切碎混匀。将切碎的样品用四分法取适量,用食物粉碎机制成匀浆备用。如需加水应记录加水量。②肉类、蛋、水产及其制品:用四分法取适量或取全部,用食物粉碎机制成匀浆备用。

制备好的平均样品应装在洁净、密封的容器内(最好用玻璃瓶,切忌使用带橡皮垫的容器),必要时贮存于避光处,容易失去水分的样品应先取样测定水分。食品样品的保存原则是防止污染,防止腐败变质,稳定水分,固定待测成分。食品保存要做到净、密、冷、快。样品保存的主要方法有:放在密封洁净的容器内;置于阴暗处保存;低温冷藏;加入适量不影响分析结果的稳定剂或防腐剂。

【仪器与试剂】

1. 仪器　多功能组织粉碎机、刀具、80目筛、天平。

2. 试剂　青菜、苹果、大米、大排。

【实训内容】

1. 苹果的取样　随机选取3只苹果→清洗→沿生长轴按四分法切→取对角2块→加入相同质量的水→组织粉碎机粉碎(长刀)→转移至干净容器→待测。

2. 青菜的取样　随机选取3只青菜→清洗→沿生长轴按四分法切→取对角2块→组织粉碎机粉碎(长刀)→转移至干净容器→待测。

青菜取样为绿色黏稠状物,含一定量水分,放入洁净玻璃皿中保存,放入恒温箱保藏。

3. 大米的取样与保存　取一定量的大米→按四分法取样→组织粉碎机粉碎(短刀)→过80目筛→转移至干净容器→装入铝盒保藏→待测。

4. 大排的取样　取一定量的大排→去骨去筋→按四分法取样→组织粉碎机粉碎(长刀)→转移至干净容器→待测。

【注意事项】

1. 采样工具应该清洁,不应将任何有害物质带入样品中。

2. 样品在检测前,不得受到污染、发生变化。

3. 样品抽取后,应迅速送检测室进行分析。

4. 在感官性质上差别很大的食品不允许混在一起,要分开包装,并注明其性质。

5. 盛样容器可根据要求选用硬质玻璃或聚乙烯制品,容器上要贴上标签,并做好标记。

6. 制备好的试样应该一式三份,供检验、复验和备查用。采样时除注意样品代表性外,还应认真填写采样记录,写明样品的生产日期、批号、采样条件、包装情况等。样品的起运日期、来源地点、数量、厂方化验情况、品质,并填写检验项目、检验人、采样时间。

(段春燕)

实训八　食品中水分的测定

【实训目的】

1. 掌握直接干燥法、减压干燥法和蒸馏法测定食品中水分的原理。

2. 熟悉直接干燥法、减压干燥法和蒸馏法测定食品中水分的操作方法。

3. 了解直接干燥法、减压干燥法和蒸馏法的适用范围。

一、直接干燥法

【实训原理】　利用食品中水分的物理性质,在101.3kPa(一个大气压),温度101~105℃下采用挥发方法测定样品中干燥减失的重量,包括吸湿水、部分结晶水和该条件下能挥发的物质,再通过干燥前后的称量数值计算出水分的含量。

【仪器】

1. 扁形铝制或玻璃制称量瓶。

2. 电热恒温干燥箱。

3. 干燥器　内附有效干燥剂。

4. 天平　感量为0.1mg。

【试剂】

1. 盐酸溶液（6mol/L）　量取50ml盐酸，加水稀释至100ml。

2. 氢氧化钠溶液（6mol/L）　称取24g氢氧化钠，加水溶解并稀释至100ml。

3. 海砂　取用水洗去泥土的海砂、河砂、石英砂或类似物，先用6mol/L盐酸溶液煮沸0.5h，用水洗至中性，再用氢氧化钠溶液（6mol/L）煮沸0.5h，用水洗至中性，经105℃干燥备用。

【操作步骤】

1. 固体试样

（1）取洁净铝制或玻璃制的扁形称量瓶，置于101～105℃干燥箱中，瓶盖斜支于瓶边，加热1.0h，取出盖好，置干燥器内冷却0.5h，称量，并重复干燥至前后两次质量差不超过2mg，即为恒重。

（2）将混合均匀的试样迅速磨细至颗粒小于2mm，不易研磨的样品应尽可能切碎，称取2～10g试样（精确至0.000 1g），放入此称量瓶中，试样厚度不超过5mm，如为疏松试样，厚度不超过10mm，加盖，精密称量后，置于101～105℃干燥箱中，瓶盖斜支于瓶边，干燥2～4h后，盖好取出，放入干燥器内冷却0.5h后称量。然后再放入101～105℃干燥箱中干燥1h左右，取出，放入干燥器内冷却0.5h后再称量。并重复以上操作至前后两次质量差不超过2mg，即为恒重。

注：两次恒重值在最后计算中，取质量较小的一次称量值。

2. 半固体或液体试样

（1）取洁净的称量瓶，内加10g海砂（实验过程中可根据需要适当增加海砂的质量）及一根小玻棒，置于101～105℃干燥箱中，干燥1.0h后取出，放入干燥器内冷却0.5h后称量，并重复干燥至恒重。

（2）称取5～10g试样（精确至0.000 1g），置于称量瓶中，用小玻棒搅匀放在沸水浴上蒸干，并随时搅拌，擦去瓶底的水滴，置于101～105℃干燥箱中干燥4h后盖好取出，放入干燥器内冷却0.5h后称量。然后再放入101～105℃干燥箱中干燥1.0h左右，取出，放入干燥器内冷却0.5h后再称量。并重复以上操作至前后两次质量差不超过2mg，即为恒重。

3. 结果计算与记录

$$\omega\left(H_2O, \% \right) = \frac{m_1 - m_2}{m_1 - m_3} \times 100\%$$

式中：m_1——称量瓶（或蒸发皿加海沙、小玻棒）和样品的质量，g；m_2——称量瓶（或蒸发皿加海沙、小玻棒）和样品干燥后的质量，g；m_3——称量瓶（或蒸发皿加海砂、小玻棒）的质量，g。

水分含量≥1g/100g时，计算结果保留三位有效数字；水分含量＜1g/100g时，计算结果保留两位有效数字。计算结果表示到称量天平的精度的有效数位（精确到0.001）。

【注意事项】

1. 直接干燥法适用于测定干燥温度下不易分解、不易被氧化和含挥发性物质较少的样品，如谷物及其制品、豆制品、卤制品、肉制品等。对容易分解或易焦化的样品，应采取较低的烘烤温度和较短的烘焙时间或采用减压干燥法进行测定。

2. 测定水分时，称量恒重是指一份样品连续两次称量之差不超过 2mg。两次恒重值在最后计算中，取最后一次的称量值。

3. 加入海砂可使样品分散，增加其表面积，使水分易于除去，海砂应预先干燥恒重，如无海砂可用玻璃碎末代替。

4. 本法适用于在 101～105℃下，蔬菜、谷物及其制品、水产品、豆制品、乳制品、肉制品、卤菜制品、粮食（水分含量低于 18%）、油料（水分含量低于 13%）、淀粉及茶叶类等食品中水分的测定，不适用于水分含量小于 0.5g/100g 的样品。

二、减压干燥法

【实验原理】 利用食品中水分的物理性质，在达到 40～53kPa 压力后加热至（60±5）℃，采用减压烘干方法去除试样中的水分，再通过烘干前后的称量数值计算出水分的含量。

【仪器】

1. 真空干燥箱。

2. 称量瓶或蒸发皿。

3. 干燥器　内附有效干燥剂。

4. 分析天平　感量为 0.1mg。

【操作步骤】 与直接干燥法基本相同。

准确称取 2～3g 样品置于已恒重的称量瓶或蒸发皿中，放入真空干燥箱内，将干燥箱连接真空泵或水泵，抽出干燥箱内空气至所需压力（40～53kPa），并同时加热至所需温度（55～65℃）。关闭水泵或真空泵上的活塞，停止抽气，使干燥箱内保持一定的温度和压力，经一定时间后（约 2～3h），打开活塞，使空气经干燥装置缓缓通入至干燥箱内，待压力恢复正常后再打开，取出称量瓶，放入干燥器内冷却 0.5h 后称量，重复以上操作，直至样品恒重。

【结果计算】 同直接干燥法。

【注意事项】

1. 本法为减压干燥法，减压后水的沸点降低，可以在较低温度下使水分蒸发完全。适用于胶体样品、高温易分解的样品及水分较多的样品，如淀粉制品、豆制品、罐头食品、糖浆、蜂蜜、蔬菜、水果、味精、油脂等。由于采用较低的蒸发温度，可防止含脂肪高的样品中的脂肪在高温下氧化；可防止含糖高的样品在高温下脱水炭化；也可防止含高温易分解成分的样品在高温下分解。

2. 本法一般选择压力为 40～53kPa，温度为 55～65℃。但实际应用时可根据样品性质及干燥箱耐压情况不同而调整压力和温度，如奶粉为 53kPa 和 100℃；干果为 53kPa 和 70℃；坚果和坚果制品为 53kPa 和 95～105℃；糖及蜂蜜为 40kPa 和 60℃等。

3. 为了防止干燥后的样品又重新吸收水分，使用真空泵时，勿使水蒸气侵入，流入干燥箱内的空气必须是干燥的。

4. 适用于高温易分解的样品及水分较多的样品（如糖、味精等食品）中水分的测定，不适用于添加了其他原料的糖果（如奶糖、软糖等食品）中水分的测定，不适用于水分含量小于 0.5g/100g 的样品（糖和味精除外）。

三、蒸馏法

【实验原理】 利用两种互不相溶的混合液体的沸点低于其中任一种纯组分的沸点的特性，于样品中加入与水互不溶解的有机溶剂,使样品中的水分与有机溶剂在低于其沸点下共同蒸馏出来,收集蒸馏液于标有刻度的接收管中,根据水分的体积计算含量。

【仪器】 水分测定蒸馏器。

【试剂】 甲苯或二甲苯。取甲苯或二甲苯,先以水饱和后,分去水层,进行蒸馏,收集馏出液备用。

【操作步骤】

1. 称取适量样品(估计含水2~5ml),放入250ml蒸馏瓶中,加入新蒸馏的甲苯(或二甲苯)75ml,连接冷凝管与水分接收管,从冷凝管顶端注入甲苯,装满水分接收管。

2. 慢慢加热蒸馏,使每秒钟得馏出液2滴,待大部分水分蒸出后,加速蒸馏约每秒钟4滴,当水分全部蒸出后,接收管内的水分体积不再增加时,从冷凝管顶端加入甲苯冲洗。如冷凝管壁附有水滴,可用附有小橡皮头的铜丝擦下,再蒸馏片刻至接收管上部及冷凝管壁无水滴附着为止,读取接收管水层的体积。

【结果计算】

$$\omega\left(H_2O, \%\right) = \frac{V \times d}{m} \times 100\%$$

式中:V——接收管内水的体积,ml;d——实验条件下水的相对密度;m——样品的质量,g。

【注意事项】

1. 本法又称为共沸蒸馏法,与干燥法有较大的差别,干燥法是以经烘烤干燥后减失的质量为依据,而蒸馏法是以蒸馏收集到的水量为准,避免了挥发性物质减失的质量对水分测定的误差及脂肪氧化对水分测定的影响。因此,适用于含水较多又有较多挥发性成分的蔬菜、水果、发酵食品、油脂及香辛料等食品,特别是香辛料,蒸馏法是唯一的、公认的水分测定方法。

2. 此法采用专门的水分蒸馏器。食品中的水分和比水轻、与水互不相溶的溶剂如甲苯(沸点110℃)、二甲苯(沸点140℃)、无水汽油(沸点95~120℃)等有机溶剂共同蒸出,冷凝回流于接收管的下部,而有机溶剂在接收管的上部,当有机溶剂注入接收管并超过接收管的支管时就回流入蒸馏瓶中,待水分体积不再增加后,读取其体积。

3. 为避免接收器和冷凝管壁附着水珠,仪器必须干净。

4. 甲苯、二甲苯能溶解少量水分,应先以水饱和,再分出蒸馏,取蒸馏液使用。

5. 加热温度不宜太高,否则冷凝器上部有水汽难以回收。蒸馏时间大约为2~3h,样品不同,时间有差别。

6. 有机溶剂的种类很多,有比水轻的苯、甲苯、二甲苯和比水重的三氯乙烯、四氯乙烷、四氯化碳等。各有其优缺点,使用重于水的溶剂,样品浮在上面,不致因过热而炭化,且安全防火。但其蒸馏液须通过水面进入接收管下方,可能产生乳化现象,造成分析误差。轻于水的溶剂应用较为普遍,但须根据样品性质加以选用,对热不稳定的样品,一般不采用沸点较高的二甲苯,而采用低沸点的苯、甲苯或甲苯与二甲苯的混合液;对于含有糖分和可分解出水分的样品,宜选用苯作溶剂。

7. 适用于含水较多又有较多挥发性成分的水果、香辛料及调味品、肉与肉制品等食品中水分的测定,不适用于水分含量小于1g/100g的样品。

(闫晓华)

实训九　食品中还原糖的测定

【实训目的】

1. 掌握直接滴定法、高锰酸钾法测定食品中还原糖的原理。

2. 熟悉直接滴定法、高锰酸钾法测定食品中还原糖的操作方法。

3. 了解测定食品中还原糖的意义。

一、直接滴定法（斐林滴定法）

【实训原理】　样品除去蛋白质后，以亚甲蓝作指示剂，用样品溶液直接滴定标定过的斐林试剂，还原糖与斐林试剂作用，达到终点时，稍微过量的还原糖将蓝色的亚甲蓝指示剂还原为无色，而显出氧化亚铜的鲜红色。根据消耗样品溶液的体积计算样品中还原糖的含量。

【仪器】　可调电炉（带石棉板）；酸式滴定管（25ml）。

【试剂】

1. 斐林试剂甲液（碱性酒石酸铜甲液）　称取 15g 硫酸铜（$CuSO_4 \cdot 5H_2O$）及 0.05g 亚甲蓝，溶于水中并稀释至 1 000ml。

2. 斐林试剂乙液（碱性酒石酸铜乙液）　称取 50g 酒石酸钾钠及 75g 氢氧化钠，溶于水中，再加入 4g 亚铁氰化钾，完全溶解后，用水稀释至 1 000ml，储存于橡胶塞玻璃瓶内。

3. 醋酸锌溶液（219g/L）　称取 21.9g 醋酸锌，加 3ml 冰醋酸，加水溶解并稀释至 100ml。

4. 亚铁氰化钾溶液（106g/L）　称取 10.6g 亚铁氰化钾，加水溶解并稀释至 100ml。

5. 盐酸。

6. 氢氧化钠溶液（40g/L）　称取 4g 氢氧化钠，加水溶解并稀释至 100ml。

7. 葡萄糖标准溶液[$\rho(C_6H_{12}O_6)=1.00mg/ml$]　精确称取在 98～100℃干燥至恒重的无水葡萄糖 1.000g，加水溶解后，加入 5ml 盐酸，并加水稀释至 1 000ml。

【操作步骤】

1. 样品处理

（1）乳类、乳制品及含蛋白质的食品类：称取约 2.50～5.00g 固体样品（或吸取 25.00～50.00ml 液体样品），置于 250ml 容量瓶中，加 50ml 水，摇匀后慢慢加入 5ml 醋酸锌溶液及 5ml 亚铁氰化钾溶液，加水至刻度，混匀。静置 30min，用干燥滤纸过滤，弃去初滤液，滤液备用。

（2）乙醇性饮料：吸取 100.0ml 样品，置于蒸发皿中，用氢氧化钠溶液中和至中性，在水浴上蒸发至原体积的 1/4 后，移入 250ml 容量瓶中，加 50ml 水，混匀，慢慢加入 5ml 醋酸锌溶液及 5ml 亚铁氰化钾溶液，加水至刻度，混匀。静置 30min，用干燥滤纸过滤，弃去初滤液，滤液备用。

（3）含大量淀粉的食品：称取约 10.00～20.00g 样品，置于 250ml 容量瓶中，加 200ml 水，在 45℃水浴上加热 1h，并经常振摇。冷却后加水至刻度，混匀，静置。吸取 200ml 上清液于另一 250ml 容量瓶中，慢慢加入 5ml 醋酸锌溶液及 5ml 亚铁氰化钾溶液，加水至刻度，混匀。静置 30min，用干燥滤纸过滤，弃去初滤液，滤液备用。

（4）汽水等含有二氧化碳的饮料：吸取样品 100.0ml 置于蒸发皿中，在水浴上除去二氧化碳后，移入 250ml 容量瓶中，并用水洗涤蒸发皿，洗液并入容量瓶中，再加水至刻度，混匀后，备用。

2. 标定斐林试剂　准确吸取 5.0ml 斐林试剂甲液及 5.0ml 乙液，置于 150ml 锥形瓶中，加水 10ml，加入玻璃珠 2 粒，从滴定管中滴加约 9ml 葡萄糖标准溶液，控制在 2min 内加热至沸，趁沸以每 2 秒 1 滴的速度继续滴加葡萄糖标准溶液，直至溶液蓝色刚好退去为终点，记录消耗葡萄糖标准溶液的总体积。同法平行操作 3 份，取其平均值，计算每 10ml（甲、乙液各 5.0ml）斐林溶液相当于葡萄糖的质量（mg）。

3. 样品溶液预测　准确吸取 5.0ml 斐林试剂甲液及 5.0ml 乙液，置于 150ml 锥形瓶中，加水 10ml，加入玻璃珠 2 粒，控制在 2min 内加热至沸，趁沸以先快后慢的速度，从滴定管中滴加样品溶液，并保持溶液沸腾状态，待溶液颜色变浅时，以每 2 秒 1 滴的速度滴定，直至溶液蓝色刚好退去为终点，记录样液消耗的体积（$V_{预测}$）。

4. 样品溶液测定　准确吸取 5.0ml 斐林试剂甲液及 5.0ml 乙液，置于 150ml 锥形瓶中，加水 10ml，加入玻璃珠 2 粒，从滴定管中滴加比预测体积少 1ml 的样品溶液，使在 2min 内加热至沸，趁沸继续以每 2 秒 1 滴的速度滴定，直至溶液蓝色刚好退去为终点，记录样液消耗的体积。同法平行操作 3 份，取其平均值进行计算。

【结果计算】

$$\omega\left(C_6H_{12}O_6,\%\right)=\frac{m_1}{m\times\dfrac{V_2}{V_1}\times 1\ 000}\times 100\%$$

式中：m——样品质量，g；m_1——10ml 斐林溶液相当于还原糖（以葡萄糖计）的质量，mg；V_1——样品处理液总体积，ml；V_2——测定时消耗样品处理液的体积，ml。

【注意事项】

1. 亚甲蓝本身也是一种氧化剂，其氧化能力比斐林试剂更弱，当还原糖与斐林试剂反应时，亚甲蓝保持氧化型状态，呈蓝色；当还原糖将斐林试剂消耗殆尽时，少量过剩的还原糖可将亚甲蓝还原成还原型，无色，由此指示滴定终点。此反应是可逆的，当无色亚甲蓝与空气中的氧结合时，又变为蓝色。故滴定时不要离开热源，使溶液保持沸腾，让上升的蒸气阻止空气侵入溶液中。

2. 在斐林试剂中加入少量亚铁氰化钾，可使反应生成的红色氧化亚铜沉淀与亚铁氰化钾发生配位反应，形成可溶性的无色配合物，消除红色沉淀对滴定终点观察的干扰，使滴定终点变色更明显。

3. 斐林试剂的甲液与乙液应分别配制，分别储存，临用时取甲、乙液等量混合，以避免酒石酸钾钠铜配合物长期在碱性条件下，慢慢分解析出氧化亚铜沉淀，使试剂的有效浓度降低。

4. 由于本法是直接根据消耗斐林试剂即酒石酸钾钠铜的量来计算还原糖的含量，铜离子是定量的基础，故处理样品时，不能用斐林甲液或其他铜盐作蛋白质沉淀剂，以免影响测定结果。

5. 本方法对样品溶液中还原糖浓度有一定要求，希望每次滴定消耗样品溶液体积控制在与标定斐林试剂时所消耗的葡萄糖标准溶液的体积相近，约为 10ml。如果样品溶液还原糖浓度过大或过小，滴定时所消耗的体积就过少或过多，都使测定误差增大。因此，必须通过预测后进行调整和掌握样品溶液中还原糖的大致浓度（1mg/ml 左右）。若浓度过高，应适当稀释后再行正式测定；若浓度过低，则加入 10ml 样品溶液代替 10ml 水，用葡萄糖标准溶液滴定至终点，从中扣除不加样品溶液滴定时所消耗葡萄糖标准溶液的体积，即得到 10ml 样品溶液中葡萄糖的含量。

6. 滴定时要求操作条件完全相同，即所用的锥形瓶规格、加热电炉的功率、滴定速度及滴定消耗的大致体积、终点观察方法和掌握等应尽量一致，以减少误差。为了使滴定结果准确，需要对样品进行预测，以便调整浓度，并将滴定所需体积的绝大部分先加入斐林试剂中与其共沸，使其充分反应，仅留 1ml 左右，最后滴定至终点。

二、高锰酸钾滴定法

【实验原理】 样品经除去蛋白质后，其中的还原糖在煮沸和碱性条件下能将斐林试剂中的二价铜还原成氧化亚铜；在酸性条件下，加入硫酸铁，氧化亚铜能使硫酸铁定量还原成硫酸亚铁；用高锰酸钾标准溶液滴定硫酸亚铁，根据高锰酸钾的消耗量可计算氧化亚铜的量，再查氧化亚铜相当的糖量表，即可求得还原糖的含量。其反应式为：

$$还原糖 + 斐林试剂 \longrightarrow Cu_2O \downarrow$$

$$Cu_2O \downarrow + Fe_2(SO_4)_3 + H_2SO_4 \longrightarrow 2\,CuSO_4 + 2\,FeSO_4 + H_2O$$

$$10\,FeSO_4 + 2KMnO_4 + 8H_2SO_4 \longrightarrow 5Fe_2(SO_4)_3 + K_2SO_4 + 2MnSO_4 + 8H_2O$$

因此，$2KMnO_4 \cong 10\,FeSO_4 \cong 5Cu_2O \downarrow$，即：$n(KMnO_4):n(Cu_2O)=2:5$，所以，氧化亚铜的物质的量等于 2/5 高锰酸钾的物质的量。由于氧化亚铜的摩尔质量为 143.08g/mol，则氧化亚铜的克数 $= 2/5\,cV \times 143.08$。

上式中：c——高锰酸钾标准溶液的浓度，mol/L；V——滴定时消耗高锰酸钾溶液的体积，L。

【仪器】 25ml 古氏坩埚或 G4 垂熔玻璃漏斗；真空泵或水泵。

【试剂】

1. 斐林试剂甲液（碱性酒石酸铜甲液） 称取 34.639g 硫酸铜（$CuSO_4 \cdot 5H_2O$），加适量水溶解，加 0.5ml 硫酸，再加水稀释至 500ml，用精制石棉过滤。

2. 斐林试剂乙液（碱性酒石酸铜乙液） 称取 173g 酒石酸钾钠与 50g 氢氧化钠，加适量水溶解，并稀释至 500ml，用精制石棉过滤，贮存于橡胶塞玻璃瓶中。

3. 高锰酸钾标准溶液 [$c(1/5KMnO_4=1.000mol/L)$] 配制与标定方法参见 GB/T 601。

4. 氢氧化钠溶液（40g/L） 称取 4g 氢氧化钠，加水溶解并稀释至 100ml。

5. 硫酸铁溶液（50g/L） 称取 50g 硫酸铁，加入 200ml 水溶解后，慢慢加入 100ml 硫酸，冷却后加水稀释至 1 000ml。

6. 盐酸（3mol/L） 量取 30ml 盐酸加水稀释至 120ml。

7. 精制石棉 取石棉先用盐酸（3mol/L）浸泡 2～3d，用水洗净，再加氢氧化钠溶液（40g/L）浸泡 2～3d，倾去溶液，再用热斐林乙液浸泡数小时，用水洗净。再以盐酸（3mol/L）浸泡数小时，以水洗至不呈酸性。然后加水振摇，使成微细的浆状软纤维，用水浸泡并储存于玻璃瓶中，即可用作填充古氏坩埚用。

【操作方法】

1. 样品处理

（1）乳类、乳制品及含蛋白质的食品：称取约 2.50～5.00g 固体样品（或吸取 25.0～50.0ml 液体样品），置于 250ml 容量瓶中，加 50ml 水，摇匀。加入 10ml 斐林试剂甲液及 4ml 氢氧化钠溶液，加水至刻度，混匀。静置 30min，用干燥滤纸过滤，弃去初滤液，滤液备用。

（2）乙醇性饮料：吸取 100ml 样品，置于蒸发皿中，用氢氧化钠溶液中和至中性，在水浴上蒸发至原体积 1/4 后（如果蒸发时间过长，应注意保持溶液 pH 为中性），移入 250ml 容量瓶中。加 50ml 水，混匀。加入 10ml 斐林试剂甲液及 4ml 氢氧化钠溶液，加水至刻度，混匀。静置 30min，用干燥滤纸过滤，弃去初滤液，滤液备用。

（3）淀粉含量高的食品：称取 10.00～20.00g 样品，置于 250ml 容量瓶中，加 200ml 水，在 45℃ 水浴中加热 1h，并时时振摇。冷却后加水至刻度，混匀，静置。吸取 200ml 上清液于另一 250ml 容量瓶中，加入 10ml 斐林甲液及 4ml 氢氧化钠溶液，加水至刻度，混匀。静置 30min，用干燥滤纸过滤，弃去初滤液，滤液备用。

（4）含有脂肪的食品：称取 2～10g 样品，先用乙醚或石油醚淋洗 3 次，去除醚层。加入 50ml 水，混匀。加入 10ml 斐林甲液及 4ml 氢氧化钠溶液，加水至刻度，混匀。静置 30min，用干燥滤纸过滤，弃去初滤液，滤液备用。

（5）汽水等含有二氧化碳的饮料：吸取 100ml 样品置于蒸发皿中，在水浴上除去二氧化碳后，移入 250ml 容量瓶中，并用水洗涤蒸发皿，洗液并入容量瓶中，再加水至刻度，混匀后，备用。

2. 样品测定　吸取 50.0ml 处理后的样品溶液，于 400ml 烧杯中，加入 25ml 斐林试剂甲液及 25ml 乙液，于烧杯上盖一表面皿，加热，控制在 4min 内沸腾，再准确煮沸 2min，趁热用铺好石棉的古氏坩埚或 G4 垂熔漏斗抽滤，并用 60℃热水洗涤烧杯及沉淀，至洗液不呈碱性为止。用 25ml 硫酸铁溶液分次加入古氏坩埚或垂熔漏斗，并用玻棒搅拌使氧化亚铜完全溶解，溶液移入 250ml 锥形瓶中，再用少量水洗涤并入瓶中。以高锰酸钾标准液滴定至微红色为终点。

同时吸取 50.0ml 水，加与测定样品时相同量的碱性酒石酸铜甲、乙液，硫酸铁溶液及水，按同一方法做试剂空白实验。

【结果计算】

$$m = (V - V_0) \times c \times 71.54$$

式中：m——样品中还原糖质量相当于氧化亚铜的质量，mg；V——样品溶液消耗高锰酸钾标准溶液的体积，ml；V_0——试剂空白消耗高锰酸钾标准溶液的体积，ml；c——高锰酸钾标准溶液的浓度，mol/L；71.54——1ml 高锰酸钾标准溶液 [$c(1/5KMnO_4) = 1.000mol/L$] 相当于以 mg 表示的氧化亚铜的质量，mg/mmol。

由所得氧化亚铜质量，再查氧化亚铜相当的糖量表，再按下式计算样品中还原糖的含量。

$$\omega\left(C_6H_{12}O_6, \% \right) = \frac{m_1}{m_2 \times \dfrac{V}{250} \times 1\,000} \times 100\%$$

式中：m_1——查表得还原糖质量，mg；m_2——样品质量或体积，g 或 ml；V——测定用样品处理液的体积，ml；250——样品处理后的总体积，ml。

【注意事项】

1. 选取具有代表性的样品。对液体样品或半流动体样品，可以充分混匀；固体样品应除去非食用部分，去掉机械性杂质，充分磨细、混匀。

2. 对样品的处理要求，是利用还原糖的水溶性，加水浸取，并除去样品中其他固形物质和还原性物质，如蛋白质、脂肪、乙醇、二氧化碳、纤维素、淀粉等。最后得澄清透明液体，溶液的 pH 应保持中性。溶液中允许含有蔗糖，因蔗糖无还原性，不影响还原糖的测定。如果需要测定蔗糖，可使用同一浸取液，先测出还原糖量，再经水解后测增加的还原糖量，可计算蔗糖含量。

3. 还原糖与斐林试剂作用，必须在加热沸腾的条件下进行，因此加热及煮沸时间是需要严格控制的条件，并保持样品间条件一致。为控制加热时间在 4min 内沸腾，可先取与样品溶液同体积的水，加入与样品溶液同体积的斐林甲、乙液，调节火力以保证 4min 内沸腾，再做样品。

4. 煮沸后的溶液应保持蓝色，即保持有过量的斐林溶液，以保证样品溶液中的还原糖完全反应。如果煮沸后溶液蓝色消失，则表示样品中还原糖含量过量，应将样品溶液稀释后重做。

5. 铺好精制石棉的古氏坩埚,必须严密,不得漏掉氧化亚铜沉淀。铺垫石棉时,可将准备好的精制石棉的浆状纤维混悬液适量,倒入古氏坩埚中,先不要急于抽滤,让其自然沉降,待大部分水分滤去后,再进行抽滤,使石棉纤维紧贴于坩埚底部,并有足够的厚度。

6. 洗涤氧化亚铜沉淀时,为了避免氧化亚铜被氧化,洗涤时间应尽可能缩短,并于沉淀表面保留一层水膜,以隔绝空气。

(闫晓华)

实训十　食品中亚硝酸盐与硝酸盐的测定

【实训目的】

1. 掌握样品制备、提取的基本操作技能。
2. 掌握分光光度计的使用。
3. 掌握比色法测定食品中亚硝酸盐与硝酸盐的原理与方法。
4. 了解食品中亚硝酸盐含量的卫生标准。

【实训原理】
试样经沉淀蛋白质、除去脂肪后,在弱酸条件下亚硝酸盐与对氨基苯磺酸重氮化后,再与盐酸萘乙二胺偶合形成紫红色染料,外标法测得亚硝酸盐含量。

【试剂和仪器】

1. 试剂　除非另有规定,本方法所选试剂均为分析纯。水为 GB/T6682 规定的二级水或去离子水。

（1）亚铁氰化钾 $[KFe(CN)_6 \cdot 3H_2O]$。

（2）乙酸锌 $[Zn(CHCOO)_2 \cdot 2H_2O]$。

（3）冰醋酸 (CH_3COOH)。

（4）硼酸钠 $(Na_2B_4O_7 \cdot 10H_2O)$。

（5）盐酸 $(\rho=1.19g/ml)$。

（6）对氨基苯磺酸 $(C_6H_7NO_3S)$。

（7）盐酸萘乙二胺 $(C_{12}H_{14}N_2HCl)$。

（8）亚硝酸钠 $(NaNO_2)$。

2. 试剂配制

（1）亚铁氰化钾溶液（106g/L）:称取 106.0g 亚铁氰化钾用水溶解,并稀释至 1 000ml。

（2）乙酸锌溶液（220g/L）:称取 220.0g 乙酸锌,先加 30ml 冰醋酸溶解,用水稀释至 1 000ml。

（3）饱和硼砂溶液（50g/L）:称取 5.0g 硼酸钠,溶于 100ml 热水中,冷却后备用。

（4）对氨基苯磺酸溶液（4g/L）:称取 0.4g 对氨基苯磺酸,溶于 100ml 20%（V/V）盐酸中,置棕色瓶中混匀,避光保存。

（5）盐酸萘乙二胺溶液（2g/L）:称取 0.2g 盐酸萘乙二胺,溶于 100ml 水中,混匀后,置棕色瓶中,避光保存。

（6）亚硝酸钠标准溶液（200μg/ml）:准确称取 0.100 0g 于 110～120℃干燥恒重或于硅胶干燥器中放置 24h 以上的亚硝酸钠,加水溶解移入 500ml 容量瓶中,加水稀释至刻度,混匀。

（7）亚硝酸钠标准使用液（5.0μg/ml）:临用前,吸取亚硝酸钠标准溶液 5.00ml,置 200ml 容量瓶中,加水稀释至刻度。

3. 仪器

（1）天平：感量为 0.1mg 和 1mg。

（2）组织捣碎机或食物粉碎机。

（3）恒温水浴锅。

（4）分光光度计。

【操作步骤】

1. 试样的预处理

（1）新鲜蔬菜、水果：将试样用去离子水洗净，晾干后，取可食部切碎混匀。将切碎的样品用四分法取适量，用食物粉碎机制成匀浆备用。如需加水应记录加水量。

（2）肉类、蛋、水产及其制品：用四分法取适量或取全部，用食物粉碎机制成匀浆备用。

（3）乳粉、豆奶粉、婴儿配方粉等固态乳制品（不包括干酪）：将试样装入能够容纳 2 倍试样体积的带盖容器中，通过反复摇晃和颠倒容器使样品充分混匀直到使试样均一化。

（4）发酵乳、乳、炼乳及其他液体乳制品：通过搅拌或反复摇晃和颠倒容器使试样充分混匀。

（5）干酪：取适量的样品研磨成均匀的泥浆状。为避免水分损失，研磨过程中应避免产生过多的热量。

2. 提取　称取 5g（精确至 0.01g）制成匀浆的试样（如制备过程中加水，应按加水量折算），置于 50ml 烧杯中，加 12.5ml 饱和硼砂溶液，搅拌均匀，用去离子水约 150ml 将试样洗入 250ml 容量瓶中，于 80℃水浴中加热 20min，取出备用。

3. 提取液净化　在振荡上述提取液时加入 5ml 亚铁氰化钾溶液，摇匀，再加入 5ml 乙酸锌溶液，以沉淀蛋白质。加水至刻度，摇匀，放置 30min，除去上层脂肪，上清液用滤纸过滤，弃去初滤液 30ml，滤液备用。

4. 亚硝酸盐的测定　吸取 40.0ml 上述滤液于 50ml 带塞比色管中，另吸取 0.00ml、0.20ml、0.40ml、0.60ml、0.80ml、1.00ml、1.50ml、2.00ml、2.50ml 亚硝酸钠标准使用液（相当于 0.0μg、1.0μg、2.0μg、3.0μg、4.0μg、5.0μg、7.5μg、10.0μg、12.5μg 亚硝酸钠），分别置于 50ml 带塞比色管中。于标准管与试样管中分别加入 2ml 对氨基苯磺酸溶液，混匀，静置 3～5min 后各加入 1ml 盐酸萘乙二胺溶液，加水至刻度，混匀，静置 15min，用 1cm 比色杯，以零管调节零点，于波长 538nm 处测吸光度，绘制标准曲线比较。同时做试剂空白。

【结果计算】　亚硝酸盐（以亚硝酸钠计）的含量按下式进行计算。

$$X = \frac{A \times 1\,000}{m \times \dfrac{V_1}{V_0} \times 1\,000}$$

式中：X——试样中亚硝酸钠的含量，mg/kg；A——测定用样液中亚硝酸钠的质量，μg；m——试样质量，g；V_1——测定用样液体积，ml；V_0——试样处理液总体积，ml。

【注意事项】

1. 以重复性条件下获得的两次独立测定结果的算术平均值表示，结果保留两位有效数字。

2. 在重复性条件下获得的两次独立测定结果的绝对差值不得超过算术平均值的 10%。

（梁　樑）

实训十一　水中高锰酸盐指数的测定

【实训目的】

1. 掌握水中高锰酸盐指数(以 O_2 计)的测定原理、测定方法及计算方法。

2. 熟悉测定操作步骤。

3. 了解水中高锰酸盐指数(以 O_2 计)测定的注意事项。

【实训原理】　高锰酸钾在酸性溶液中将还原性物质氧化,过量的高锰酸钾用草酸标准溶液回滴还原,根据高锰酸钾消耗量来计算高锰酸盐指数(以 O_2 计)。

在酸性溶液中,加入过量的 $KMnO_4$ 溶液,加热使水中有机物充分与之作用后,加入过量的 $Na_2C_2O_4$ 使其与 $KMnO_4$ 充分作用。剩余的 $C_2O_4^{2-}$ 再用 $KMnO_4$ 溶液返滴定,反应式如下:

$$4KMnO_4+6H_2SO_4+5[C](代表有机物)=2K_2SO_4+4MnSO_4+5CO_2\uparrow+6H_2O$$

$$2MnO_4^-+5C_2O_4^{2-}+16H^+=2Mn^{2+}+8H_2O+10CO_2\uparrow$$

【仪器和试剂】

1. 仪器　滴定管,50ml;锥形瓶,250ml;电热恒温水浴锅,可调至100℃。

2. 试剂

(1)硫酸溶液(1+3):将1体积硫酸(ρ =1.84g/ml)在水浴冷却下缓缓加到3体积纯水中,煮沸,滴加高锰酸钾溶液至溶液保持微红色。

(2)草酸钠标准储备溶液 $[c(\frac{1}{2}NaCO_4)=0.100\,0mol/L]$:称取6.701g草酸钠(NaC_2O_4),溶于少量纯水中,并于1 000ml容量瓶中用纯水定容,置暗处保存。

3. 草酸钠标准使用液 $[c(\frac{1}{2}Na_2C_2O_4)=0.100\,0mol/L]$ 　将上述草酸钠标准储备溶液准确稀释10倍。

4. 高锰酸钾溶液 $[c(\frac{1}{5}KMnO_4)=0.100\,0mol/L]$ 　称取3.3g高锰酸钾($KMnO_4$),溶于少量纯水中,并稀释至1 000ml。煮沸15min,静置2周。然后用玻璃砂芯漏斗过滤至棕色瓶中,置暗处保存并按下述方法标定浓度:

(1)吸取25.00ml草酸钠储备溶液(0.100 0mol/L)于250ml锥形瓶中,加入75ml新煮沸放冷的纯水及2.5ml硫酸(ρ =1.84g/ml)。

(2)迅速自滴定管中加入约24ml高锰酸钾溶液,待退色后加热至65℃,再继续滴定呈微红色并保持30s不退。当滴定终了时,溶液温度不低于55℃。记录高锰酸钾溶液用量。高锰酸钾溶液的浓度计算:

$$c(\frac{1}{5}KMnO_4)=\frac{0.100\,0\times25.00}{V}$$

式中: $c(\frac{1}{5}KMnO_4)$ ——高锰酸钾溶液的浓度,mol/L; V ——高锰酸钾溶液的用量,ml;

(3)校正高锰酸钾溶液的浓度($\frac{1}{5}KMnO_4$)为0.100 0mol/L。

5. 高锰酸钾标准溶液 $[c(\frac{1}{5}KMnO_4)=0.010\,00mol/L]$ 　将上述高锰酸钾溶液准确稀释10倍。

【实验步骤】

1. 锥形瓶的预处理　向250ml锥形瓶内加入1ml硫酸溶液(1+3)及少量高锰酸钾标准溶液 $[c(\frac{1}{5}KMnO_4)=0.010\,00mol/L]$ 。煮沸数分钟,取下锥形瓶用草酸钠标准使用溶液滴定至微红色,将溶液弃去。

2. 吸取 100.0ml 充分混匀的水样（若水样中有机物含量较高，可取适量水样以纯水稀释至 100ml），置于上述处理过的锥形瓶中。加入 5ml 硫酸溶液（1+3）。用滴定管加入 10.00ml 高锰酸钾标准溶液 $[c(\frac{1}{5}KMnO_4)=0.010\ 00mol/L]$。

3. 将锥形瓶放入沸腾的水浴中，准确放置 30min。如加热过程中红色明显减退，须将水样稀释重做。

4. 取下锥形瓶，趁热加入 10.00ml 草酸钠标准使用溶液，充分振摇，使红色退尽。

5. 于白色背景上，自滴定管滴入高锰酸钾标准溶液 $[c(\frac{1}{5}KMnO_4)=0.010\ 00mol/L]$，至溶液呈微红色即为终点，记录用量 V_1（ml）。

注：测定时如水样消耗的高锰酸钾标准溶液超过了加入量的一半，由于高锰酸钾标准溶液的浓度过低，影响了氧化能力，使测定结果偏低。遇此情况，应取少量样品稀释后重做。

6. 向滴定至终点的水样中，趁热（70～80℃）加入 10.00ml 草酸钠标准使用液。立即用高锰酸钾标准溶液 $[c(\frac{1}{5}KMnO_4)=0.010\ 00mol/L]$ 滴定至微红色，记录用量 V_2（ml）。如高锰酸钾标准溶液物质的量浓度为准确的 0.010 00mol/L，滴定时用量应为 10.00ml，否则可求一校正系数（K）：$K=10/V_2$。

7. 如水样用纯水稀释，则另取 100ml 纯水，同上述步骤滴定，记录高锰酸钾标准溶液消耗量 V_0（ml），求空白试验值。

【结果计算】 水中高锰酸盐指数（以 O_2 计）的计算公式：

$$\rho(O_2)=\frac{[(10+V_1)\times K-10]\times c\times 8\times 1\ 000}{100}$$
$$=[(10+V_1)\times K-10]\times 0.8$$

如水样用纯水稀释，则采用下式计算水样中的高锰酸盐指数（以 O_2 计）：

$$\rho(O_2)=\frac{\{[(10+V_1)\times K-10]-[(10+V_0)\times K-10]R\}\times c\times 8\times 1\ 000}{V_3}$$

式中：R——稀释水样时，纯水在 100ml 体积内所占的比例值 [例如：25ml 水样用纯水稀释至 100ml，则 $R=\frac{100-25}{100}$]=0.75；$\rho(O_2)$——高锰酸盐指数（以 O_2 计）的浓度，mg/L；c：高锰酸钾标准溶液的浓度 $[c(\frac{1}{5}KMnO_4)=0.010\ 00mol/L]$；8——与 1.00ml 高锰酸钾标准溶液 $[c(\frac{1}{5}KMnO_4)=1.000mol/L]$ 相当的以毫克（mg）表示氧的质量；V_3——水样体积，ml；V_1，K，V_0 分别见上面步骤。

【注意事项】

1. 本法适用于氯化物质量浓度低于 300mg/L（以 Cl⁻ 计）的生活饮用水及其水源水中高锰酸盐指数的测定。本法最低检测质量浓度（取 100ml 水样时）为 0.05mg/L，最高可测定高锰酸盐指数（以 O_2 计）为 5.0mg/L。

2. 水样中氯离子浓度超过 300mg/L 时，在酸性介质中被高锰酸钾氧化而生成氯气，这样就消耗了高锰酸钾，使结果偏高，可加纯水适当稀释，消除干扰。或加入 Ag_2SO_4，使 Cl⁻ 生成沉淀。通常加入 $Ag_2SO_4$1.0g，可消除 200mg Cl⁻ 的干扰。或采用碱性高锰酸钾法测定，即用氢氧化钠溶液替代硫酸溶液，让高锰酸钾在碱性条件下氧化水中的有机物，这样可以避免大量氯离子的干扰。

3. 水中高锰酸盐指数主要指有机物质所消耗的 MnO_4^- 的量。水样中如有 Fe^{2+}、H_2S、NO_2^- 等还原性物质干扰测定，水样可在室温条件下先用 $KMnO_4$ 溶液滴定，这些干扰物质能被 $KMnO_4$ 氧化，进而除去干扰离子，此 MnO_4^- 的量不应计数。必要时，应取与水样同量的蒸馏水，测定空白值，加以校正。

4. 采集测定高锰酸盐指数的水样时,最好使用玻璃瓶。采集的水样应尽快进行分析测定,否则高锰酸盐指数(以 O_2 计)会迅速降低。如有特殊情况要放置时,可加入少量硫酸铜以抑制生物对有机物的分解。

5. 由于新配制的高锰酸钾溶液浓度不稳定,应提前两周配制,临用前用草酸钠标准溶液校正。

(孟丹丹)

实训十二　饮用水中六价铬的测定——二苯碳酰二肼分光光度法

【实训目的】

1. 掌握水中铬(Cr^{6+})测定的原理和操作技术及计算方法。

2. 熟悉分光光度计的使用。

3. 了解水中铬(Cr^{6+})测定的注意事项。

【实训原理】

在酸性条件下,铬(Cr^{6+})与二苯碳酰二肼($C_{13}H_{14}N_4O$)反应,生成紫红色的水溶性配合物,于540nm波长处测定吸光度,以标准曲线法定量。

【仪器和试剂】

1. 仪器　具塞比色管,50ml;分光光度计。

2. 试剂

(1)硫酸溶液(1+7):10ml浓硫酸缓慢加入70ml纯水中,混合均匀。

(2)二苯碳酰二肼丙酮溶液(2.5g/L):称取0.25g二苯碳酰二肼($C_{13}H_{14}N_4O$)又名二苯氨基脲,溶于100ml丙酮中。盛于棕色瓶中置冰箱内可保存半个月,颜色变深时不能再用。

(3)铬(Cr^{6+})标准储备液[$\rho(Cr)$=100μg/ml]:称取0.141 4g经105～110℃烘至恒重的重铬酸钾($K_2Cr_2O_7$),溶于纯水中,并于容量瓶中用纯水定容至500ml。

(4)铬(Cr^{6+})标准使用液[$\rho(Cr)$=1.00μg/ml]:取10.00ml铬(Cr^{6+})标准储备液于容量瓶中,用纯水定容至1 000ml。

(5)实验用水:三级水。

【实验步骤】

1. 样品预处理　吸取澄清或经预处理的水样50ml,置于50ml具塞比色管中作为样品管。

2. 制备标准系列(实训表12-1)

实训表12-1　二苯碳酰二肼分光光度法测 Cr^{6+} 时标准系列的配制

管号	0	1	2	3	4	5	6	7	8	样品
水样或处理液	—	—	—	—	—	—	—	—	—	50.0
Cr^{6+} 标准液 /ml	0.00	0.25	0.50	1.00	2.00	4.00	6.00	8.00	10.00	—
纯水 /ml	各加至50ml刻度									
硫酸溶液 /ml	各加2.5ml									
二苯碳酰二肼丙酮溶液	各加2.5ml,立即混匀,放置10min									

（1）另取 9 支 50ml 同型比色管，分别加入铬（Cr^{6+}）标准应用液 0、0.20、0.50、1.00、2.00、4.00、6.00、8.00 和 10.00ml，用蒸馏水定容至刻度。

（2）向水样及标准管中，各加入 2.5ml 硫酸溶液（1+7）及 2.5ml 二苯碳酰二肼溶液，立即摇匀，放置 10min。

3. 比色测定　于 540nm 波长处，用 3cm 比色皿，以纯水为参比，分别测定标准溶液和样品溶液的吸光度。

4. 绘制标准曲线　以标准管的吸光度值和 Cr^{6+} 的含量绘制标准曲线，由样品管的吸光度从标准曲线上查出样品管中 Cr^{6+} 的质量。若原水样有颜色，应在测得样品溶液的吸光度中减去水样空白吸光度后，再在标准曲线上查出样品管中 Cr^{6+} 的质量。

【结果计算】　水样中铬（Cr^{6+}）的质量浓度按照下式计算：

$$\rho(Cr^{6+}) = \frac{m}{V}$$

式中：$\rho(Cr^{6+})$——水样中铬（Cr^{6+}）的质量浓度，mg/L；m——从标准曲线查得样液中铬（Cr^{6+}）的质量，μg；V——水样体积，ml。

【注意事项】

1. 所有玻璃器皿均应内壁光滑清洁，不能用铬酸洗液浸泡，可用合成洗涤剂洗涤后再用浓硝酸洗涤，然后用自来水、纯水淋洗干净。必要时可加少量氧化镁使沉淀絮凝便于过滤。

2. 铬（Cr^{6+}）与二苯碳酰二肼反应时，酸度、测定的温度和放置时间对显色反应均有影响。溶液的氢离子浓度应控制在 0.05～0.3mol/L，以 0.2mol/L 时显色最为稳定。温度高，显色不充分，以 15℃ 时颜色最稳定，显色最好，显色后 2～3min 颜色可达最深，且于 5～15min 保持稳定。

（孟丹丹）

实训十三　空气中氮氧化物含量的测定

【实训目的】

1. 掌握盐酸萘乙二胺分光光度法测定空气中氮氧化物含量的原理。

2. 熟悉空气样品的采集方法；氮氧化物检验的操作步骤。

【实训原理】　空气中的氮氧化物经过三氧化铬氧化管时，其中的一氧化氮被氧化成二氧化氮（四氧化二氮）后，被吸收液吸收后形成亚硝酸和硝酸，其中亚硝酸与吸收液中的对氨基苯磺酸反应生成重氮盐，然后再与盐酸萘乙二胺偶合成玫瑰红色的偶氮染料。根据颜色深浅，与标准比色定量。

本法检测限为 0.05μg/ml。若采集 10L 空气样品，最低检测质量浓度为 0.02mg/m³。

【仪器和试剂】

1. 仪器

（1）气体采样器（流速范围 0～1L/min）或 100ml 注射器。

（2）多孔玻板吸收管。

（3）10ml 具塞比色管。

（4）双球玻璃氧化管（内径 15mm）（实训图 13-1）。

（5）分光光度计。

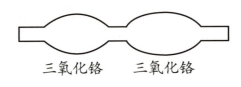

三氧化铬　　　三氧化铬

实训图 13-1　双球玻璃氧化管

2. 试剂　所用试剂均用无亚硝酸盐的水配制,否则配制的吸收液呈淡粉色,无法使用。

(1)三氧化铬氧化管:内装 8g 三氧化铬砂子,两端用玻璃棉塞紧。氧化管颜色应为暗红色。

三氧化铬 - 石英砂的制备:筛取 20～30 目石英砂,用(1+1)盐酸浸泡过夜,并经常搅动,水洗至中性,并于 105℃烘干,装瓶备用。称取 5g 三氧化铬,用 2ml 水调成糊状,与 95g 处理过的 20～30 目砂子,并搅和均匀,沥去多余的溶液,在红外灯下烘干,装管。

(2)吸收贮备液:量取 50ml 冰醋酸与 900ml 水混合,加入 5.0g 对氨基苯磺酸搅拌至溶解,再加入 0.05g 盐酸萘乙二胺($C_{10}H_7NHCH_2CH_2NH_2 \cdot 2HCl$),用水稀释 1 000ml,此液为吸收贮备液,贮于棕色瓶中,于冰箱内可保存 1 个月。

(3)吸收使用液:临用时,量取四份吸收贮备液加一份水混合均匀,即为吸收使用液。

(4)亚硝酸盐标准贮备液:称取 0.150 0g 干燥的优级纯亚硝酸钠($NaNO_2$)溶于水中,移入 1 000ml 容量瓶中,稀释至标线,混匀。此液 1.0ml 含 100.0μg 亚硝酸盐(NO_2^-)。贮于棕色瓶中,于冰箱内可保存 1 个月。

(5)亚硝酸盐标准使用液:临用前,吸取标准贮备液 5.00ml,置于 100ml 容量瓶中,用水稀释至标线,混匀。此液 1.0ml 含 5.0μg 亚硝酸盐(NO_2^-)。

【实训内容】

1. 采集空气样品　取一支装有 5ml 吸收使用液的棕色多孔玻板吸收管,于进气口端连接一支三氧化铬氧化管,以 0.25L/min 的速率避光抽取空气至吸收液呈微红色为止。另取一支吸收管,内装 5ml 吸收液,带到现场,但不抽取空气,作对照管。记录采样时的气温和气压,记录抽气时间及采样体积。若吸收液不变色,采气量不得少于 10L。

2. 分析方法

(1)取 10ml 具塞比色管 7 支,按表实训表 13-1 配制标准系列。

实训表 13-1　盐酸萘乙二胺分光光度法测氮氧化物时标准系列的配制

项目	管号						
	0	1	2	3	4	5	6
亚硝酸盐标准使用液 /ml	0.00	0.05	0.10	0.20	0.30	0.50	0.70
无亚硝酸盐蒸馏水 /ml	1.0	0.95	0.90	0.80	0.70	0.50	0.30
吸收储备液 /ml	各加 4.0						
NO_2^- 含量 /μg	0	0.25	0.50	1.0	1.5	2.5	3.5

各管混匀，放置 15min，于 540nm 波长处，用 1cm 比色皿测定各管吸光度，以 NO_2^- 含量对相应的吸光度绘制标准曲线。

（2）样品处理：用吸收管中的吸收液冲洗进气管内壁 2～3 次，放置 15min 使颜色稳定，倒入 1cm 比色皿中于 540nm 波长处测定吸光度，将样品管吸光度减去对照管吸光度后，查标准曲线，即得样品管中 NO_2^- 的含量（μg）。

【结果计算】

$$\rho(NO_2) = \frac{m}{0.76 \times V_0}$$

式中：m——样品溶液中 NO_2 的含量，μg；V_0——换算成标准状态下的采气体积，L；0.76——由 NO_2（气）换算成 NO_2^-（液）的转换系数。

【注意事项】

1. 采样应避光进行，采样后也要注意避光保存，否则未采样的吸收液在日光直射下也会显红色。

2. 吸收储备液和吸收液必须无色，若呈淡红色，则说明可能有 NO_2^- 的存在，必须更换蒸馏水或试剂重新配制。

3. 三氧化铬氧化管可以将 NO 定量的氧化成 NO_2，而不吸附 NO_2。

4. 采样时三氧化铬氧化管管口略微向下倾斜，以免潮湿空气冷凝使水将氧化管中的氧化剂弄湿，污染吸收液。

（张海云）

实训十四　血中铅的测定

【实训目的】

1. 掌握石墨炉原子吸收分光光度法测定血中铅的原理和方法。
2. 熟悉石墨炉原子吸收法测定血中铅的处理方法。
3. 了解血中铅的含量在职业卫生检验与评价中的意义。

【实训原理】 血样用 Triton X-100 作基体改进剂，溶血后用硝酸处理，在 283.3nm 特征波长下用石墨炉原子吸收分光光度法测定铅的含量，与标准溶液比较定量。

【仪器与试剂】

1. 仪器
（1）原子吸收分光光度计，具有石墨炉装置和背景校正装置。
（2）自动进样装置。
（3）铅空心阴极灯。
（4）石墨环。
（5）微量取液器。
（6）聚乙烯加盖离心管。
（7）容量瓶，25ml。

（8）所有容量器皿均用1+3硝酸浸泡过夜，冲洗干净，晾干后备用。

2. 试剂　所用试剂除另有说明者外，均为分析纯级试剂。

（1）实验用水，亚沸蒸馏水或去离子水。

（2）硝酸，优级纯，$\rho_{20}=1.42g/ml$。

（3）硝酸铅，优级纯或金属铅，光谱纯。

（4）硝酸溶液1%（V/V）。

（5）硝酸溶液0.1%（V/V）。

（6）肝素钠溶液，5g/L。

（7）Triton X-100溶液，0.1%（V/V）。

（8）铅标准贮备液（1.0mg/ml），称取0.100 0g金属铅，溶于1.0ml浓硝酸中，加水稀释至100ml，此溶液1ml=1.0mg铅。或称取0.159 8g硝酸铅（105℃干燥2h）用1mol/L硝酸溶解并稀释至100ml，此溶液1ml=1.0mg铅。

（9）铅标准应用液，临用前用0.1%硝酸溶液逐级稀释成1ml=0.4μg铅的中间液，然后用Triton X-100溶液稀释成1ml=0.1μg（应用液Ⅰ）和1ml=0.2μg（应用液Ⅱ）的铅标准应用液。

【实训内容】

1. 样品的采集和处理　可通过两种方式采集血液样品。

（1）早晨空腹采集静脉血，置于预先加有肝素钠抗凝剂的管中，充分振摇。取40μl置于盛有0.32ml Triton X-100溶液的带盖离心管中，充分振摇，然后加入40μl硝酸溶液，混匀。

（2）常规采集耳垂或手指血（严格控制污染和组织液稀释，去掉第一滴），用微量取液器抽取血样40μl，置于盛有0.32ml Triton X-100溶液的带盖离心管中，充分振摇，然后加入40μl硝酸溶液，混匀。

同时，取0.36ml Triton X-100溶液，加入40μl硝酸溶液，混匀，做空白试验。

2. 标准系列溶液的配制　取7个带盖离心管，按照实训表14-1配制标准系列溶液，铅的浓度分别为0μg/L、5μg/L、10μg/L、20μg/L、40μg/L、80μg/L和100μg/L。

实训表14-1　血铅标准管的配制

管号	0	1	2	3	4	5	6
铅标准应用液（Ⅰ）/ml	0	0.02	0.04	0.08	0.16	0.32	0
铅标准应用液（Ⅱ）/ml	0	0	0	0	0	0	0.20
Triton X-100/ml	0.32	0.30	0.28	0.24	0.16	0	0.12
正常人血/ml	0.04	0.04	0.04	0.04	0.04	0.04	0.04
铅浓度/（μg·L^{-1}）	0	5	10	20	40	80	100

3. 测定

（1）设置仪器工作条件：参考实训表14-2仪器操作条件，将原子吸收分光光度计调整至最佳测定状态。

实训表14-2　仪器参考条件

参数	设置	参数	设置	
波长	283.3nm	干燥	70～110℃	70s
狭缝	1.3nm	灰化	400～500℃	30s 保持 10s
灯电流	7.5mA	原子化	2 400℃	7s
载气 Ar	150ml/min	清洗	2 500℃	3s
背景校正				

（2）标准管中各加入 40μl 硝酸溶液，混匀，在仪器最佳测定条件下测定吸光度值。

（3）标准曲线的绘制：将所配制的标准溶液系列浓度由低到高进行测定，以铅浓度为横坐标，以吸光度为纵坐标，绘制标准曲线。

（4）在同样条件下测定空白溶液和处理好的血样溶液。

4. 计算　血中铅的含量按下式进行计算。

$$X=10c$$

式中：X——血中铅的含量，μg/L；c——由标准曲线查得的铅浓度，μg/L；10——稀释倍数。

【注意事项】　采血时必须离开作业场所，注意防止环境铅对样品的污染。

（陈海玲）

附　表

附表Ⅰ　生活饮用水卫生标准（GB 5749—2022）（摘录）

附表Ⅰ-1　水质常规指标及限值

序号	指标	限值
一、微生物指标		
1	总大肠菌群（MPN/100ml 或 CFU/100ml）[a]	不得检出
2	大肠埃希氏菌（MPN/100ml 或 CFU/100ml）[a]	不得检出
3	菌落总数（MPN/100ml 或 CFU/100ml）[a]	100[b]
二、毒理指标		
4	砷	0.01mg/L
5	镉	0.005mg/L
6	铬（六价）	0.05mg/L
7	铅	0.01mg/L

序号	指标	限值
8	汞	0.001mg/L
9	氰化物	0.05mg/L
10	氟化物	1.0mg/L[b]
11	硝酸盐（以 N 计）	10mg/L[b]
12	三氯甲烷	0.06mg/L
13	一氯二溴甲烷	0.1mg/L
14	二氯一溴甲烷	0.06mg/L
15	三溴甲烷	0.1mg/L
16	三卤甲烷（三氯甲烷、一氯二溴甲烷、二氯一溴甲烷、三溴甲烷的总和）[c]	该类化合物中各种化合物的实测浓度与其各自限值的比值之和不超过1
17	二氯乙酸[c]	0.05mg/L
18	三氯乙酸[c]	0.1mg/L
19	溴酸盐[c]	0.01mg/L
20	亚氯酸盐[c]	0.7mg/L
21	氯酸盐[c]	0.7mg/L
三、感官性状和一般化学指标		
22	色度（铂钴色度单位）	15度
23	浑浊度（散射浑浊度单位）	1NTU[b]
24	臭和味	无异臭、异味
25	肉眼可见物	无
26	pH	不小于6.5且不大于8.5
27	铝	0.2mg/L
28	铁	0.3mg/L
29	锰	0.1mg/L
30	铜	1.0mg/L
31	锌	1.0mg/L
32	氯化物	250mg/L
33	硫酸盐	250mg/L
34	溶解性总固体	1 000mg/L
35	总硬度（以 $CaCO_3$ 计）	450mg/L

序号	指标		限值
36	高锰酸盐指数（以 O_2 计）		3mg/L
37	氨（以 N 计）		0.5mg/L
四、放射性指标[d]			指导值
38	总 α 放射性		0.5Bq/L
39	总 β 放射性		1Bq/L

[a] MPN 表示最可能数；当水样检出总大肠菌群时，应进一步检验大肠埃希氏菌；当水样未检出总大肠菌群时，不必检验大肠埃希氏菌。

[b] 小型集中式供水和分散式供水因水源与净水技术限制时，菌落总数指标限值按 500MPN/ml 或 CFU/ml 执行，氟化物指标限值按 1.2mg/L 执行，硝酸盐（以 N 计）指标限值按 20mg/L 执行，浑浊度指标限值按 3NTU 执行。

[c] 水处理工艺流程中预氧化或消毒方式采用液氯、次氯酸钠、次氯酸钙及氯胺时应测定三氯甲烷、一氯二溴甲烷、二氯一溴甲烷、三溴甲烷、三卤甲烷、二氯乙酸、三氯乙酸，采用次氯酸钠时还应加测氯酸盐；采用臭氧时应测定溴酸盐；采用二氧化氯时应测定亚氯酸盐，采用二氧化氯与氯混合消毒剂发生器时还应测定氯酸盐、三氯甲烷、一氯二溴甲烷、二氯一溴甲烷、三溴甲烷、三卤甲烷、二氯乙酸、三氯乙酸。当原水中含有上述污染物，可能导致出厂水和末梢水的超标风险时，无论采用何种预氧化或消毒方式，都应对其进行测定。

[d] 放射性指标超过指导值（总 β 放射性扣除 ^{40}K 后仍然大于1Bq/L），应进行核素分析和评价，判定能否饮用。

附表Ⅰ-2　生活饮用水中消毒剂常规指标及要求

序号	消毒剂指标	与水接触时间 /min	出厂水和末梢水限值 /(mg·L⁻¹)	出厂水余量/ (mg·L⁻¹)	末梢水余量/(mg·L⁻¹)
40	游离氯[a, d]	≥30	≤2	≥0.3	≥0.05
41	总氯[b]	≥120	≤3	≥0.5	≥0.05
42	臭氧[c]	≥12	≤0.3	—	≥0.02
					如采用其他协同消毒方式，消毒剂及消毒剂余量应满足相应要求
43	二氧化氯[d]	≥30	≤0.8	≥0.1	≥0.02

[a] 采用液氯、次氯酸钠、次氯酸钙消毒方式时，应测定游离氯。

[b] 采用氯胺消毒方式时，应测定总氯。

[c] 采用臭氧消毒方式时，应测定臭氧。

[d] 采用二氧化氯消毒方式时应测定二氧化氯，采用二氧化氯与氯混合消毒剂发生器消毒方式时，应测定二氧化氯和游离氯，两项指标均应满足限值要求，至少一项指标应满足余量要求。

序号	指标	限值
一、微生物指标		
44	贾第鞭毛虫	＜1个/10L
45	隐孢子虫	＜1个/10L
二、毒理指标		
46	锑	0.005mg/L
47	钡	0.7mg/L
48	铍	0.002mg/L
49	硼	1.0mg/L
50	钼	0.07mg/L
51	镍	0.02mg/L
52	银	0.05mg/L
53	铊	0.000 1mg/L
54	硒	0.01mg/L
55	高氯酸盐	0.07mg/L
56	二氯甲烷	0.02mg/L
57	1,2-二氯乙烷	0.03mg/L
58	四氯化碳	0.002mg/L
59	氯乙烯	0.001mg/L
60	1,1-二氯乙烯	0.03mg/L
61	1,2-二氯乙烯	0.05mg/L
62	三氯乙烯	0.02mg/L
63	四氯乙烯	0.04mg/L
64	六氯丁二烯	0.000 6mg/L
65	苯	0.01mg/L
66	甲苯	0.7mg/L
67	二甲苯(总量)	0.5mg/L
68	苯乙烯	0.02mg/L
69	氯苯	0.3mg/L
70	1,4-二氯苯	0.3mg/L

序号	指标	限值
71	三氯苯（总量）	0.02mg/L
72	六氯苯	0.001mg/L
73	七氯	0.000 4mg/L
74	马拉硫磷	0.25mg/L
75	乐果	0.006mg/L
76	灭草松	0.3mg/L
77	百菌清	0.01mg/L
78	呋喃丹	0.007mg/L
79	毒死蜱	0.03mg/L
80	草甘膦	0.7mg/L
81	敌敌畏	0.001mg/L
82	莠去津	0.002mg/L
83	溴氰菊酯	0.02mg/L
84	2,4-滴	0.03mg/L
85	乙草胺	0.02mg/L
86	五氯酚	0.009mg/L
87	2,4,6-三氯酚	0.2mg/L
88	苯并(a)芘	0.000 01mg/L
89	邻苯二甲酸二(2-乙基己基)酯	0.008mg/L
90	丙烯酰胺	0.000 5mg/L
91	环氧氯丙烷	0.000 4mg/L
92	微囊藻毒素-LR（藻类暴发情况发生时）	0.001mg/L
三、感官性状和一般化学指标		
93	钠	200mg/L
94	挥发酚类（以苯酚计）	0.002mg/L
95	阴离子合成洗涤剂	0.3mg/L
96	2-甲基异莰醇	0.000 1mg/L
97	土臭素	0.000 01mg/L

附表 II 中国居民膳食营养素参考摄入量（2013版）

附表 II-1 中国居民膳食能量需要量（EER）（能量的需要量用能量的 EAR）

人群	能量/(MJ·d⁻¹)						能量/(kcal·d⁻¹)					
	身体活动水平（轻）		身体活动水平（中）		身体活动水平（重）		身体活动水平（轻）		身体活动水平（中）		身体活动水平（重）	
	男	女	男	女	男	女	男	女	男	女	男	女
0 岁～	—ᵃ		0.38MJ/（kg·d）		—		—		90kca/（kg·d）		—	
0.5 岁～	—		0.33MJ/（kg·d）		—		—		80kca/（kg·d）		—	
1 岁～	—		3.77	3.35	—		—		900	800	—	
2 岁～	—		4.60	4.18	—		—		1 100	1 000	—	
3 岁～	—		5.23	5.02	—		—		1 250	1 200	—	
4 岁～	—		5.44	5.23	—		—		1 300	1 250	—	
5 岁～	—		5.86	5.44	—		—		1 400	1 300	—	
6 岁～	5.86	5.23	6.69	6.07	7.53	6.90	1 400	1 250	1 600	1 450	1 800	1 650
7 岁～	6.28	5.65	7.11	6.49	7.95	7.32	1 500	1 350	1 700	1 550	1 900	1 750
8 岁～	6.90	6.07	7.74	7.11	8.79	7.95	1 650	1 450	1 850	1 700	2 100	1 900
9 岁～	7.32	6.49	8.37	7.53	9.41	8.37	1 750	1 550	2 000	1 800	2 250	2 000
10 岁～	7.53	6.90	8.58	7.95	9.62	9.00	1 800	1 650	2 050	1 900	2 300	2 150
11 岁～	8.58	7.53	9.83	8.58	10.88	9.62	2 050	1 800	2 350	2 050	2 600	2 300
14 岁～	10.46	8.37	11.92	9.62	13.39	10.67	2 500	2 000	2 850	2 300	3 200	2 550
18 岁～	9.41	7.53	10.88	8.79	12.55	10.04	2 250	1 800	2 600	2 100	3 000	2 400
50 岁～	8.79	7.32	10.25	8.58	11.72	9.83	2 100	1 750	2 450	2 050	2 800	2 350
65 岁～	8.58	7.11	9.83	8.16	—		2 050	1 700	2 350	1 950	—	
80 岁～	7.95	6.28	9.20	7.32	—		1 900	1 500	2 200	1 750	—	
孕妇（早）	—	+0ᵇ	—	+0	—	+0	—	+0	—	+0	—	+0
孕妇（中）	—	+1.26	—	+1.26	—	+1.26	—	+300	—	+300	—	+300
孕妇（晚）	—	+1.88	—	+1.88	—	+1.88	—	+450	—	+450	—	+450
乳母	—	+2.09	—	+2.09	—	+2.09	—	+500	—	+500	—	+500

注：a. 未制定参考值者用"—"表示。b. "+"表示在同龄人群参考值基础上额外增加量。

附表Ⅱ-2　中国居民膳食蛋白质参考摄入量（DRIs）

人群	EAR/$(g \cdot d^{-1})$		RNI/$(g \cdot d^{-1})$	
	男	女	男	女
0 岁～	—[a]		9（AI）	
0.5 岁～	15		20	
1 岁～	20		25	
2 岁～	20		25	
3 岁～	25		30	
4 岁～	25		30	
5 岁～	25		30	
6 岁～	25		35	
7 岁～	30		40	
8 岁～	30		40	
9 岁～	40		45	
10 岁～	40		50	
11 岁～	50	45	60	55
14 岁～	60	50	75	60
18 岁～	60	50	65	55
50 岁～	60	50	65	55
65 岁～	60	50	65	55
80 岁～	60	50	65	55
孕妇（早）	—	+0[b]	—	+0
孕妇（中）	—	+10	—	+15
孕妇（晚）	—	+25	—	+30
乳母	—	+20	—	+25

注：a. 未制定参考值者用"—"表示。b. "+"表示在同龄人群参考值基础上额外增加量。

附表Ⅱ-3　中国居民膳食碳水化合物、脂肪酸参考摄入量（DRIs）

人群	总碳水化合物 /$(g \cdot d^{-1})$	亚油酸 /%E[b]	α- 亚麻酸 /%E	EPA+DHA/$(g \cdot d^{-1})$
	EAR	AI	AI	AI
0 岁～	60（AI）	7.3（0.15g[c]）	0.87	0.10[d]
0.5 岁～	85（AI）	6.0	0.66	0.10[d]
1 岁～	120	4.0	0.60	0.10[d]
4 岁～	120	4.0	0.60	—
7 岁～	120	4.0	0.60	—
11 岁～	150	4.0	0.60	—

人群	总碳水化合物 /(g·d⁻¹)	亚油酸 /%E[b]	α-亚麻酸 /%E	EPA+DHA/(g·d⁻¹)
	EAR	AI	AI	AI
14 岁～	150	4.0	0.60	—
18 岁～	120	4.0	0.60	—
50 岁～	120	4.0	0.60	—
65 岁～	—[a]	4.0	0.60	—
80 岁～	—	4.0	0.60	—
孕妇（早）	130	4.0	0.60	0.25（0.20[d]）
孕妇（中）	130	4.0	0.60	0.25（0.20[d]）
孕妇（晚）	130	4.0	0.60	0.25（0.20[d]）
乳母	160	4.0	0.60	0.25（0.20[d]）

注：a. 未制定参考值者用"—"表示。b. %E 为占能量的百分比。c. 为花生四烯酸。d. 为 DHA。
我国 2 岁以上儿童及成人膳食中来源于食品工业加工产生的反式脂肪酸的 UL 为＜1%E。

附表Ⅱ-4 中国居民膳食宏量营养素可接受范围（AMDR）

人群	碳水化合物 /%E[a]	添加糖 /%E	总脂肪 /%E	饱和脂肪酸 U-AMDR/%E	n-6 多不饱和脂肪酸 /%E	n-3 多不饱和脂肪酸 /%E	EPA+DHA/ (g·d⁻¹)
0 岁～	—[b]	—	48（AI）	—	—	—	—
0.5 岁～	—	—	40（AI）	—	—	—	—
1 岁～	50～65	—	35（AI）	—	—	—	—
4 岁～	50～65	＜10	20～30	＜8	—	—	—
7 岁～	50～65	＜10	20～30	＜8	—	—	—
11 岁～	50～65	＜10	20～30	＜8	—	—	—
14 岁～	50～65	＜10	20～30	＜8	—	—	—
18 岁～	50～65	＜10	20～30	＜10	2.5～9.0	0.5～2.0	0.25～2.0
50 岁～	50～65	＜10	20～30	＜10	2.5～9.0	0.5～2.0	0.25～2.0
65 岁～	50～65	＜10	20～30	＜10	2.5～9.0	0.5～2.0	0.25～2.0
80 岁～	50～65	＜10	20～30	＜10	2.5～9.0	0.5～2.0	0.25～2.0
孕妇（早）	50～65	＜10	20～30	＜10	2.5～9.0	0.5～2.0	—
孕妇（中）	50～65	＜10	20～30	＜10	2.5～9.0	0.5～2.0	—
孕妇（晚）	50～65	＜10	20～30	＜10	2.5～9.0	0.5～2.0	—
乳母	50～65	＜10	20～30	＜10	2.5～9.0	0.5～2.0	—

注：a. %E 为占能量的百分比。b. 未制定参考值者用"—"表示。

附表Ⅱ-5　中国居民膳食矿物质推荐摄入量（RNI）或适宜摄入量（AI）

人群	钙/(mg·d⁻¹) RNI	磷/(mg·d⁻¹) RNI	钾/(mg·d⁻¹) AI	钠/(mg·d⁻¹) AI	镁/(mg·d⁻¹) RNI	氯/(mg·d⁻¹) AI	铁/(mg·d⁻¹) RNI 男	铁/(mg·d⁻¹) RNI 女	碘/(μg·d⁻¹) RNI	锌/(mg·d⁻¹) RNI 男	锌/(mg·d⁻¹) RNI 女	硒/(μg·d⁻¹) RNI	铜/(mg·d⁻¹) RNI	氟/(mg·d⁻¹) AI	铬/(μg·d⁻¹) AI	锰/(mg·d⁻¹) AI	钼/(μg·d⁻¹) RNI
0 岁~	200(AI)	100(AI)	350	170	20(AI)	260	0.3(AI)		85(AI)	2.0(AI)		15(AI)	0.3(AI)	0.01	0.2	0.01	2(AI)
0.5 岁~	250(AI)	180(AI)	550	350	65(AI)	550	10		115(AI)	3.5		20(AI)	0.3(AI)	0.23	4.0	0.7	15(AI)
1 岁~	600	300	900	700	140	1 100	9		90	4.0		25	0.3	0.6	15	1.5	40
4 岁~	800	350	1 200	900	160	1 400	10		90	5.5		30	0.4	0.7	20	2.0	50
7 岁~	1 000	470	1 500	1 200	220	1 900	13		90	7.0		40	0.5	1.0	25	3.0	65
11 岁~	1 200	640	1 900	1 400	300	2 200	15	18	110	10	9.0	55	0.7	1.3	30	4.0	90
14 岁~	1 000	710	2 200	1 600	320	2 500	16	18	120	11.5	8.5	60	0.8	1.5	35	4.5	100
18 岁~	800	720	2 000	1 500	330	2 300	12	20	120	12.5	7.5	60	0.8	1.5	30	4.5	100
50 岁~	1 000	720	2 000	1 400	330	2 200	12		120	12.5	7.5	60	0.8	1.5	30	4.5	100
65 岁~	1 000	700	2 000	1 400	320	2 200	12		120	12.5	7.5	60	0.8	1.5	30	4.5	100
80 岁~	1 000	670	2 000	1 300	310	2 000	12		120	12.5	7.5	60	0.8	1.5	30	4.5	100
孕妇（早）	+0ᵃ	+0	+0	+0	+40	+0	—ᵇ	+0	+110	—	+2.0	+5	+0.1	+0	+1.0	+0.4	+10
孕妇（中）	+200	+0	+0	+0	+40	+0	—	+4	+110	—	+2.0	+5	+0.1	+0	+4.0	+0.4	+10
孕妇（晚）	+200	+0	+0	+0	+40	+0	—	+9	+110	—	+2.0	+5	+0.1	+0	+6.0	+0.4	+10
乳母	+200	+0	+400	+0	+0	+0	+4		+120	+4.5		+18	+0.6	+0	+7.0	+0.3	+3

注：a. "+"表示在同龄人群参考值基础上额外增加量。b. 未制定参考值者用"—"表示。

附表 Ⅱ-6 中国居民膳食维生素推荐摄入量（RNI）或适宜摄入量（AI）

人群	维生素 A/(μgRAE·d⁻¹)ᵃ RNI 男	女	维生素 D/(μg·d⁻¹) RNI	维生素 K/(μg·d⁻¹) AI	维生素 B_1/(mg·d⁻¹) RNI 男	女	维生素 B_2/(mg·d⁻¹) RNI 男	女	维生素 B_6/(mg·d⁻¹) RNI	维生素 B_{12}/(μg·d⁻¹) RNI	泛酸/(mg·d⁻¹) AI	叶酸/(μgDFE·d⁻¹)ᵉ RNI	烟酸/(mgNE·d⁻¹)ᶠ RNI 男	女	胆碱/(mg·d⁻¹) AI 男	女	生物素/(μg·d⁻¹) AI	维生素 C/(mg·d⁻¹) RNI
0 岁~	—	300(AI)	10(AI)	2	0.1(AI)		0.4(AI)		0.2(AI)	0.3(AI)	1.7	6.5(AI)	2(AI)		120		5	40(AI)
0.5 岁~	—	350(AI)	10(AI)	10	0.3(AI)		0.5(AI)		0.4(AI)	0.6(AI)	1.9	100(AI)	3(AI)		150		9	40(AI)
1 岁~	310		10	30	0.6		0.6		0.6	1.0	2.1	160	6		200		17	40
4 岁~	360		10	40	0.8		0.7		0.7	1.2	2.5	190	8		250		20	50
7 岁~	500		10	50	1.0		1.0		1.0	1.6	3.5	250	11	10	300		25	65
11 岁~	670	630	10	70	1.3	1.1	1.3	1.1	1.3	2.1	4.5	350	14	12	400		35	90
14 岁~	820	630	10	75	1.6	1.3	1.5	1.2	1.4	2.4	5.0	400	16	13	500	400	40	100
18 岁~	800	700	10	80	1.4	1.2	1.4	1.2	1.4	2.4	5.0	400	15	12	500	400	40	100
50 岁~	800	700	10	80	1.4	1.2	1.4	1.2	1.6	2.4	5.0	400	14	12	500	400	40	100
65 岁~	800	700	10	80	1.4	1.2	1.4	1.2	1.6	2.4	5.0	400	14	11	500	400	40	100
80 岁~	800	700	10	80	1.4	1.2	1.4	1.2	1.6	2.4	5.0	400	13	10	500	400	40	100
孕妇（早）	—ᵇ	+0ᶜ	+0	+0	—	+0	—	+0	+0.8	+0.5	+1.0	+200	—	+0	—	+20	+0	+0
孕妇（中）	—	+70	+0	+0	—	+0.2	—	+0.2	+0.8	+0.5	+1.0	+200	—	+0	—	+20	+0	+0
孕妇（晚）	—	+70	+0	+0	—	+0.3	—	+0.3	+0.8	+0.5	+1.0	+200	—	+0	—	+20	+0	+0
乳母	—	+600	+0	+5	—	+0.3	—	+0.3	+0.3	+0.8	+2.0	+150	—	+3	—	+120	+10	+50

注：a. 视黄醇活性当量（RAE，μg）＝膳食或补充剂来源全反式视黄醇（μg）+1/2膳食全反式β-胡萝卜素（μg）+1/24其他膳食维生素A原类胡萝卜素（μg）。　b. 未制定参考值者用"—"表示。　c. "+"表示在同龄人群参考值基础上额外增加量。　d. α-生育酚当量（α-TE），膳食中总α-TE当量（mg）＝1×α-生育酚（mg）+0.5×β-生育酚（mg）+0.1×γ-生育酚（mg）+0.02×δ-生育酚（mg）+0.3×α-三烯生育酚（mg）。　e. 膳食叶酸当量（DFE，μg）＝天然食物来源叶酸（μg）+1.7×合成叶酸（μg）。　f. 烟酸当量（NE，mg）＝烟酸（mg）+1/60色氨酸（mg）。

附表 III 水样采集与保存

序号	项目	贮存容器	采水量/ml	保存剂	保存时间	备注
1	pH	P 或 G	/	/	/	现场测定
2	SS	P 或 G	500	4℃冷藏	7d	/
3	电导率	P 或 G	100	2~5℃冷藏	24h	/
4	色度、臭、味	P 或 G	200	2~5℃暗处冷藏	24h	/
5	水温	/	/	/	/	现场测定
6	透明度	/	/	/	/	现场测定
7	浊度	P 或 G	100	/	尽快分析	
8	铜	P 或 G	500	HNO_3, pH < 2	1个月	/
9	铅	P 或 BG	500	HNO_3, pH < 2	1个月	/
10	锌	P 或 BG	500	HNO_3, pH < 2	1个月	/
11	镉	P 或 BG	500	HNO_3, pH < 2	1个月	/
12	总汞	P 或 BG	500	HNO_3, pH < 2, 再加 $K_2Cr_2O_7$ 使浓度为 0.05%	数月	/
13	总铁	P 或 BG	200	HNO_3, pH < 2	1个月	/
14	锰	P 或 BG	200	HNO_3, pH < 2	1个月	/
15	总铬	P 或 G	150	HNO_3, pH < 2	1个月	不得使用磨口及内壁已磨毛的容器，以避免对铬的吸附
16	六价铬	P 或 G	150	NaOH, pH7~9	24h	/
17	镍	P 或 BG	150	HNO_3, pH < 2	1个月	/
18	钡	P 或 G	150	HNO_3, pH < 2	1个月	/
19	钴	P 或 BG	150	HNO_3, pH < 2	1个月	/
20	铍	P 或 G	150	HNO_3, pH < 2	24h	酸化时不能用 H_2SO_4
21	银	P 或 BG	150	HNO_3, pH < 2	尽快	/
22	钙、镁	P 或 BG	250	HNO_3, pH < 2	数月	酸化时不能用 H_2SO_4
23	钙、镁总量（总硬度）	P 或 BG	250	HNO_3, pH < 2	数月	酸化时不能用 H_2SO_4

序号	项目	贮存容器	采水量/ml	保存剂	保存时间	备注
24	钾、钠	P	250	HNO_3, pH < 2	数月	/
25	总砷	P 或 G	100	H_2SO_4, pH < 2	6 个月	/
26	硒	G 或 BG	500	NaOH, pH > 11	6 个月	/
27	氨（以 N 计）	P 或 G	150	/	尽快分析	H_2SO_4, pH < 2 但不过量，利于保存。
28	氟化物	P	300	/	7d	/
29	氯化物	P 或 G	200	/	7d	/
30	余氯	P 或 G	100	/	6h	最好现场测定
31	溴化物	P 或 G	250	/	28d	/
32	硫酸盐	P 或 G	150	/	7d	/
33	总氰化物	P 或 G	500	NaOH, pH > 12	24h	现场固定
34	氰化物	P 或 G	500	NaOH, pH > 12	24h	现场固定
35	硝酸盐（以 N 计）	P 或 G	500	加 H_2SO_4, pH < 2	24h	/
36	亚硝酸盐（以 N 计）	P 或 G	250	/	尽快分析	/
37	总磷	P 或 G	150	冷藏或加 H_2SO_4, pH < 2	24h 或 28d	/
38	总氮	P 或 G	500	加 H_2SO_4, pH < 2	24h	/
39	BOD_5	P 或 G	1 000	置于暗处	24h	/
40	COD	G	200	H_2SO_4, pH < 2	5d	/
41	TOC	棕色 G		H_2SO_4	7d	仪器法不加
42	动植物油	G	250	1+1HCl, pH < 2	20d	单独采样
43	石油类	G	250	1+1HCl, pH < 2	20d	单独采样
44	DO（电解法）（碘量法）	G / G	300 / 300	/1ml $MnSO_4$ 和 2ml 碱性 KI	/8h	现场测定 / 现场固定
45	苯胺类	G	250		24h	/
46	硝基苯类	G	250	加 H_2SO_4, pH < 2	尽快分析	/
47	苯系物	G	250	/	7d	采满容器加盖密封
48	多氯联苯	G	250	4℃冷藏	7d	采满容器加盖密封

序号	项目	贮存容器	采水量/ml	保存剂	保存时间	备注
49	挥发酚类	G	500	NaOH, pH $>$ 12	24h	/
50	联苯胺	G	1 000	/	24h	/
51	硝基氯苯类	G	250	0~4℃或加入 0.1% 水样量(V/V) 浓 H_2SO_4	4d	采满容器加盖密封
52	硝基苯、硝基甲苯、硝基氯苯、二硝基甲苯	棕色 G	500	H_2SO_4	7d	/
53	挥发性有机物	G	60	1+1HCl, pH $<$ 2, 抗坏血酸, 低温保存	7d	采满容器加盖密封
54	半挥发性有机物	G	1 200	1+1HCl, pH $<$ 2, 无水 Na_2SO_3, 低温保存	7d	采满容器加盖密封
55	阴离子洗涤剂	G	500	冷藏或加 $CHCl_3$	24h 或 7d	/
56	有机磷农药	G	250	4℃低温	3d	/
57	挥发性卤代烃类	G	250	1+1HCl, pH $<$ 2, 抗坏血酸, 低温保存	7d	采满容器加盖密封
58	水质急性毒性	P 和 G	250	灭菌、冷藏	1d	/
59	细菌总数	G	250	无菌、冷藏	$<$ 6h	/
60	粪大肠菌群	G	500	无菌	$<$ 6h	/
61	碱度	P	250	4℃低温	24h	/

注：G（玻璃），P（聚乙烯塑料），BG（硼硅玻璃）。

教学大纲（参考）

一、课程性质

卫生学与卫生理化检验技术是中等卫生职业教育医学检验技术专业学生必修的一门专业课程。本课程分上篇卫生学基础、下篇卫生理化检验技术，以"预防"为基本观点，以"环境与人群健康"为主线，主要阐述健康、健康的影响因素及其预防措施、影响健康的各种因素的分析及检测（验）方法。本课程的主要任务是培养学生具有良好的职业道德，树立大卫生、大健康的理念，能够运用卫生学的基础理论和卫生理化检验的基本技能，分析和解决影响人类健康的实际问题。通过学习使学生具备从事医学检验工作所必需的卫生学与卫生理化检验技术基本知识、基本理论和基本技能，激发学生对如何保障人民健康的学习兴趣，培养良好的学习习惯、科学的思维方法和严谨的工作态度，以及运用卫生学及卫生理化检验技术知识分析问题、解决问题的能力，并为后续医学课程的学习奠定扎实的基础。

二、课程目标

寓价值观引导于知识传授和能力培养之中，通过本课程的学习，使学生能够达到下列要求：

（一）知识目标

1. 掌握健康相关的概念、健康的主要影响因素及其预防措施；掌握卫生理化检验的一般程序、影响健康的主要（有益有害）成分的常用检验方法及注意事项。

2. 熟悉影响健康的主要因素的种类、来源及其对健康的影响；熟悉样品的采集、处理及其检验的质量控制和注意事项。

3. 了解影响健康的主要因素的理化性质、致病机制及所致主要疾病；熟悉卫生理化检验的主要步骤。

（二）能力目标

1. 能够根据所学知识分析和解决影响人类健康的实际问题。

2. 能够根据实际情况选择合适的检验方法，对影响健康的主要因素进行卫生理化检验分析和质量控制。

3. 具备样品采集、预处理的基本能力，能够分析和处理样品检验过程中出现的各种问题并对检验结果作出综合评价。

（三）素质目标

1. 树立大卫生、大健康和以人民健康为中心的理念，具有社会责任感和专业使命感。

2. 具备吃苦耐劳、勤奋好学、努力进取的品质，具备科学严谨的工作态度、良好的沟通能力和团结协作的团队精神。

3. 具有过硬的专业技术、科学的思维方法和大爱无疆的职业精神。

三、学时安排

教学内容	学时		
	理论	实践	合计
1. 绪论	2	0	2
2. 人与环境	6	0	6
3. 生活环境与健康	8	4	12
4. 食物与健康	10	2	12
5. 职业环境与健康	10	2	12
6. 社会心理行为因素与健康	4	2	6
7. 预防保健策略及社区预防保健服务	4	0	4
8. 卫生理化检验概述	5	0	5
9. 食品理化检验	10	10	20
10. 水质理化检验	7	6	13
11. 空气理化检验	4	3	7
12. 土壤检验	3	0	3
13. 职业卫生检验	2	0	2
14. 生物材料检验	1	3	4
合计	76	32	108

四、课程内容和要求

教学内容		教学要求	教学活动参考	参考学时	
				理论	实践
一、绪论	1. 卫生学的研究对象与任务 2. 卫生学的发展简史 3. 卫生学的主要内容 4. 我国的卫生工作方针 5. 我国卫生工作的主要成就	掌握 熟悉 掌握 熟悉 了解	理论讲授 多媒体演示 分析讨论	2	
二、人与环境	（一）人类的环境 1. 环境及其构成 2. 生态系统与生态平衡 3. 人类与环境的关系	掌握 掌握 熟悉	理论讲授 案例教学 多媒体演示 分析讨论	6	

<table>
<tr><td></td><td>教学内容</td><td>教学要求</td><td>教学活动参考</td><td colspan="2">参考学时</td></tr>
<tr><td></td><td></td><td></td><td></td><td>理论</td><td>实践</td></tr>
<tr><td rowspan="7">二、人与环境</td><td>（二）环境污染及对健康的影响</td><td></td><td></td><td></td><td></td></tr>
<tr><td>1. 环境污染的概念及特点</td><td>掌握</td><td></td><td></td><td></td></tr>
<tr><td>2. 环境污染物及其来源</td><td>熟悉</td><td></td><td></td><td></td></tr>
<tr><td>3. 环境污染物的迁移</td><td>了解</td><td></td><td></td><td></td></tr>
<tr><td>4. 环境污染对健康的影响</td><td>熟悉</td><td></td><td></td><td></td></tr>
<tr><td>5. 环境污染对健康损害的影响因素</td><td>了解</td><td></td><td></td><td></td></tr>
<tr><td>（三）环境污染的综合防治
1. 环境污染的综合防治措施
2. 绿色发展与绿色技术</td><td>了解
了解</td><td></td><td></td><td></td></tr>
<tr><td rowspan="3">三、生活环境与健康</td><td>（一）空气
1. 空气的物理化学性状与卫生学意义
2. 大气污染与健康
3. 室内空气污染与健康
4. 室内空气污染的防治措施
（二）水
1. 水源的种类及卫生学特征
2. 生活饮用水卫生标准
3. 水体污染与健康
4. 改良饮用水水质的卫生对策
（三）土壤地质环境与健康
1. 土壤环境与健康
2. 地质环境与健康</td><td>掌握
熟悉
了解
掌握

掌握
掌握
熟悉
了解

熟悉
了解</td><td>理论讲授
案例教学
多媒体演示
分析讨论</td><td>8</td><td></td></tr>
<tr><td>实训一　空气污染案例讨论</td><td>熟练掌握</td><td>案例讨论</td><td></td><td>2</td></tr>
<tr><td>实训二　饮用水的消毒</td><td>学会</td><td>技能操作</td><td></td><td>2</td></tr>
<tr><td>四、人体需要的营养素</td><td>（一）人体需要的营养素
1. 营养素
2. 膳食营养素参考摄入量
3. 人体需要的主要营养素
（二）合理膳食
1. 合理膳食的概念与基本要求
2. 食物的营养价值
3. 膳食模式
4. 中国居民膳食指南与平衡膳食宝塔
5. 营养调查与评价</td><td>掌握
了解
掌握

掌握
熟悉
熟悉
掌握
熟悉</td><td>理论讲授
案例教学
多媒体演示
分析讨论</td><td>10</td><td></td></tr>
</table>

	教学内容	教学要求	教学活动参考	参考学时	
				理论	实践
四、人体需要的营养素	（三）营养与疾病				
	1. 蛋白质-能量营养不良	了解			
	2. 营养与代谢性疾病	了解			
	3. 营养与心血管疾病	了解			
	4. 营养与癌症	了解			
	（四）食品安全				
	1. 食品污染	掌握			
	2. 食品添加剂与安全性	熟悉			
	3. 转基因食品与安全性	熟悉			
	4. 保健食品与安全性	熟悉			
	（五）食源性疾病及预防				
	1. 食源性疾病概述	掌握			
	2. 食物过敏	熟悉			
	3. 食物中毒	掌握			
	实训三　食物中毒案例讨论	学会	案例讨论		2
	实训四　营养调查与评价	学会	分析问题		2
五、职业环境与健康	（一）职业性有害因素与职业性损害		理论讲授	3	
	1. 职业性有害因素	掌握	案例教学		
	2. 职业性损害	掌握	多媒体演示		
	（二）生产性毒物与职业中毒		分析讨论		
	1. 生产性毒物的来源与存在形态	掌握			
	2. 生产性毒物在体内的过程和对人体的危害	掌握			
	3. 影响生产性毒物作用的因素	熟悉			
	4. 生产性毒物危害的控制原则	了解			
	5. 常见职业中毒的诊断、治疗与预防	了解			
	（三）生产性粉尘与尘肺病				
	1. 生产性粉尘的来源与分类	掌握			
	2. 生产性粉尘的理化性质与卫生学意义	熟悉			
	3. 生产性粉尘在体内的过程和对人体的影响	了解			
	4. 尘肺病的诊断、治疗与预防	熟悉			

	教学内容	教学要求	教学活动参考	参考学时	
				理论	实践
五、职业环境与健康	（四）物理因素与危害				
	1. 常见的物理性有害因素	了解			
	2. 高温作业与中暑	熟悉			
	实训五　职业中毒案例讨论	熟练掌握	案例讨论		2
六、社会心理行为因素与健康	（一）社会因素与健康		理论讲授	4	
	1. 概述	熟悉	案例教学		
	2. 经济发展与健康	掌握	多媒体演示		
	3. 社会文化因素与健康	掌握	分析讨论		
	4. 人口发展与健康	熟悉			
	5. 社会关系与健康	熟悉			
	6. 卫生服务因素与健康	熟悉			
	（二）心理行为因素与健康				
	1. 心理因素与健康	了解			
	2. 行为因素与健康	了解			
	实训六　不良行为和生活方式对健康影响的案例讨论	学会	案例讨论		2
七、预防保健策略及社区预防保健服务	（一）我国公共卫生服务体系和医疗保障体系		理论讲授	4	
	1. 我国的公共卫生服务体系	掌握	案例教学		
	2. 我国的医疗保障体系	掌握	多媒体演示		
	（二）预防保健策略		分析讨论		
	1. 三级预防策略	掌握			
	2. 初级卫生保健及全球卫生策略	熟悉			
	（三）社区预防保健服务				
	1. 社区预防保健服务特点及基本内容	熟悉			
	2. 社区诊断	熟悉			
	3. 社区健康教育与健康促进	熟悉			
	4. 社区健康管理	熟悉			
	（四）社区常见慢性非传染性疾病管理				
	1. 高血压及心脑血管疾病的预防与控制	了解			
	2. 糖尿病的预防与控制	了解			
	3. 恶性肿瘤的预防与控制	了解			

教学内容		教学要求	教学活动参考	参考学时	
				理论	实践
八、卫生理化检验概述	（一）卫生理化检验的内容与意义		理论讲授 案例教学 多媒体演示 分析讨论	5	
	1. 卫生理化检验的分类	了解			
	2. 卫生理化检验的一般程序	掌握			
	（二）样品的采集				
	1. 采集原则	掌握			
	2. 采集过程和注意事项	了解			
	（三）样品预处理				
	1. 有机质破坏法	了解			
	2. 溶剂提取法	了解			
	3. 蒸馏法	了解			
	4. 浓缩法	了解			
	5. 分离法	了解			
	（四）常用分析方法与检验报告				
	1. 常用分析方法	了解			
	2. 检验结果的报告	掌握			
	（五）检验工作的质量保证				
	1. 有关概念	了解			
	2. 检验工作的质量控制	了解			
九、食品理化检验	（一）食品理化检验概述		理论讲授 案例教学 多媒体演示 分析讨论	10	
	1. 食品理化检验的内容和方法	熟悉			
	2. 食品样品的采集	熟悉			
	3. 食品样品的制备	掌握			
	4. 食品样品的保存	掌握			
	（二）食品营养成分检验				
	1. 水分检验	了解			
	2. 灰分检验	了解			
	3. 宏量营养素检验	了解			
	4. 微量营养素检验	了解			
	（三）食品添加剂检验				
	1. 防腐剂检验	了解			
	2. 甜味剂检验	了解			
	3. 合成着色剂检验	了解			
	4. 抗氧化剂检验	了解			
	5. 漂白剂检验	了解			
	6. 护色剂检验	了解			

教学内容		教学要求	教学活动参考	参考学时	
				理论	实践
九、食品理化检验	（四）食品中有害污染物的检验				
	1. 农药残留量检验	了解			
	2. 兽药残留量检验	了解			
	3. 黄曲霉毒素检验	了解			
	4. 重金属检验	了解			
	（五）食品掺伪检验				
	1. 概述	了解			
	2. 常见食品掺伪成分检验	了解			
	（六）常见食品的卫生质量检验				
	1. 酱油	了解			
	2. 食用植物油	了解			
	3. 乳及乳制品	了解			
	（七）常见化学性食物中毒的快速鉴定				
	1. 果蔬中农药残留量的快速鉴定	了解			
	2. 砷、汞的快速鉴定	了解			
	3. 氰化物的快速鉴定	了解			
	实训七　食品样品的制备和保存	学会	技能操作	1	
	实训八　食品中水分的测定	学会	技能操作	3	
	实训九　食品中还原糖的测定	学会	技能操作	3	
	实训十　食品中亚硝酸盐与硝酸盐的测定	学会	技能操作	3	
十、水质理化检验	（一）水样的采集和保存		理论讲授	7	
	1. 水样的采集	熟悉	案例教学		
	2. 水样的保存	熟悉	多媒体演示		
	3. 检验项目的测定顺序	了解	分析讨论		
	（二）水的物理性状和pH检验				
	1. 水温检验	熟悉			
	2. 水中臭和味检验	熟悉			
	3. 水中色度检验	熟悉			
	4. 水的浑浊度检验	熟悉			
	5. 水的pH测定	熟悉			

	教学内容	教学要求	教学活动参考	参考学时	
				理论	实践
十、水质理化检验	（三）水的化学指标检验 1. 有机成分检验 2. 无机成分检验	 了解 了解			
	实训十一　水中高锰酸盐指数的测定	学会	技能操作		3
	实训十二　饮用水中六价铬的测定	学会	技能操作		3
十一、空气理化检验	（一）空气理化检验概述 1. 空气中有害物质的存在状态 2. 采样原则 3. 采样方法 4. 采样仪器 5. 采样体积的换算与有害物质浓度的表示方法 （二）空气中粉尘检验 1. 粉尘浓度的检验 2. 粉尘中游离二氧化硅检验 3. 粉尘分散度检验 （三）空气中无机污染物检验 1. 二氧化硫检验 2. 氮氧化合物检验 （四）空气中有机污染物检验 1. 甲醛检验 2. 苯、甲苯、二甲苯检验	 掌握 掌握 掌握 熟悉 熟悉 了解 了解 了解 了解 了解 了解 了解	理论讲授 案例教学 多媒体演示 分析讨论	4	
	实训十三　空气中氮氧化物含量的测定	学会	技能操作		3
十二、土壤检验	（一）概述 1. 土壤环境背景值与土壤环境容量 2. 土壤检验的采样准备 （二）样品的采集和制备 1. 不同类型土壤样品的采集 2. 土壤样品的处理与保存 （三）土壤常规物理性质检验 1. 土壤干物质和水分的检验 2. 土壤 pH 检验 3. 土壤有机质检验	 掌握 熟悉 熟悉 熟悉 熟悉 熟悉 熟悉	理论讲授 案例教学 多媒体演示 分析讨论	3	

	教学内容	教学要求	教学活动参考	参考学时 理论	参考学时 实践
十二、土壤检验	（四）土壤中无机污染物测定				
	1. 土壤中铅、镉、铬测定	了解			
	2. 土壤中汞的测定	了解			
	3. 土壤中砷的测定	了解			
	（五）土壤半挥发性有机污染物测定				
	1. 土壤中多环芳烃残留量测定	了解			
	2. 土壤中六六六、滴滴涕残留量测定	了解			
十三、职业卫生检验	（一）职业卫生检验概述		理论讲授 案例教学 多媒体演示 分析讨论	2	
	1. 基本概念	掌握			
	2. 物理因素的特点	熟悉			
	（二）工作场所物理因素检验				
	1. 噪声检验	了解			
	2. 高温检验	了解			
	3. 高频电磁场检验	了解			
十四、生物材料检验	（一）生物材料检验概述		理论讲授 案例教学 多媒体演示 分析讨论	1	
	1. 基本概念	掌握			
	2. 样品的采集和保存	熟悉			
	（二）常见项目的检验				
	1. 血铅检验	了解			
	2. 尿汞检验	了解			
	实训十四 血中铅的测定	学会	技能操作		3

五、说明

（一）教学安排

本教学大纲主要供中等卫生职业教育医学检验专业教学使用，第 2 学期开设，总学时为 108 学时，其中理论教学 76 学时，实践教学 32 学时（其中，上篇设置 6 个实训项目，下篇设置 8 个实训项目，可根据实际教学情况灵活选择）。各学校根据专业培养目标和教学实践条件，可适当调整学时。

（二）教学要求

1. 全面落实课程思政建设要求，教学中应注意呈现思政元素，实现德、识、能三位一体育人。本课程对理论部分教学要求分为掌握、熟悉、了解三个层次。掌握：指对卫生学与卫生理化检验技术基本知识、基本理论有较深刻的认识，并能综合、灵活地运用所学知识解决实际问题。熟悉：指能够领会卫生学与卫生理化检验技术相关概念、原理的基本含义。了解：指对卫生学与卫生理化检验技术基本知识、基本理论能有一定的认识，能够记忆所学的知识要点。

2. 对实践技能部分的要求分为熟练掌握、学会两个层次。熟练掌握指能够独立规范地进行卫生学相关的案例分析与探究，学会指在教师指导下能基本实施卫生学与卫生理化检验技术所学的实验操作。

（三）教学建议

本课程依据医学检验技术岗位的工作任务、职业能力要求，强调理论实践一体化。教师在教学中不仅要重视基本知识和基本技能的学习、理论知识与专业的结合，更应突出职业应用能力的培养。根据医学检验技术人才培养目标、教学内容和学生的学习认知特点，以够用为原则，针对性地讲解理论知识，避免高深繁琐地推导、分析和解释。注重大卫生与大健康理念、卫生学、卫生理化检验知识和一般检验程序的讲授，体现卫生学与卫生理化检验技术在医学领域，尤其是在医学检验实践中的重要意义。

本课程注重强调学生运用卫生学与卫生理化检验技术知识解释健康及其影响因素的实际问题的能力。考核评价应体现评价主体、评价过程及评价方式的多元化，要突出能力，降低知识难度，评价内容务求适用，尽量围绕卫生学与卫生理化检验技术的知识和现象进行。

参 考 文 献

[1] 马永林 . 卫生学与卫生理化检验技术 [M]. 北京 : 人民卫生出版社, 2017.

[2] 朱启星 . 卫生学 [M].9 版 . 北京 : 人民卫生出版社, 2018.

[3] 崔钧 . 党领导卫生健康事业取得伟大成就 [J]. 中国卫生, 2021, 7: 66-69.

[4] 杨志峰, 刘静玲 . 环境科学概论 [M].2 版 . 北京 : 高等教育出版社, 2021.

[5] 刘培桐 . 环境学概论 [M].2 版 . 北京 : 高等教育出版社, 2021.

[6] 胡莜敏, 王凯荣 . 环境学概论 [M].2 版 . 武汉 : 华中科技大学出版社, 2020.

[7] 魏振枢 . 环境保护概论 [M].4 版 . 北京 : 化学工业出版社, 2022.

[8] 彭红波 . 污染物的环境行为及控制 [M]. 北京 : 化学工业出版社, 2022.

[9] 杨克敌 . 环境卫生学 [M].8 版 . 北京 : 人民卫生出版社, 2017.

[10] 孙长颢 . 营养与食品卫生学 [M].8 版 . 北京 : 人民卫生出版社, 2018.

[11] 杨月欣, 葛可佑 . 中国营养科学全书 [M].2 版 . 北京 : 人民卫生出版社, 2020.

[12] 中国营养学会 . 中国居民膳食指南（2022）[M]. 北京 : 人民卫生出版社, 2022.

[13] 李鲁 . 社会医学 [M].5 版 . 北京 : 人民卫生出版社, 2017.

[14] 林斌松, 贾丽娜 . 预防医学 [M]. 北京 : 人民卫生出版社, 2014.

[15] 石海兰, 菅辉勇 . 公共卫生学基础 [M].2 版 . 西安 : 第四军医大学出版社, 2014.

[16] 段春燕, 司毅 . 卫生理化检验 [M]. 北京 : 中国医药科技出版社, 2019.

[17] 朱道林, 刘娴 . 卫生理化检验技术 [M].3 版 . 北京 : 高等教育出版社, 2019.

[18] 黎源倩, 叶蔚云 . 食品理化检验技术 [M]. 北京 : 人民卫生出版社, 2015.

[19] 连国军, 曹建明 . 卫生理化检验学 [M]. 杭州 : 浙江大学出版社, 2021.

[20] 康维钧 . 水质理化检验 [M]. 北京 : 人民卫生出版社, 2015.

[21] 孙成均 . 生物材料检验 [M].2 版 . 北京 : 人民卫生出版社, 2015.

[22] 邬堂春 . 职业卫生与职业医学 [M].8 版 . 北京 : 人民卫生出版社, 2017.

[23] 徐桂芹 . 职业病危害因素检测实验教程 [M]. 北京 : 清华大学出版社, 2018.

[24] 周福富, 赵艳敏 . 职业危害因素检测评价技术 [M]. 北京 : 化学工业出版社, 2016.

[25] 鲍士旦 . 土壤农化分析 [M].3 版 . 北京 : 中国农业出版社, 2021.

[26] 查同刚 . 土壤理化分析 [M].2 版 . 北京 : 中国林业出版社, 2017.

55检